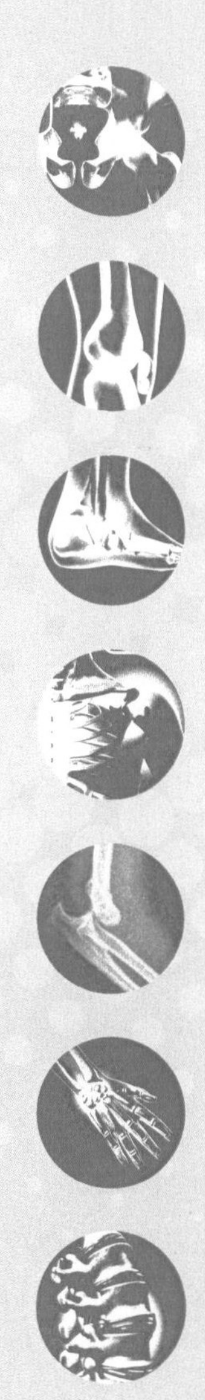

骨关节疾病康复运动处方

主编　李彦林　蔡国锋　王国梁

云南出版集团
YNK 云南科技出版社
·昆 明·

图书在版编目（CIP）数据

骨关节疾病康复运动处方 / 李彦林，蔡国锋，王国梁主编 . -- 昆明 : 云南科技出版社，2022.7
ISBN 978-7-5587-4390-0

Ⅰ . ①骨… Ⅱ . ①李… ②蔡… ③王… Ⅲ . ①关节疾病—运动功能—康复训练 Ⅳ . ① R684.09

中国版本图书馆 CIP 数据核字 (2022) 第 129409 号

骨关节疾病康复运动处方
GUGUANJIE JIBING KANGFU YUNDONG CHUFANG
李彦林　蔡国锋　王国梁　主编

出 版 人：温　翔
责任编辑：汤丽鋆
整体设计：长策文化
责任校对：秦永红
责任印制：蒋丽芬

书　　号：ISBN 978-7-5587-4390-0
印　　刷：昆明亮彩印务有限公司
开　　本：787mm × 1092mm　1/16
印　　张：21
字　　数：454 千字
版　　次：2022 年 7 月第 1 版
印　　次：2022 年 7 月第 1 次印刷
定　　价：118.00 元

出版发行：云南出版集团　云南科技出版社
地　　址：昆明市环城西路 609 号
电　　话：0871-64192372

编委会

主　编　李彦林　蔡国锋　王国梁

副主编　王　坤　何　川　宋　恩　王福科　韩　睿

编　者（以姓氏笔画为序）

王少云（昆明医科大学第一附属医院）
王　均（昆明医科大学第一附属医院）
王　坤（昆明医科大学第一附属医院）
王国梁（昆明医科大学第一附属医院）
王福科（昆明医科大学第一附属医院）
龙　丹（昆明医科大学第一附属医院）
宁梓文（昆明医科大学第一附属医院）
向耀宇（昆明医科大学第一附属医院）
李发灿（昆明医科大学第一附属医院）
李　松（昆明医科大学第一附属医院）
李彦林（昆明医科大学第一附属医院）
李　骅（昆明医科大学第一附属医院）
杨　光（昆明医科大学第一附属医院）
杨贤光（昆明医科大学第一附属医院）
杨　骁（昆明医科大学第一附属医院）
杨腾云（昆明医科大学第一附属医院）
何　川（昆明医科大学第一附属医院）
何任杰（昆明医科大学第一附属医院）
余　洋（昆明医科大学第一附属医院）
余　鸿（昆明医科大学第一附属医院）
宋　恩（昆明医科大学第一附属医院）
张　红（昆明医科大学第一附属医院）
张理超（昆明医科大学第一附属医院）
张瑶璋（昆明医科大学第一附属医院）
陈广超（昆明医科大学第一附属医院）
金天福（昆明医科大学第一附属医院）
保文莉（昆明医科大学康复学院）
施青吕（昆明医科大学第一附属医院）
施政良（昆明医科大学第一附属医院）
贾　笛（昆明医科大学第一附属医院）
黄　河（昆明医科大学第一附属医院）
董开颜（昆明医科大学第一附属医院）
韩　祎（昆明市第三人民医院）
韩　睿（昆明医科大学第一附属医院）
曾卫军（昆明医科大学第一附属医院）
蔡国锋（昆明医科大学第一附属医院）
廖欣宇（昆明医科大学第一附属医院）

内容提要

本书就骨关节常见疾病经保守及微创手术治疗期间不同阶段的运动康复处方进行介绍，推广简便易行、科学实用的康复锻炼方法与重返运动处方，体现了“运动损伤微创化，运动康复处方化，运动处方功能化”的理念，为骨关节疾病的运动康复提供系统、规范的运动疗法，有助于广大运动损伤患者的顺利康复并重返运动。同时，本书也可为运动医学医师、骨科医师、运动康复师、全科医生、社区医生、运动防护师、体育指导员、健身教练及运动损伤患者提供科学实用的运动康复处方。

序　一

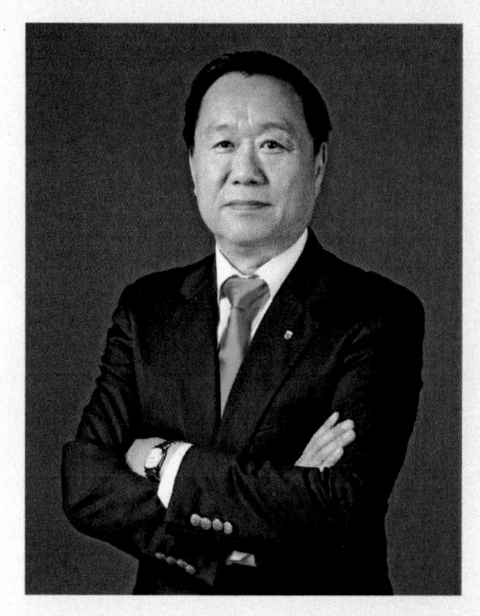

运动处方是20世纪50年代由美国专家最早提出的，并用于冠心病的康复治疗。1969年，世界卫生组织（WHO）正式采用运动处方术语，并在国际上逐步得到认可和推广。用医学的思维和知识体系将体力活动处方化，由临床医生开具运动处方，由治疗师指导执行运动处方，实现“未病促进健康、已病重塑健康”，现已成为全世界健康专家的共同选择。美国运动医学学会（ACSM）在2007年主导发起了“Exercise is Medicine”（EIM）项目，倡导临床医生为患者提供运动处方，指导公众通过科学运动预防和治疗疾病，目前EIM已在40多个国家和地区推广。

自2016年《“健康中国2030”规划纲要》实施以来，我国的医疗卫生路线就从“以治病为中心”向“以健康为中心”转变，并强调要加强体医融合，推动形成体医融合的疾病管理与健康服务模式。“十四五”规划和2035年远景目标纲要更是把“推动健康关口前移，深化体卫融合”放在了建设健康中国、体育强国的突出位置。在医学和运动双专业背景人员的指导下，运动处方以恢复功能、提升功能为导向，以“医嘱”形式，督促不同性别、不同年龄、不同身体状况的人群进行科学运动。大力开展运动处方工作，无疑将是落实“体医融合”“体卫融合”，构建以运动促进健康新模式的重要抓手。

运动处方能减缓老年人因高龄导致的各种身体机能下降；能有效提高各类骨关节疾病的预防与治疗效果；还能规范术后运动康复，规避关节粘连、关节活动受限、肌肉萎缩等肢体功能障碍；并能减少因运动不足、不当或过量导致的健康问题。此外，运动处方工作的开展，更能培养大众科学运动、主动健康的素养与习惯，整体提高国民健康质量，为家庭、为国家节约医疗开支，是利国利民、多方共赢的举措。

同时我们也深知，虽然运动医学和其他领域的同道们这些年做了大量的运动处方推广工作，但依然还有很多不足，尤其是缺乏运动处方技术与实施相关的指南，缺乏对临床医生开具运动处方技能的规范培训和继续教育。昆明医科大学第一附属医院李彦林教授组织省内专家，牵头主编了这本《骨关节疾病康复运动处方》，我由衷高兴并祝贺。这是由国内多学科医生共同编写的运动处方教材，详细阐述了运动处方的理论体系、实施规范和临床应用，内容全面、案例丰富。这对运动医学医生、康复医生、全科医生、社区医生，以及运动处方适用的更多专科医生都将是一本非常好的、简单、实用、安全的案头工具书。我真诚地希望，通过对这本书的学习，能够帮助广大医务工作者掌握开具运动处方的基本技能，扎实做好运动处方的评估、执行和监督等各项工作。运动处方的实施将惠及我们每一个人和每一位患者，为早日实现健康中国发挥其应有的作用！

中华医学会运动医疗分会　创始主委

中华运动康复医学培训工程　主委

国际运动医学联合会　副主席

国际奥委会医学与科学委员会　成员

（签名）　教授

序　二

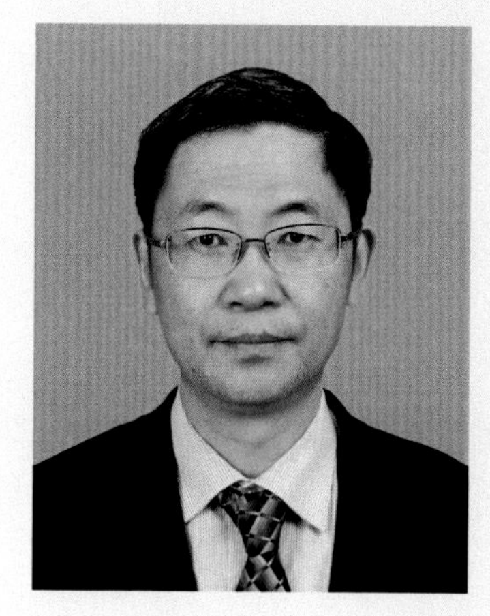

近年来，随着人们生活水平的日益提高、生活节奏的日渐加快、人们生活方式的逐步改变，运动量不足及运动不科学等问题日益突出。久坐行为给人们的健康带来严峻挑战，世界卫生组织指出，体力活动不足已成为21世纪最大的公共卫生问题。为提高我国人民健康水平，党中央、国务院将“全民健身”提升为国家战略，并在《“健康中国2030”规划纲要》中明确提出要通过“广泛开展全民健身运动，加强体医融合和非医疗健康干预，促进重点人群体育活动”等方式来提高全民身体素质。为促进运动损伤与骨关节疾病患者尽早、尽快恢复运动功能，除及时有效的治疗外，运动康复必不可少。故本书就骨关节常见疾病经保守及微创手术治疗期间不同阶段的运动康复处方进行介绍，推广简便易行、科学实用的锻炼康复方法与重返运动处方，可为运动医学医师、骨科医师、运动康复师、运动防护师、体育指导员、健身教练及运动损伤患者提供科学实用的运动康复处方。

此书出版恰逢昆明医科大学第一附属医院运动医学科成立10周年之际，坚信在国内专家及医院领导的大力支持下，运动医学科将蒸蒸日上，不负韶华，并为健康中国做出积极贡献。因本书初版，且时间仓促，难免有不足及欠妥之处，衷心期望广大同行和读者提出宝贵意见，以便再版时改进。

本书能够出版，在此衷心感谢云南省骨关节疾病临床医学中心的立项资助，感谢昆明医科大学第一附属医院运动医学科全体医护人员，感谢我的得力助手对图像的加工处理及文字校对！

中国医师协会运动医学医师分会副会长

云南省医师协会运动医学医师分会主任委员

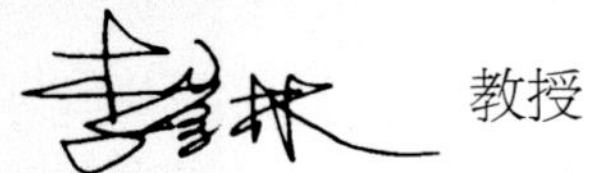 教授

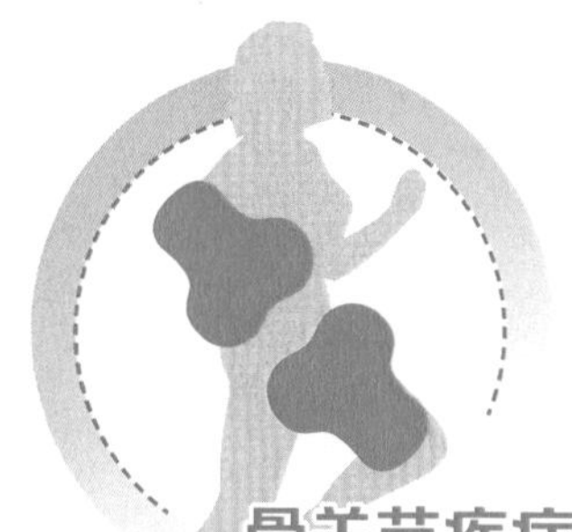

contents 目录

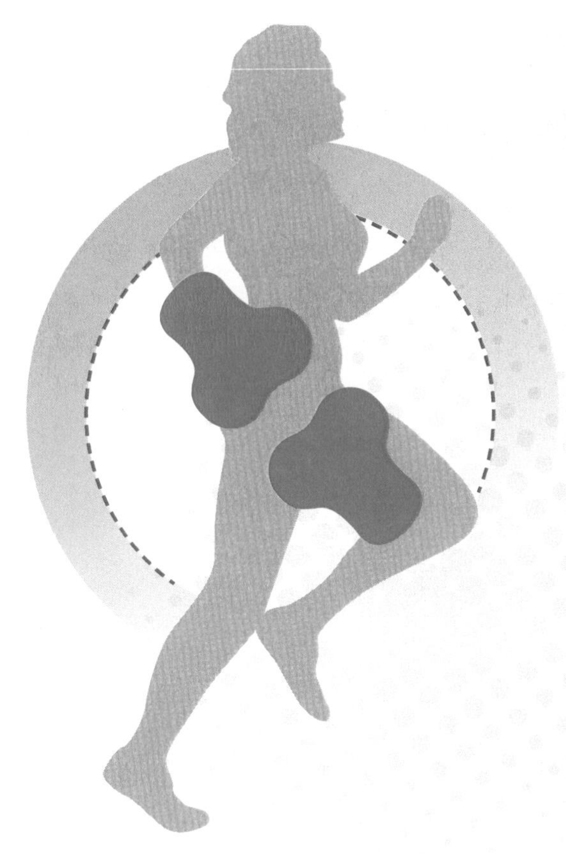

·第一章·

运动处方概述

第一节　运动处方的定义

运动处方（Exercise Prescription，ExRx）是由运动处方师、康复医师、临床医师等专业人员依据运动训练需求者的健康信息、医学检查、运动风险筛查、体质测试结果，按其健康状况、身体素质及心血管、运动器官的功能状况，结合主客观条件，用处方的形式，对其运动频率、强度、时间、方式、总运动量以及进度，形成目的明确、系统性、个性化健康促进及疾病防治的运动指导方案[1, 4]，以达到科学地、有计划地进行康复治疗或预防健身的目的。

20世纪50年代，美国生理学家卡波维奇提出了运动处方的概念；1960年，日本的猪饲道夫教授先用了运动处方术语；1969年，世界卫生组织使用了运动处方术语，在国际上得到认可。德国Holl-mann研究所自1954年起对运动处方的理论和实践进行研究，制定出健康人、中老年人、运动员、肥胖病等类别的运动处方。美国的库珀教授用4年时间研究运动与健康的关系，于1968年出版了著名的《有氧代谢运动——通向全面身心健康之路》《12分钟跑体能测验》等专著[2]，皆为运动处方的推广实施提供了指导。

一、运动处方的特点

运动处方具有以下的特点：

（1）目的性强。运动处方有明确的近期和远期目标。

（2）计划性强。运动安排有较强的计划性，在实施运动处方的过程中容易坚持。

（3）科学性强。运动处方制定和实施的过程严格按照运动医学的要求进行，有较强的科学性，能在较短时间内取得较明显的健身和康复效果。

（4）针对性强。因人而异，对“症”下药，根据每一个锻炼者的具体情况来制定和实施运动处方，有很强的针对性。

（5）普及面广。运动处方简明易懂，容易被大众所接受，收效快，是进行大众健身和康复的理想方法。

二、运动处方的生理作用

运动处方的生理作用主要有以下几个方面：

（1）心血管系统。可使心率减慢，血压平稳，心输出量增加，心血管系统的代偿能力增强等。

（2）呼吸系统。可增强呼吸系统的通气量、摄氧能力，改善呼吸系统功能状态。

（3）运动系统。可增强肌肉力量、肌肉耐力和肌肉协调性及恢复关节的活动幅度，促进骨骼的生长，刺激本体感受器，保存运动条件反射，促进运动系统的血液和淋巴循环。

（4）消化系统。能促进消化系统的机能，加强营养物质的吸收和利用，增进食欲，促进胃肠蠕动。

（5）神经系统。能提高中枢神经系统的兴奋或抑制能力，改善大脑皮质和神经—体液的调节功能，提高神经系统对各器官、系统的机能调节。

（6）体脂。能有效地减少脂肪组织，达到预防疾病和健美的目的。

（7）心理调节。运动能有效地释放被压抑的情感，增强心理承受能力，保持心理的平衡。在疾病的治疗和康复过程中，能增强患者治疗和康复的信心，有助于疾病的恢复[3]；按预防、健身、健美的运动处方运动，可保持良好的情绪，使工作、学习更积极、更轻松。

参考文献

［1］Gati S, Sharma S. Exercise prescription in individuals with hypertrophic cardiomyopathy: what clinicians need to know［J/OL］. Heart, 2022: heartjnl-2021-319861.

［2］Wan T, Hong KD, Lu SY. Exercise Prescription Intervention Rehabilitation Suggestions for Fatty Liver Patients［J/OL］. Evid Based Complement Alternat Med, 2022: 2506327. Published 2022 Apr 16. doi: 10. 1155/2022/2506327.

［3］Palackic A, Suman OE, Porter C, et al. Rivas E. Rehabilitative Exercise Training for Burn Injury［J］. Sports Med, 2021, 51(12): 2469-2482.

［4］王正珍, 徐峻华. 运动处方（第2版）［M］. 北京: 高等教育出版社, 2018.

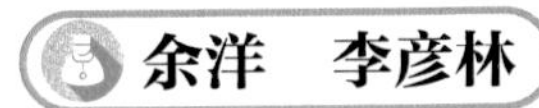
余洋　李彦林

第二节　运动处方制定的原则

一份合格的运动处方应能满足运动者对健康和体适能的要求，本书所介绍的运动处方，是临床医师和康复师为骨关节疾病患者制定康复治疗运动处方时提供的指南，而职业运动员的训练方法要比本书介绍的内容更为复杂，可供参考。

一、FITT-VP原则

制定运动处方应遵循美国运动医学会（ACSM）提出的FITT-VP原则[1]，包括频率（frequency）、强度（intensity）、时间（time）、方式（type）、总量（volume）和进度（progression）。

（一）频率

在运动处方中，运动频率常用每周的锻炼次数来表示。运动频率取决于运动强度和每次运动持续的时间。最低运动频率为每周锻炼2次。运动频率更高时，锻炼的效率增加并不多，反而有增加运动损伤的倾向。美国运动医学会提供的运动指南推荐大多数成年人的有氧运动频率为每周至少5天中等强度的有氧运动；或每周至少3天较大强度的有氧运动；或每周3～5天中等和较大强度相结合的运动。对于想要减脂的人群来说，有氧运动的频率就应增加，可达到6天。

（二）强度

强度是运动时的剧烈程度，是衡量运动量的重要指标之一，可用每分钟的心率次数来表示。一般认为心率小于120次/分钟以下为小强度，120～150次/分钟为中强度，150～180次/分钟或180次/分钟以上为大强度。

（三）时间

运动处方中的运动时间是指每次持续运动的时间。每次运动的持续时间为15～60分钟，一般须持续20～40分钟；其中达到适宜心率的时间须在15分钟以上。在计算间歇性运动的持续时间时，应扣除间歇时间。间歇运动的运动密度应视体力而定，体力差者运动密度应低；体力好者运动密度可较高。

（四）方式

运动方式包括有氧运动、力量性运动、伸展运动三大类。具体运动项目内容丰富，有田径、球类、游泳，武术、健美操、登山、滑冰、举重、摔跤、柔道、自行车等多种项目。在运动处方中，为锻炼者提供最合适的运动项目关系到锻炼的有效性和持久性。选择运动项目要考虑运动的目的，是健身还是治疗；要考虑运动条件，如场地器材、余暇时间、气候等；还要结合体育兴趣爱好等。

（五）总量

运动总量由运动强度和运动时间共同决定（运动总量＝运动强度×运动时间），在运动总量确定时，运动强度较小则运动时间较长。强度大的适宜于年轻及体力较好者，强度小的适宜于老年及体力较弱者。年轻及体力较好者可由较高的运动强度开始锻炼，老年及体力较弱者由低的运动强度开始锻炼。运动量由小到大，增加运动量时，先延长运动时间，再提高运动强度。

（六）进度

根据运动处方进行适量运动的人，经过一段时间的运动练习后（6～8周），心肺功能应有所改善。这时，无论在运动强度和运动时间方面均应逐渐加强，所以运动处方应根据个人的进度而修改。在一般情况下，运动训练造成体能上的进展可分为三个阶段：适应期、提高期、稳定期。

临床医师和康复师在为骨关节疾病患者制定康复治疗运动处方时，应针对患者的情况对这些基本原则进行相应的调整。相关内容详见后述章节。

二、运动处方的基本要求

一份以保持体适能和健康为目的的运动计划，一般包括有氧运动、抗阻运动、柔韧性练习、神经动作练习。按照FITT-VP原则为患者设计运动处方时，应充分考虑患者的骨关节疾病的基础疾病、目标、体能、体适能、日常安排、社会环境、运动器材和设施[2]。运动处方的基本要求包括以下四个方面：

（一）因人而异

运动处方必须因人而异，切忌千篇一律。要根据每一个参加锻炼者或病人的具体情况制定出符合个人身体客观条件及要求的运动处方。不同的疾病，运动处方不同；同一疾病在不同的病期，运动处方不同；同一个人在不同的功能状态下，运动处方也应有所不同。

（二）有效性

运动处方的制定和实施应使参加锻炼者或病人的功能状态有所改善。在制定运动处方时，要科学、合理地安排各项内容；在运动处方的实施过程中，要按质、按量认真完成训练。

（三）安全性

按运动处方运动，应保证在安全的范围内进行，若超出安全的界限，则可能发生危险。在制定和实施运动处方时，应严格遵循各项规定和要求，以确保安全。

（四）全面性

运动处方应遵循全面身心健康的原则，在运动处方的制定和实施中，应注意维持人体生理和心理的平衡，以达到“全面身心健康”的目的[3]。

参考文献

［1］Yu M, Corletto J, Barkley LC. Exercise Prescription［J］. Curr Sports Med Rep, 2021, 20(12): 627–628.

［2］Ghorayeb JH, Theriault MD. Biopsychosocial Exercise Prescription for Weight Control: A Frontline Perspective［J］. South Med J, 2021, 114(7): 438–441.

［3］Escobar-Roldan ID, Babyak MA, Blumenthal JA. Exercise Prescription Practices to Improve Mental Health［J］. J Psychiatr Pract, 2021, 27(4): 273–282.

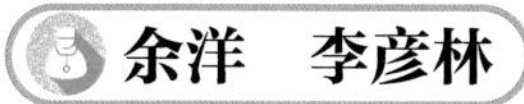
余洋　李彦林

第三节　健康体适能测试与评估

体适能（physical fitness）是指人体所具备或获得的与完成体力活动能力相关的一组要素或特征。健康体适能包括5大要素：心肺耐力、身体成分、肌肉力量、肌肉耐力和柔韧性。对健康体适能水平进行适宜的测试和科学评价，一方面了解运动者的健康状况和运动能力，建立合理、可行的运动目标，利于给出安全、科学、有效、个性化运动处方，更好地指导运动锻炼；另一方面可判断运动锻炼的效果，帮助运动者调整目标并激励其参与运动，养成长期坚持运动的习惯。

一、心肺耐力测试与评价

（一）心肺耐力和摄氧量

心肺耐力（cardiorespiratory fitness，CRF）是指持续体力活动中呼吸系统吸入氧气、循环系统运送氧气及骨骼肌利用氧气的能力，体现人的心肺功能和有氧耐力。心肺耐力是健康体适能的核心组成成分：①低水平CRF与明显增加的全因早期死亡风险有关，特别是与心血管疾病死亡风险相关；②提高CRF与降低全因死亡率相关；③高水平的CRF与较高水平的体力活动习惯有关[1]。

用于评价心肺耐力的指标因测试方法不同而不同，最大摄氧量（maximal oxygen uptake，VO_2max）或峰值摄氧量（peak oxygen uptake，VO_2peak）是CRF的重要测评指标。当对心肺耐力进行前后对比时，除了可用最大摄氧量或峰值摄氧量评价外，相同负荷下的心率反应下降也可提示心肺耐力得到改善。

（二）最大强度与次大强度运动测试

选择最大强度或次大强度运动测试主要取决于测试目的、被测者的健康风险水平及可使用的设备及测试人员。最大强度测试要求被测者运动到力竭，达到最大摄氧量和/或最大心率水平，因此不适用于某些特殊个体且需要配备急救设备者（图1-3-1）。对于某些风险较高人群，通常选用次大强度运动测试来评估受试者的CRF。次大强度运动测试的基本目的是测试一级或多级次大负荷下的心率反应，并据此预测VO_2max。

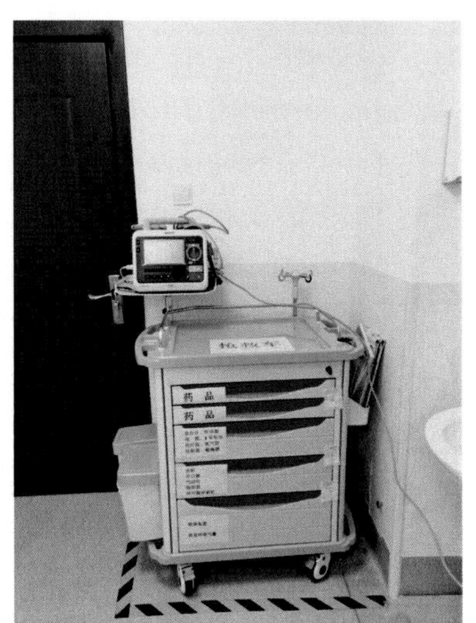

图 1-3-1　急救设备

（三）心肺耐力的实验室测试方法

1. 次大强度运动测试

次大强度运动测试（图1-3-2）的基本目的是测试多级次大强度负荷下的心率反应，并通过心率与负荷的关系推算最大摄氧量，同时监测受试者对运动的其他反应，包括心率、血压、主观疲劳感觉、症状和体征（如呼吸困难、心绞痛等级等）。这些信息可用于评价受试者对运动的功能性反应，以及在控制环境条件的情况下受试者随时间变化的次大强度运动反应。

2. 最大强度运动测试

递增运动负荷试验（图1-3-3）是测定最大摄氧量以反映个体心肺耐力的基本方法，在临床上进行递增运动负荷试验时，为监测心肌缺血、血流动力学或电压改变，以及其他相关症状或体征，需要根据具体情况选择对心电图、血流动力学、气体分析和症状体征进行监测。

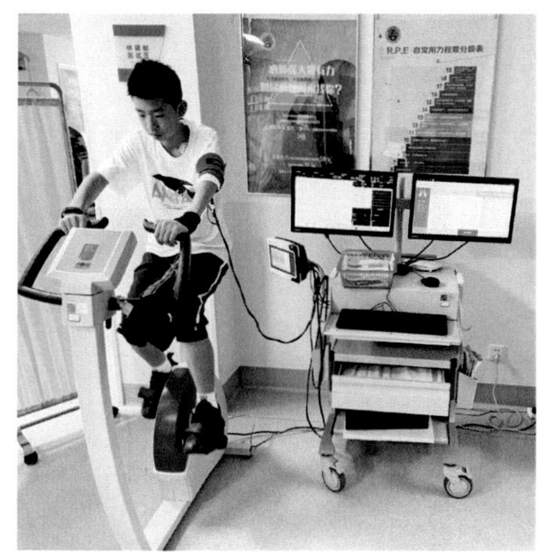

图 1-3-2　次大强度运动测试

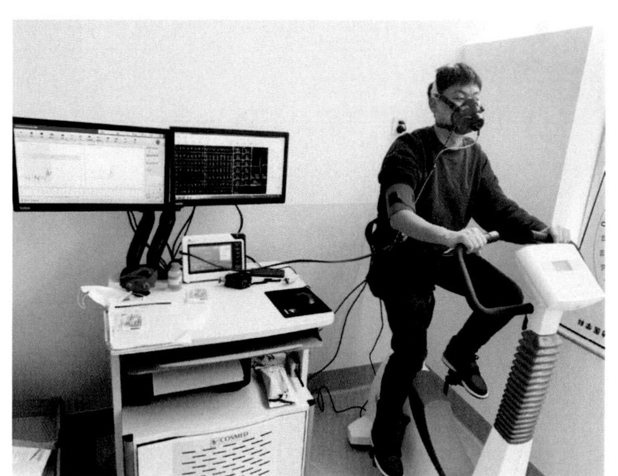

图 1-3-3　最大强度运动测试

（四）代谢当量与心脏功能能力

梅脱（metabolic equivalent of energy，MET）是英文缩写“MET”的译音，翻译为“能量代谢当量”。1 MET是指每千克体重从事1min活动消耗3.5mL的氧气所对应的运动强度。

1 MET的活动强度相当于健康成年人安静坐位时的代谢水平，稍高于基础代谢水平［约3.3mL/（kg・min）］。MET是由摄氧量计算而来的，但其使用较摄氧量更为方便，不论活动是否需要克服自身体重，均可用MET来表示其运动强度。

心脏功能（cardiac function，CF）的单位为梅脱。心脏功能能力是指机体在尽力活动时，所能达到的最大MET值。对一般健康人来说，心脏功能能力相当于最大摄氧量对应的水平。但对老、弱、患疾病人群来说，心脏功能能力只相当于在没有出现或出现异常即刻达到的峰值摄氧量水平时所对应的MET值。

用心功能能力来评价心肺功能，更直观、更具可比性。在耐力运动处方的制定中，心脏功能能力是确定运动强度的依据。

（五）心肺耐力评价

代谢当量与运动类型有很大关系，也可反映运动强度的指标。一般认为小于3 METs属于低强度运动，3～6 METs属于中等强度运动，大于6 METs属于高强度运动[2]。流行病学研究经常采用代谢当量定义心肺功能。美国心脏协会采用代谢当量值作为心肺功能分级依据。

纽约心脏病学会心功能分级（New York Heart Association，NYHA）的具体分级标准如下：

Ⅰ级：体力活动不受限，一般的体力活动不引起过度的乏力、心悸、气促和心绞痛。METs值≥7。

Ⅱ级：轻度体力活动受限，一般的体力活动即可引起心悸、气促等症状。METs值为5～7。

Ⅲ级：体力活动明显受限，休息时尚正常，低于日常活动量也可引起心悸、气促。METs值为2～5。

Ⅳ级：体力活动完全丧失，休息时仍有心悸、气促。METs值<2。

二、肌肉力量和肌肉耐力测试与评价

肌肉力量、肌肉耐力和肌肉做功能力统称为“肌肉适能”[3]。肌肉力量是指肌肉用力的能力，肌肉耐力指肌肉持续收缩的能力或重复收缩的次数，肌肉做功能力是指肌肉单位时间内做功的情况[4]。

（一）肌肉力量测试

肌肉力量可以是静力性的（某一关节或某一组关节无明显角度变化），也可以是动力性的（外部负荷或身体某一部分运动使肌肉长度变化）。

静力性力量可以使用多种设备进行测量，包括电子拉力计和握力计（图1-3-4）。静力性力量测试主要针对特定肌群和关节角度。握力可用于评估老年人的死亡风险和功能状态[5]。

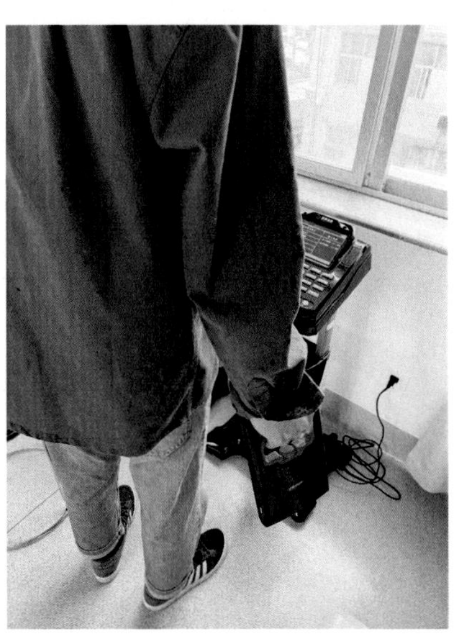
图 1-3-4　电子握力测试

动力性力量最常用的测试方法是一次最大重复次数（1 repetition maximum，1-RM），即在正确姿势和一定规则下、全关节活动范围内，能完成且仅能完成1次重复动作所对应的阻力值。一般在4次测试内获得1–RM（或多RM）值，两次测试之间休息3~5分钟。

（二）肌肉耐力测试

肌肉耐力是某肌群在一定时间内完成重复收缩至肌肉疲劳的能力，或保持1–RM特定百分比的持续时间。如连续完成仰卧卷腹的最大次数可用来评价腹部肌群的耐力（见表1–3–1），俯卧撑的最大次数可用来评价上半身肌群的耐力。

（三）结果评价与分析

在我国的国民体质监测中，采取握力（见表1–3–2）、俯卧撑（男）、一分钟仰卧起坐（女）和纵跳测试来评价肌肉力量和肌肉耐力。详见《国民体质测定标准手册（成年人部分）》。

表 1–3–1　不同性别、年龄人群仰卧卷腹腹部肌群耐力分级[6]

年龄/岁	性别	分类								
		优秀	良好		一般		弱		较弱	
		90%	80%	70%	60%	50%	40%	30%	20%	10%
20~29	男	75	56	41	31	27	24	20	13	4
	女	70	45	37	32	27	21	17	12	5
30~39	男	75	69	46	36	31	26	19	13	0
	女	55	43	34	28	21	15	12	0	0
40~49	男	75	75	67	51	39	31	26	21	13
	女	55	42	33	28	25	20	14	5	0
50~59	男	74	60	45	35	27	23	19	13	0
	女	48	30	23	16	9	2	0	0	0
60~69	男	53	33	26	19	16	9	6	0	0
	女	50	30	24	19	13	9	3	0	0

表 1-3-2 《国民体质测定标准》握力评价标准[7]

性别	年龄/岁	1分	2分	3分	4分	5分
男	20~24	29.6~36.9	37.0~43.5	43.6~49.2	49.3~56.3	>56.3
	25~29	32.6~38.3	38.4~44.8	44.9~50.4	50.5~57.6	>57.6
	30~34	32.2~38.0	38.1~44.9	45.0~50.6	50.7~57.6	>57.6
	35~39	31.3~37.2	37.3~44.4	44.5~50.2	50.3~57.7	>57.7
	40~44	30.0~36.4	36.5~43.4	43.5~49.5	49.6~56.7	>56.7
	45~49	29.2~35.5	35.5~42.4	42.5~48.5	48.6~55.4	>55.4
	50~54	31.5~45.8	45.9~53.5	53.6~59.9	60.0~69.7	>69.7
	55~59	25.9~31.4	31.5~38.5	38.6~43.9	44.0~50.7	>50.7
	60~64	21.5~26.9	27.0~34.4	34.5~40.4	40.5~47.5	>47.5
	65~69	21.0~24.9	25.0~32.0	32.1~38.1	38.2~44.8	>44.8
女	20~24	18.6~21.1	21.2~25.7	25.8~29.8	29.9~35.0	>35.0
	25~29	19.2~21.7	21.8~26.1	26.2~30.1	30.2~35.3	>35.3
	30~34	19.8~22.3	22.4~26.9	27.0~30.9	31.0~36.1	>36.1
	35~39	19.6~22.3	22.4~27.0	27.1~31.2	31.3~36.4	>36.4
	40~44	19.1~22.0	22.1~26.9	27.0~31.0	31.1~36.5	>36.5
	45~49	18.1~21.2	21.3~26.0	26.1~30.3	30.4~35.7	>35.7
	50~54	17.1~20.1	20.2~24.8	24.9~28.9	29.0~34.2	>34.2
	55~59	16.3~19.2	19.3~23.5	23.6~27.6	27.7~32.7	>32.7
	60~64	14.9~17.1	17.2~21.4	21.5~25.5	25.6~30.4	>30.4
	65~69	13.8~16.2	16.3~20.3	20.4~24.3	24.4~29.7	>29.7

三、身体成分测试与评价

研究已充分证实，体脂过多尤其是腹部脂肪过多与高血压、代谢综合征、2型糖尿病（T2DM）、中风、心血管疾病和血脂异常等多种慢性疾病相关。

（一）人体测量法

1. 体重指数

体重指数（body mass index，BMI）是用来衡量体重是否超重的常用指标，BMI具体计算方法是：BMI=体重/身高^2[2]。其中，体重的单位是千克（kg），身高的单位是米（m），BMI的单位是kg/m^2。

BMI与体脂百分比有一定关系，但它只能反映体重相对身高的大小，而不能精确反映人体内的脂肪含量是否过多。肌肉比较发达的人，BMI可能达到超重的标准，但其身体中脂肪的含量并不高。一般BMI＜18.5为“体重过低”，BMI在18.5～23.9为“体重正常”，BMI在24～27.9为“超重”，BMI≥28为“肥胖”。

2. 围度

围度测量，可用于预测身体成分，并可体现脂肪分布情况，适用于不同性别和年龄的人群，在准确测试的前提下，围度测量的准确性与实际身体成分相差2.5%～4.0%。具体测量见表1–3–3。

表 1–3–3　标准围度测量姿势和部位[8]

围度	标准测试姿势和部位
腹/腰围	受试者直立、放松，在髂嵴上方，即脐上0.5~1cm处沿水平方向围绕腹部一周
上肢	受试者直立，两臂自然下垂于身体两侧，掌心朝向大腿，在肩峰与尺骨鹰嘴连线中点处水平测量一周
臂围	受试者直立、两脚并拢，水平测量臀部隆起最明显处
小腿围	受试者直立，测量膝与踝之间围度最大处
前臂围	受试者直立，两臂自然下垂稍离开躯干，掌心向前，垂直于前臂纵轴线测量围度最大处
大腿围	受试者直立，两腿稍分开，水平测量靠近臀部或大腿围度最大处
大腿中围	受试者直立，一条腿踏在凳子上，使膝关节弯曲成90°，在腹股沟皱褶处到髌骨上缘连线中点处测量，注意与大腿纵轴线垂直

（二）生物电阻抗法（BIA）

生物电阻抗法（图1–3–5）是一种简单、安全、无创的测量身体成分的方法，实用性较强，在严格的测试操作下用多电极的体成分测试仪进行测量的结果是比较准确的。其测量原理是将微量电流通入人体内，通过测量电流阻抗的情况来推算身体内各种组织的含量。

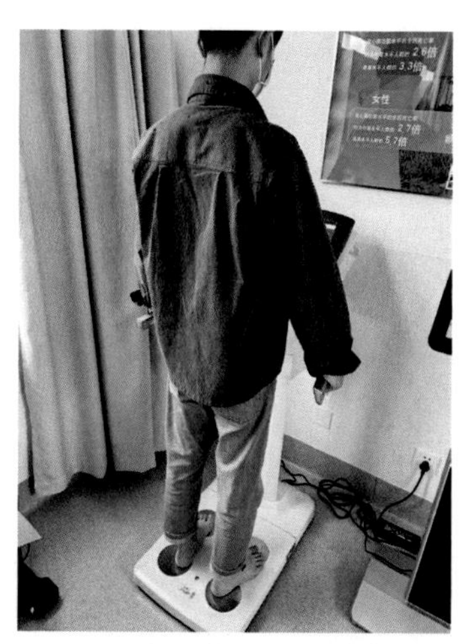

图 1–3–5　生物电阻抗法体成分测试

（三）身体成分测试结果评价

身体成分测试结果评价主要参考体重指数、腰围和健康风险的关系（见表1–3–4），以及体脂百分比（见表1–3–5）。

表 1–3–4　BMI、腰围与健康风险的关系[9]

分类	BMI（kg/m^2）	腰围（cm）		
		男性<85 女性<80	男性85~95 女性80~90	男性≥95 女性≥90
体重过低	<18.5	无影响	无影响	无影响
体重正常	18.5~23.9	无影响	增加	高
超重	24.0~27.9	增加	高	极高
肥胖	≥28	高	极高	极高

表 1–3–5　体脂百分比评价标准　（单位：%）[10]

评定	女	男
体脂很低	14.0~16.9	7.0~9.9
低体脂	17.0~19.9	10.0~12.9
一般，正常体脂	20.0~23.9	13.0~16.9
高于正常体脂	24.0~26.9	17.0~19.9
体脂很高	27.0~29.9	20.0~24.9
肥胖症	>30	>25

四、柔韧性测试与评价

柔韧性是活动某一关节使其达到最大关节活动度（range of motion，ROM）的能力。它与运动技能密切相关，是日常生活活动中不可缺少的一种能力。保持所有关节的柔韧性有助于完成运动，而当某项运动使关节结构超出最大关节活动范围时，会导致组织损伤。柔韧性的大小与关节囊的伸展性、充分的准备活动、肌肉黏滞性以及其他组织的顺应性有关。

主动关节活动度（active range of motion，AROM）：是人体自身的主动随意运动而产生的运动弧。被动关节活动度（passive range of motion，PROM）：是通过外力，如帮助患者活动关节产生的运动弧，在正常情况下，被动运动至终末时会产生一种关节囊内的、不受随意运动控制的运动，因此，PROM略大于AROM。

肌肉断裂、肌肉无力、神经支配功能障碍、关节疼痛或肿胀等，是使AROM下降的原因。PROM下降主要由于关节本身机构异常引起。被动活动正常而主动活动不能者可能是神经麻痹；主动和被动活动均有障碍者，则可能关节僵硬、关节粘连、肌肉挛缩、瘢痕组织形成等。

（一）测试方法

由于在全身各关节的柔韧性中，躯干和下肢柔韧性在日常体力活动和体育锻炼中相对比较重要，而且可能与肌源性腰痛的形成有一定关系，因此，推荐用坐位体前屈测试来测定和评价躯干和下肢的柔韧性（图1-3-6）。相对于腰部柔韧性来说，坐位体前屈测试能更好地评估腘绳肌的柔韧性[11]。

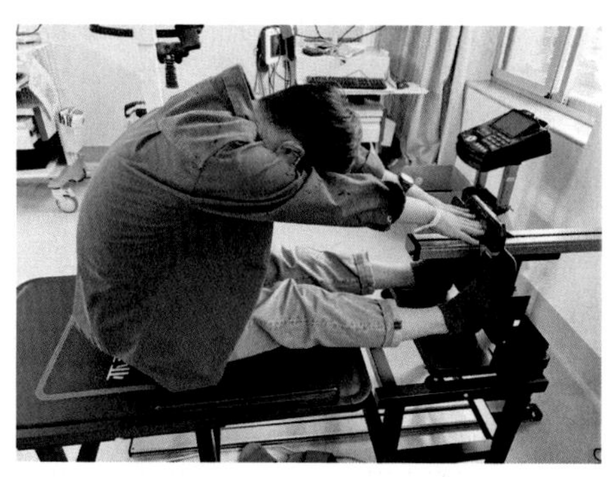

图 1-3-6　坐位体前屈测试

关节活动度测量原则：首先应明确被测关节的关节轴心位置、关节两端缓解纵轴线位置以及关节的中立位。当关节产生位移时，按关节活动的方向及活动幅度的大小来确定ROM测定结果。如肘关节中立位为上臂纵轴与前臂纵轴呈180°夹角，当前臂用力屈曲，两纵轴线夹角只能缩小到60°时，屈肘ROM为120°。

（二）柔韧性结果评价参考标准

柔韧性结果评价主要参考特定关节活动度（见表1-3-6）和坐位体前屈情况（见表1-3-7）。

表 1-3-6　特定单关节的活动度[12]

肩带运动	度数	髋关节运动	度数
屈	90°~120°	屈	90°~135°
伸	20°~60°	伸	10°~30°
外展	80°~100°	外展	30°~50°
水平外展	30°~45°	内收	10°~30°
水平内收	90°~135°	内旋	30°~45°
内旋	70°~90°	外旋	45°~60°

续表 1-3-6

肩带运动	度数	髋关节运动	度数
外旋	70°~90°	—	—
肘关节运动	度数	膝关节运动	度数
屈	135°~160°	屈	130°~140°
旋后	75°~90°	伸	5°~10°
旋前	75°~90°	—	—
躯干运动	度数	踝关节运动	度数
屈	120°~150°	背屈	15°~20°
伸	20°~45°	跖屈	30°~50°
外旋	10°~35°	内翻	10°~30°
内旋	20°~40°	外翻	10°~20°

表 1-3-7　坐位体前屈测试对躯干和下肢柔韧性进行分级评价表[13]

分类	年龄（岁）									
	20 ~ 29		30 ~ 39		40 ~ 49		50 ~ 59		60 ~ 69	
	男	女	男	女	男	女	男	女	男	女
极好	40	41	38	41	35	38	35	39	33	35
优秀	39	40	37	40	34	37	34	38	32	34
	34	37	33	36	29	34	28	33	25	31
良好	33	36	32	35	28	33	27	32	24	30
	30	33	28	32	24	30	24	30	20	27
一般	29	32	27	31	23	29	23	29	19	26
	25	28	23	27	18	25	16	25	15	23
待改进	24	27	22	26	17	24	15	24	14	22

五、临床运动测试的禁忌证

并不是所有人都适合进行运动测试，在测试之前，需要准确评价运动测试的风险和益处，判断运动者是否存在运动测试的禁忌证（包括绝对禁忌证和相对禁忌证）。

（一）绝对禁忌证

（1）近期安静状态下心电图显示有严重心肌缺血、急性心肌梗死（两天内）或其他急性心脏病事件。

（2）可引起症状或血流动力学改变的未控制的心律失常。

（3）严重、有症状的主动脉狭窄。

（4）未控制、有症状的心力衰竭。

（5）急性肺栓塞或肺梗死。

（6）急性心肌炎或心包炎。

（7）可疑或确诊的动脉瘤破裂。

（8）急性全身感染，伴有发热、全身疼痛或淋巴结肿大。

（二）相对禁忌证

（1）冠状动脉左支狭窄。

（2）中度狭窄性心瓣膜病。

（3）电解质紊乱（低血钾、低镁血症）。

（4）肥厚型心肌病或其他形式的流出道狭窄。

（5）重度房室传导阻滞。

（6）室壁瘤。

（7）心动过速或心动过缓。

（8）运动中加重的神经肌肉、肌肉骨骼疾病和风湿性疾病。

（9）未控制的代谢性疾病（如糖尿病、甲状腺功能亢进或黏液性水肿）。

（10）慢性感染性疾病（如艾滋病）。

（11）精神或躯体障碍导致的运动能力显著降低。

在相对禁忌证中，如果运动的益处大于风险，且安静时无症状，可以暂时不考虑作为运动禁忌证，并在医务监督下运动或采取较低强度的运动。

参考文献

[1] Kodama S, Saito K, Tanaka S, et al. Cardiorespiratory fitness as a quantitative predictor of all-cause mortality and cardiovascular events in healthy men and women: a meta-analysis [J]. JAMA, 2009, 301(19): 2024-2035.

[2] 美国运动医学学会. ACSM运动测试与运动处方指南（第9版）[M]. 北京: 北京体育大学

出版社, 2015: 3-5.

[3] Lohman T, Wang Z M, Going S B. Human body composition [M]. Champaign County: Human Kinetics, 2005.

[4] Corbin C B, Pangrazi R P, Franks B D. Definitions: Health, fitness, and physical activity [J]. President's Council on Physical Fitness and Sports Research Digest, 2000.

[5] Rijk JM, Roos PR, Deckx L, et al. Prognostic value of handgrip strength in people aged 60 years and older: a systematic review and meta-analysis [J]. Geriatr Gerontol Int, 2015.

[6] Faulkner RA, Sprigings EJ, McQuarrie A, et al. A partial curl-upprotocol for adults based on an analysis of two procedures [J]. Can J Sport Sci, 1989, 14(3): 135-141.

[7] 国家体育总局. 国民体质测定标准手册 [M]. 北京: 人民体育出版社, 2003.

[8] Gilbride J. Anthropometric Standardization Reference Manual [J]. Journal of the American Dietetic Association, 1989, 89(6): 872-874.

[9] 中华人民共和国卫生部疾病预防控制司. 中国成人超重和肥胖症预防控制指南 [M]. 北京: 人民卫生出版社, 2006.

[10] 杨静宜, 戴红. 体疗康复 [M]. 北京: 北京体育大学出版社, 1996.

[11] Jackson A W, Baker A A. The relationship of the sit and reach test to criterion measures of hamstring and back flexibility in young females [J]. Research Quarterly for Exercise and Sport, 1986, 57(3): 183-186.

[12] Levangie P K, Norkin C C. Joint structure and function: a comprehensive analysis [M]. Philadelphia: FA Davis, 2011.

[13] Tremblay M S, Shephard R J, McKenzie T L, et al. Physical activity assessment options within the context of the Canadian Physical Activity, Fitness, and Lifestyle Appraisal [J]. Canadian journal of applied physiology, 2001, 26(4): 388-407.

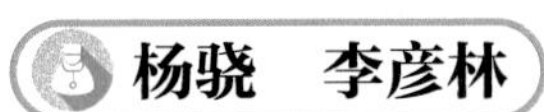

杨骁　李彦林

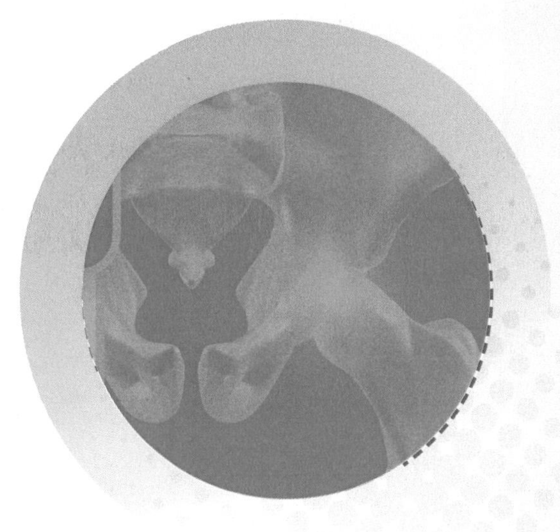

· 第二章 ·

髋关节疾病康复运动处方

第一节　髋关节镜手术康复运动处方

一、髋关节镜围手术期运动处方

髋关节镜手术的目的是通过微创手术方式早期处理髋关节内原发病灶，对髋关节内损伤的盂唇进行缝合，对增生的骨性结构进行成型、减压，以获得更好的髋关节功能，延缓髋关节骨关节炎的发病速度[1]。手术的成功并非疾病治疗的全部，在手术前、手术中及手术后制定个性化围手术期运动处方的目的在于防止肌肉萎缩、骨质疏松、关节僵硬，促使患者更早、更快康复并重返运动[1]。髋关节镜手术围手术期的运动处方包括术前的宣教、合理保守治疗、制定手术方案，并完成手术以及术后个性化康复方案。

（一）康复教育

告知患者髋关节镜术后可能出现的并发症及不适，告知患者目前髋关节具体损伤情况，术前及术后可进行何种锻炼。手术中可能进行的操作，术后应进行哪些训练以及避免哪些训练以防止缝合固定失效。康复教育中还包含保守治疗的方法。

（二）运动处方制定

1. 术前阶段（术前至手术当日）

术前进行合理健康宣教，充分告知患者及家属术前、术后注意事项，告知麻醉方式、手术方案、术中术后可能发生的并发症、术后疼痛控制和早期功能锻炼方法等。术前常规进行体适能测试，以了解患者当前身体基本情况。髋关节为多轴性关节，能做屈伸、外展、内收、回旋、环转以及水平屈伸运动。术前运动的目的在于锻炼髋部周围肌肉，防止周围肌肉萎缩及关节僵硬。

术前进行踝泵练习，预防下肢深静脉血栓形成（图2–1–1）；患者取仰卧位，屈髋、屈膝，双手叉指合掌抱住胫骨近端前方，反复屈肘向上拉与主动屈髋运动相结合，加大屈髋力量及幅度。持续活动3～5分钟，逐渐增加次数、幅度（图2–1–2）。

术前扶物下蹲法：单手或双手前伸扶住固定物，身体直立，双足分开，与肩等宽，慢慢下蹲后再起立，反复进行3～5分钟。

内外旋转法：手扶固定物，单脚略向前外侧，足跟着地，做内旋和外旋运动3～5分钟。

术前蹬空屈伸法：患者仰卧位，双手置于体侧，双下肢交替屈髋屈膝，使小腿悬于空中，像蹬自行车一样地运动5～10分钟，以屈曲髋关节为主，幅度、次数逐渐增加。

术前患肢摆动法：单手或双手前伸或侧伸扶住固定物。单脚负重而立，患肢前屈、后伸、内收，外展摆动3～5分钟[2]（图2-1-3）。

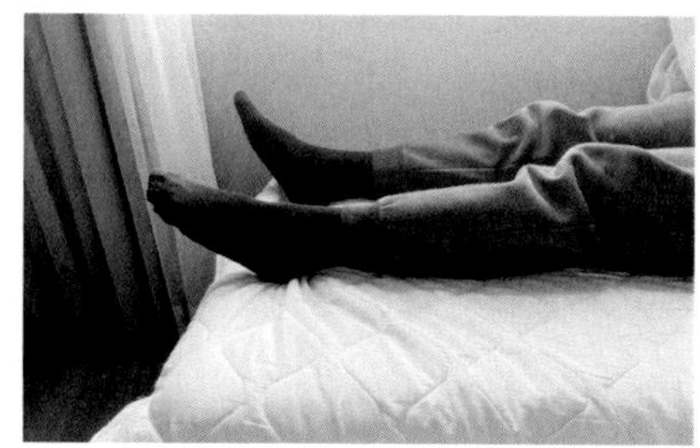
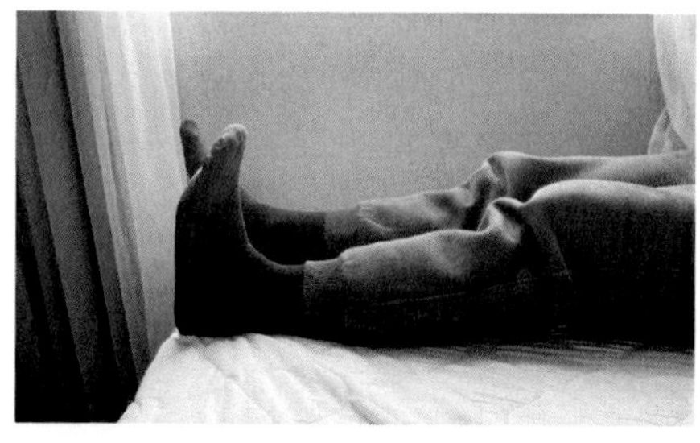

图 2-1-1　踝泵练习

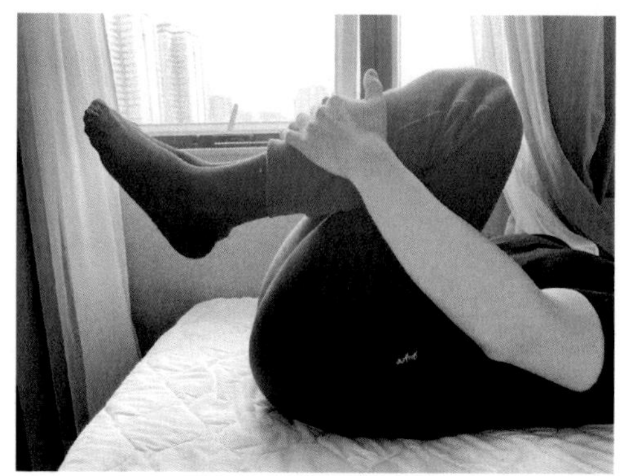

图 2-1-2　仰卧抱膝练习

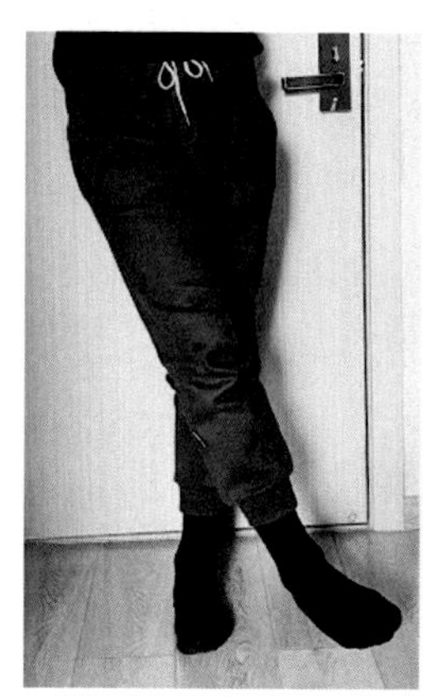
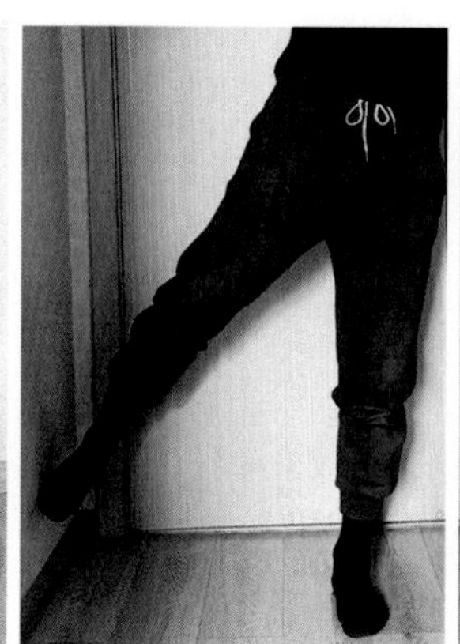
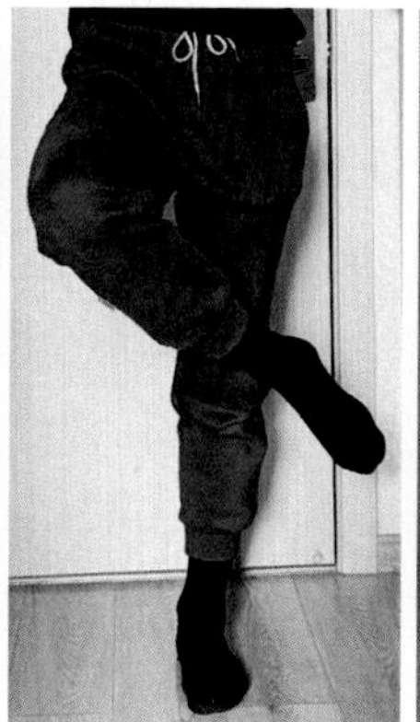
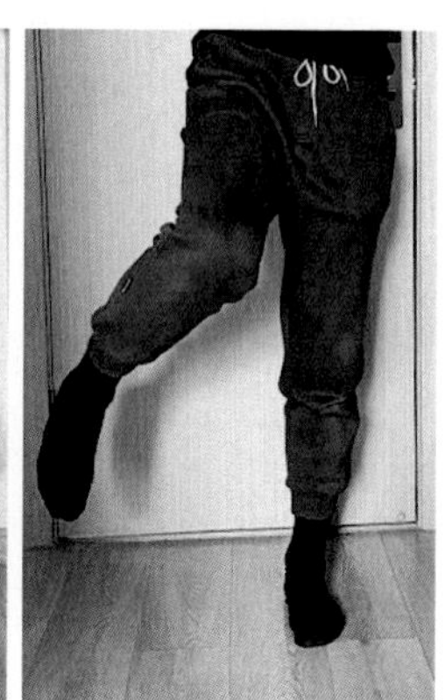

图 2-1-3　髋关节摆动练习

2. 术后早期阶段（术后第0~2周）

术后即刻给予超前镇痛、消肿，以利于患者更好地进行康复锻炼。髋关节伸直位或轻度屈曲位摆放，髋部冰敷，股四头肌及腘绳肌等长收缩练习（图2-1-4A、图2-1-4B），负荷量为5秒/次、10次×4组，组间休息1~2分钟；踝泵练习，10次×3组，组间休息1~2 分钟。臀中肌收缩锻炼（贝壳式练习）（图2-1-5），侧位外展髋关节，坚持10~15秒/次，10次×3组，组间休息1~2分钟；髋关节小范围屈曲练习（图2-1-6）[3]，坚持10秒/次，10次×3组。

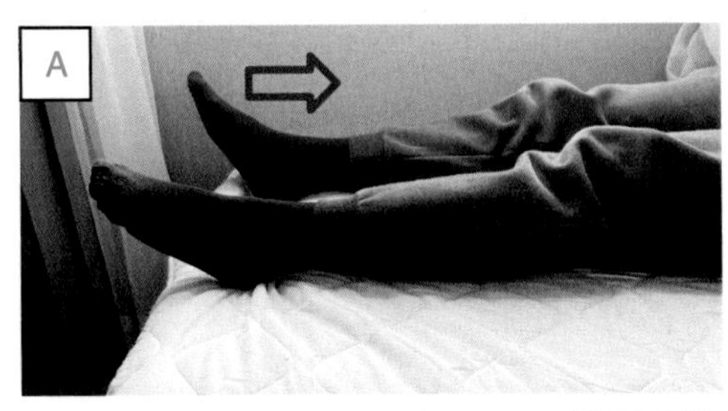

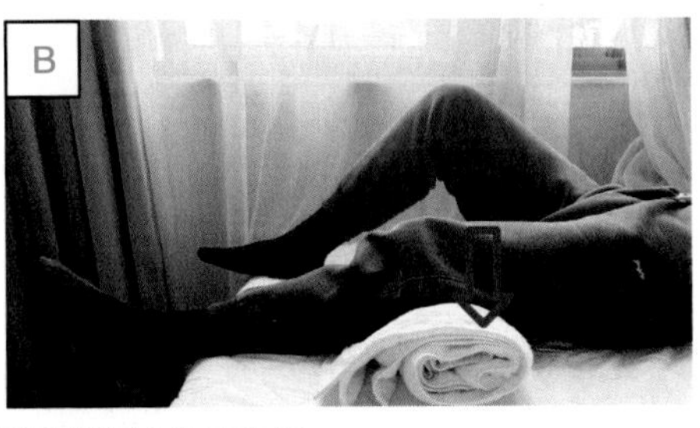

图 2-1-4　股四头肌、腘绳肌等长收缩练习

A. 股四头肌等长收缩练习；B. 腘绳肌等长收缩练习

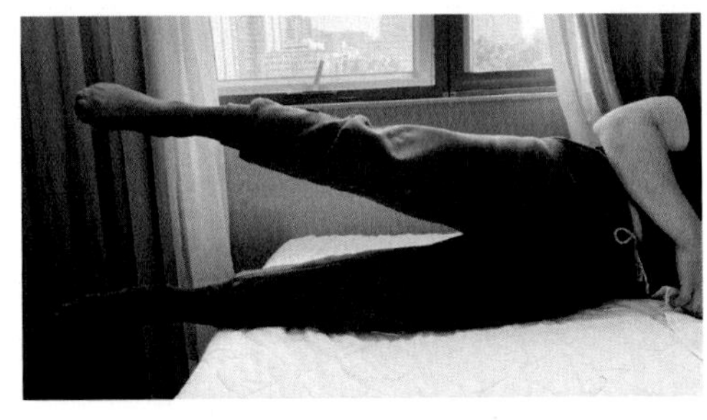

图 2-1-5　臀中肌练习

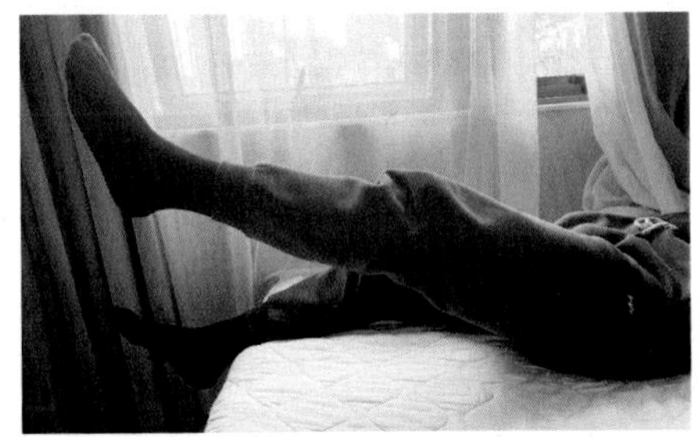

图 2-1-6　髋关节小范围屈曲练习

（三）注意事项

术前对每位患者进行运动健康筛查及尽可能体适能测试，利于指导个性化运动处方制定，术后早期通过适当的超前镇痛及局部冰敷，利于消肿止痛，术后在无痛条件下尽早激活股四头肌收缩功能，能有效防止肌肉萎缩，建议术后伸膝位体位，术后双拐部分负重行走。根据每位患者术前的运动健康筛查及体适能测试，制定其围术期的具体运动处方（见表2-1-1）。

表 2-1-1　髋关节镜围手术期运动处方示例

基本信息：		2022年3月15日
姓　名：刘××	性　别：男　　年龄：44岁	电　话：138××××2841
运动（体力活动）水平		□严重不足　□不足　☑中等　□较高
运动前健康筛查		身高175cm，体重73kg，BMI=23.8kg/m^2，体脂率23.6%
		慢病史：□高血压　□糖尿病　□心脏病　□肺脏疾病　□其他
		血压：130/87mmHg，心率：89次/分钟
体适能测试		心肺耐力：优秀　平衡能力：中等　握力：中等
		柔韧性：优秀　反应力：优秀
诊　断	髋关节盂唇损伤	诉求：重返运动
围手术期运动处方		
术前阶段（术前至手术当日）	运动方式	踝泵练习、屈髋屈膝练习、扶物下蹲练习、髋关节内外旋练习、空蹬练习
	运动频率	10次/组×2组
	运动强度	中等强度，运动强度为中等强度下限，40%~ 60% HRR 达到目标（靶）心率（脉搏）：110次/分钟
	运动时间	30分钟/天
术后早期阶段（术后第0~2周）	运动方式	股四头肌及腘绳肌等长收缩练习、踝泵、臀中肌收缩练习
	运动频率	10次/组×4组，组间休息1~2分钟
	运动强度	中等强度，运动强度为中等强度下限，40%~60% HRR 达到目标（靶）心率（脉搏）：110次/分钟
	运动时间	30分钟/天
注意事项		（1）术前对每位患者进行运动健康筛查及尽可能体适能测试，利于指导个性化运动处方制定。 （2）术后早期通过适当的超前镇痛及局部冰敷，利于消肿止痛。 （3）训练应在无痛状态下进行，若训练后感觉关节疼痛、肿胀加重，应立即停止并就诊
复　诊		4周后复诊，每月复诊1次，下次复诊时间为4月15日，届时携带本处方
运动处方师		签字：贾笛　　时间：2022 年3月15日

二、髋关节镜手术出院后运动处方

（一）康复教育

患者出院后重点在家自行运动康复训练，出院前应交代术后康复细节，提醒患者康复的重要性，并交代注意事项，确保居家康复的安全性。另外，叮嘱患者定期到门诊与主诊医师及康复医师及时沟通，必要时到康复机构进行康复训练。

（二）运动处方制定

1. 术后中期阶段（术后第3～4周）

术后3周开始拄拐部分负重活动，负重可达体重25%~50%（图2-1-7）；仰卧位行髋外展、内收、屈曲练习（图2-1-8），负荷量为15秒，10次×2组，每天30分钟[4]。

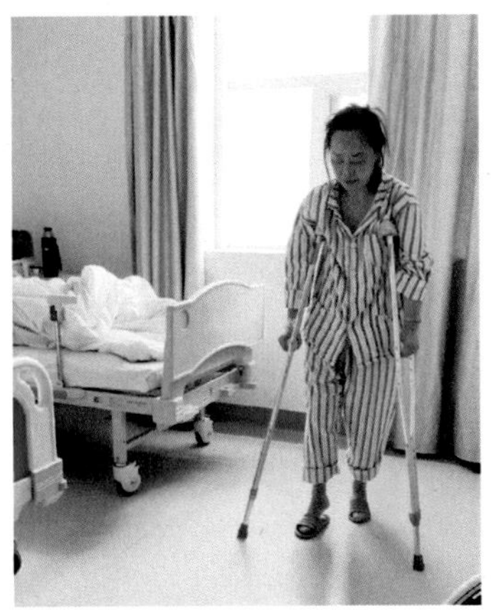
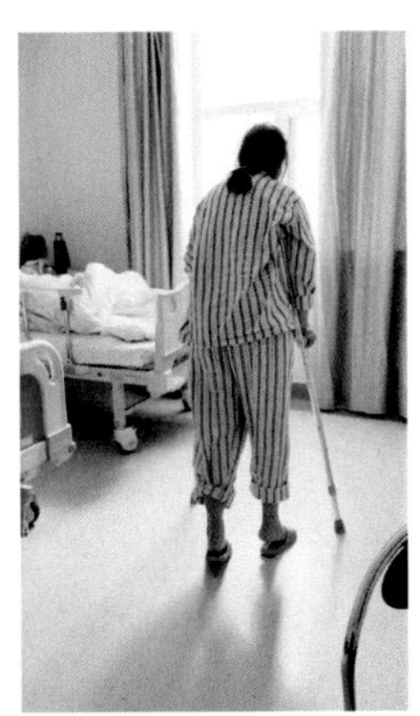

图 2-1-7　拄拐部分行走

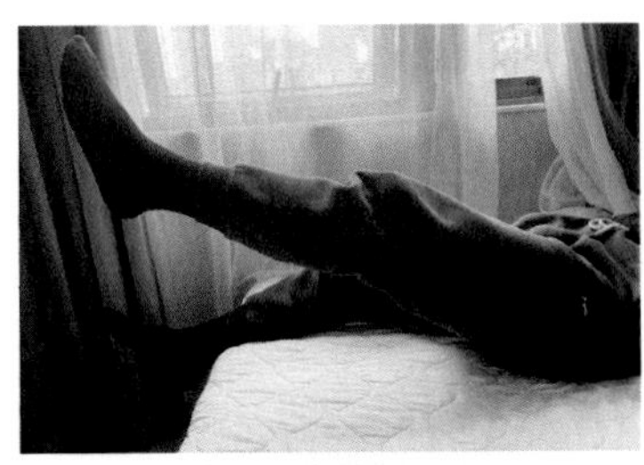
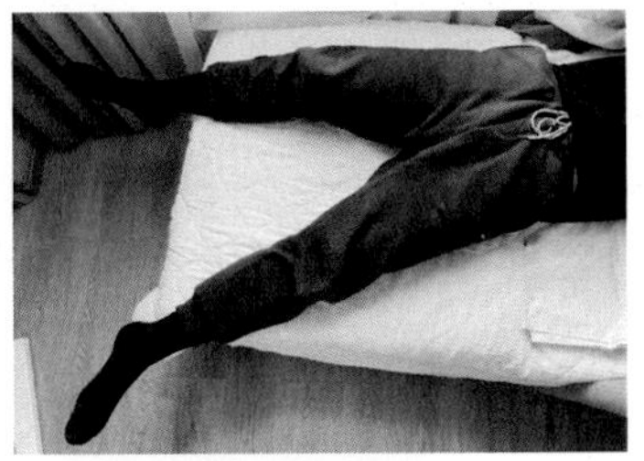
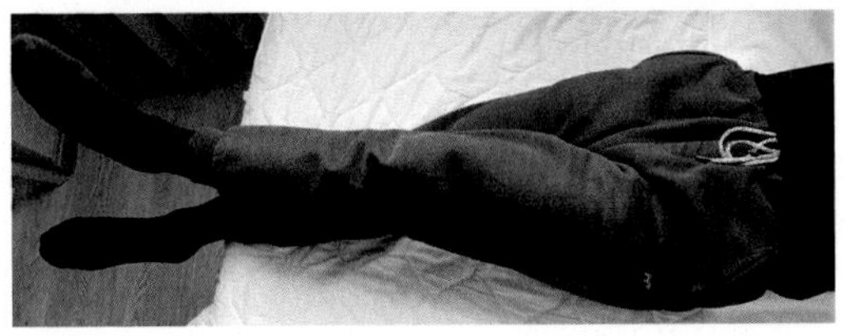

图 2-1-8　髋关节前屈、外展及内收活动练习

2. 术后晚期阶段（术后第5～12周）

此阶段康复的目的是逐渐恢复正常髋关节功能，同时加强肌力训练、步态训练、本体感觉训练等。

（1）髋关节活动度。逐渐增加髋关节各项活动度，前屈、后伸、外展、内收、内旋、外旋，逐渐恢复至正常水平，并保证训练时无痛及无肿胀（图2-1-9）。

（2）负重训练。逐步增加髋关节负重活动，从50%至100%，并逐渐弃拐。

（3）肌力训练。行臀中肌及臀小肌肌力练习，患侧下肢脚尖朝内，腿向后向外伸展至30°坚持10～15秒，缓慢放下，休息不超过10秒，如此反复练习，每天早、中、晚行各练习3～5组，每组10次（图2-1-10）。增加髋部内收肌群训练，使用抱枕辅助，双髋关节抗阻内收，每组10次，每天4组[5]（图2-1-11）。

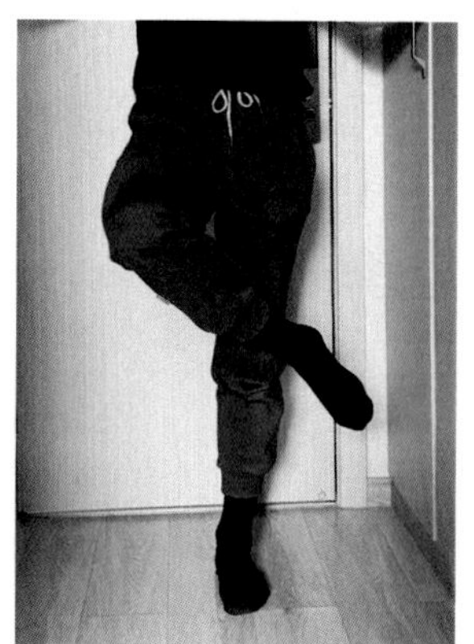
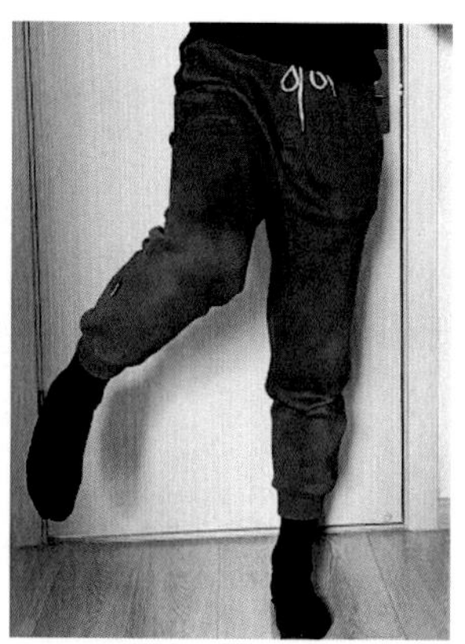

图 2-1-9　髋关节内外旋活动

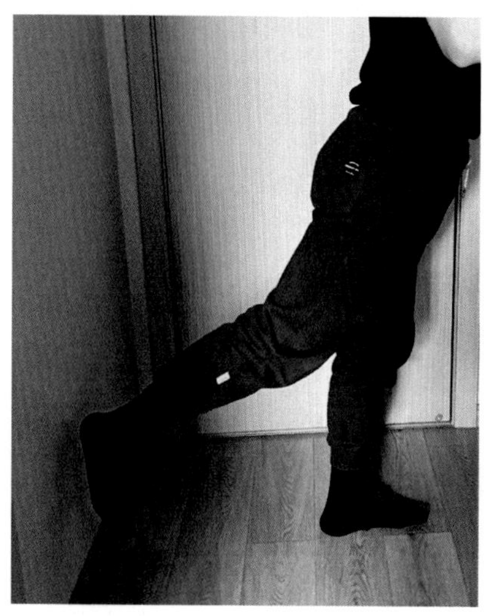

图 2-1-10　站立位臀肌练习

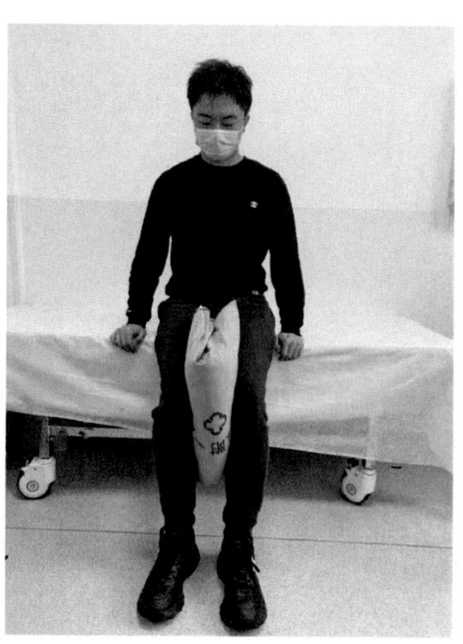

图 2-1-11　髋关节抗阻内收训练

（三）注意事项

在较大负荷训练中应注意避免髋关节极限屈曲、旋转运动，避免对修补的盂唇组织切割。训练应在无痛状态下进行，若训练后感觉关节疼痛、肿胀加重，应立即就医。根据每位患者术前的运动健康筛查及体适能测试，制定其围术期的具体运动处方（见表2–1–2）。

三、髋关节镜术后重返运动处方

（一）康复教育

该阶段康复在确保髋关节稳定、无痛的前提下，加强功能训练，防止肌肉萎缩、骨质疏松、关节僵硬，恢复日常生活活动，最终能重返运动。仍需向患者强调运动康复的重要性，提醒患者康复运动中的注意事项，同时鼓励患者积极主动康复，打消担心盂唇再损伤等心理疑虑，减少对康复的畏惧感。

（二）运动处方制定

1. 重返运动前阶段（术后第12周至6个月）

完全弃拐负重行走，恢复正常步态。加强髋部周围肌肉力量强度及耐力训练，进行平衡、反应性、协调性、整体训练，同时提倡个性化及专项运动训练，提臀练习、臀桥练习（图2–1–12A、图2–1–12B），每天30～60分钟，每周3～5次，使髋关节功能逐渐恢复到损伤前水平[6]。

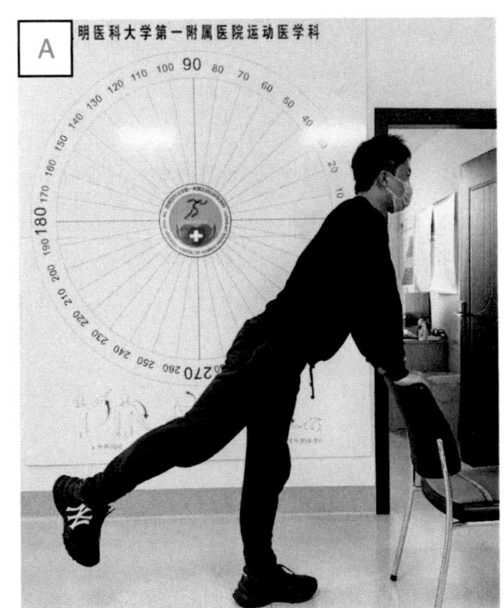

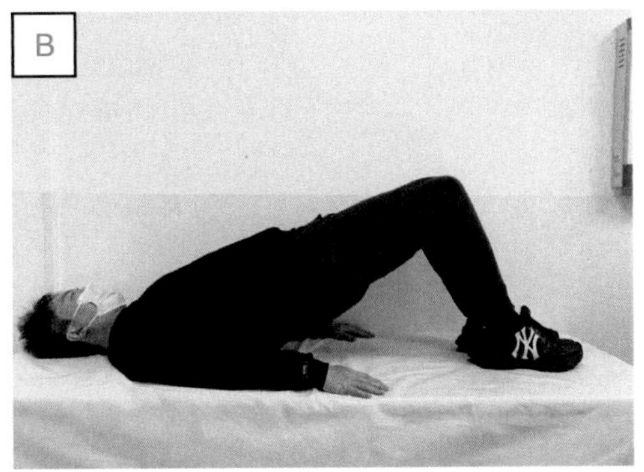

图 2–1–12　A 站姿提臀练习，B 臀桥练习

表 2-1-2 髋关节镜手术出院后运动处方示例

<table>
<tr><td colspan="4">基本信息：　　　　2022年3月15日</td></tr>
<tr><td>姓 名：刘××</td><td>性 别：男</td><td>年龄：44岁</td><td>电 话：138××××2841</td></tr>
<tr><td>运动（体力活动）水平</td><td colspan="3">☐严重不足　☐不足　☑中等　☐较高</td></tr>
<tr><td rowspan="3">运动前健康筛查</td><td colspan="3">身高175cm，体重73kg，BMI=23.8kg/m^2，体脂率23.6%</td></tr>
<tr><td colspan="3">慢病史：☐高血压　☐糖尿病　☐心脏病　☐肺脏疾病　☐其他</td></tr>
<tr><td colspan="3">血压：137/89mmHg，心率：89次/分钟</td></tr>
<tr><td rowspan="2">体适能测试</td><td colspan="3">心肺耐力：中等　平衡能力：中等　握力：中等</td></tr>
<tr><td colspan="3">柔韧性：中等　反应力：中等</td></tr>
<tr><td>诊 断</td><td>髋关节盂唇损伤</td><td>诉求</td><td>重返运动</td></tr>
<tr><td colspan="4">出院后运动处方</td></tr>
<tr><td rowspan="4">术后中期阶段
（术后第3~4周）</td><td>运动方式</td><td colspan="2">术后3周开始拄拐部分负重活动，负重可达体重25%~50%；卧位行髋外展、内收、屈曲练习，负荷量为15秒，每天30分钟</td></tr>
<tr><td>运动频率</td><td colspan="2">10次/组×2组</td></tr>
<tr><td>运动强度</td><td colspan="2">中等强度，运动强度为中等强度下限，40%~60% HRR；达到目标（靶）心率（脉搏）：110次/分钟</td></tr>
<tr><td>运动时间</td><td colspan="2">30分钟/天</td></tr>
<tr><td rowspan="4">术后晚期阶段
（术后第5~12周）</td><td>运动方式</td><td colspan="2">逐渐增加髋关节各项活动度，前屈、后伸、外展、内收、内旋、外旋，逐渐恢复至正常水平；逐步增加髋关节负重活动，从50%至100%，并逐渐弃拐；臀中肌及臀小肌肌力练习。
增加髋部内收肌群训练</td></tr>
<tr><td>运动频率</td><td colspan="2">3~4组/天，10~15次/组</td></tr>
<tr><td>运动强度</td><td colspan="2">从中等强度（40%~59%最大心率HRR）向较大强度（≥60% HRR）过渡，达到靶心率（脉搏）：130次/分钟</td></tr>
<tr><td>运动时间</td><td colspan="2">从20~30分钟/天，每周总训练时间不少于150分钟</td></tr>
<tr><td>注意事项</td><td colspan="3">（1）术前对每位患者进行运动健康筛查及尽可能体适能测试，利于指导个性化运动处方制定。
（2）术后早期通过适当的超前镇痛及局部冰敷，利于消肿止痛。
（3）在较大负荷训练中应注意避免髋关节极限屈曲、旋转运动，避免对修补的盂唇组织进行切割。
（4）训练应在无痛状态下进行，若训练后感觉关节疼痛、肿胀加重，应立即就医</td></tr>
<tr><td>复 诊</td><td colspan="3">4周后复诊，每月复诊1次，下次复诊时间为2022年4月15日，届时携带本处方</td></tr>
<tr><td>运动处方师</td><td colspan="3">签字：贾笛　　时间：2022年3月15日</td></tr>
</table>

2. 重返运动阶段（术后第6～12个月）

6个月后可进行相对剧烈的对抗性体育运动。在整个康复过程中以有氧运动、力量训练、拉伸训练相结合进行运动锻炼，应遵循FITT-VP原则[7]，在髋关节肿胀及疼痛耐受的前提下逐渐增加活动量。具体制定实施方案：

（1）有氧运动。运动频率：3～5天/周；运动强度：可从中等强度（40%～59%最大心率HRR）向较大强度（≥60%HRR）过渡；运动时间：从20～30分钟/天逐步增加至60分钟/天，每周总训练时间不少于150分钟，或进行75分钟较大强度运动；运动类型：选择游泳（避免蛙泳）、健步走、骑自行车、慢跑等髋关节负荷较小的运动。

（2）力量训练。运动频率：4～5天/周，同一肌群每周训练3次即可；运动强度：体能较差者可从10% 1-RM开始，一般中低强度为60% 1-RM重复12～15次/组，或高强度为80%1-RM重复6～8次/组；运动时间：每个动作重复2～4组，每组5～15次，每次5～10秒，每天20～30分钟；运动类型：①髋后伸抗阻练习：使用阻力带拴在患侧足底，抗阻进行髋关节后伸，双侧手掌着地提供身体稳定性，重复10次为1组，每天3～5组（图2-1-13）。②髋抗阻外展训练：侧卧位，使用弹力带围绕双侧大腿下段，抗阻进行髋外展训练，重复15次为1组，每天3～5组（图2-1-14）。③哑铃臀桥训练：上半身仰卧于长凳，下半身利用双侧髋部顶住杠铃，做臀部屈伸运动，建议从小重量开始（图2-1-15）。

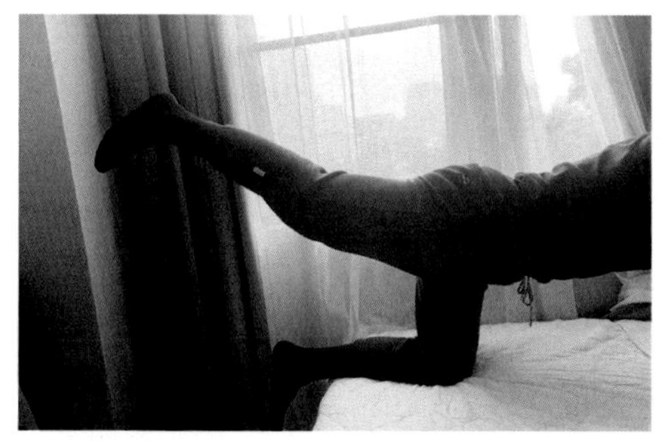

图2-1-13　髋关节抗阻后伸练习

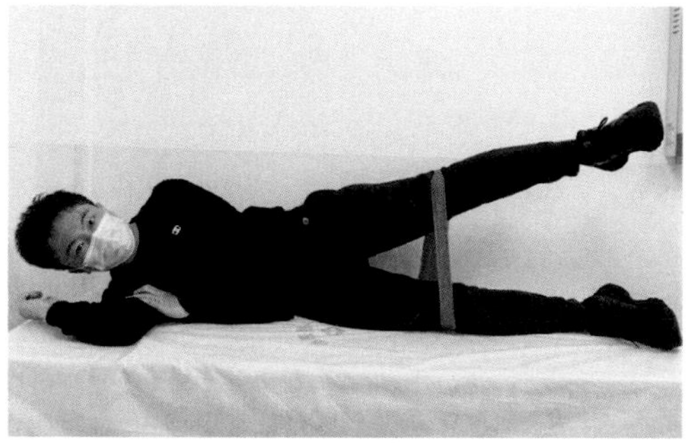

图2-1-14　髋关节抗阻外展练习

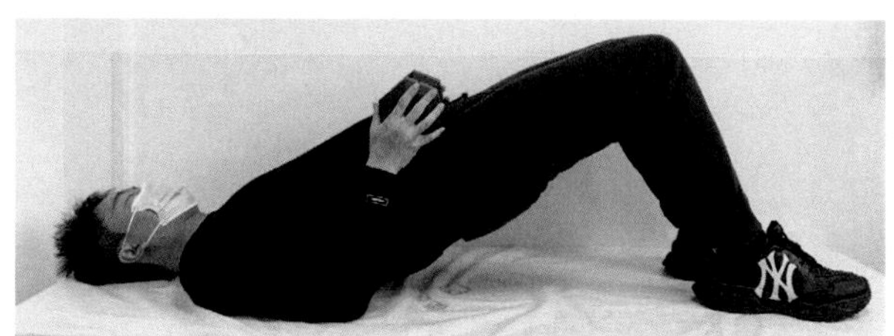

图2-1-15　哑铃臀桥练习

（3）拉伸训练。运动频率（frequency）：每天对髋关节周围肌群及韧带进行拉伸；运动强度（intensity）：有紧绷感/拉伸感而没有疼痛。无痛或微痛情况下缓慢增加关节活动范围；运动时间（time）：动力性运动达到10次，静力性拉伸保持10～30秒，每次5～10分钟；运动类型（type）：下肢主要关节的动力性和静力性拉伸相结合。常进行臀肌、阔筋膜张肌拉伸训练、内收肌、髂腰肌拉伸训练（图2–1–16）[8]。

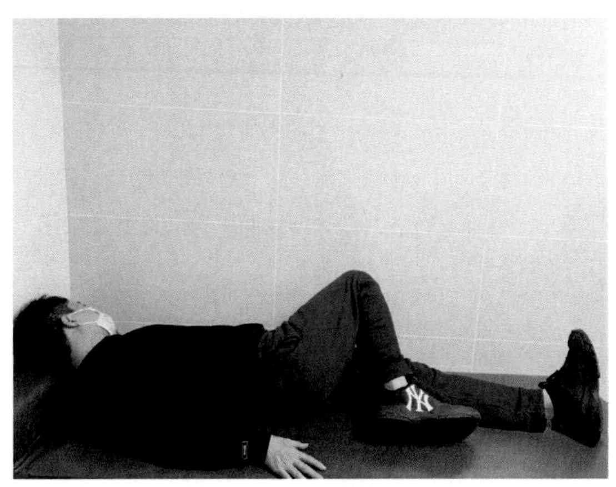
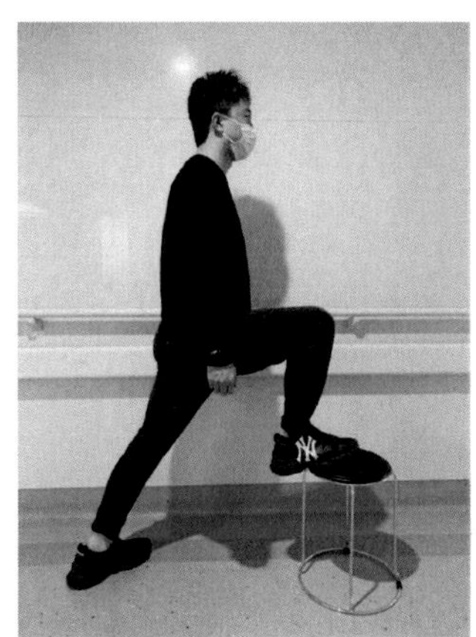

图 2–1–16　髋关节拉伸练习

（三）注意事项

准备活动和整理活动是缓解疼痛、避免运动损伤的关键；如果在运动中感觉髋关节疼痛，需及时终止运动，必要时与医生联系；有氧运动时注意监测心率、血压变化，避免运动过量或不足；抗阻训练过程中不能憋气，注意呼吸调整，发力时呼气，放松时吸气。拉伸训练时注意缓慢拉伸并在末端维持，不宜产生疼痛，以免肌肉拉伤；注意保持良好心态，保证足够的睡眠，合理膳食；定期随访，调整运动处方。

根据每位患者的运动健康筛查、体适能测试及术后恢复情况，制定其个性化重返运动处方（见表2–1–3）。

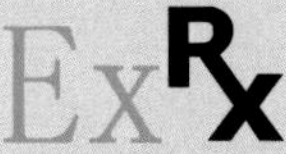

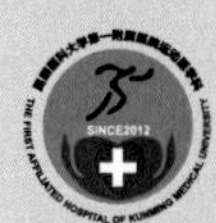

表 2-1-3　髋关节镜术后重返运动处方示例

基本信息：		时间：2022年3月15日	
姓 名：张××	性 别：男	年龄：35岁	电 话：138××××2343
运动（体力活动）水平	□严重不足　□不足　☑中等　□较高		
运动前健康筛查	身高174cm，体重72kg，BMI=23.8kg/m^2，体脂率24%		
	慢病史：□高血压　□糖尿病　□心脏病　□肺脏疾病　□其他		
	血压：124/87mmHg，心率：90次/分钟		
体适能测试	心肺耐力：中等　平衡能力：中等　握力：中等		
	柔韧性：中等　反应力：中等		
诊 断	髋关节盂唇损伤术后	诉求	重返运动
术后第12周至6个月	运动方式	弃拐行走，正常行走；加强髋部周围肌群耐力训练	
	运动频率	3~4组/天，10~15次/组	
	运动强度	中等强度，运动强度为中等强度下限，40%~60% HRR，能说话但不能唱歌；达到目标（靶）心率（脉搏）：110次/分钟	
	运动时间	30分钟逐渐过渡至60分钟/天	
术后第6~12个月	运动方式	完全负重活动，可增加慢跑运动；抗阻髋关节外展、后伸练习；哑铃臀桥练习；可进行骑自行车、游泳（避免蛙泳）等运动	
	运动频率	3~4组/天，10~15次/组	
	运动强度	从中等强度（40%~59%最大心率HRR）向较大强度（≥60% HRR）过渡	
	运动时间	从20~30分钟/天逐步增加至60分钟/天，每周总训练时间不少于150分钟，或进行75分钟较大强度运动	
注意事项	（1）准备活动和整理活动是缓解疼痛、避免运动损伤的关键。 （2）如果在运动中感觉髋关节疼痛，需及时终止运动，必要时与医生联系。 （3）有氧运动时注意监测心率、血压变化，避免运动过量或不足；抗阻训练过程中不能憋气，注意呼吸调整，发力时呼气，放松时吸气。 （4）拉伸训练时注意缓慢拉伸并在末端维持，不宜产生疼痛，以免肌肉拉伤；注意保持良好心态，保证足够的睡眠，合理膳食；定期随访，调整运动处方		
复 诊	4周后复诊，每月复诊1次，下次复诊时间为2022年4月15日，届时携带本处方		
运动处方师	签字：贾笛　　时间：2022年3月15日		

参考文献

[1] Spencer-Gardner L, Eischen J J, Levy BA. A comprehensive five-phase rehabilitation programme after hip arthroscopy for femoroacetabular impingement [J]. Knee Surgery, Sports Traumatology, 2014, 22(4): 848-859.

[2] Garrison J C, Osler MT, Singleton S B. Rehabilitation after Arthroscopy of an Acetabular Labral Tear [J]. North American Journal of Sports Physical Therapy, 2007, 2(4): 241-250.

[3] Bistolfi A, Guidotti C, Aprato A, et al. Rehabilitation Protocol After Hip Arthroscopy: A 2015-2020 Systematic Review [J]. Am J Phys Med Rehabil, 2021, 100(10): 958-965.

[4] Enseki KR, Martin RR, Kelly BT. Rehabilitation After Arthroscopic Decompression for Femoroacetabular Impingement [J]. Clinics in Sports Medicine, 2010, 29(2): 247-255.

[5] Cheatham SW . Post-Operative Rehabilitation after Hip Arthroscopy: A Search for the Evidence [J]. Journal of Sport Rehabilitation, 2015, 24(4): 413-418.

[6] Stalzer S, Wahoff M, Scanlan M. Rehabilitation following hip arthroscopy [J]. Clin Sports Med. 2006, 25(2): 337-357.

[7] Yen YM, Lewis CL, Kim YJ. Understanding and Treating the Snapping Hip [J]. Sports Med Arthrosc Rev, 2015, 23(4): 194-199.

[8] Pun S, Kumar D, Lane NE. Femoroacetabular impingement [J]. Arthritis Rheumatol, 2015, 67(1): 17-27.

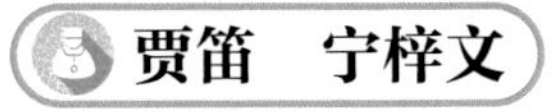
贾笛　宁梓文

第二节　髋关节置换术后康复运动处方

全髋关节置换（total hip arthroplasty，THA）是缓解终末期骨关节炎和股骨头坏死病人疼痛的常用手术方法。THA术后易出现肌肉力量丧失和其他术后功能缺陷。这些缺陷包括行走对称性、肌肉力量和功能状态的改变。通过THA能有效矫正患者关节畸形，恢复行走功能，提高患者生活质量。然而，THA患者术后康复效果不仅与术者精湛的手术操作有关，而且与患者术后积极的功能康复锻炼有关[1]。目前多项研究表明：术后尽早指导患者进行功能锻炼将有助于预防THA患者关节疼痛、僵硬的发生，可提高患者术后生活质量。全髋关节置换术后康复的原则是针对髋部肌肉力量缺乏，髋部活动度减少，站立平衡及本体感觉能力下降等，将重点放在减轻疼痛、增强髋部肌力及柔韧性、告知患者牢记禁忌、训练日常生活活动上，让患者重返运动等。

一、髋关节置换围手术期运动处方

（一）康复教育

向患者及家属详细介绍有关手术及术后恢复的准备和培训等，对患者进行功能状态以及手术效果的期望值以及既往病史的个性化评估。消除患者的手术恐惧，增加患者对手术过程的认识，为患者家属发放术后康复手册，甚至视频等，包括正确使用助行器、安全地使用马桶，以及如何做到日常生活自理等。主要训练深呼吸、咳痰及床上大小便，这样有助于避免术后坠积性肺炎、尿潴留及便秘的发生。

（二）运动处方制定

围手术期主要分三个阶段：术前阶段（术前至手术当日）；急性期康复（术后第1～3天）；术后早期阶段（术后第4天至2周）。围手术期的重点是进行康复教育及预康复训练，使局部消肿止痛，逐渐增加髋关节屈伸活动度，改善髋关节功能，并预防下肢深静脉血栓形成[2]。

1. 术前阶段（术前至手术当日）

此期主要目标是进行康复教育和必要的预康复。只有将精湛的手术技术和完美的术后康复治疗相结合，才能达到预防术后并发症、改善髋关节功能和达到重返生活、工作的目的，从而达到理想的治疗效果。可以通过教会患者一套完整的下肢训练程序，包括踝泵、股四头肌及臀肌等长练习，避免髋部禁忌动作；示范利用辅助装置在平地及台阶上进行转移及步态训练等。

2. 急性期康复（术后第1～3天）

治疗目的：防止髋关节脱位，预防术后并发症，减轻肿胀，防止肌肉萎缩，防止关节粘连，增强上肢肌力等。

（1）运动康复。早期应尽量平卧，手术一侧腿向外分开30°，足部保持向上，双腿内置入三角枕，防止脱位（图2-2-1）。

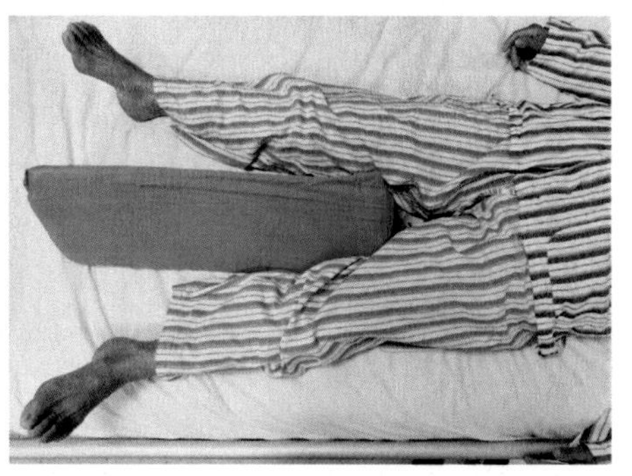

图 2-2-1　双腿膝内侧夹软枕防脱位

（2）踝泵运动。慢慢地将脚尖向上勾起，然后再向远伸使脚面绷直。每隔1小时5～10次，每个动作持续3秒；由内向外转动踝关节，每天3～4次，每次重复5遍（图2-2-2）。

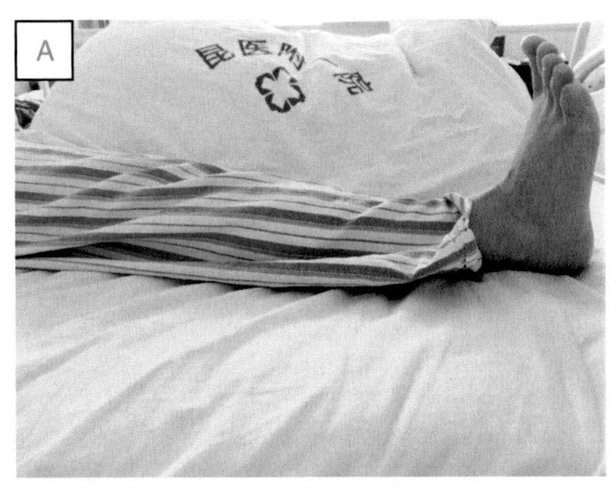

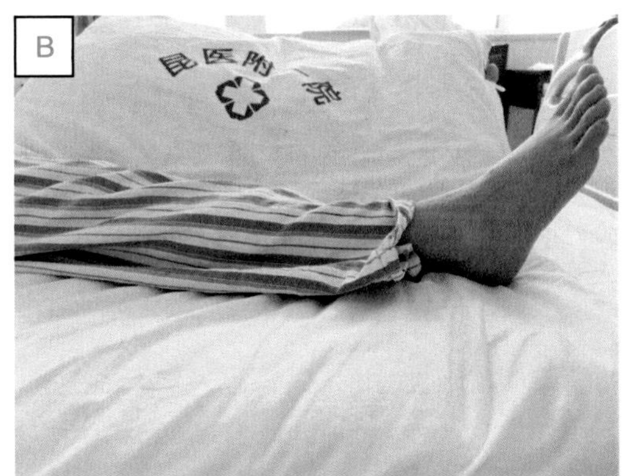

图 2-2-2　踝泵训练

A. 勾脚；B. 绷脚

（3）膝关节屈伸练习。屈髋、屈膝收缩健侧下肢肌肉。每2小时练习1组，每组30次，每次持续10～15秒。

（4）髌骨推移/移动。加强对髌骨的滑动和挤压，防止关节粘连（图2-2-3）。

（5）外展练习。平卧位伸直腿尽量向两侧分开，然后收回，注意不要完全并拢。

（6）直腿抬高练习。将大腿前方肌肉绷紧，尽量伸直膝关节，抬高下肢（距床面10cm）保持5～10秒，慢慢放下。重复练习，直到感觉大腿肌肉疲劳[3、6]。

（7）股四头肌等张收缩训练。在膝下垫枕，以膝部为支点，将小腿抬离床面做伸膝动作，在空中保持10秒，缓慢放下，重复10～20次（图2-2-4）。

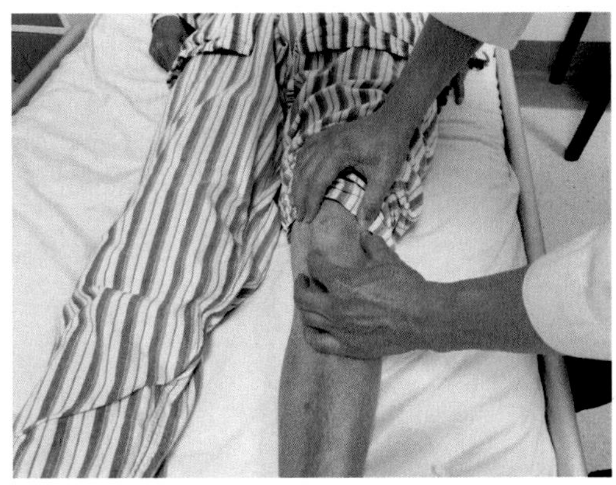

图 2-2-3　髌骨推移

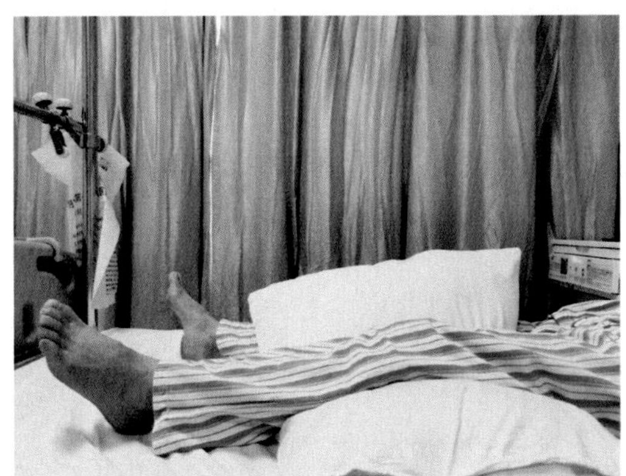

图 2-2-4　股四头肌等张收缩

（8）上肢肌力的训练。双手握住吊环挺起上半身，同时臀部抬高，脱离床面，保持10～15秒，重复5～10次（图2-2-5）。

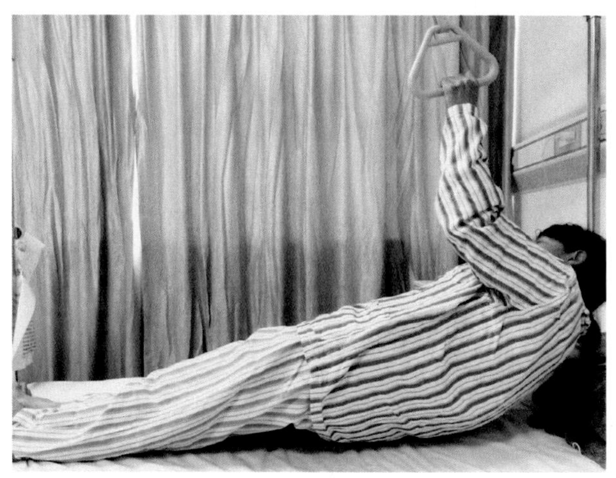

图 2-2-5 上肢力量训练

3. 术后早期阶段（术后第4天至2周）

治疗目的：恢复关节活动度，进一步提高患肢肌力。

（1）抬臀运动。以膝关节垫枕，使髋关节屈曲10°～20°，以膝部为支点做伸髋动作，充分伸展屈髋肌和关节囊前方。

（2）站立位训练。后伸患侧下肢，拉伸髋关节囊和屈髋肌群；外展患侧下肢，拉伸髋关节内收肌群。

（3）助行器辅助下进行健侧支撑三点式步行。将助行器放在身体前20cm处，先迈患腿，再将健侧跟上。刚开始时，每次5～10分钟，每天3～4次，逐步增加训练时间及次数等。

（4）股四头肌训练。坐在床边，膝关节屈曲90°，然后主动伸直膝关节，保持10秒，重复20～30次，可能的情况下进行渐进性抗阻练习。

（三）注意事项

本期的康复活动均在无痛的情况下进行，同时注意心肺功能训练以预防心肺系统的并发症，同时在床上的活动应在下肢外展中立位的状态下完成，防止出现髋关节脱位等。根据每位患者的运动健康筛查、体适能测试及术后恢复情况，制定其围手术期运动处方（见表2-2-1）。

表 2-2-1　髋关节置换围手术期运动处方示例

基本信息：	2022年4月21日		
姓名：李××	性别：男	年龄：65岁	电话：137××××6711
运动/体力活动 水平	☐ 严重不足　☑ 不足　☐ 中等　☐ 较高		
运动前健康筛查	身高163cm，体重64kg，BMI=24.1kg/m^2，体脂率47%		
	慢病史：☐ 高血压　☐ 糖尿病　☐ 心脏病　☐ 肺脏疾病 ☑ 其他（肥胖等）		
	血液指标：空腹血糖5.1mmol/L，总胆固醇4.3mmol/L		
	血压：130/72mmHg，心率：81次/分钟		
体适能测试	心肺耐力：一般		
	肌肉力量、耐力、握力：一般　柔韧性：差		
	平衡能力：一般　灵活性：差		
诊断	股骨头无菌性坏死	诉求：重返生活	
围手术期运动处方			
术后第1天至第2周	运动方式：踝泵练习、直腿抬高练习、外展练习、股四头肌等张收缩逐步过渡到助行器辅助下行走		
	运动频率：10~15次/组，3~5组/天		
	中等强度：前四周的运动强度为中等强度下限（40%~60% HRR）		
	运动时间：30~60分钟/天，逐步增至150分钟/天		
注意事项	（1）请注意运动时是否有胸痛、胸闷、气急、心慌、眩晕、恶心、腹痛、便血、黑便等不适，如果存在请立即停止运动，必要时与医生联系。 （2）如果在运动中感觉关节疼痛，需及时终止运动，必要时与医生联系。 （3）准备活动和整理活动是缓解疼痛、避免运动损伤的关键。 （4）注意保持良好心态，保证足够的睡眠，合理膳食。 （5）在运动处方实施过程中，应遵循循序渐进、长期坚持、注意安全的原则；定期随访，调整运动处方；请妥善保管本处方，复诊时携带		
复诊	1个月后复诊，下次复诊时间为2022年5月19日，届时携带本处方		
运动处方师	签字：李发灿　时间：2022年4月21日		

二、髋关节置换出院后运动处方

（一）康复教育

该阶段患者已经出院在家里完成运动康复训练，需要强调居家练习过程中保持安全和独立，必要时可到专业的康复训练中心，按照康复师的指导进行康复训练。

（二）运动处方制定

1. 术后中期阶段（术后第3～8周）

根据恢复情况继续前一阶段练习，可进一步增加坐位和站立位的练习。康复的重点是继续巩固早期训练效果，提高日常生活自理能力，逐渐恢复患腿负重能力，加强步行训练等。

2. 术后远期阶段（术后第9～12周）

本期的治疗目标是继续巩固术后中期训练效果，逐渐改善患髋的活动范围，增加负重，使髋关节的功能逐渐接近正常水平，达到全面康复的目的。具体训练方法如下：

（1）扶拐步行训练。双拐前移一足的距离；患侧腿落地；重心移至双拐前面；健侧足向前越过双拐连线20～30cm（图2-2-6）。

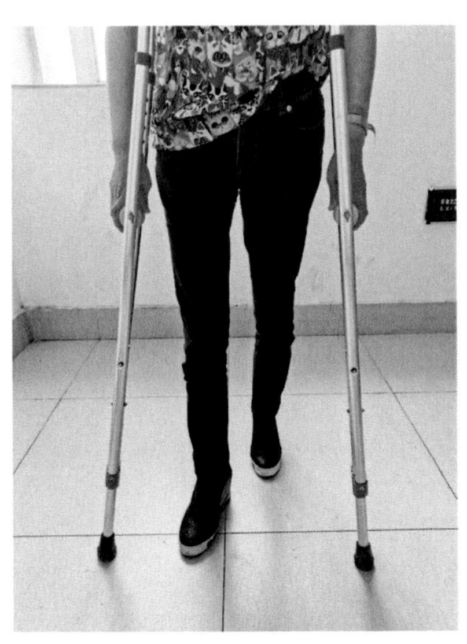
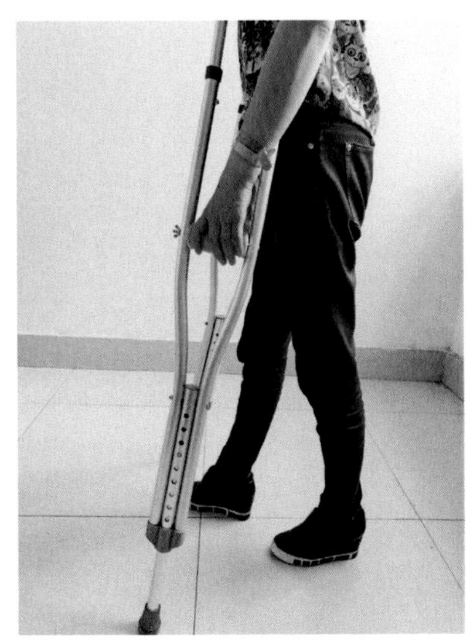

图 2-2-6　扶拐步行训练

（2）上下楼梯活动。要求健腿先上，患腿先下；减少患髋的屈曲和负重；患腿从不负重逐渐进行部分负重[4、7]（图2-2-7）。

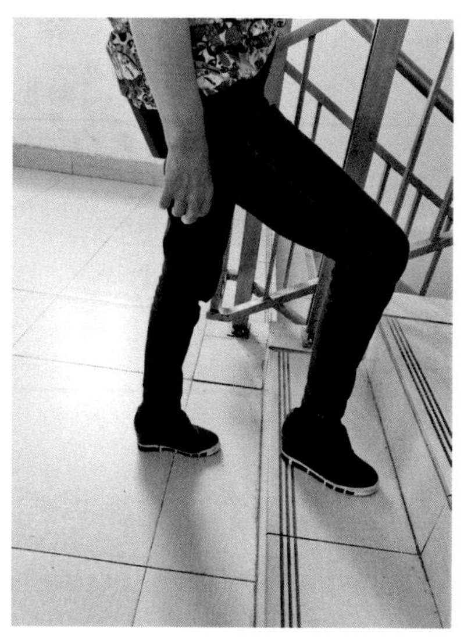
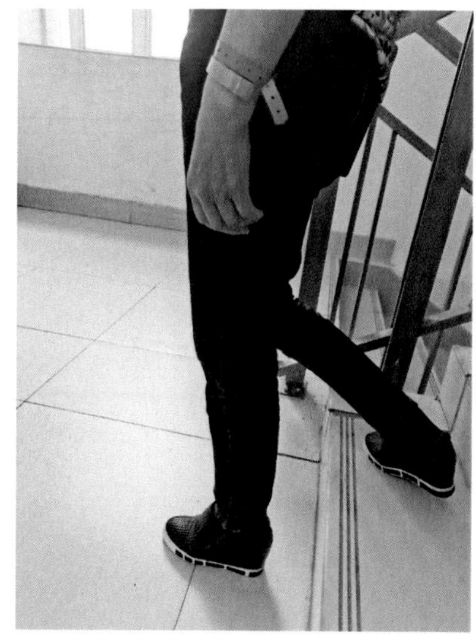

图 2-2-7　上下楼梯活动（左侧为患侧）

（3）侧卧位抬腿练习。健侧卧位；患腿外展45°，再后伸维持10秒；放松5秒后继续训练。每天3组，每组10～20次（图2-2-8）。

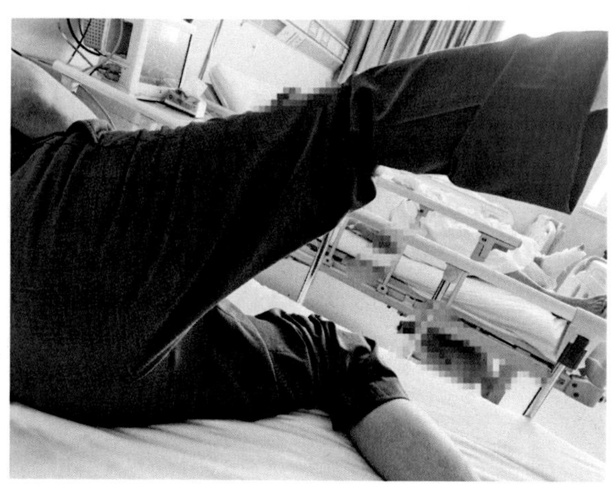

图 2-2-8　侧卧位抬腿练习

（三）注意事项

3个月内扶拐步行、过障碍时患腿仅为触地式部分负重。以上仅仅是髋关节置换术后康复的一个常规流程，临床应用时需要根据实际问题加以调整，为患者制定个性化的康复方案。根据每位患者的运动健康筛查、体适能测试及术后恢复情况，制定其出院后的个性化运动处方（见表2-2-2）。

表 2-2-2　髋关节置换出院后运动处方示例

基本信息：		2022年5月19日	
姓名：李×	性别：男	年龄：65岁	电话：137××××9611
运动/体力活动水平	☐严重不足　☑不足　☐中等　☐较高		
运动前健康筛查	身高163cm，体重64kg，BMI=24.1kg/m^2，体脂率47%		
	慢病史：☐高血压　☐糖尿病　☐心脏病　☐肺脏疾病　☑其他（肥胖等）		
	血液指标：空腹血糖5.1mmol/L，总胆固醇4.3mmol/L		
	血压：130/72mmHg，心率：81次/分钟		
体适能测试	心肺耐力：较好		
	肌肉力量、耐力、握力：较好　柔韧性：差		
	平衡能力：较好　灵活性：差		
诊断	全髋关节置换术后	诉求：重返生活	
出院后运动处方			
术后第3~12周	运动方式：继续加强踝泵练习、直腿抬高练习、外展练习、股四头肌等张收缩；逐步过渡到助行器辅助下行走，双拐辅助下行走。热身运动：关节活动或慢走5~10分钟。康复运动：平路行走，以及不平路面行走。整理运动：减速慢走5~10分钟，拉伸；恢复至平静呼吸和心率		
	运动频率：10~15次/组，3~5组/天		
	中等强度：前四周的运动强度为中等强度下限（40%~60% HRR，能说话但不能唱歌）		
	运动时间：30~60分钟/天，逐步增至150分钟/天		
注意事项	（1）请注意运动时是否有胸痛、胸闷、气急、心慌、眩晕、恶心、腹痛、便血、黑便等不适，如果存在请立即停止运动，必要时与医生联系。 （2）如果在运动中感觉关节疼痛，需及时终止运动，必要时与医生联系。 （3）准备活动和整理活动是缓解疼痛、避免运动损伤的关键。 （4）注意保持良好心态，保证足够的睡眠，合理膳食。 （5）在运动处方实施过程中，应遵循循序渐进、长期坚持、注意安全的原则；定期随访，调整运动处方。 （6）请妥善保管本处方，复诊时携带		
复诊	1个月后复诊，下次复诊时间为2022年6月16日，届时携带本处方		
运动处方师	签字：李发灿　时间：2022年5月19日		

三、髋关节置换术后重返运动处方

（一）康复教育

告知患者尚未恢复的情况下勿急于提高活动水平，教育患者适时适度地开展训练，进一步强化肌力训练、关节柔韧性训练以及平衡功能训练等。

（二）运动处方制定

1. 重返运动前阶段（术后第12周至6个月）

此阶段应继续进行前期的康复训练，新增的康复训练如下：

（1）下肢渐进性抗阻训练。增加屈髋肌群的肌力训练，每次10～15个，重复3～5组。

（2）向前练习上台阶。并逐步增加到20cm高。

（3）本体感觉及平衡训练。进行更高一级的本体感觉及平衡练习，无上肢支撑下站立练习，然后闭目单腿站立练习，以及多项不稳定平面平衡练习[5, 8]（图2-2-9）。

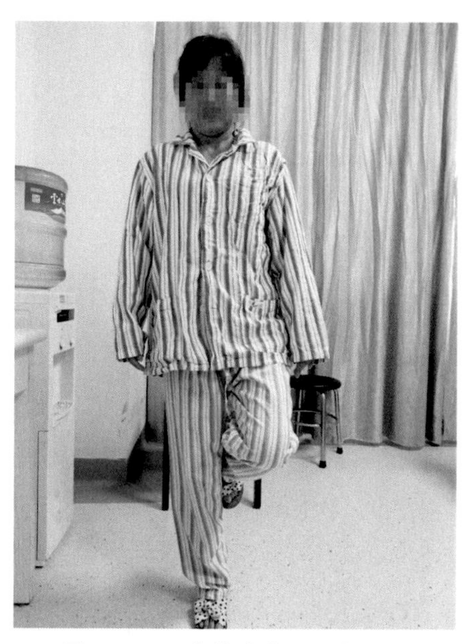

图 2-2-9　本体感觉及平衡训练

（4）对侧髋关节练习。利用弹力带进行对侧髋关节后伸及外展运动，可进一步加强静态肌力及平衡性。

2. 重返运动阶段（术后第6～12个月）

6个月后可适当进行体育运动。在整个康复过程中以有氧运动、力量训练、拉伸训练相结合进行运动锻炼，应遵循FITT-VP原则，在髋关节肿胀及疼痛耐受的前提下逐渐增加活动量，具体制定实施方案：

（1）有氧运动。运动频率（frequency）：3～5天/周；运动强度（intensity）：可从中等强度（40%～59%最大心率HRR）向较大强度（≥60%HRR）过渡；运动时间（time）：从10～20分钟/天逐步增加至30～60分钟/天，每周总训练时间不少于150分钟，或进行75分钟较大强度运动；运动类型（type）：选择游泳、健步走、骑自行车、慢跑等髋关节负荷较小的运动。

（2）力量训练。运动频率（frequency）：3～5天/周，同一肌群每周训练3次即可；运动强度（intensity）：体能较差者可从10% 1-RM开始，一般中低强度为60% 1-RM重复12～15次/组，或高强度为80%1-RM重复6～8次/组；运动时间（time）：每个动作重复2～4组，每组5～15次，每次5～10秒，每天20～30分钟；运动类型（type）：①直腿抬高训练：床边坐位，一腿屈腿，将另一条腿伸直并慢慢向上抬高，勾起脚尖，停留片刻，放下伸直的腿，恢复屈腿状态；可在踝部负重1～3kg沙袋效果更佳时进行；重复10次为1组，每天3～5组。②空踩自行车训练：仰卧位，双腿轮流屈髋屈腿，再伸直，像骑自行车一样。重复20次为一组，每天3～5组。③单腿负重平衡练习：先在平地上练习，单腿随意站2分钟以上后，改为在软垫上进行。

（3）拉伸训练。运动频率（frequency）：每天对膝关节周围肌群及韧带进行拉伸；运动强度（intensity）：有紧绷感/拉伸感而没有疼痛。无痛或微痛情况下缓慢增加关节活动范围；运动时间（time）：动力性运动达到10次，静力性拉伸保持10～30秒，每次5～10分钟；运动类型（type）：下肢主要关节的动力性和静力性拉伸相结合。常进行股四头肌拉伸训练、腘绳肌拉伸训练。

（三）注意事项

该阶段康复可允许患者恢复一些娱乐活动，如慢舞、太极等。应提醒患者循序渐进地开展新的活动项目，并根据自身的症状及时修改或中止原定计划。通常不鼓励患者恢复具有高冲击性的运动项目，如单打网球、跑步、美式墙网球/壁球及曲棍球等。术后3个月内，防止髋关节屈曲超过90°，髋关节平面不低于膝关节平面，禁止下蹲取物，以及坐矮凳子等。术后6个月内，禁止髋关节内收内旋，避免跷二郎腿，尽量避免患侧卧位。为防止人工关节的松动，应禁止跑步、跳跃和举重物等活动；禁止从高处跳落；防止体重过重以加重髋部负担。

根据每位患者的运动健康筛查、体适能测试及术后恢复情况制定本阶段运动处方（见表2-2-3）。

表 2-2-3　髋关节置换术后重返运动处方示例

基本信息：	2022年6月16日		
姓名：李×	性别：男	年龄：65岁	电话：137××××9611
运动/体力活动水平	☐ 严重不足　☑ 不足　☑ 中等　☐ 较高		
运动前健康筛查	身高163cm，体重64kg，BMI=24.1kg/m^2，体脂率46%		
	慢病史：☐ 高血压 ☐ 糖尿病 ☐ 心脏病 ☐ 肺脏疾病 ☑ 其他（肥胖等）		
	血液指标：空腹血糖5.1 mmol/L，总胆固醇4.3mmol/L		
	血压：130/72mmHg，心率76次/分钟		
体适能测试	心肺耐力：较好		
	肌肉力量、耐力、握力：较好	柔韧性：差	
	平衡能力：较好	灵活性：差	
诊断	全髋关节置换术后	诉求：重返运动	
重返运动阶段运动处方			
重返运动前阶段（术后第12周至6个月）	运动方式：渐进性抗阻训练、向前练习上台阶、本体感觉及平衡训练、对侧髋关节站立练习、部分负量行走训练（50%体重）		
	运动频率：3组/天，30次/组		
	运动强度：前四周的运动强度为中等强度下限（40%~60% HRR）		
	运动时间：30分钟/天，逐步增至60分钟/天		
重返运动前阶段（术后第6~12个月）	运动方式：快步行走、游泳、慢跑、自行车等。 运动频率：3~5次/周。 运动强度：前四周的运动强度为中等强度下限（40%~60% HRR，能说话但不能唱歌），抗阻40%~70%1-RM，并逐渐递增量到最大强度，柔韧性拉伸至感觉紧张或轻度不适。达到靶心率140次/分钟。 运动时间：30分钟/天，逐步增至60次/分钟		
注意事项	（1）如果在运动中感觉关节疼痛，需及时终止运动，必要时与医生联系。 （2）准备活动和整理活动是缓解疼痛、避免运动损伤的关键。 （3）注意保持良好心态，保证足够的睡眠，合理膳食。 （4）在实施过程中，应遵循循序渐进、长期坚持、注意安全的原则；定期随访，调整运动处方。 （5）请妥善保管本处方，复诊时携带		
复诊	3个月后复诊，下次复诊时间为2022年9月16日，届时携带本处方		
运动处方师	签字：李发灿	时间：2022年6月16日	

参考文献

[1] 郝立波. 人工髋关节置换术后并发症预防和治疗有关问题解答［J］. 中国医刊, 2009, 44(03): 72-75.

[2] 李晓强, 段鹏飞, 王深明. 2012版《深静脉血栓形成的诊断和治疗指南》解读［J］. 中华医学杂志, 2013, 93(29): 2262-2263.

[3] 邱贵兴. 中国骨科大手术静脉血栓栓塞症预防指南［J］. 中华骨科杂志, 2009(06): 602-604.

[4] 段立彦, 张健, 郑萍, 等. 人工全髋关节置换术后早期负重训练的研究［J］. 中国康复医学杂志, 2000(05): 289-290.

[5] 黄敬亨. 健康教育（第2版）［M］. 上海: 上海医科大学出版社, 1997: 3-3.

[6] Hartvigsen J, Hancock MJ, Kongsted A, et al. What low back pain is and why we need to pay attention［J］. Lancet, 2018, 391(10137): 2356-2367.

[7] Xie J, Zhang H, Wang L, et al. Comparison of supercapsular percutaneously assisted approach total hip versus conventional posterior approach for total hip arthroplasty: a prospective, randomized controlled trial［J］. J Orthop Surg Res, 2017, 12(1): 138.

[8] Ewen AM, Stewart S, St Clair Gibson A, et al. Post-operative gait analysis in total hip replacement patients-a review of current literature and meta-analysis［J］. Gait Posture. 2012, 36(1): 1-6.

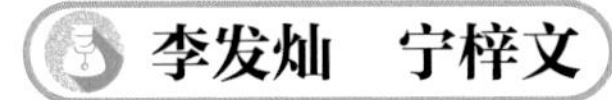
李发灿　宁梓文

第三节　髋关节骨关节炎运动处方

髋关节骨关节炎是骨科临床常见病、高发病之一，以老年患者多见，以进行性行走能力下降、平衡和姿势控制能力降低和疼痛为主要临床症状，具有较高致残率[1]。肌力训练是增强髋关节肌群张力和韧性的重要方法，通过增加关节负重状态下的运动、环转及拉伸运动，一方面改善肌肉等长和等张收缩的能力，使髋关节的稳固性进一步得到加强；另一方面使髋关节周围肌肉韧性和舒展度得到进一步改善，为增加髋关节活动度创造生理条件。早期有效的康复锻炼可有效改善髋部肌肉失衡，提高患者生活质量[2]。

一、康复教育

让患者了解髋关节疾病多与先天骨性发育异常、生活方式（饮酒、滥用激素、肥胖）、运动方式不当（频繁进行屈髋等运动）有关。应当充分强调生活、运动方式的重要性。面对髋关节疾病的患者，应注意减少坐矮板凳、跷二郎腿、打盘腿等姿势；减少饮酒及激素滥用，应遵医嘱科学、合理地使用激素。对于肥胖患者应鼓励其进行科学的有氧运动，并避免深蹲等大幅度屈髋的运动方式[3]。

二、康复运动处方制定

髋关节骨关节炎患者一般进行有氧运动、力量训练、拉伸训练相结合的运动锻炼，应遵循FITT-VP原则，在膝关节肿胀及疼痛耐受的前提下逐渐增加活动量。

1. 有氧运动

运动频率（frequency）：3～5天/周；运动强度（intensity）：可从中等强度（40%～59%VO_2R或HRR）向较大强度（≥60%VO_2R或HRR）过渡；运动时间（time）：从5～10分钟/天逐步增加至20～30 分钟/天，每周总训练时间不少于150分钟，或进行75分钟较大强度运动；运动类型（type）：选择游泳、健步走、骑自行车、八段锦等髋关节负荷较小的运动。

2. 力量训练

运动频率（frequency）：2～3天/周，同一肌群每周训练3次即可；运动强度（intensity）：体能较差者可从10% 1-RM开始，一般中低强度为60% 1-RM重复12～15次/组，或高强度为80%1-RM重复6～8次/组；运动时间（time）：每个动作重复2～4组，每组5～15次，每次5～10秒，每天20～30分钟。常进行以下运动类型（type）训练：

（1）臀桥训练。仰卧位，身体平躺在垫上，双手掌心向下平放于身体两侧，双腿微微分开至略宽于肩并弯曲呈60°角，两脚掌平踏于垫面。吸气，同时收紧臀部并依靠臀部的力气将下腰部抬起（收紧臀部并腰部上挺）使身体成一条直线，至最高点后稍停5秒，收缩臀部肌肉（夹紧），然后慢慢下放髋部。还原以后不要再接触地面，而是下放到腿部几乎接近地面的位置即停止（图2-3-1）。

（2）髋关节抗阻外展练习。使用弹力带拴在双侧膝关节外侧，抗阻进行髋关节外展，外展到顶点时坚持5秒后缓慢放松（图2-3-2）。

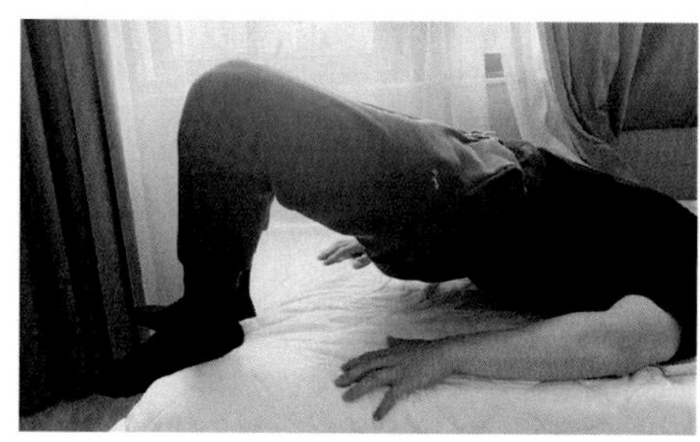

图 2-3-1　臀桥练习

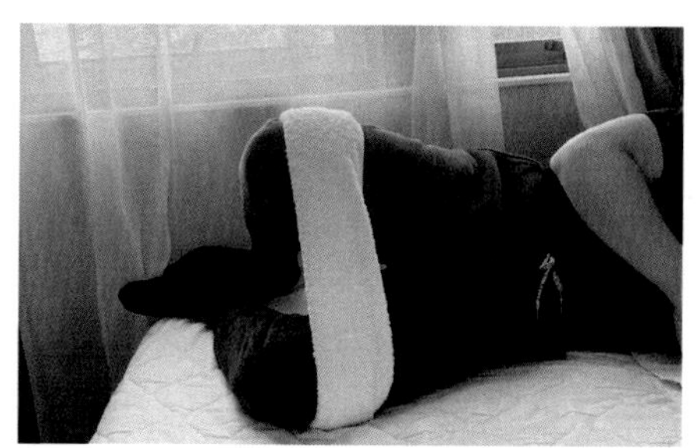

图 2-3-2　髋关节抗阻外展练习

（3）髋关节抗阻内收练习。坐位，双侧膝关节内侧夹一个枕头，抗阻将双侧大腿内收，收缩到顶点时坚持5秒，然后逐渐放松（图2-3-3）。

（4）站立位髋关节后伸练习。站立位，双手可扶一固定物，双侧髋关节交替后伸到最大极限，坚持5秒，然后逐渐放下（图2-3-4）[4]。

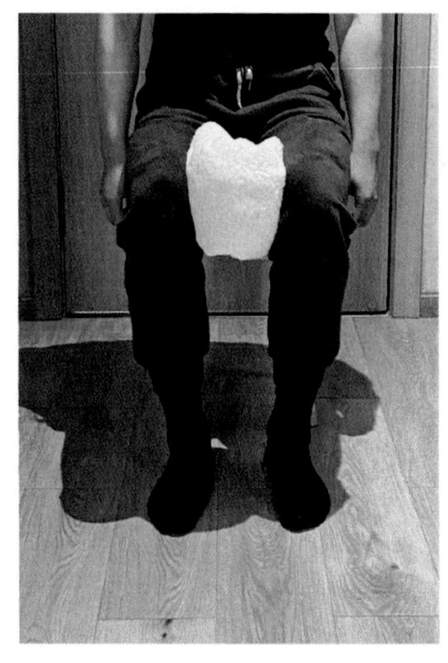

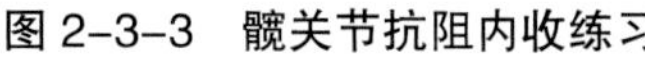

图 2-3-3 髋关节抗阻内收练习

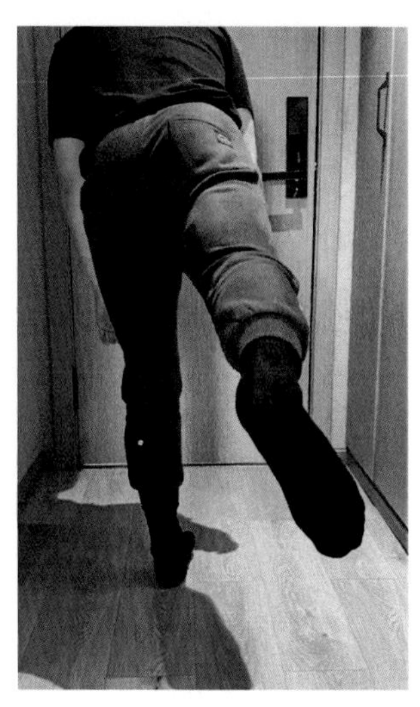

图 2-3-4 站立位髋关节后伸

3. 拉伸训练

运动频率（frequency）：每天对髋关节周围肌群及韧带进行拉伸；运动强度（intensity）：有紧绷感/拉伸感而没有疼痛，无痛或微痛情况下缓慢增加关节活动范围；运动时间（time）：动力性运动达到10～15次，静力性拉伸保持10～30秒，每次5～10分钟；运动类型（type）：下肢主要关节的动力性和静力性拉伸相结合。常进行如下训练：臀肌拉伸训练，即仰卧位，一侧髋关节跨至对侧髋关节上，身体向对侧扭转，将臀肌最大限度拉伸，换腿重复上述动作，重复10次。腘绳肌拉伸训练：半蹲位，将一侧下肢置于高台上，身体向前屈，尽最大努力拉伸同侧髋部后方肌群，保持10～15秒，交替进行[5]。

三、注意事项

充分热身后再进行专项练习，穿宽松、透气衣裤；在疼痛急性发作期避免剧烈运动；疼痛明显和功能受限可低于每周150分钟活动量，鼓励病人在止痛药发挥药效时运动；注意运动时是否有胸痛、胸闷、气急、心慌、眩晕、恶心等不适，如果存在请立即停止运动，如果在运动中感觉髋关节疼痛，需及时终止运动，必要时与医生联系；避免做剧烈的深蹲、爬山、爬坡及爬楼训练等加重髋关节负重的运动方式；有氧运动时注意监测心率、血压变化，避免运动过量或不足；在抗阻训练过程中不能憋气，注意调整呼吸，发力时呼气，放松时吸气。拉伸训练时注意缓慢拉伸并在末端维持，不宜产生疼痛，以免肌肉拉伤；注意保持良好心态，保证足够的睡眠，合理膳食；定期随访，调整运动处方。制定运动处方前应进行运动前健康筛查、运动风险评估及健康相关体适能测试，根据康复功能评定结果，制定个性化运动处方（见表2-3-1）。

表 2-3-1 髋关节骨关节炎运动处方示例

基本信息：	2022 年3月15日		
姓 名：程××	性 别：女	年龄：52岁	电 话：132××××2841
运动（体力活动）水平	□严重不足 □不足 ☑中等 □较高		
运动前健康筛查	身高175cm，体重73kg，BMI=23.8kg/m^2，体脂率23.6%		
	慢病史：□高血压 □糖尿病 □心脏病 □肺脏疾病 □其他		
	血压：130/87mmHg，心率：89次/分钟		
体适能测试	心肺耐力：中等 平衡能力：中等 握力：中等		
	柔韧性：中等 反应力：中等		
诊 断	髋关节骨关节炎	诉求	提高生活质量
根据您的运动测试结果给出的运动处方结果			
运动处方	运动方式	①有氧运动：游泳（避免蛙泳）、骑自行车、慢走或慢跑；②力量训练：臀桥练习、髋关节抗阻外展练习、髋关节抗阻内收练习；站立位髋关节后伸练习	
	运动频率	①急性期患者：以对症治疗为主，减轻疼痛、肿胀，可进行临近关节活动练习；②非急性期患者：有氧3~5天/周，抗阻2~3天/周，拉伸训练6天/周	
	运动强度	中等强度，运动强度为中等强度下限，40%~60% HRR。 达到目标（靶）心率（脉搏）：110次/分钟	
	运动时间	30分钟/天	
注意事项	（1）充分热身后再进行专项练习，穿宽松、透气衣裤。 （2）在疼痛急性发作期避免剧烈运动。 （3）疼痛明显和功能受限可低于每周150分钟活动量，鼓励病人在止痛药发挥药效时运动。 （4）注意运动时是否有胸痛、胸闷、气急、心慌、眩晕、恶心等不适，如果存在请立即停止运动，如果在运动中感觉髋关节疼痛，需及时终止运动，必要时与医生联系。 （5）避免做剧烈的深蹲、爬山、爬坡及爬楼训练等加重髋关节负重的运动方式。 （6）拉伸训练时注意缓慢拉伸并在末端维持，不宜产生疼痛，以免肌肉拉伤。 （7）注意保持良好心态，保证足够的睡眠，合理膳食；定期随访，调整运动处方		
运动处方师	签字：贾笛	时间：2022年3月15日	

参考文献

［1］Eulenburg C, Rahlf AL, Kutasow A, et al. Agreements and disagreements in exercise therapy prescriptions after hip replacement among rehabilitation professionals: a multicenter survey［J］. BMC Musculoskelet Disord, 2015(16): 185.

［2］Newman M, Barker K. Rehabilitation of revision total hip replacement: A multi-centre survey of current practice［J］. Musculoskeletal Care, 2017, 15(4): 386-394.

［3］Fedorov A, Baranov E, Ryzhkin V, et al. The Results of Early Medical Rehabilitation of Patients After Hip Plastic with A Passive Suspension System［J］. Georgian Medical News, 2022(322): 94-100.

［4］Šťastný E, Trč T, Philippou T. Rehabilitace po totální náhradě kyčelního a kolenního kloubu［Rehabilitation after total knee and hip arthroplasty］［J］. Cas Lek Cesk, 2016, 155(8): 427-432. .

［5］Fortier LM, Rockov ZA, Chen AF, Rajaee SS. Activity Recommendations After Total Hip and Total Knee Arthroplasty［J］. J Bone Joint Surg Am, 2021, 103(5): 446-455.

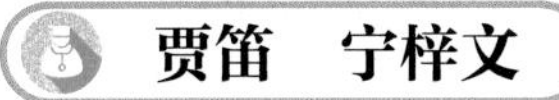

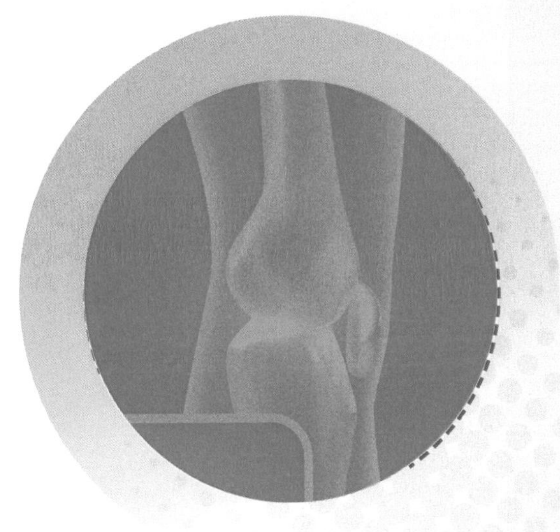

·第三章·

膝关节疾病康复运动处方

第一节　前/后交叉韧带损伤康复运动处方

随着运动在全世界的迅速普及，前交叉韧带（anterior cruciate ligament，ACL）及后交叉韧带（posterior cruciate ligament，PCL）损伤的发生率也迅速增加，关节镜下自体腘绳肌腱移植ACL/PCL重建术已成为ACL/PCL损伤的主要治疗方法。交叉韧带损伤重建后康复治疗的目的是促进移植物与受区的腱-骨愈合，恢复膝关节的活动功能，最终重返运动。运动康复的原则是在维持ACL/PCL韧带稳定的前提下，尽早开始膝关节功能训练，防止肌肉萎缩、韧带挛缩、骨质疏松、关节僵硬[1]。可根据围手术期、出院后、重返运动不同阶段的运动康复侧重点不同，制定不同阶段的运动处方，以促进交叉韧带损伤重建术后尽早尽快地恢复患者的运动功能。

一、前/后交叉韧带重建围手术期运动处方

（一）康复教育[2]

自体腘绳肌腱移植ACL/PCL重建术前预康复与教育非常重要，决定术后康复的难易程度及恢复时间长短；告知患者ACL/PCL解剖结构和损伤修复的过程，提醒患者康复活动中的注意事项，保证康复治疗过程中移植物的安全性和有效性。医护人员向患者及家属讲解术后康复训练的目的和方式，消除患者对早期康复的疑虑，术前根据患者的年龄、文化程度、生活环境等制订个性化的护理康复计划；并通过有效的沟通，增加患者对基本病情、治疗方法、术后康复锻炼等的认知，改善不良情绪和增强治疗信心，增加患者的依从性；术后可通过成功病例的宣讲，通过交流肢体训练的经验进一步增强患者康复信心，带动积极乐观向上的康复氛围。

（二）运动处方制定[3，4]

围手术期主要分两个阶段，其中术前阶段（术前至手术当日）的重点是进行康复教育及预康复训练；术后早期阶段（术后第0～2周）的重点是重获肌肉收缩练习，消肿止痛与预防深静脉血栓形成。

1. 术前阶段（术前至手术当日）

术前应对每位患者术前的运动健康筛查及体适能进行测试，以指导运动处方制定。ACL/PCL损伤后患者常因膝关节局部疼痛、肿胀及相关肌肉无力，使其对康复治疗产生畏惧或抵触心理，导致术后康复进展缓慢，膝关节普遍会存在功能障碍。术前无痛条件下适度增加膝关节活动度，有利于防止术后膝关节发生粘连及肌肉萎缩；术前踝泵练习（图3–1–1）可有效预防下肢深静脉血栓形成；术前肌力训练（图3–1–2）可预防术后出现肌肉萎缩，有利于术后早期、快速开展肌力、关节活动度和本体感觉等相关训练[5]。

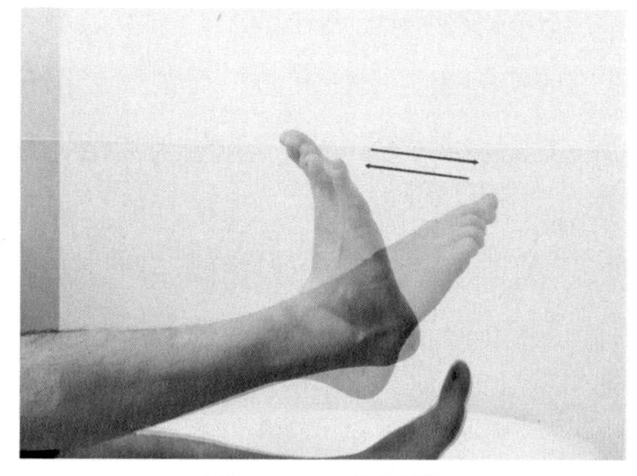

图 3–1–1　踝泵练习

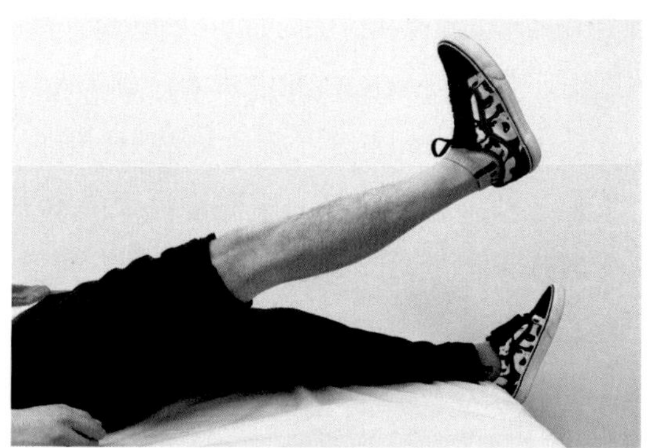

图 3–1–2　直腿抬高练习

2. 术后早期阶段（术后第0～2周）

术后早期通过适当的超前镇痛，康复开始于术后当日。目标为2周内消肿止痛，控制关节内积血与组织水肿，减轻疼痛和炎症反应，防止下肢深静脉血栓。膝关节可完全被动伸直摆放（图3–1–3），术后即佩戴膝关节铰链式支具或ACL/PCL专用支具（图3–1–4），推髌活动（图3–1–5），负荷量为10秒/次、3次×2组；踝泵练习，股四头肌静力性力量练习（闭链训练），各方向直抬腿，10次×3组，组间休息1～2 分钟。

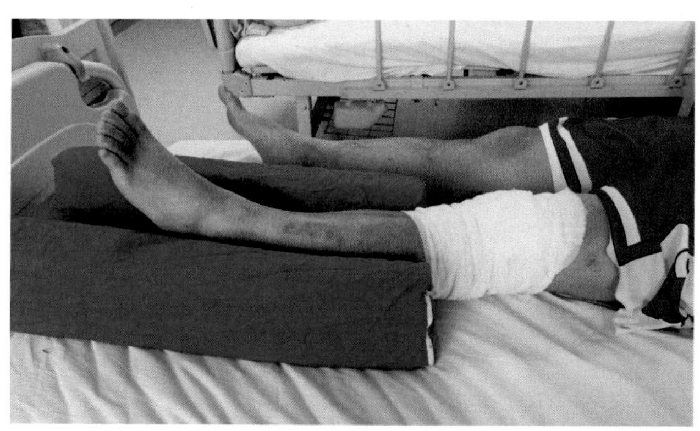

图 3–1–3　斜坡枕抬高患肢

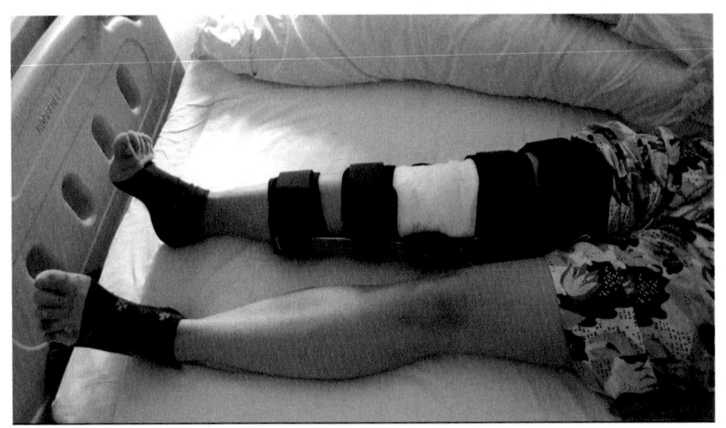

图 3-1-4　ACL 重建术后伸膝位放置

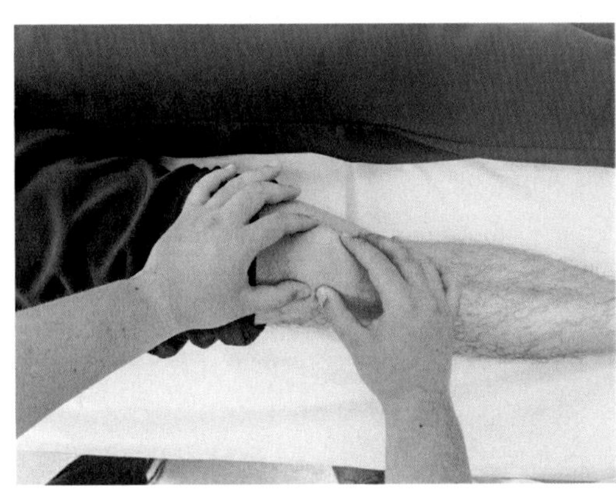
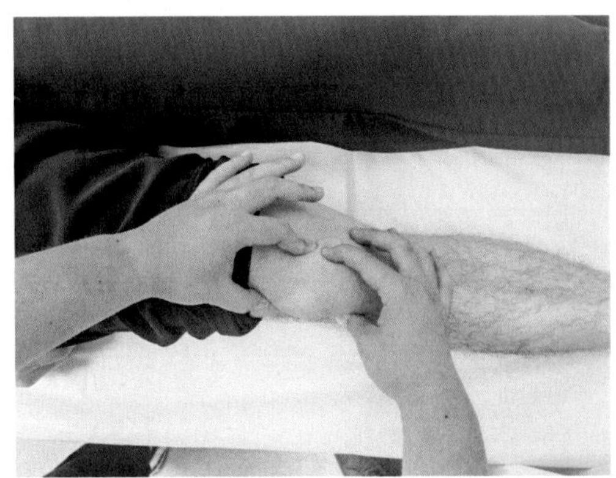

图 3-1-5　髌骨推移训练

（三）注意事项

术前应对每位患者进行运动健康筛查及尽可能的体适能测试，利于指导运动处方制定，术后早期通过适当的超前镇痛及局部冰敷，利于消肿止痛。术后在无痛条件下尽早激活股四头肌收缩功能，能有效防止肌肉萎缩，建议术后伸膝位体位，术后1～2周适当屈膝30°～60°功能训练，在铰链式支具保护下扶双拐部分负重行走。

根据每位患者术前的运动健康筛查及体适能测试，制定其围术期的具体运动处方（见表3-1-1）。

表 3-1-1　ACL/PCL 重建围手术期运动处方示例

基本信息：	2021年1月6日		
姓名：周××	性别：男	年龄：25岁	电话：136××××9114
运动/体力活动 水平	□严重不足　☑不足　□中等　□较高		
运动前健康筛查	身高170cm，体重65kg，BMI=22.5kg/m^2，体脂率50.07%		
	慢病史：□高血压　□糖尿病　□心脏病　□肺脏疾病　☑其他（肥胖等）		
	血液指标：空腹血糖 5.5 mmol/L，总胆固醇4.3mmol/L		
	血压：132/76mmHg，心率：62次/分钟		
体适能测试	心肺耐力：良好		
	肌肉力量、耐力、握力：良好	柔韧性：中等	
	平衡能力：差	灵活性：良好	
诊断	右膝ACL重建术后	诉求：重返运动	
围手术期阶段运动处方			
术前阶段	运动方式：☑踝泵练习　☑直腿抬高练习　☑关节屈曲练习　□其他		
	运动频率：3组/天，30次/组		
	中等强度：该阶段的运动强度为中等强度下限（40% HRR），达到目标（靶）心率（脉搏）：78次/分钟		
	运动时间：30分钟/天，逐步增至60分钟/天		
术后早期阶段（术后第0~2周）	运动方式：☑踝泵练习　☑直腿抬高练习　□关节屈曲练习　□其他		
	运动频率：3组/天，30次/组		
	中等强度：该阶段的运动强度为中等强度下限（40% HRR），达到目标（靶）心率（脉搏）：160次/分钟		
	运动时间：30分钟/天，逐步增至60分钟/天		
注意事项	（1）术后在无痛条件下尽早激活股四头肌收缩功能，能有效防止肌肉萎缩。 （2）患肢可通过斜坡枕或枕头抬高并保持伸直位，术后早期通过适当的超前镇痛及局部冰敷，利于消肿止痛。 （3）术后1~2周适当屈膝30°~60°功能训练，在支具保护下扶双拐部分负重行走。 （4）运动时若关节有明显疼痛不适请立即停止运动		
复诊	4周后复诊，每月复诊1次，下次复诊时间为2021年2月6日，届时携带本处方		
运动处方师	签字：杨贤光	时间：2021年1月6日	

二、前/后交叉韧带重建出院后运动处方

（一）康复教育

该阶段患者已出院回家，主要居家自主完成运动康复训练，因此需向患者着重强调术后自主康复的重要性，提醒患者康复活动中的注意事项，保证康复治疗过程中移植物的安全性。必要时可建议患者到专业的康复训练中心，在康复医生指导下自主康复训练。

（二）运动处方制定[3，4]

1. 术后中期阶段（术后第3～4周）

术后第3周即开始关节活动度训练及部分负重。

（1）膝关节活动度。在非负重状态下，该阶段膝关节活动度为0°（伸）～90°（屈）（图3-1-6）。

（2）负重训练。膝关节铰链式支具保护扶双拐下地步行，支具屈伸锁定0°，1～2周内达到患肢负重25%～50%。

（3）其他训练。加强肌力训练、髌骨推移训练、床边弯曲（开链训练）、各方向直抬腿，负荷量为10秒，3次×2组，每天30分钟。

2. 术后远期阶段（术后第5～12周）

本阶段主要是逐渐恢复全部膝关节活动度及负重，同时加强肌力训练、步态训练、本体感觉训练等。

（1）膝关节活动度。逐渐增加膝关节屈曲角度，可完全伸展与屈曲，被动活动0°（伸）～140°（屈），逐渐增加关节活动度达到正常范围，保持无疼痛和无肿胀。

（2）负重训练。继续支具保护下负重行走，逐渐增加负重占比，术后8周负重达100%；逐渐丢拐；每天30～60分钟，12周时争取全角度、完全负重、脱离支具。

（3）肌力训练。该阶段内行走时用支具保护患膝（图3-1-7），步态训练、本体感觉训练、肌肉力量及耐力训练，增强肌力强度恢复训练，股四头肌力量训练，腓肠肌肌腱训练，保持10秒，重复15～20次，恢复到65%的正常肌力。固定功率车训练，开始15分钟，逐渐增加到30分钟；逐渐采用抗阻模式，座位适当抬高，需要保持15°屈曲角度。座椅高度逐渐恢复正常高度，适量增加阻力。增加本体感觉训练难度，使用平行木、蹦床、平衡板的下肢协调性和稳定性训练，向正面、后向、侧向踏板训练。肌力训练亦可以进行弹力带训练（图3-1-8）、直腿抬高、夹球等训练，增加股四头肌和内收肌肌力。

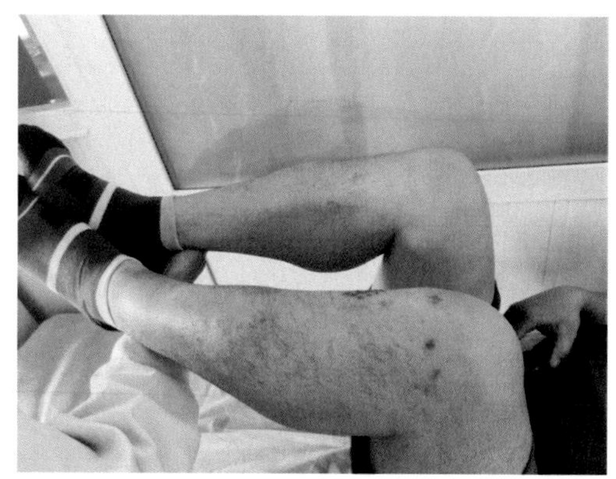

图 3-1-6 屈膝训练

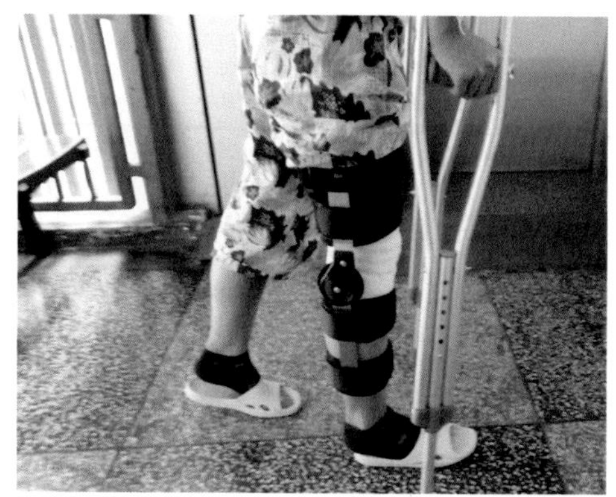

图 3-1-7 支具佩戴扶拐行走

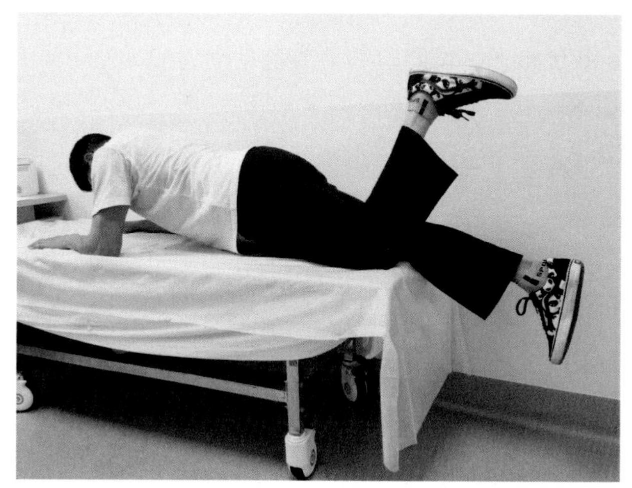

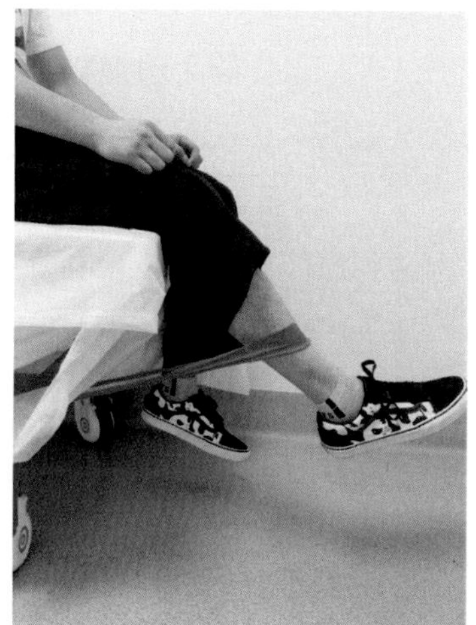

图 3-1-8 屈膝及伸膝肌肉力量训练

（三）注意事项

在较大负荷训练中，应注意限制膝关节完全伸直，避免早期膝关节伸展时股四头肌主动收缩对胫骨牵拉的负面作用。应注意铰链式支具保护下及疼痛能耐受条件下逐渐恢复膝关节屈伸功能，肌力达健侧80%以上。

根据每位患者术前的运动健康筛查、体适能测试及术后恢复情况，制定其个性化的出院后运动处方（见表3-1-2）。

表 3-1-2 ACL/PCL 重建出院后运动处方示例

基本信息：	2021年2月6日
姓名：周××	性别：男　年龄：25岁　电话：136××××9114
运动/体力活动 水平	☐ 严重不足　☑ 不足　☐ 中等　☐ 较高
运动前健康筛查	身高170cm，体重65kg，BMI=22.5kg/m^2，体脂率50.07%
	慢病史：☐ 高血压　☐ 糖尿病　☐ 心脏病　☐ 肺脏疾病　☑ 其他（肥胖等）
	血液指标：空腹血糖 5.5mmol/L，总胆固醇4.3mmol/L
	血压：132/76mmHg，心率：62次/分钟
体适能测试	心肺耐力：良好
	肌肉力量、耐力、握力：良好　柔韧性：中等
	平衡能力：差　灵活性：良好
诊断	右膝自体腘绳肌腱移植ACL重建术后　诉求：重返运动
出院后阶段运动处方	
术后中期阶段（术后第3~4周）	运动方式：☑踝泵练习　☑直腿抬高练习　☑关节屈曲练习0°~90°　☑髌骨推移训练　☑负重行走训练（50%体重）　☐其他
	运动频率：3组/天，30次/组
	中等强度：前四周的运动强度为中等强度下限（40%~60% HRR） 达到目标（靶）心率（脉搏）：117次/分钟
	运动时间：30分钟/天，逐步增至60分钟/天
术后远期阶段（术后第5~12周）	运动方式：☑踝泵练习　☑直腿抬高练习　☑关节屈曲练习（全角度）　☑髌骨推移训练　☑负重行走训练（100%体重）　☐其他
	运动频率：3组/天，30次/组
	中等强度：该阶段的运动强度为中等强度下限（40% HRR） 达到目标（靶）心率（脉搏）：117次/分钟
	运动时间：30分钟/天，逐步增至60分钟/天
注意事项	（1）运动时若关节有明显疼痛不适请立即停止运动。 （2）该阶段术后负重行走时仍需佩戴支具，可逐渐打开铰链限制。 （3）在较大负荷训练中应注意限制膝关节完全伸直，避免早期膝关节伸展时股四头肌主动收缩对胫骨牵拉的负面作用。 （4）铰链式支具保护下及疼痛能耐受条件下逐渐恢复膝关节屈伸功能，肌力达健侧80%以上。 （5）在运动处方实施过程中，应遵循循序渐进、长期坚持、注意安全的原则，根据患者恢复情况可将相应康复适时提前或延期一周左右
复诊	4周后复诊，每月复诊1次。下次复诊时间为2021年3月6日，届时携带本处方
运动处方师	签字：杨贤光　时间：2021年2月6日

三、前/后交叉韧带重建术后重返运动处方

（一）康复教育

该阶段康复在确保ACL/PCL韧带稳定的前提下，加强功能训练、防止肌肉萎缩、骨质疏松、关节僵硬，恢复日常生活活动，最终能重返运动。仍需向患者强调运动康复的重要性，提醒患者康复运动中的注意事项，同时鼓励患者积极主动康复，打消担心康复再损伤韧带等心理疑虑，减少对康复的畏惧感。

（二）运动处方制定[3，4]

1. 重返运动前阶段（术后第12周至6个月）

去除支具行走，达到正常关节活动度，双足100%负重，恢复正常步态。加强膝关节协调性和肌肉力量强度及耐力训练，进行平衡、反应性、协调性、整体训练同时提倡个性化及专项运动训练（图3-1-9），每天30～60分钟，每周3～5次，膝关节功能逐渐恢复到损伤前水平。

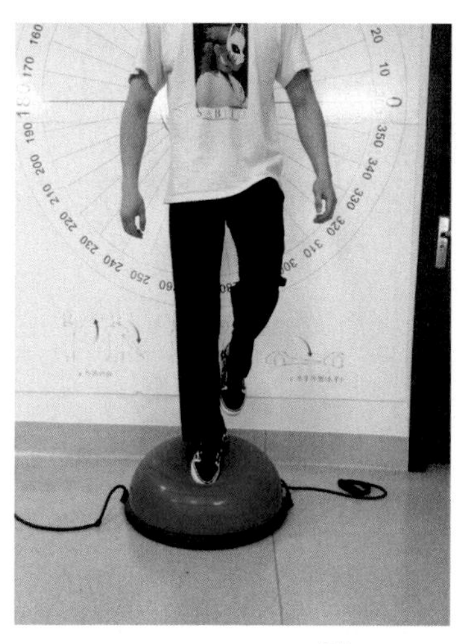

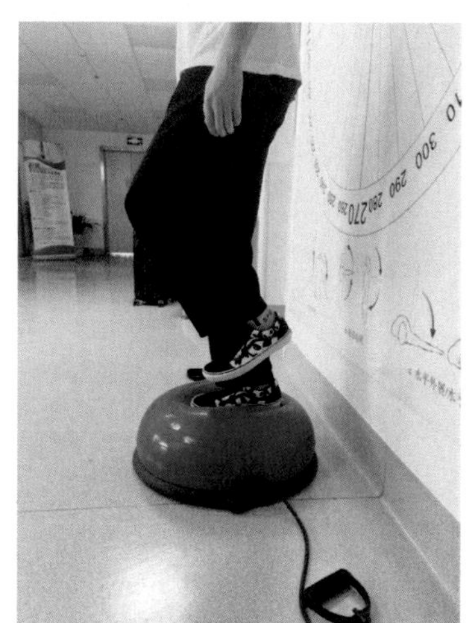

图 3-1-9　平衡性训练

2. 重返运动阶段（术后第6～12个月）

6个月后可进行剧烈、对抗性体育运动。整个康复过程中以有氧运动、力量训练、拉伸训练相结合进行运动锻炼，应遵循FITT-VP原则，在膝关节肿胀及疼痛耐受的前提下逐渐增加活动量，具体制定实施方案：

（1）有氧运动。运动频率（frequency）：3～5天/周；运动强度（intensity）：可从中等强度（40%～59%最大心率HRR）向较大强度（≥60%HRR）过渡；运动时间

（time）：从20～30分钟/天逐步增加至60分钟/天，每周总训练时间不少于150分钟，或进行75分钟较大强度运动；运动类型（type）：选择游泳、健步走、骑自行车、慢跑等膝关节负荷较小的运动。

（2）力量训练。运动频率（frequency）：5天/周，同一肌群每周训练3次即可；运动强度（intensity）：体能较差者可从10% 1-RM开始，一般中低强度为60% 1-RM重复12～15次/组，或高强度为80%1-RM重复6～8次/组；运动时间（time）：每个动作重复2～4组，每组5～15次，每次5～10秒，每天20～30分钟；运动类型（type）：①直腿抬高训练：床边坐位，一腿屈腿，将另一条腿伸直并慢慢向上抬高，勾起脚尖，停留片刻，放下伸直的腿，恢复屈腿状态；可在踝部负重1～3kg沙袋效果更佳进行；重复10次为1组，每天3～5组。②空踩自行车训练：仰卧位，双腿轮流屈髋屈腿，再伸直，像骑自行车一样。重复20次为一组，每天3～5组。③单腿负重平衡练习：先在平地上练习，单腿能随意站2分钟以上后，改为在软垫上进行（图3-1-10）。

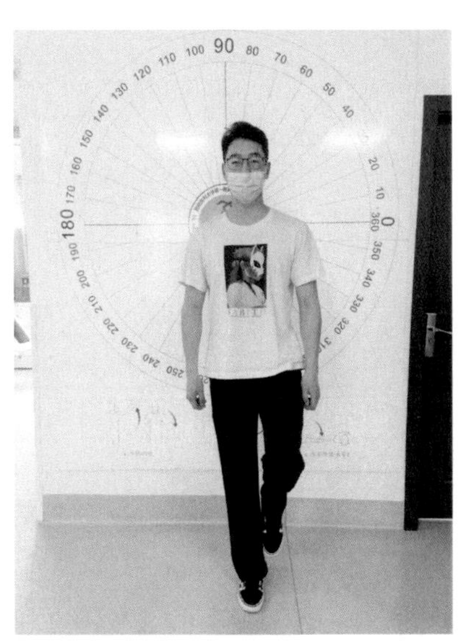

图 3-1-10 单腿负重平衡练习

（3）拉伸训练。运动频率（frequency）：每天对膝关节周围肌群及韧带进行拉伸；运动强度（intensity）：有紧绷感/拉伸感而没有疼痛，无痛或微痛情况下缓慢增加关节活动范围；运动时间（time）：动力性运动达到10次，静力性拉伸保持10～30秒，每次5～10分钟；运动类型（type）：下肢主要关节的动力性和静力性拉伸相结合。常进行股四头肌拉伸训练、腘绳肌拉伸训练。

（三）注意事项

准备活动和整理活动是缓解疼痛、避免运动损伤的关键；注意运动时是否有胸痛、胸闷、气急、心慌、眩晕、恶心等不适，如果存在请立即停止运动，如果在运动中感觉膝关节疼痛，需及时终止运动，必要时与医生联系；有氧运动时注意监测心率、血压变化，避免运动过量或不足；抗阻训练过程中不能憋气，注意调整呼吸，发力时呼气，放松时吸气。拉伸训练时注意缓慢拉伸并在末端维持，不宜产生疼痛，以免肌肉拉伤；注意保持良好心态，保证足够的睡眠，合理膳食；定期随访，调整运动处方。

根据每位患者的运动健康筛查、体适能测试及术后恢复情况，制定其个性化重返运动处方（见表3-1-3）。

表 3-1-3　ACL/PCL 重建重返运动处方示例

基本信息：	2021年4月6日		
姓名：周××	性别：男	年龄：25岁	电话：136××××9114
运动/体力活动 水平	□严重不足　☑不足　□中等　□较高		
运动前健康筛查	身高170cm，体重65kg，BMI=22.5kg/m^2，体脂率50.07%		
	慢病史：□高血压　□糖尿病　□心脏病　□肺脏疾病　☑其他（肥胖等）		
	血液指标：空腹血糖5.5mmol/L，总胆固醇4.3mmol/L		
	血压：132/76mmHg，心率：62次/分钟		
体适能测试	心肺耐力：良好		
	肌肉力量、耐力、握力：良好　　柔韧性：中等		
	平衡能力：差　　灵活性：良好		
诊断	右膝自体腘绳肌腱移植ACL重建术后	诉求：重返运动	
重返运动阶段运动处方			
重返运动前阶段（术后第12周至6个月）	运动方式：☑踝泵练习　☑直腿抬高练习　☑关节屈曲练习0°~90°　☑髌骨推移训练　☑负重行走训练（50%体重）　□其他		
	运动频率：3组/天，30次/组		
	中等强度：前四周的运动强度为中等强度下限（40%~60% HRR，能说话但不能唱歌） 达到目标（靶）心率（脉搏）：117次/分钟		
	运动时间：30分钟/天，逐步增至60分钟/天		
重返运动阶段（术后第6~12个月）	运动方式：☑散步行走　☑快步行走　☑游泳　☑慢跑　☑自行车　□太极拳　□八段锦　□康复操　□其他		
	运动频率：3~5次/周		
	中等强度：前四周的运动强度为中等强度下限（40%~60% HRR，能说话但不能唱歌），抗阻40%~70%1-RM，并逐渐递增至最大强度，柔韧性拉伸至感觉紧张或轻度不适。 达到目标（靶）心率（脉搏）：160次/分钟		
	运动时间：30分钟/天，逐步增至60分钟/天		
注意事项	（1）如果在运动中感觉膝关节疼痛，需及时终止运动，必要时与医生联系。 （2）准备活动和整理活动是缓解疼痛、避免运动损伤的关键。 （3）抗阻训练过程中不能憋气，注意调整呼吸，发力时呼气，放松时吸气；拉伸训练时注意缓慢拉伸并在末端维持，不宜产生疼痛，以免肌肉拉伤。 （4）在运动处方实施过程中，应遵循循序渐进、长期坚持、注意安全的原则；定期随访，调整运动处方		
复诊	3个月后复诊，下次复诊时间为2021年7月6日，届时携带本处方		
运动处方师	签字：杨贤光　　时间：2021年4月6日		

四、前/后交叉韧带损伤保守治疗运动处方

ACL/PCL损伤后；患者多数选择手术治疗。但由于韧带本身具有自我修复的能力，因此一些韧带未完全断裂的患者选择保守治疗；此外；部分对运动要求较低的患者也会选择保守治疗[2]。

（一）康复教育

告知患者保守治疗的局限性，康复运动后有不适是正常的，提醒患者康复活动中的注意事项，保证康复治疗过程中的安全性，增强肌肉力量，减轻膝关节疼痛，提高生活质量。建议在伤后6～12周重新进行评估，确认康复的有效性，以便决定是否进行手术重建前交叉韧带。

（二）运动处方的制定[6]

1. ACL/PCL早期损伤（伤后第2～14天）

处理的原则是制动、止血、消肿、镇痛及减轻炎症。早期康复方案采用RICE原则［rest（休息）、ice（冰敷）、compression（加压）、elevation（抬高）］，同时联合早期功能锻炼。早期采用被动运动和股四头肌等长收缩训练、直腿抬高练习；被动运动有助于加快肿胀的消退，消除关节粘连，等长练习有助于预防肌肉萎缩。

2. ACL/PCL中期损伤（伤后第3～12周）

处理原则主要是改善局部的血液和淋巴循环，促进组织的新陈代谢，加速瘀血和渗出液的吸收，促进韧带修复，活血化瘀、舒筋活络。中期功能锻炼主要强化局部力量训练，通过静力半蹲（图3–1–11）、坐位抗阻伸膝等增加膝关节周围的肌肉力量，从而增加膝关节的稳定性。

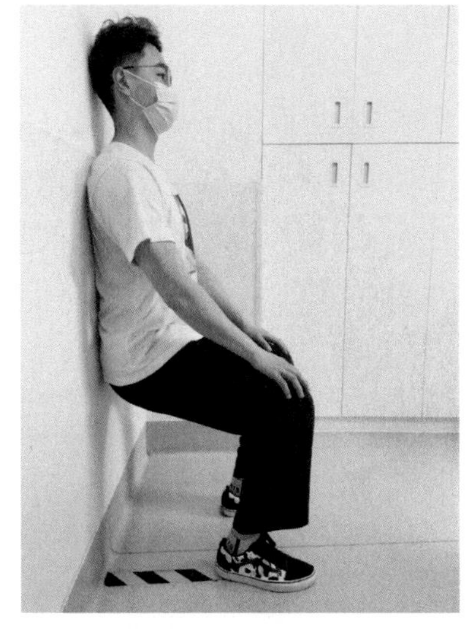

图 3–1–12　静力半蹲

3. ACL/PCL晚期损伤（损伤12周后）

晚期基本肿胀和疼痛已经消失，但功能尚未完全恢复，关节的活动范围受限。该期处理原则主要恢复和增强韧带功能，恢复正常的关节活动范围。由于到晚期疼痛基本消失，肌力也得到解决，所以晚期康复锻炼主要是针对关节的活动范围。一般以有氧运动、力量训练、拉伸训练相结合进行运动锻炼，应遵循FITT–VP原则，在膝关节肿胀及疼痛耐

受的前提下逐渐增加活动量。

（1）有氧运动。运动频率（frequency）：3～5天/周；运动强度（intensity）：可从中等强度（40%～59%VO_2R或HRR）向较大强度（≥60%VO_2R或HRR）过渡；运动时间（time）：从5～10分钟/天逐步增加至20～30分钟/天，每周总训练时间不少于150分钟，或进行75分钟较大强度运动；运动类型（type）：选择游泳、健步走、慢跑等膝关节负荷较小的运动。

（2）力量训练。运动频率（frequency）：2～3天/周，同一肌群每周训练3次即可；运动强度（intensity）：即训练时的负荷，体能较差者可从10% 1-RM开始，一般中低强度为60% 1-RM重复12～15次/组，或高强度为80%1-RM重复6～8次/组；运动时间（time）：每个动作重复2～4组，每组5～15次，每次5～10秒，每天20～30分钟；运动类型（type）：常进行直腿抬高训练、仰卧屈膝训练、空踩自行车训练、股四头肌等长收缩训练、俯卧位伸膝训练、坐位伸膝训练。

（3）拉伸训练。运动频率（frequency）：每天对膝关节周围肌群及韧带进行拉伸；运动强度（intensity）：有紧绷感/拉伸感而没有疼痛，无痛或微痛情况下缓慢增加关节活动范围；运动时间（time）：动力性运动达到10次，静力性拉伸保持10～30秒，每次5～10分钟；运动类型（type）：由下肢主要关节的动力性和静力性拉伸相结合。常进行股四头肌拉伸训练、腘绳肌拉伸训练。

（三）注意事项

准备活动和整理活动是缓解疼痛的关键，穿专用运动鞋进行运动；在损伤早中期减少或避免剧烈运动；疼痛明显和功能受限可低于每周150分钟活动量，鼓励病人在止痛药发挥药效时运动；注意运动时是否有胸痛、胸闷、气急、心慌、眩晕、恶心等不适，如果存在请立即停止运动，如果在运动中感觉膝关节疼痛，需及时终止运动，必要时与医生联系；有氧运动时注意监测心率、血压变化，避免运动过量或不足；抗阻训练过程中不能憋气，注意调整呼吸，发力时呼气，放松时吸气。拉伸训练时注意缓慢拉伸并在末端维持，不宜产生疼痛，以免肌肉拉伤。注意保持良好心态，保证足够的睡眠，合理膳食；定期随访，调整运动处方。

根据每位患者的运动健康筛查、体适能测试情况，制定其个性化运动处方（表3-1-4）。

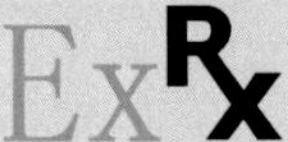

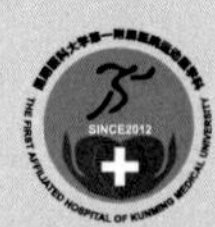

表 3-1-4　ACL/PCL 损伤保守治疗运动处方示例

基本信息：	2020年3月18日		
姓名：姜××	性别：男	年龄：20岁	电话：157××××1196
运动（体力活动）水平	□严重不足　□不足　□中等　☑较高		
运动前健康筛查	身高170cm，体重65kg，BMI=22.5kg/m²，体脂率30.07%		
	慢病史：□高血压　□糖尿病　□心脏病　□肺脏疾病　☑其他（肥胖等）		
	血液指标：空腹血糖5.5mmol/L，总胆固醇4.3mmol/L		
	血压：132/76mmHg，心率：62次/分钟		
体适能测试	心肺耐力：良好		
	肌肉力量、耐力、握力：良好　　柔韧性：中等		
	平衡能力：差　　灵活性：良好		
诊断	右膝ACL损伤	诉求：重返运动	
ACL损伤保守治疗运动处方			
ACL/PCL早期损伤（伤后第2~14天）	踝泵练习、股四头肌等长收缩训练、直腿抬高练习（3组/天，30次/组，每次维持15秒），局部冰敷		
ACL/PCL中期损伤（伤后第3~12周）	踝泵练习、股四头肌等长收缩训练、直腿抬高练习、关节屈曲练习、静力半蹲、坐位抗组伸膝；（3组/天，30次/组，每次维持15秒）		
ACL/PCL晚期损伤（损伤第12周后）	运动方式：☑散步行走　☑快步行走　☑游泳　☑慢跑　☑自行车　□太极拳　□八段锦　☑康复操　□其他		
	运动频率：3~5次/周		
	中等强度：有氧运动强度为中等强度（40%~60% HRR，能说话但不能唱歌），抗阻运动强度为40%~70%1-RM，并逐渐递增最大强度，柔韧性拉伸至感觉紧张或轻度不适。 达到目标（靶）心率（脉搏）：160次/分钟		
	运动时间：30分钟/天，逐步增至60分钟/天		
	运动方法： 热身运动：关节活动或慢走5~10分钟 康复运动：快走、游泳、慢跑等20分钟 整理运动：减速慢走5~10分钟，拉伸，恢复至平静呼吸和心率		
注意事项	（1）在损伤早中期减少或避免剧烈运动。 （2）准备活动和整理活动是缓解疼痛的关键，穿专用运动鞋进行运动。 （3）在损伤早中期减少或避免剧烈运动；疼痛明显和功能受限可低于每周150分钟活动量，鼓励病人在止痛药发挥药效时运动。 （4）如果在运动中感觉膝关节疼痛，需及时终止运动，必要时与医生联系		
复诊	4周后复诊，每月复诊1次，下次复诊时间为2020年4月18日，届时携带本处方		
运动处方师	签字：杨贤光　　时间：2020年3月18日		

五、人工韧带重建ACL/PCL术后康复运动处方

人工韧带依靠坚强固定，可获得足够的抗拉强度，满足早期功能锻，人工韧带重建ACL/PCL术后3月即可恢复运动能力。相对自体腘绳肌腱移植ACL/PCL重建术康复运动处方，该术式后的运动处方可提前1～3月进行相应的康复训练：其术后即可伸直、弯曲、踝泵、股四头肌等长收缩/肌力训练，术后第1天开始患膝被动屈曲练习；术后6周恢复正常活动范围；术后第3天扶拐部分负重下床活动，术后6周弃拐完全负重行走，术后佩戴铰链式支具6周；术后2月恢复日常活动，术后3月可进行轻度体育运动，术后6个月可非剧烈对抗的体育运动，术后12个月可完全恢复至受伤前体育运动水平[7]。

根据每位患者的运动健康筛查、体适能测试、手术方式及术后恢复情况，制定其个性化运动处方指导康复（表3–1–5）。

参考文献

［1］Heusdens CHW. ACL Repair: A Game Changer or Will History Repeat Itself? A Critical Appraisal［J］. J Clin Med, 2021, 10(5): 912.

［2］秦爽, 钱菁华. 前交叉韧带损伤康复的研究进展［J］. 中国运动医学杂志, 2017, 36(09): 834–839.

［3］毛健宇, 李彦林, 王国梁, 等. 减张技术解剖重建前交叉韧带结合术后快速康复治疗前交叉韧带断裂［J］. 中华创伤骨科杂志, 2018, 20(01): 38–44.

［4］赵正吕. 内减张技术辅助后交叉韧带重建的疗效及膝关节运动学分析［D］. 昆明医科大学学报, 2021.

［5］Alshewaier S, Yeowell G, Fatoye F. The effectiveness of pre-operative exercise physiotherapy rehabilitation on the outcomes of treatment following anterior cruciate ligament injury: a systematic review［J］. Clin Rehabil, 2017, 31(1): 34–44.

［6］牛金榜. 健美操运动员前交叉韧带损伤的康复方案研究——Ⅰ度损伤的保守治疗［J］. 体育科技文献通报, 2020, 28(02): 150–151+154.

［7］陈天午, 陈世益. 走出人工韧带重建前交叉韧带的历史误区——总结中国成功经验［J］. 中国医学前沿杂志（电子版）, 2020, 12(09): 1–7.

表 3-1-5　人工韧带重建 ACL/PCL 运动处方示例

基本信息：	2021年4月6日		
姓名：周××	性别：男	年龄：25岁	电话：136××××9114
运动/体力活动 水平	□ 严重不足　☑ 不足　□ 中等　□ 较高		
运动前健康筛查	身高170cm，体重65kg，BMI=22.5kg/m^2，体脂率30.07%		
	慢病史：□ 高血压　□ 糖尿病　□ 心脏病　□ 肺脏疾病　□ 其他		
	血液指标：空腹血糖5.8 mmol/L，总胆固醇4.8mmol/L		
	血压：132/78mmHg，心率：60次/分钟		
体适能测试	心肺耐力：良好		
	肌肉力量、耐力、握力：良好　　柔韧性：中等		
	平衡能力：差　　灵活性：良好		
诊断	右膝人工韧带ACL重建术	诉求：重返运动	
人工韧带重建ACL/PCL运动处方			
术后第1~2个月	踝泵练习、直腿抬高练习（3组/天，30次/组，每次维持15秒）、关节屈曲练习，术后6周恢复正常活动范围（0°~140°）、负重行走练习；术后2月恢复日常活动		
术后第3个月及以后	运动方式：☑ 散步行走、☑ 快步行走、☑ 游泳、☑ 慢跑、☑ 自行车 □ 太极拳　□ 八段锦　□ 康复操　□其他		
	运动频率：3~5次/周		
	中等强度：前四周的运动强度为中等强度下限（40%~60% HRR，能说话但不能唱歌），抗阻40%~70% 1-RM，并逐渐递增至最大强度，柔韧性拉伸至感觉紧张或轻度不适。 达到目标（靶）心率（脉搏）：160次/分钟。 术后3月可进行轻度体育运动，术后6个月可非剧烈对抗的体育运动，术后12个月可完全恢复至受伤前体育运动水平		
	运动时间：30分钟/天，逐步增至60分钟/天		
注意事项	（1）如果在运动中感觉膝关节疼痛，需及时终止运动，必要时与医生联系。 （2）在运动处方实施过程中，应遵循循序渐进、长期坚持、注意安全的原则；定期随访，调整运动处方。 （3）术后第3天扶拐部分负重下床活动，术后6周弃拐完全负重行走。 （4）术后佩戴支具6周。 （5）术后2个月恢复日常活动		
复诊	3个月后复诊，下次复诊时间为2021年7月6日，届时携带本处方		
运动处方师	签字：杨贤光　　时间：2021年4月6日		

杨贤光　韩睿

第二节 膝关节多发韧带损伤康复运动处方

前交叉韧带及后交叉韧带在膝关节多发韧带损伤中是最常累及的韧带，也常伴有内侧副韧带或外侧副韧带的损伤[1]。膝关节多发韧带损伤是指在高能量创伤下，导致膝关节前、后交叉韧带和侧副韧带中2个或2个以上断裂的严重损伤。对于大多数患者来说，需手术治疗重建或修复受损的韧带，常见的移植物包括自体肌腱和人工韧带，且多数情况下两种移植物联合使用。目前，膝关节镜下多韧带重建或修复已成为治疗膝关节多发韧带损伤的“金标准”，但术后可能引起骨量大量丢失、骨隧道扩大、移植物失效、股四头肌肉萎缩、关节肿痛及粘连等诸多并发症，影响患者的康复进程。膝关节多发韧带重建或修复后康复治疗目的是促进移植物与受区的腱-骨愈合，恢复膝关节的活动功能，最终重返运动。运动康复的原则是在维持膝关节韧带稳定的前提下，尽早开始膝关节功能训练，防止肌肉萎缩、韧带挛缩、骨质疏松、关节僵硬[2]。应根据围手术期、出院后、重返运动不同阶段的运动康复侧重点不同，制定不同阶段的运动处方，以促进膝关节多发韧带损伤重建或修复术后尽早尽快恢复患者运动功能。

一、膝关节多发韧带损伤重建围手术期运动处方

（一）康复教育[2]

膝关节多发韧带损伤重建术前预康复与教育非常重要，决定术后康复的难易程度及恢复时间长短；告知患者膝关节解剖结构和损伤修复的过程，提醒患者康复活动中的注意事项，保证康复治疗过程中移植物的安全性和有效性。医护人员向患者及家属讲解术后康复训练的目的和方式，消除患者对早期康复的疑虑，术前根据患者的年龄、文化程度、生活环境等制订个性化的护理康复计划；并通过有效的沟通，增加患者对基本病情、治疗方法、术后康复锻炼等的认知，改善不良情绪和增强治疗信心，增加患者的依从性；术后可通过成功病例的宣讲，通过交流肢体训练的经验进一步增强康复信心，带动积极乐观向上的康复氛围。

（二）运动处方制定[3, 4]

围手术期主要分两个阶段，其中术前阶段（术前至手术当日）的重点是进行康复

教育及预康复训练；术后早期阶段（术后第0～2周）的重点是重获肌肉收缩练习，消肿止痛与预防深静脉血栓形成。

1. 术前阶段（术前至手术当日）

术前对每位患者进行运动健康筛查及体适能测试，以指导运动处方制定。膝关节多发韧带损伤后患者常因膝关节局部疼痛、肿胀及相关肌肉无力；使其对康复治疗产生畏惧或抵触心理，导致术后康复进展缓慢。膝关节普遍会存在功能障碍，术前多因合并膝关节脱位等严重损伤难以主动活动膝关节，但仍可在无痛条件下适度增加膝关节活动度，有利于防止术后膝关节发生粘连及肌肉萎缩。术前踝泵练习可有效预防下肢深静脉血栓形成；术前肌力训练可采用主动股四头肌等长收缩方式以减少肌肉萎缩，有条件的患者开始直腿抬高练习，有利于术后早期、快速开展肌力、关节活动度和本体感觉等相关训练[5]。

2. 术后早期阶段（术后第0～2周）

术后早期通过适当的超前镇痛，康复开始于术后当日，运动方式同前/后交叉韧带损伤术后，但康复训练时间有所延后，以确保韧带稳固恢复。康复目标于2周内消肿止痛，控制关节内积血与组织水肿，减轻疼痛和炎症反应，重点防止下肢深静脉血栓。运动总量为：膝关节可完全被动伸直摆放，术后即佩戴膝关节保护性支具，推髌活动、负荷量为10秒/次、3次×2组；踝泵练习，各方向直抬腿（图3-2-1），10次×3组，组间休息1～2 分钟。

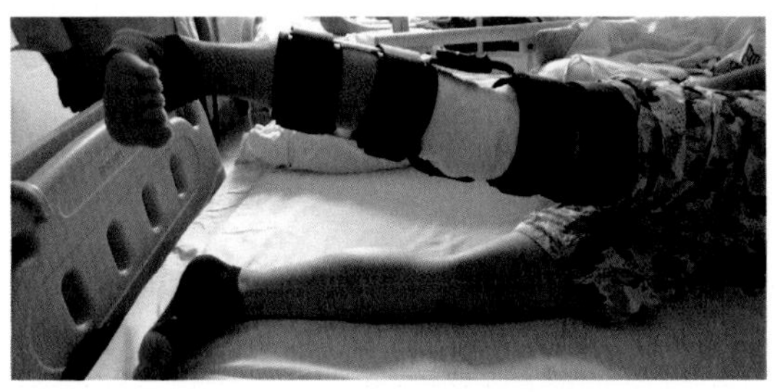

图 3-2-1　侧方直腿抬高练习

（三）注意事项

术前应对每位患者进行运动健康筛查及尽可能体适能测试，利于指导运动处方制定。术后早期通过适当的超前镇痛及局部冰敷，利于消肿止痛；术后在无痛条件下尽早激活股四头肌收缩功能，能有效防止肌肉萎缩，建议术后伸膝位体位；术后2周内保持膝关节伸直位不弯曲，在铰链式支具保护下扶双拐不负重行走。

根据每位患者术前的运动健康筛查及体适能测试，制定其围术期的具体运动处方（见表3-2-1）。

表 3-2-1　膝关节多发韧带损伤重建围手术期运动处方示例

基本信息： 2021年1月10日			
姓名：周××	性别：男	年龄：35岁	电话：138××××1916
运动/体力活动水平	☐ 严重不足　☑ 不足　☐ 中等　☐ 较高		
运动前健康筛查	身高165cm，体重65kg，BMI=23.9kg/m^2，体脂率30.07%		
	慢病史：☐ 高血压　☐ 糖尿病　☐ 心脏病　☐ 肺脏疾病　☐ 其他		
	血液指标：空腹血糖 5.8mmol/L，总胆固醇4.6mmol/L		
	血压：138/76mmHg，心率：62次/分钟		
体适能测试	心肺耐力：良好		
	肌肉力量、耐力、握力：良好　柔韧性：中等		
	平衡能力：差　灵活性：良好		
诊断	右膝多发韧带重建术后	诉求：重返运动	
围手术期阶段运动处方			
术前阶段	运动方式：☑ 踝泵练习　☑ 直腿抬高练习　☑ 关节屈曲练习　☐其他		
	运动频率：3组/天，30次/组		
	中等强度：该阶段的运动强度为中等强度下限（40% HRR），达到目标（靶）心率（脉搏）：74次/分钟		
	运动时间：30分钟/天，逐步增至60分钟/天		
术后早期阶段（术后第0~2周）	运动方式：☑ 踝泵练习　☑ 直腿抬高练习　☐ 关节屈曲练习　☐其他		
	运动频率：3组/天，30次/组		
	中等强度：该阶段的运动强度为中等强度下限（40% HRR），达到目标（靶）心率（脉搏）：74次/分钟		
	运动时间：30分钟/天，逐步增至60分钟/天		
注意事项	运动时若关节有明显疼痛不适请立即停止运动；患肢可通过斜坡枕或枕头抬高并保持伸直位，患膝局部冰敷；术后下地行走时需佩戴支具、扶双拐及患肢不负重		
复诊	4周后复诊，每月复诊1次，下次复诊时间为2021年2月10日，届时携带本处方		
运动处方师	签字：杨贤光　时间：2021年1月10日		

二、膝关节多发韧带损伤重建出院后运动处方

（一）康复教育

该阶段患者多为居家自主完成运动康复训练，因此需向患者着重强调术后自主康复的重要性，提醒患者康复活动中的注意事项，保证康复治疗过程中移植物的安全性。必要时可建议患者到专业的康复训练中心，在康复医生指导下自主康复训练。

（二）运动处方制定[3, 4]

1. 术后中期阶段（术后第3～4周）

术后第3周即开始关节活动度训练及部分负重。

（1）膝关节活动度。在非负重状态下，该阶段逐渐增加膝关节活动度，可每天逐渐增加5°～10°，至4周时活动度为0°（伸）～90°（屈）（图3-2-2）。

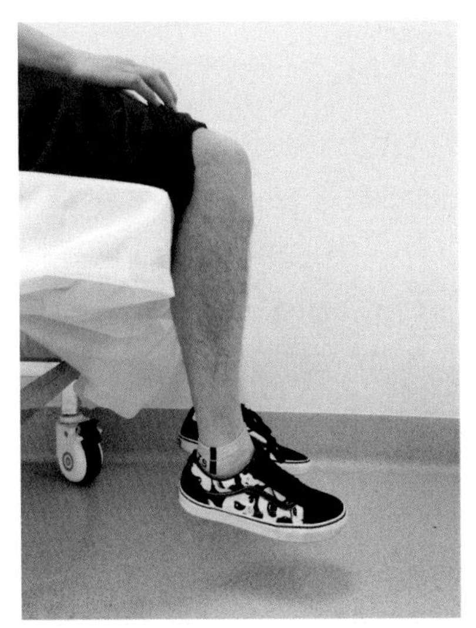

图 3-2-2　膝关节早期屈膝训练

（2）负重训练。膝关节支具保护扶双拐下地步行，支具屈伸锁定0°，第3周开始扶拐患肢下地行走，4周内达到患肢负重30%。

（3）其他训练。继续加强肌力训练、髌骨推移训练、各方向直抬腿，负荷量为10秒，3次×2组，每天30分钟。

2. 术后远期阶段（术后第5～12周）

本阶段主要是逐渐恢复膝关节全部活动度及负重，同时加强肌力训练，开始步态训练、本体感觉训练等。

（1）膝关节活动度训练。逐渐增加膝关节屈曲角度，完全伸展与屈曲，术后6周时被动活动0°（伸）~120°（屈），术后12周达到正常范围，保持无疼痛和无肿胀（图3–2–3）。

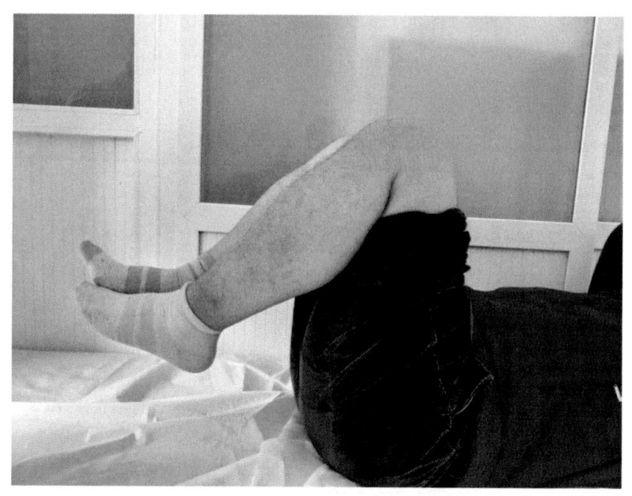

图 3–2–3　膝关节活动度训练

（2）负重训练。继续支具保护下负重行走，逐渐增加负重占比，术后12周负重达100%；逐渐丢拐；每天30~60分钟，12周时争取全角度、佩戴支具下完全负重。

（3）肌力训练。该阶段内行走时严格用支具保护患膝，增强肌肉力量及耐力训练、肌力强度恢复训练、股四头肌力量训练、腓肠肌肌腱训练。保持10秒，重复15~20次，恢复到65%的正常肌力。肌力训练亦可以进行弹力带训练、直腿抬高、夹球等训练，增加股四头肌和内收肌肌力。

（三）注意事项

在较大负荷训练中应注意限制膝关节完全伸直，避免早期膝关节伸展时股四头肌主动收缩对胫骨牵拉的负面作用。应注意铰链式支具保护下及疼痛能耐受条件下逐渐恢复膝关节屈伸功能，肌力达健侧80%以上。

根据每位患者术前的运动健康筛查、体适能测试及术后恢复情况，制定其个性化出院后运动处方（见表3–2–2）。

表 3-2-2　膝关节多发韧带重建出院后运动处方示例

<table>
<tr><td colspan="5">基本信息：　　　　　2021年3月10日</td></tr>
<tr><td>姓名：木××</td><td>性别：男</td><td>年龄：35岁</td><td colspan="2">电话：151××××1149</td></tr>
<tr><td>运动/体力活动水平</td><td colspan="4">☐ 严重不足　☑ 不足　☐ 中等　☐ 较高</td></tr>
<tr><td rowspan="4">运动前健康筛查</td><td colspan="4">身高165cm，体重65kg，BMI=23.9kg/m^2，体脂率30.07%</td></tr>
<tr><td colspan="4">慢病史：☐ 高血压　☐ 糖尿病　☐ 心脏病　☐ 肺脏疾病　☑ 其他（肥胖等）</td></tr>
<tr><td colspan="4">血液指标：空腹血糖5.8 mmol/L，总胆固醇4.6mmol/L</td></tr>
<tr><td colspan="4">血压：138/76mmHg，心率：62次/分钟</td></tr>
<tr><td rowspan="3">体适能测试</td><td colspan="4">心肺耐力：良好</td></tr>
<tr><td colspan="4">肌肉力量、耐力、握力：良好　　　柔韧性：中等</td></tr>
<tr><td colspan="4">平衡能力：差　　　　灵活性：良好</td></tr>
<tr><td>诊断</td><td colspan="2">右膝多发韧带重建术后</td><td colspan="2">诉求：重返运动</td></tr>
<tr><td colspan="5">出院后阶段运动处方</td></tr>
<tr><td rowspan="4">术后中期阶段
（术后第3~4周）</td><td colspan="4">运动方式：☑踝泵练习　☑直腿抬高练习　☑关节屈曲练习0°~90°　☑髌骨推移训练　☑负重行走训练（30%体重）　☐其他</td></tr>
<tr><td colspan="4">运动频率：3组/天，30次/组</td></tr>
<tr><td colspan="4">中等强度：前四周的运动强度为中等强度下限（40%~60% HRR）。
达到目标（靶）心率（脉搏）：111次/分钟</td></tr>
<tr><td colspan="4">运动时间：30分钟/天，逐步增至60分钟/天</td></tr>
<tr><td rowspan="4">术后远期阶段
（术后第5~12周）</td><td colspan="4">运动方式：☑踝泵练习　☑直腿抬高练习　☑关节屈曲练习（全角度）
☑髌骨推移训练　☑负重行走训练（100%体重）　☐其他</td></tr>
<tr><td colspan="4">运动频率：3组/天，30次/组</td></tr>
<tr><td colspan="4">中等强度：该阶段的运动强度为中等强度下限（60% HRR）
达到目标（靶）心率（脉搏）：111次/分钟</td></tr>
<tr><td colspan="4">运动时间：30分钟/天，逐步增至60分钟/天</td></tr>
<tr><td>注意事项</td><td colspan="4">（1）运动时若膝关节疼痛不适请立即停止运动。
（2）术后6周时膝关节被动活动0°（伸）~120°（屈），术后12周达到正常范围。
（3）该阶段术后负重行走时仍需佩戴支具，可逐渐打开铰链限制。
（4）应注意铰链式支具保护下及疼痛能耐受条件下逐渐恢复膝关节屈伸功能，肌力达健侧80%以上。
（5）在运动处方实施过程中，应遵循循序渐进、长期坚持、注意安全的原则，根据患者恢复情况可将相应康复适时提前或延期1周左右</td></tr>
<tr><td>复诊</td><td colspan="4">4周后复诊，每月复诊1次，下次复诊时间为2021年4月10日，届时携带本处方</td></tr>
<tr><td>运动处方师</td><td colspan="4">签字：杨贤光　　　　时间：2021年3月10日</td></tr>
</table>

三、膝关节多发韧带损伤重建术后重返运动处方

（一）康复教育

该阶段康复在确保修复重建韧带稳定的前提下，加强患膝功能训练，防止肌肉萎缩、骨质疏松、关节僵硬，恢复日常生活活动，最终能重返运动。仍需向患者强调运动康复的重要性，提醒患者康复运动中的注意事项，同时鼓励患者积极主动康复，打消担心康复再损伤韧带等心理疑虑，减少对康复的畏惧感。

（二）运动处方制定[3，4]

1. 重返运动前阶段（术后12周至6个月）

该阶段开始的2周内逐渐去除支具行走。达到正常关节活动度，双足100%负重，恢复正常步态。固定功率车训练（图3-2-4），开始15分钟，逐渐增加到30分钟；并逐渐采用抗阻模式，座位适当抬高，需要保持15°屈曲角度。座椅高度逐渐恢复正常高度，适量增加阻力。增加本体感觉训练难度，使用平行木、蹦床、平衡板等下肢协调性和稳定性训练，向正面、后向、侧向踏板训练。加强膝关节协调性和肌肉力量强度及耐力训练，进行平衡、反应性、协调性、整体训练，同时提倡个性化及专项运动训练，每天30～60分钟，每周3～5次，膝关节功能逐渐恢复到损伤前水平。

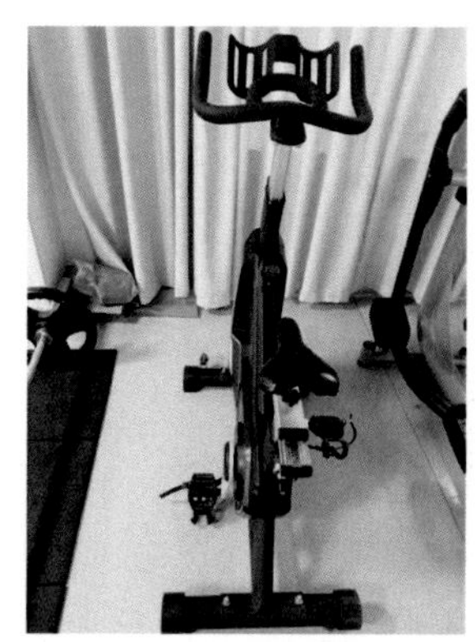
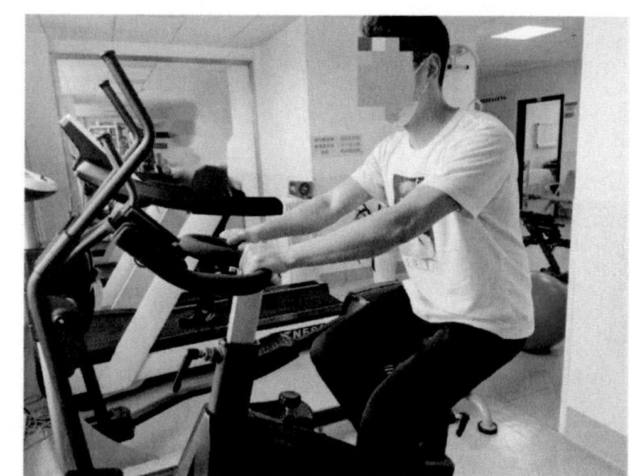

图 3-2-4　功率自行车训练

2. 重返运动阶段（术后6～12个月）

6个月后可逐渐恢复体育运动，12个月时可尝试进行剧烈、对抗性体育运动。整个康复过程中以有氧运动、力量训练、拉伸训练相结合进行运动锻炼，应遵循FITT-VP原则，在膝关节肿胀及疼痛耐受的前提下逐渐增加活动量。具体制定实施方案：

（1）有氧运动。运动频率（frequency）：3～5天/周；运动强度（intensity）：可

从中等强度（40%～59%最大心率HRR）向较大强度（≥60%HRR）过渡；运动时间（time）：从20～30分钟/天逐步增加至60分钟/天，每周总训练时间不少于150分钟，或进行75分钟较大强度运动；运动类型（type）：选择游泳、健步走、骑自行车、慢跑等膝关节负荷较小的运动。

（2）力量训练。运动频率（frequency）为5天/周，同一肌群每周训练3次即可；运动强度（intensity）：体能较差者可从10% 1–RM开始，一般中低强度为60% 1–RM重复12～15次/组，或高强度为80%1–RM重复6～8次/组；运动时间（time）：每个动作重复2～4组，每组5～15次，每次5～10秒，每天20～30分钟；运动类型（type）：①直腿抬高训练：床边坐位，一腿屈腿，将另一条腿伸直并慢慢向上抬高，勾起脚尖，停留片刻，放下伸直的腿，恢复屈腿状态；可在踝部负重1～3kg沙袋效果更佳；重复10次为1组，每天3～5组。②空踩自行车训练：仰卧位，双腿轮流屈髋屈腿，再伸直，像骑自行车一样。重复20次为1组，每天3～5组。③单腿负重平衡练习：先在平地上练习，单腿能随意站2分钟以上后，改为在软垫上进行。

（3）拉伸训练。运动频率（frequency）：每天对膝关节周围肌群及韧带进行拉伸；运动强度（intensity）：有紧绷感/拉伸感而没有疼痛，无痛或微痛情况下缓慢增加关节活动范围；运动时间（time）：动力性运动达到10次，静力性拉伸保持10～30秒，每次5～10分钟；运动类型（type）：下肢主要关节的动力性和静力性拉伸相结合。常进行股四头肌拉伸训练、腘绳肌拉伸训练。

（三）注意事项

准备活动和整理活动是缓解疼痛、避免运动损伤的关键；如果在运动中感觉膝关节疼痛，需及时终止运动，必要时与医生联系；有氧运动时注意监测心率、血压变化，避免运动过量或不足；抗阻训练过程中不能憋气，注意调整呼吸，发力时呼气，放松时吸气。拉伸训练时注意缓慢拉伸并在末端维持，不宜产生疼痛，以免肌肉拉伤。注意保持良好心态，保证足够的睡眠，合理膳食；定期随访，调整运动处方。

根据每位患者的运动健康筛查、体适能测试及术后恢复情况，制定其个性化重返运动处方（见表3–2–3）。

表 3-2-3　膝关节多发韧带重建重返运动处方示例

基本信息：	2021年4月10日		
姓名：张××	性别：男	年龄：35岁	电话：137××××7911
运动/体力活动水平	☐ 严重不足　☑ 不足　☐ 中等　☐ 较高		
运动前健康筛查	身高165cm，体重65kg，BMI=23.9kg/m^2，体脂率30.07%		
	慢病史：☐ 高血压　☐ 糖尿病　☐ 心脏病　☐ 肺脏疾病　☑ 其他（肥胖等）		
	血液指标：空腹血糖5.8mmol/L，总胆固醇4.6mmol/L		
	血压：138/76mmHg，心率：62次/分钟		
体适能测试	心肺耐力：良好		
	肌肉力量、耐力、握力：良好　柔韧性：中等		
	平衡能力：差　灵活性：良好		
诊断	右膝多发韧带重建术后	诉求：重返运动	
重返运动阶段运动处方			
重返运动前阶段（术后第12周至6个月）	运动方式：☑ 踝泵练习　☑ 肌力训练　☑ 关节屈曲练习（全角度） ☑ 膝关节协调性训练　☑ 负重行走训练　☑耐力训练　☐其他		
	运动频率：3组/天，30次/组		
	中等强度：运动强度为中等强度（40%~60% HRR，能说话但不能唱歌） 达到目标（靶）心率（脉搏）：111次/分钟		
	运动时间：30分钟/天，逐步增至60分钟/天		
重返运动阶段（术后第6~12个月）	运动方式：☑ 散步行走　☑ 快步行走　☑ 游泳　☑ 慢跑　☑ 自行车 ☐ 太极拳　☐ 八段锦　☐ 康复操　☐其他		
	运动频率：3~5次/周		
	中等强度：运动强度为中等强度上限（40%~60% HRR，能说话但不能唱歌），抗阻 40%~70% 1-RM，并逐渐递增至最大强度，柔韧性拉伸至感觉紧张或轻度不适。 达到目标（靶）心率（脉搏）：160次/分钟		
	运动时间：30分钟/天，逐步增至60分钟/天		
注意事项	（1）如果在运动中感觉膝关节疼痛，需及时终止运动，必要时与医生联系。 （2）有氧运动时注意监测心率、血压变化，避免运动过量或不足；抗阻训练过程中不能憋气，注意调整呼吸，发力时呼气，放松时吸气；拉伸训练时注意缓慢拉伸并在末端维持，不宜产生疼痛，以免肌肉拉伤。 （3）在运动处方实施过程中，应遵循循序渐进、长期坚持、注意安全的原则；定期随访，调整运动处方		
复诊	3个月后复诊，下次复诊时间为2021年7月10日，届时携带本处方		
运动处方师	签字：杨贤光　时间：2021年4月10日		

参考文献

［1］胡鑫，贾乐，徐学鹏，等. 关节镜下自体腘绳肌腱联合人工韧带一期重建膝关节多发韧带损伤26例［J］. 中国中医骨伤科杂志，2022，30(05)：59−62+67.

［2］何璐，廖欣宇，李彦林，等. 关节镜下修复重建膝关节脱位多发韧带损伤后的三维步态分析［J］. 中国组织工程研究，2022，26(26)：4205−4210.

［3］Marx RG, Wolfe IA. ACL Reconstruction in the Multiple Ligament Injured Knee［J］. J Knee Surg, 2020, 33(5): 418−420.

［4］钱利海，梁清宇，张道平，等. 一期和分期韧带重建治疗Schenck KDⅢM型膝关节多发韧带损伤的临床疗效比较［J］. 实用骨科杂志，2021，27(06)：564−570.

［5］Alshewaier S, Yeowell G, Fatoye F. The effectiveness of pre-operative exercise physiotherapy rehabilitation on the outcomes of treatment following anterior cruciate ligament injury: a systematic review［J］. Clin Rehabil, 2017, 31(1): 34−44.

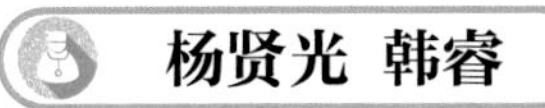
杨贤光　韩睿

第三节　半月板损伤运动处方

膝关节是人体主要的负重关节，半月板对膝关节的正常功能至关重要，包括负荷传递、关节稳定性、润滑和关节软骨的营养。随着时间的推移，半月板正常功能的丧失会导致膝关节接触压力的增加和关节软骨的退化，膝关节的轴向负荷沿着外侧和内侧间室向远端传递。外侧间室内70%的应力和内侧腔室内50%的应力通过各自的半月板传递[1]，这也反映了内外侧半月板在胫股关节内的相对接触区域。随着人们对半月板生物力学特性认识的不断加深，传统的半月板切除技术已经转变为半月板保存技术。在理想情况下，成功的半月板修复应缓解机械和疼痛症状，允许患者恢复活动，并恢复膝关节重要的解剖和机械功能[2]。半月板损伤运动康复的目的是指导患者患膝快速康复，尽早恢复运动功能。

一、半月板损伤修复围手术期运动处方

（一）康复教育

对手术的未知使患者对康复治疗产生畏惧或抵触心理，术前应行健康宣教，充分与患者及家属沟通，告知麻醉方式、手术方案、术中术后可能发生的并发症、术后疼痛控制和早期功能锻炼方法。运用VAS疼痛分级对患者进行疼痛评估，以指导围手术期精准镇痛，使患者保持情绪稳定并主动配合医护工作。在一般情况下，半月板修复手术不需要术后辅助麻醉镇痛泵，单次剂量的止痛药即可达到良好的止痛作用。

（二）运动处方制定

对于半月板修复手术，围手术期主要分两个阶段。其中术前阶段（术前至手术当日）的重点是进行康复教育及预康复训练；术后早期阶段（术后0～2周）的重点是重获肌肉收缩练习，预防下肢深静脉血栓。

1. 术前阶段（术前至手术当日）

术前应对每位患者进行运动健康筛查及体适能测试，以指导运动处方制定。术前踝泵练习（图3-3-1A）可有效预防下肢深静脉血栓形成；术前股四头肌肌力训练（图3-3-1B），可让患者提前熟悉术后康复模式，预防术后出现肌肉萎缩，有利于术后早期快速开展肌力、关节活动度和本体感觉等相关训练[3]。

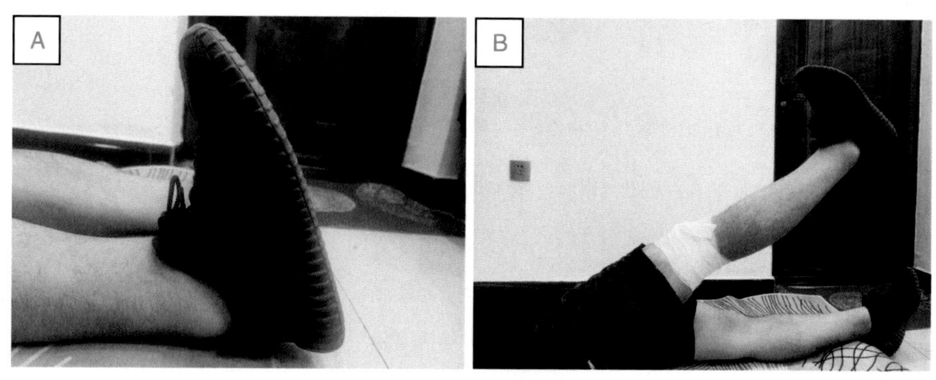

图 3-3-1　术前训练

A. 踝泵训练；B. 股四头肌肌力训练

2. 术后早期阶段（术后第0～2周）

术后康复开始于术后当日。手术后立即伸直患膝，1～2小时麻醉基本清醒后开始股四头肌肌力训练和踝泵训练，目的是控制关节内积血与组织水肿，减轻疼痛和炎症反应，防止下肢深静脉血栓。膝关节可完全被动伸直摆放（图3-3-2A），术后即佩戴

膝关节保护性支具（图3-3-2B），推髌活动、负荷量为10秒/次、3次×2组；踝泵练习，股四头肌静力性力量练习，10次×3组，组间休息1~2分钟。

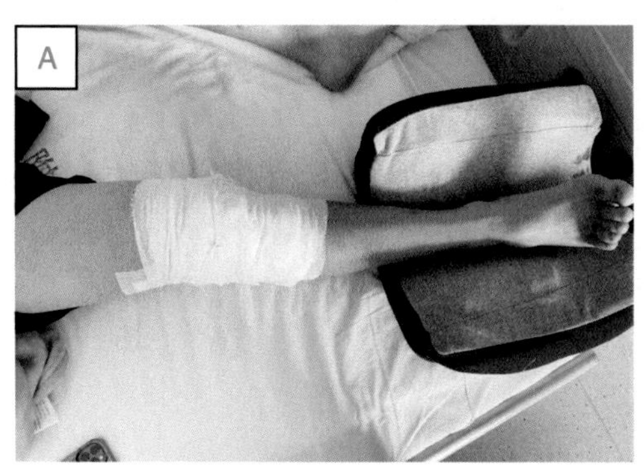

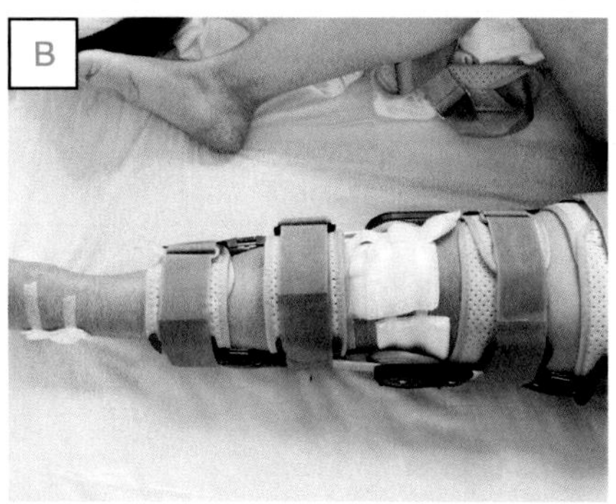

图 3-3-2　术后早期练习

A. 术后被动伸直摆放；B. 常见的膝关节肢具佩戴方法

（三）注意事项

术前应对每位患者进行运动健康筛查及体适能测试，利于指导运动处方制定，术后早期激活股四头肌收缩功能，能有效防止肌肉萎缩，建议术后伸膝位体位，术后1~2周适当不负重屈膝功能训练，半月板修复术后早期，修复的半月板处于愈合期，不建议负重运动[3, 4]。根据每位患者的运动健康筛查、体适能测试及术后恢复情况，制定其个性化运动处方（见表3-3-1）。

二、半月板损伤修复出院后运动处方

（一）康复教育

该阶段患者已出院回家，主要居家自主完成运动康复训练；因此患者该阶段着重强调术后自主康复的重要性，提醒患者康复活动中的注意事项，保证康复治疗过程中半月板能获得有效愈合。必要时可建议患者到专业的康复训练中心，在康复医生指导下自主康复训练。术后患肢的功能训练在常规康复锻炼的基础上增加了肢体训练，该方案在术后历时3个月对患者进行指导实施。指导患者熟悉膝关节支具的应用和进行下肢肌力、耐力和关节活动度的锻炼，学会合理安全的髋踝关节运动和训练股四头肌静力性收缩的方法。

（二）运动处方制定

可在疼痛耐受的情况下尽早下地活动，根据不同的手术方法，采用不同的负重及训练计划，对半月板缝合修复患者，康复重点是控制阶段负重量，8周内患肢应避免完全负重。

表 3-3-1　半月板修复围手术期运动处方示例

<table>
<tr><td colspan="4">基本信息：　　　　2022年5月10日</td></tr>
<tr><td>姓 名：张××</td><td>性 别：男</td><td>年龄：28岁</td><td>电 话：183××××1623</td></tr>
<tr><td>运动（体力活动）水平</td><td colspan="3">☐ 严重不足　☐ 不足　☑ 中等　☐ 较高</td></tr>
<tr><td rowspan="3">运动前健康筛查</td><td colspan="3">身高170cm，体重62kg，BMI=21.5kg/m²，体脂率27%</td></tr>
<tr><td colspan="3">慢病史：☐ 高血压　☐ 糖尿病　☐ 心脏病　☐ 肺脏疾病
☐ 其他：无</td></tr>
<tr><td colspan="3">血压：124/70mmHg，心率：82次/分钟</td></tr>
<tr><td rowspan="2">体适能测试</td><td colspan="3">心肺耐力：中等　平衡能力：良好　握力：中等</td></tr>
<tr><td colspan="3">柔韧性：中等　反应力：良好</td></tr>
<tr><td>诊 断</td><td>半月板损伤修复术后</td><td>诉求</td><td>重返运动</td></tr>
<tr><td>术前阶段
（术前至手术当日）</td><td colspan="3">术前踝泵练习；术前股四头肌肌力训练；每组10次，每天3~5组</td></tr>
<tr><td>术后早期阶段
（术后第0~2周）</td><td colspan="3">膝关节可完全被动伸直摆放，术后即佩戴膝关节保护性支具，推髌活动、负荷量为10秒/次、3次×2组；踝泵练习、股四头肌静力性力量练习，10次×3组，组间休息1~2分钟</td></tr>
<tr><td>注意事项</td><td colspan="3">术后1~2周适当不负重屈膝功能训练，半月板修复术后早期，修复的半月板处于愈合期，不建议负重运动</td></tr>
<tr><td>复 诊</td><td colspan="3">4周后复诊，每月复诊1次，下次复诊时间为2022年6月10日，届时携带本处方</td></tr>
<tr><td>运动处方师</td><td colspan="3">签字：施青吕　　时间：2022年5月10日</td></tr>
</table>

1. 术后中期阶段（术后第2～4周）

保护患膝，减少疼痛和肿胀，局部冰敷。术后进行踝泵锻炼（图3-3-3A），于早、中、晚分三个阶段进行，每阶段做5组，每组20次，每组间隔休息10～15分钟，累计每日不少于100次，防止深静脉血栓。术后第1天开始直腿抬高、股四头肌、腘绳肌收缩训练（图3-3-1B），髋关节内收和外展训练。半月板缝合术后4周内佩戴支具部分负重行走，0°位固定[3]。膝关节可完全被动伸直、膝关节被动屈曲不超过90°（图3-3-4A）。

2. 术后中期阶段（术后第4～8周）

继续保护患膝，减少疼痛和肿胀，保持膝关节完全伸直，膝关节被动屈曲达120°（图3-3-3B），正常步态行走，避免关节肿胀和疼痛。半月板缝合术4周后再逐渐增加站立负荷，部分负重步行（护膝保护）、上下楼梯。可加强本体感觉训练、运动控制训练、协调性训练、力量训练、柔韧性训练、侧方上阶梯、负荷下蹲，可加以水中步行机行走、高坐位功率车训练，每天30～60分钟。

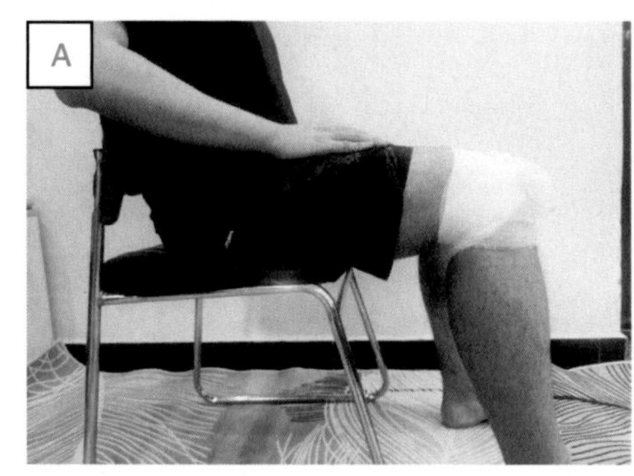

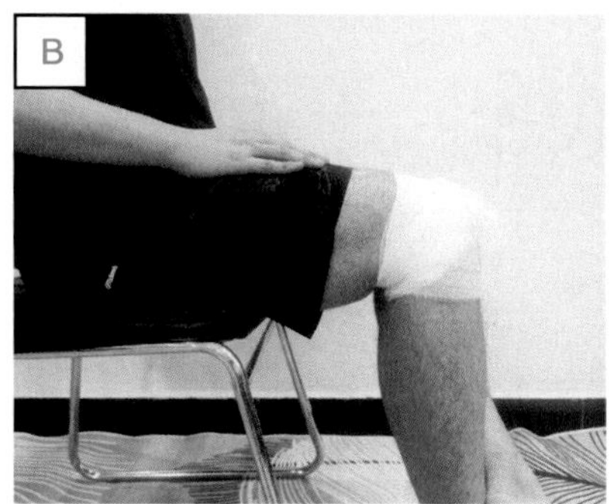

图 3-3-3　膝关节屈曲

A. 自然屈曲至 90°；B. 健侧辅助屈曲至 120°

3. 术后晚期阶段（术后第8～12周）

护膝保护下膝关节全活动度、合适地运动，继续增加肌力，避免运动后关节肿胀和疼痛，单脚、闭眼站立训练[5]。继续加强肌力、本体感觉训练，进行慢跑、自行车等有氧运动，每天30～60分钟，每周3～5次。

（三）注意事项

保护患膝，减少疼痛和肿胀，膝关节被动屈曲逐渐增加，半月板缝合术后在支具保护下部分负重行走，避免关节肿胀和疼痛。如果在运动中感觉膝关节疼痛，需及时终止运动，必要时与医生联系。根据每位患者的运动健康筛查、体适能测试及术后恢复情况，制定其个性化运动处方（见表3-3-2）。

表 3-3-2　半月板修复出院后运动处方示例

基本信息：	2022年2月1日		
姓 名：姜××	性 别：女	年龄：28岁	电 话：183××××7745
运动（体力活动）水平	☐ 严重不足　☐ 不足　☑ 中等　☐ 较高		
运动前健康筛查	身高172cm，体重58kg，BMI=19.6kg/m^2，体脂率20%		
	慢病史：☐ 高血压　☐ 糖尿病　☐ 心脏病　☐ 肺脏疾病 ☐ 其他：无		
	血压 124/70mmHg，心率：82次/分钟		
体适能测试	心肺耐力：中等　平衡能力：良好　握力：中等		
	柔韧性：中等　反应力：良好		
诊 断	半月板损伤修复术后	诉求	重返运动
术后早期阶段 （术后第2~4周）	减少疼痛和肿胀、局部冰敷，踝泵锻炼于早、中、晚进行，每阶段做5组，每组20次，每组间隔休息10~15分钟。术后第1天直腿抬高、股四头肌、腘绳肌收缩训练，髋关节内收和外展训练		
术后中期阶段 （术后第4~8周）	术后4周后再逐渐增加站立负荷，部分负重步行（护膝保护）、上下楼梯。 可加强本体感觉训练、运动控制训练、协调性训练、力量训练、柔韧性训练、侧方上阶梯、负荷下蹲，可加以水中步行机行走、高坐位功率车训练；每天30~60分钟		
术后晚期阶段 （术后第8~12周）	护膝保护下膝关节全活动度。 单脚、闭眼站立训练，继续加强肌力、本体感觉训练。 进行慢跑、自行车等有氧运动。 每天30~60分钟，每周3~5次		
注意事项	（1）半月板缝合术后支具保护下部分负重行走、避免关节肿胀和疼痛。 （2）如果在运动中感觉膝关节疼痛，需及时终止运动。 （3）半月板缝合术后4周内佩戴支具部分负重行走，0°位固定。 （4）膝关节可完全被动伸直，膝关节被动屈曲不超过90°		
复 诊	4周后复诊，每月复诊1次，下次复诊时间为2022年2月27日，届时携带本处方		
运动处方师	签字：施青吕　时间：2022年2月1日		

三、半月板损伤修复重返运动处方

（一）康复教育

该阶段康复在确保半月板愈合稳定的前提下，加强功能训练，防止肌肉萎缩、肌腱挛缩、骨质疏松、关节僵硬，恢复日常生活活动，最终能重返运动。仍需向患者强调运动康复的重要性，提醒患者康复运动中的注意事项，同时鼓励患者积极主动康复，打消担心康复再损伤韧带等心理疑虑，减少对康复的畏惧感。

（二）运动处方制定

1. 重返运动前阶段（术后第12周至6个月）

去除支具行走，达到正常关节活动度，双足100%负重，恢复正常步态。加强膝关节协调性和肌肉力量强度及耐力训练，进行平衡、反应性、协调性、整体训练的同时提倡个性化及专项运动训练。每天30～60分钟，每周3～5次，膝关节功能逐渐恢复到损伤前水平。

2. 重返运动阶段（术后第6～12个月）

6个月后可进行剧烈、对抗性体育运动[6]。在整个康复过程中以有氧运动、力量训练、拉伸训练相结合进行运动锻炼，应遵循FITT-VP原则，在膝关节肿胀及疼痛耐受的前提下逐渐增加活动量。具体制定实施方案：

（1）有氧运动。运动频率（frequency）：3～5天/周；运动强度（intensity）：可从中等强度（40%～59%最大心率HRR）向较大强度（≥60%HRR）过渡；运动时间（time）：从20～30分钟/天逐渐增加至60 分钟/天，每周总训练时间不少于150分钟，或进行75分钟较大强度运动；运动类型（type）：选择游泳、健步走、骑自行车、慢跑等膝关节负荷较小的运动。

（2）力量训练。运动频率（frequency）：5天/周，同一肌群每周训练3次即可；运动强度（intensity）：即训练时的负荷，体能较差者可从10% 1-RM开始，一般中低强度为60% 1-RM重复12～15次/组，或高强度为80%1-RM重复6～8次/组；运动时间（time）：每个动作重复2～4组，每组5～15次，每次5～10秒，每天20～30分钟；运动类型（type）：①直腿抬高训练：床边坐位，一腿屈腿，将另一条腿伸直并慢慢向上抬高，勾起脚尖，停留片刻，放下伸直的腿，恢复屈腿状态；可在踝部负重1～3kg沙袋，效果更佳；重复10次为1组，每天3～5组。②空踩自行车训练：仰卧位，双腿轮流屈髋屈腿，再伸直，像骑自行车一样。重复20次为1组，每天3～5组。③单腿负重平衡练习：先在平地上练习，当能随意站2分钟以上后，改为在软垫上进行。

（3）拉伸训练。运动频率（frequency）：每天对膝关节周围肌群及韧带进行拉伸；运动强度（intensity）：有紧绷感/拉伸感而没有疼痛，无痛或微痛情况下缓慢增加关节活动范围；运动时间（time）：动力性运动达到10次，静力性拉伸保持10～30秒，每次5～10分钟；运动类型（type）：下肢主要关节的动力性和静力性拉伸相结合。常进行股四头肌拉伸训练、腘绳肌拉伸训练。

（三）注意事项

准备活动和整理活动是缓解疼痛、避免运动损伤的关键；如果在运动中感觉膝关节疼痛，需及时终止运动，必要时与医生联系；有氧运动时注意监测心率、血压变化，避免运动过量或不足；抗阻训练过程中不能憋气，注意调整呼吸，发力时呼气，放松时吸气。拉伸训练时注意缓慢拉伸并在末端维持，不宜产生疼痛，以免肌肉拉伤。注意保持良好心态，保证足够的睡眠，合理膳食；定期随访，调整运动处方。

根据每位患者的运动健康筛查、体适能测试及术后恢复情况，制定其个性化运动运动处方（见表3-3-3）。

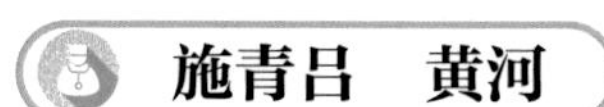

四、半月板切除围手术期运动处方

（一）康复教育

进行术前健康宣教，充分与患者及家属沟通，告知麻醉方式、手术方案、术中术后可能发生的并发症、术后疼痛控制和早期功能锻炼方法。运用VAS疼痛分级对患者进行疼痛评估，以指导围手术期精准镇痛，使患者保持情绪稳定并主动配合医护工作。一般情况下，半月板切除手术不需要术后辅助麻醉镇痛泵，单次剂量的止痛药即可达到良好的止痛作用。

（二）运动处方制定

对于半月板切除手术，围手术期主要分两个阶段，其中术前阶段（术前至手术当日）的重点是进行康复教育及预康复训练；术后早期阶段（术后0～2周）的重点是重获肌肉收缩练习，重获日常运动功能[7]。

表 3-3-3 半月板修复重返运动处方示例

基本信息： 2022年6月10日					
姓 名：王××	性 别：女		年龄：22岁	电 话：188××××9123	
运动（体力活动）水平	□严重不足 □ 不足 ☑中等 □较高				
运动前健康筛查	身高174cm，体重58kg，BMI= 19.2kg/m^2，体脂率20%				
	慢病史：□高血压 □糖尿病 □心脏病 □肺脏疾病 □其他：无				
	血压：124/70mmHg，心率：82次/分钟				
体适能测试	心肺耐力：中等 平衡能力：良好 握力：中等 柔韧性：中等 反应力：良好				
诊 断	半月板损伤修复术后	诉求		重返运动	
重返运动前阶段（术后第12周至6个月）	去除支具行走，达到正常关节活动度，双足100%负重，恢复正常步态。 加强膝关节协调性和肌肉力量强度及耐力训练，进行平衡、反应性、协调性、整体训练的同时提倡个性化及专项运动训练。 每天30~60分钟，每周3~5次				
重返运动阶段（术后第6~12个月）	（1）有氧运动。运动频率（frequency）：3~5天/周；运动强度（intensity）：可从中等强度（40%~59%最大心率HRR）向较大强度（≥60% HRR）过渡；运动时间（time）：从20~30分钟/天逐渐增加至60 分钟/天，每周总训练时间不少于150分钟，或进行75分钟较大强度运动；运动类型（type）：选择游泳、健步走、骑自行车、慢跑等关节负荷较小的运动。 （2）力量训练。运动频率（frequency）：5天/周，同一肌群每周训练3次即可；运动强度（intensity）：即训练时的负荷，体能较差者可从10% 1-RM开始，一般中低强度为60% 1-RM重复12~15次/组，或高强度为80%1-RM重复6~8次/组；运动时间（time）：每个动作重复2~4组，每组5~15次，每次5~10秒，每天20~30分钟				
注意事项	（1）准备活动和整理活动是缓解疼痛、避免运动损伤的关键。 （2）如果在运动中感觉膝关节疼痛，需及时终止运动，必要时与医生联系。 （3）注意保持良好心态，保证足够的睡眠，合理膳食；定期随访，调整运动处方。 （4）6个月后可进行剧烈、对抗性体育运动				
复 诊	4周后复诊，每月复诊1次，下次复诊时间为2022年7月10日，届时携带本处方				
运动处方师	签字：施青吕 时间：2022年6月 10日				

1. 术前阶段（术前至手术当日）

术前对每位患者进行运动健康筛查及体适能测试，以指导运动处方制定。对手术的未知使患者对康复治疗产生畏惧或抵触心理，术前踝泵练习（图3-3-1A）可有效预防下肢深静脉血栓形成；术前肌力训练（图3-3-1B）可让患者提前熟悉术后康复模式，预防术后出现肌肉萎缩，有利于术后早期、快速开展肌力、关节活动度和本体感觉等相关训练。

2. 术后早期阶段（术后第0～2周）

术后康复开始于术后当日。术后当日做股四头和腘绳肌等长收缩训练和踝泵训练，麻醉完全清醒后即下地负重运动，手术后立即伸直患膝，1～2小时麻醉基本清醒后开始股四头肌肌力训练和踝泵训练。目的是控制关节内积血与组织水肿，减轻疼痛和炎症反应，防止下肢深静脉血栓。4～6小时麻醉完全清醒后可下地负重运动，膝关节可完全被动伸直摆放，进行踝泵练习、股四头肌静力性力量练习，10次×3组，组间休息1～2分钟。下地负重屈曲训练，0°～60°，10次×3组，组间休息1～2分钟（图3-3-4）。

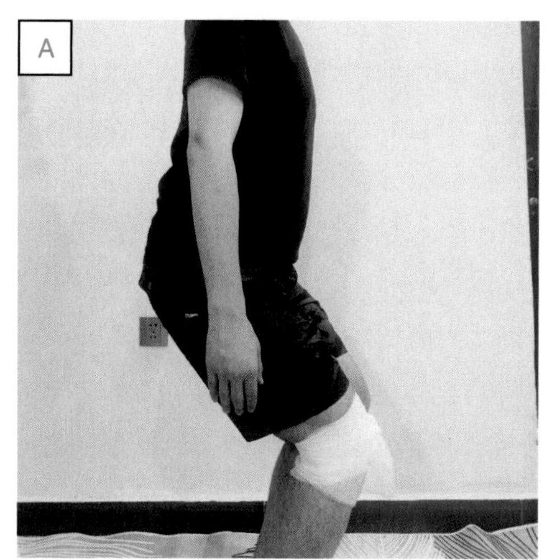

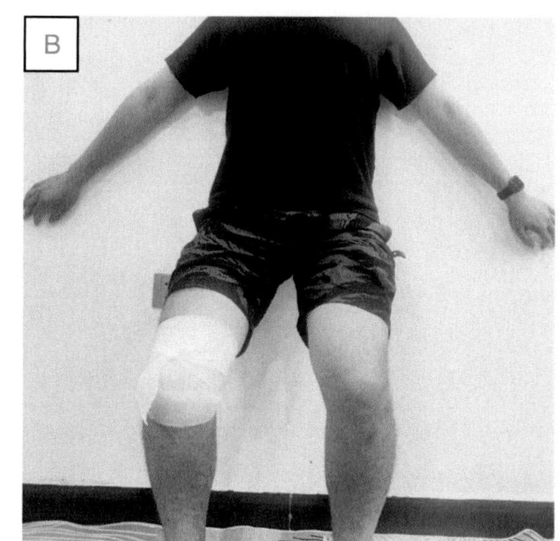

图 3-3-4　负重屈曲训练

A. 负重屈曲练习 60° 侧面观；B. 负重屈曲练习 60° 正面观

（三）注意事项

术前对每位患者进行运动健康筛查及体适能测试，利于指导运动处方制定，术后早期激活股四头肌收缩功能，能有效防止肌肉萎缩，术后早期应伸膝位体位，术后尽早负重运动以重新适应膝关节力学传导。根据每位患者的运动健康筛查、体适能测试及术后恢复情况，制定其个性化运动处方（见表3-3-4）。

表 3-3-4 半月板切除围手术期运动处方示例

基本信息：	2022年3月10日		
姓 名：白××	性 别：男	年龄：45	电 话：172××××4123
运动（体力活动）水平	□严重不足 □ 不足 ☑中等 □较高		
运动前健康筛查	身高170cm，体重62kg，BMI=21.5kg/m²，体脂率27%		
	慢病史：□高血压 □糖尿病 □心脏病 □肺脏疾病 □其他：无		
	血压：124/70mmHg，心率：82次/分钟		
体适能测试	心肺耐力：中等 平衡能力：良好 握力：中等		
	柔韧性：中等 反应力：良好		
诊 断	半月板损伤切除术后	诉求	重返运动
术前阶段（术前至手术当日）	术前踝泵练习；术前股四头肌肌力训练；每组10次，每天3~5组		
术后早期阶段（术后第0~2周）	术后即佩戴膝关节保护性支具推髌活动，负荷量为10秒/次，3次×2组；踝泵练习，股四头肌静力性力量练习，10次×3组，组间休息1~2分钟		
注意事项	膝关节可完全被动伸直摆放，术后早期激活股四头肌收缩功能，能有效防止肌肉萎缩，术后早期应伸膝位体位，术后尽早负重运动以重新适应膝关节力学传导		
复 诊	4周后复诊，每月复诊1次，下次复诊时间为2022年4月10日，届时携带本处方		
运动处方师	签字：施青吕 时间：2022年3月10日		

五、半月板切除出院后运动处方

（一）康复教育

告知患者半月板切除的大小，评估术后膝关节力线情况[8]，术后患肢的功能训练在常规康复锻炼的基础上增加了肢体训练，该方案在术后历时3个月对患者进行指导实施。指导患者熟悉下肢肌力、耐力和关节活动度的锻炼，学会合理安全的髋踝关节运动和训练股四头肌静力性收缩的方法。为弥补半月板部分缺失带来的力学传导的变化，适应性股四头肌训练非常重要。

（二）运动处方制定

对于半月板切除手术，术后2周后进行膝关节全活动度训练、行走训练，以及平衡训练，术后1个月即可重返运动。

1. 术后中期阶段（术后第2～4周）

此阶段伤口已经完全愈合，保持膝关节完全伸直、膝关节被动屈曲达正常（与健侧对比），正常步态行走，避免关节肿胀和疼痛。可加强本体感觉训练、运动控制训练、协调性训练、力量训练、柔韧性训练、侧方上阶梯、负荷下蹲等，可加水中步行机行走、高坐位功率车训练，每天30～60分钟。此期间的股四头肌肌力训练需负重下进行，弹力带和沙袋都能达到负重效果，在踝部负重1～3kg沙袋，床边坐位，一腿屈腿，将另一条腿伸直并慢慢向上抬高，勾起脚尖，停留片刻，放下伸直的腿，恢复屈腿状态，重复10次为1组，每天3～5组。

2. 术后晚期阶段（术后第5～12周）

此阶段关节肿胀基本消退，需要加强本体感觉训练、运动控制训练、协调性训练、力量训练、柔韧性训练、侧方上阶梯、负荷下蹲、高坐位功率车训练。每天30～60分钟，需要纠正行走步态，加强股四头肌肌力，延缓骨性关节炎的发生、发展。

（三）注意事项

术前应对每位患者进行运动健康筛查及体适能测试，利于指导运动处方制定，术后早期加强训练股四头肌肌力有助于加强对膝关节的保护，有效延缓膝关节退行性病变的发生、发展。根据每位患者的运动健康筛查、体适能测试及术后恢复情况，制定其个性化运动处方（见表3–3–5）。

表 3-3-5　半月板切除出院后运动处方示例

基本信息：	2022年3月1日				
姓　名：石××	性　别：女	年龄：44岁	电　话：178××××6545		
运动（体力活动）水平	□ 严重不足　□　不足　☑ 中等　□ 较高				
运动前健康筛查	身高172cm，体重58kg，BMI=19.6kg/m^2，体脂率20%				
	慢病史：□ 高血压　□ 糖尿病　□ 心脏病　□ 肺脏疾病 □ 其他：无				
	血压：124/70mmHg，心率：82次/分钟				
体适能测试	心肺耐力：中等　平衡能力：良好　握力：中等				
	柔韧性：中等　反应力：良好				
诊　断	半月板损伤切除术后	诉求	重返运动		
术后中期阶段 （术后第2~4周）	正常步态行走，避免关节肿胀和疼痛；可加强本体感觉训练、运动控制训练、协调性训练、力量训练、柔韧性训练、侧方上阶梯；每天30~60分钟；股四头肌肌力训练需负重下进行，在踝部负重1~3kg沙袋，重复10次为1组，每天3~5组				
术后晚期阶段 （术后第5~12周）	加强本体感觉训练、运动控制训练、协调性训练、力量训练、柔韧性训练、侧方上阶梯、负荷下蹲、高坐位功率车训练；每天30~60分钟，需要纠正行走步态，加强股四头肌肌力				
注意事项	术后早期加强训练股四头肌肌力有助于加强对膝关节的保护，有效延缓膝关节退行性病变的发生、发展				
复　诊	4周后复诊，每月复诊1次，下次复诊时间为2022年3月28日，届时携带本处方				
运动处方师	签字：施青吕　时间：2022年3月1日				

六、半月板切除重返运动处方

（一）康复教育

本处方在术后3个月以后实施，应重视预防将来半月板再次损伤。预防半月板损伤的主要措施有运动前要做好充分的准备活动，根据专项特点注意改善膝关节的柔韧性和灵活性。如足球、篮球、排球运动要求膝关节有较好的灵活性，可根据运动特点编制专门的动作进行训练，并持之以恒，对青少年运动员尤应注意。体操、跳高、跨栏等项目运动员要加强下肢落地动作的训练，使动作准确、熟练。同时要合理安排训练、避免下肢过度疲劳[9]。

（二）运动处方制定

制定本运动处方前患者已基本恢复正常活动，应进行运动前健康筛查、运动风险评估及健康相关体适能测试，而后根据康复功能评定结果，适时地为患者调整制定运动处方。综合有氧运动、力量训练、拉伸训练进行运动锻炼，应遵循FITT-VP原则，在膝关节肿胀及疼痛耐受的前提下逐渐增加活动量。

1. 有氧运动

运动频率（frequency）：3～5天/周；运动强度（intensity）：可从中等强度（40%～59%VO_2R或HRR）向较大强度（≥60%VO_2R或HRR）过渡；运动时间（time）：从5～10分钟/天逐步增加至20～30分钟/天，每周总训练时间不少于150分钟，或进行75分钟较大强度运动；运动类型（type）：选择游泳、健步走、骑自行车、慢跑等关节负荷较小的运动。

2. 力量训练

运动频率（frequency）：2～3天/周，同一肌群每周训练3次即可；运动强度（intensity）：即训练时的负荷，体能较差者可从10% 1-RM开始，一般中、低强度为60% 1-RM重复12～15次/组，或高强度为80%1-RM重复6～8次/组；运动时间（time）：每个动作重复2～4组，每组5～15次，每次5～10秒，每天20～30分钟；运动类型（type）：常进行以下训练：①直腿抬高训练（图3-3-5A）：坐位，一腿屈腿，将另一条腿伸直并慢慢向上抬高，勾起脚尖，停留片刻。放下伸直的腿，恢复屈腿状态，另一条腿重复上述动作。重复10次为1组，每天3～5组。②坐位屈膝训练（图3-3-5B）：坐位，双腿自然下垂。尽量屈膝，可健侧辅助。如此反复，重复20次为1组，每天3～5组。此外，可辅助股二头肌（俯卧腿弯举）、髋外展肌群（髋关节外展）、髋内收肌群（髋关节内收）、小腿后侧肌群（提踵）训练。

3. 拉伸训练

运动频率（frequency）：每天对膝关节周围肌群及韧带进行拉伸；运动强度（intensity）：有紧绷感/拉伸感而没有疼痛，无痛或微痛情况下缓慢增加关节活动范围；运动时间（time）：动力性运动达到10次，静力性拉伸保持10～30秒，每次5～10分钟；运动类型（type）：下肢主要关节的动力性和静力性拉伸相结合。腘绳肌拉伸训练（图3-3-5C）：坐位腘绳肌拉伸除了可以拉伸腘绳肌、竖脊肌和臀肌外，还可以拉伸小腿后部肌肉（腓肠肌和比目鱼肌）。坐位，双腿伸直向前，间隔约1.8cm，脚趾朝上，身体向前弯曲，头部处于舒适位置，与后背成一条直线，双手置于跟腱或足趾处，保持10～15秒。可以通过回拉足趾进行进一步拉伸。

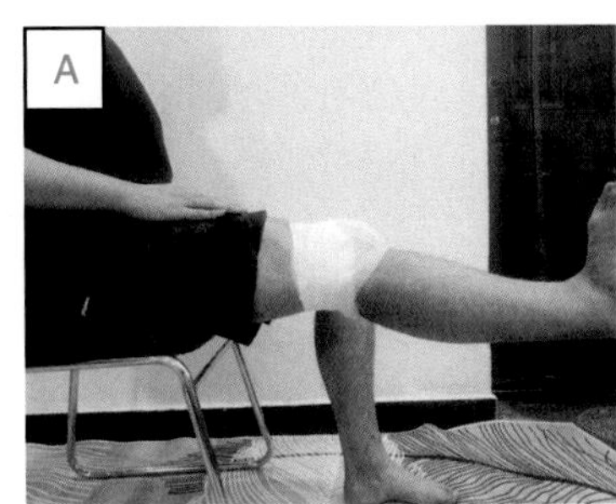

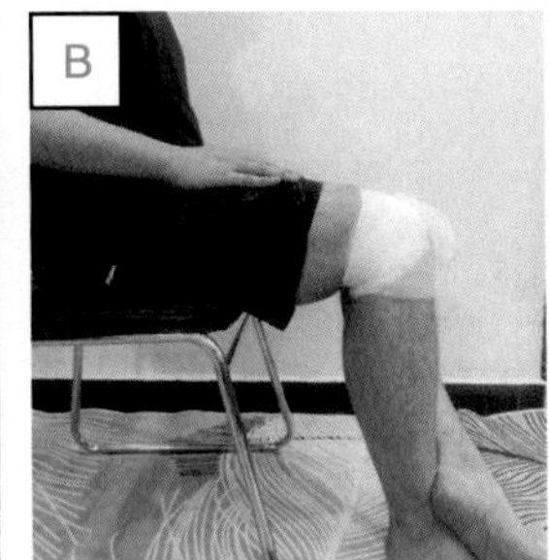

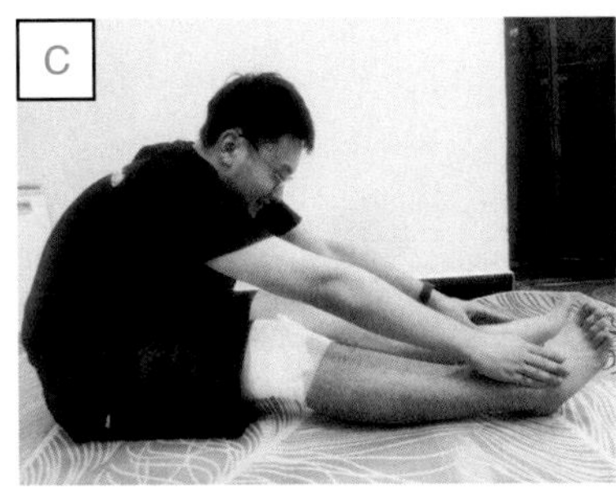

图 3-3-5　力量训练与拉伸训练

A. 坐位抬腿练习；B. 坐位屈膝练习；C. 腘绳肌拉伸训练

（三）注意事项

如果在运动中感觉膝关节疼痛，需及时终止运动，必要时与医生联系；避免做剧烈的深蹲、爬山、爬坡及爬楼训练等加重膝关节磨损的运动方式；有氧运动时注意监测心率、血压变化，避免运动过量或不足；抗阻训练过程中不能憋气，注意调整呼吸，发力时呼气，放松时吸气。拉伸训练时注意缓慢拉伸并在末端维持，不宜产生疼痛，以免肌肉拉伤；注意保持良好心态，保证足够的睡眠，合理膳食；定期随访，调整运动处方。根据每位患者的运动健康筛查、体适能测试及术后恢复情况，制定其个性化运动处方（见表3-3-6）。

表 3-3-6　半月板切除重返运动处方示例

<table>
<tr><td colspan="4">基本信息：　　　　　　　　2022 年6月 10日</td></tr>
<tr><td>姓 名：杜××</td><td>性 别：男</td><td>年龄：39岁</td><td>电 话：137××××9923</td></tr>
<tr><td>运动（体力活动）水平</td><td colspan="3">□严重不足　□ 不足　☑中等　□较高</td></tr>
<tr><td rowspan="3">运动前健康筛查</td><td colspan="3">身高174cm，体重64kg，BMI=21.1kg/m²，体脂率22%</td></tr>
<tr><td colspan="3">慢病史：□高血压 □糖尿病 □心脏病 □肺脏疾病 □其他：无</td></tr>
<tr><td colspan="3">血压：128/70mmHg，心率82次/分钟</td></tr>
<tr><td rowspan="2">体适能测试</td><td colspan="3">心肺耐力：中等　　平衡能力：良好　　握力：中等</td></tr>
<tr><td colspan="3">柔韧性：中等　　反应力：良好</td></tr>
<tr><td>诊 断</td><td>半月板损伤切除术后</td><td>诉求</td><td>重返运动</td></tr>
<tr><td>重返运动阶段（术后第3~12个月）</td><td colspan="3">（1）有氧运动。运动频率（frequency）：3~5天/周；运动强度（intensity）：可从中等强度（40%~59%最大心率HRR）向较大强度（≥60% HRR）过渡；运动时间（time）：从20~30分钟/天逐渐增加至60分钟/天，每周总训练时间不少于150分钟，或进行75分钟较大强度运动；运动类型（type）：选择游泳、健步走、骑自行车、慢跑等关节负荷较小的运动。
（2）力量训练。运动频率（frequency）：5天/周，同一肌群每周训练3次即可；运动强度（intensity）：一般中低强度为60% 1-RM重复12~15次/组，或高强度为80% 1-RM重复6~8次/组；运动时间（time）：每个动作重复2~4组，每组5~15次，每次5~10秒，每天20~30分钟；运动类型（type）：①直腿抬高训练；②空踩自行车训练；③单腿负重平衡练习。
（3）拉伸训练。运动频率（frequency）：动力性运动达到10次，静力性拉伸保持10~30秒，每次5~10分钟；常进行股四头肌拉伸训练、腘绳肌拉伸训练</td></tr>
<tr><td></td><td colspan="3">（1）如果在运动中感觉膝关节疼痛，需及时终止运动，必要时与医生联系。
（2）避免做剧烈的深蹲、爬山、爬坡及爬楼训练等加重膝关节磨损的运动方式。
（3）拉伸训练时注意缓慢拉伸并在末端维持，不宜产生疼痛，以免肌肉拉伤。
（4）注意保持良好心态，保证足够的睡眠，合理膳食；定期随访，调整运动处方。
（5）3个月后可进行剧烈、对抗性体育运动</td></tr>
<tr><td>复 诊</td><td colspan="3">4周后复诊，每月复诊1次，下次复诊时间为2022年7月10日，届时携带本处方</td></tr>
<tr><td>运动处方师</td><td colspan="3">签字：施青吕　　　　时间：2022年6月10日</td></tr>
</table>

七、半月板损伤保守治疗运动处方

（一）康复教育

告知患者保守治疗至半月板愈合常需要6～8周的时间。可辅以玻璃酸钠膝关节内注射。早期以制动避免运动为主，8周以后可逐步从小剂量恢复运动，应重视预防将来半月板再次损伤。预防半月板损伤的主要措施有运动前要做好充分的准备活动，根据专项特点注意发展膝关节的柔韧性和灵活性。如足球、篮球、排球运动要求膝关节有较好的灵活性，可根据运动特点编制专门的动作进行训练，并持之以恒，对青少年运动员尤应注意。体操、跳高、跨栏等项目运动员要加强下肢落地动作的训练，使动作准确、熟练。同时要合理安排训练，避免下肢过度疲劳。

（二）运动康复处方制定

早期以制动避免运动为主，8周以后可逐步从小剂量恢复运动，应重视预防将来半月板再次损伤。

1. 第Ⅰ阶段（第0～4周）

佩戴护膝、可进行步行等日常活动，绝对要避免运动，尽量以休息为主，患肢采用非负重直腿抬高运动，避免股四头肌肉萎缩。

2. 第Ⅱ阶段（第4～8周）

继续保护患膝、佩戴护膝；可进行以下训练：

（1）直腿抬高训练（图3–3–1B）。仰卧位，一腿屈腿，将另一条腿伸直并慢慢向上抬高，勾起脚尖，停留片刻。放下伸直的腿，恢复屈腿状态，另一条腿重复上述动作。重复10次为1组，每天3～5组。

（2）坐位屈膝训练（图3–3–5B）。坐位，双腿伸直。然后脚跟着地，尽量屈膝。如此反复，重复20次为1组，每天3～5组。

（3）空踩自行车训练。仰卧位，双腿轮流屈髋屈腿，再伸直，像骑自行车一样。重复20次为1组，每天3～5组。

（4）股四头肌等长收缩训练。仰卧位，一腿膝关节屈曲，另一腿膝关节伸直，做膝关节用力下压床面的动作，当感到大腿前侧肌肉绷紧膝关节后部紧张时，坚持10秒，然后放松。换腿重复上述动作。重复20次为1组，每天3～5组。

（5）俯卧位伸膝训练。俯卧位，踝关节的前方垫一软垫。该踝关节用力向下压，尽可能伸直膝关节，坚持10秒，然后放松。换腿重复上述动作，重复20次为1组，每天

3～5组。

（6）坐位伸膝训练。坐在椅子上，轮流伸直左右腿，伸腿的同时用力勾起脚尖。重复20次为1组，每天3～5组。此外，可辅助股二头肌（俯卧腿弯举）、髋外展肌群（髋关节外展）、髋内收肌群（髋关节内收）、小腿后侧肌群（提踵）训练。

（7）拉伸训练。运动频率（frequency）：每天对膝关节周围肌群及韧带进行拉伸；运动强度（intensity）：有紧绷感/拉伸感而没有疼痛，无痛或微痛情况下缓慢增加关节活动范围；运动时间（time）：动力性运动达到10次，静力性拉伸保持10～30秒，每次5～10分钟；运动类型（type）：下肢主要以关节的动力性和静力性拉伸相结合。常进行腘绳肌拉伸训练（图3-3-5C）：坐位腘绳肌拉伸除了可以拉伸腘绳肌、竖脊肌和臀肌外，还可以拉伸小腿后部肌肉（腓肠肌和比目鱼肌）。坐位，双腿伸直向前，间隔约1.8cm，脚趾朝上，身体向前弯曲，头部处于舒适位置，与后背成一条直线，双手置于跟腱或足趾处，保持10～15秒。可以通过回拉足趾进行进一步拉伸。

3. 第Ⅲ阶段（第8～12周）

此阶段可在护膝保护下进行膝关节全活动度合适的运动，继续增加肌力、本体感觉训练，进行慢跑、自行车等有氧运动，每天30～60分钟，每周2～4次。

4. 第Ⅳ阶段（3个月后）

此阶段开始恢复特定运动的训练，继续增强肌力，训练本体感觉，增强式训练和灵敏能力训练或个性化训练。每天30～60分钟，每周3～5次，并逐步重返运动赛场。

（三）注意事项

注意运动时是否有胸痛、胸闷、气急、心慌、眩晕、恶心等不适，如果存在请立即停止运动，如果在运动中感觉膝关节疼痛，需及时终止运动，必要时与医生联系；避免做剧烈的深蹲、爬山、爬坡及爬楼训练等加重膝关节磨损的运动方式；有氧运动时注意监测心率、血压变化，避免运动过量或不足；抗阻训练过程中不能憋气，注意调整呼吸，发力时呼气，放松时吸气。拉伸训练时注意缓慢拉伸并在末端维持，不宜产生疼痛，以免肌肉拉伤。注意保持良好心态，保证足够的睡眠，合理膳食；定期随访，调整运动处方。根据每位患者的运动健康筛查、体适能测试及术后恢复情况，制定其个性化运动处方（见表3-3-7）。

表 3-3-7　半月板损伤保守治疗运动处方示例

<table>
<tr><td colspan="5">基本信息：　　　　　2022年3月1日</td></tr>
<tr><td>姓 名：万××</td><td>性 别：男</td><td>年龄：55岁</td><td colspan="2">电 话：187×××× 6611</td></tr>
<tr><td>运动（体力活动）水平</td><td colspan="4">☐ 严重不足　☐ 不足　☑ 中等　☐ 较高</td></tr>
<tr><td rowspan="3">运动前健康筛查</td><td colspan="4">身高172cm，体重65kg，BMI=22.0kg/m^2，体脂率26%</td></tr>
<tr><td colspan="4">慢病史：☐ 高血压　☐ 糖尿病　☐ 心脏病　☐ 肺脏疾病　☐ 其他：无</td></tr>
<tr><td colspan="4">血压：128/70mmHg，心率88次/分钟</td></tr>
<tr><td rowspan="2">体适能测试</td><td colspan="4">心肺耐力：中等　　平衡能力：良好　　握力：中等</td></tr>
<tr><td colspan="4">柔韧性：中等　　反应力：良好</td></tr>
<tr><td>诊 断</td><td>半月板损伤</td><td>诉求</td><td colspan="2">保守治疗运动处方</td></tr>
<tr><td>第Ⅰ阶段（第0~4周）</td><td colspan="4">佩戴护膝、可进行步行等日常活动，绝对要避免运动，尽量以休息为主，患肢采用非负重直腿抬高运动，避免股四头肌肉萎缩</td></tr>
<tr><td>第Ⅱ阶段（第4~8周）</td><td colspan="4">（1）直腿抬高训练：重复10次为1组，每天3~5组。
（2）坐位屈膝训练：重复20次为1组，每天3~5组。
（3）空踩自行车训练：重复20次为1组，每天3~5组。
（4）股四头肌等长收缩训练：重复20次为1组，每天3~5组。
（5）俯卧位伸膝训练：重复20次为1组，每天3~5组。
（6）坐位伸膝训练：重复20次为1组，每天3~5组</td></tr>
<tr><td>第Ⅲ阶段（第8~12周）</td><td colspan="4">佩戴护膝，保护下膝关节全活动度，适度运动，继续增加肌力、本体感觉训练，进行慢跑、自行车等有氧运动；每天30~60分钟，每周2~4次</td></tr>
<tr><td>第Ⅳ阶段（3个月后）</td><td colspan="4">继续增强肌力、训练本体感觉，增强式训练和灵敏能力训练或个性化训练每天30~60分钟，每周3~5次，并逐步重返运动赛场</td></tr>
<tr><td>注意事项</td><td colspan="4">（1）如果在运动中感觉膝关节疼痛，需及时终止运动，必要时与医生联系。
（2）避免做剧烈的深蹲、爬山、爬坡及爬楼训练等加重膝关节磨损的运动方式。
（3）拉伸训练时注意缓慢拉伸并在末端维持，不宜产生疼痛，以免肌肉拉伤</td></tr>
<tr><td>复 诊</td><td colspan="4">4周后复诊，每月复诊1次，下次复诊时间为2022年3月28日，届时携带本处方</td></tr>
<tr><td>运动处方师</td><td colspan="4">签字：施青吕　　　　时间：2022 年3月1日</td></tr>
</table>

参考文献

[1] Messner K, Gao J. The menisci of the knee joint. Anatomical and functional characteristics, and a rationale for clinical treatment [J]. J Anat, 1998, 193 (2): 161-178.

[2] Vedi V, Williams A, Tennant SJ, et al. Meniscal movement. An in-vivo study using dynamic MRI [J]. J Bone Joint Surg Br, 1999, 81(1): 37-41.

[3] Becker R, Brettschneider O, Gröbel KH, et al. Distraction forces on repaired bucket-handle lesions in the medial meniscus [J]. Am J Sports Med, 2006, 34(12): 1941-1947.

[4] Vascellari A, Rebuzzi E, Schiavetti S, et al. All-inside meniscal repair using the FasT-Fix meniscal repair system: is still needed to avoid weight bearing? A systematic review [J]. Musculoskelet Surg, 2012, 96(3): 149-154.

[5] VanderHave KL, Perkins C, Le M. Weightbearing Versus Nonweightbearing After Meniscus Repair [J]. Sports Health, 2015, 7(5): 399-402.

[6] Richards DP, Barber FA, Herbert MA. Meniscal tear biomechanics: loads across meniscal tears in human cadaveric knees [J]. Orthopedics, 2008, 31(4): 347-350.

[7] 陈尔昆. 半月板损伤的康复训练 [J]. 体育博览, 2016(3): 2.

[8] 吴铮, 任静, 万建杉, 等. 步态周期下半月板损伤对膝关节生物力学性能的影响 [J]. 中国组织工程研究, 2020, 24(21): 5.

[9] 李志敢, 刘芳. 半月板损伤的治疗与康复的运动处方 [J]. 广州体育学院学报, 2003, 23(6): 3.

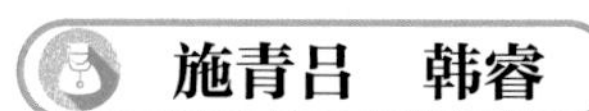
施青吕　韩睿

第四节　髌股关节不稳运动处方

髌股关节不稳的治疗方法众多，本章节以目前最常见的内侧髌股韧带重建手术为例进行阐述，此外，研究发现对部分髌股关节不稳患者进行保守治疗亦有良好疗效，而在保守治疗中运动处方的实施具有极其重要的作用。髌股关节不稳的康复治疗目的是促进移植物或转位的肌腱与骨及截骨、转位后骨组织的愈合，恢复髌骨稳定性的同时减轻髌股关节压强，最终恢复膝关节的活动、负重、行走的功能。康复诊疗的原则是在维持重建髌骨稳定的前提下，尽早开始功能训练，防止肌肉萎缩、肌腱挛缩、骨质疏松、关节僵硬[1]。

一、内侧髌股韧带重建围手术期运动处方

（一）康复教育

术前预康复与教育非常重要，决定了术后康复的难易程度及恢复时间长短。告知患者髌骨稳定机制、韧带解剖结构和损伤修复的过程，提醒患者康复活动中的注意事项，保证康复治疗过程中移植物的稳定性及安全性[2]。

（二）运动处方制定[3-10]

围手术期主要分两个阶段，其中术前阶段（术前至手术当日）的重点是进行康复教育及预康复训练；术后早期阶段（术后0~2周）的重点是重获膝关节周围肌肉收缩练习，消肿止痛与预防深静脉血栓形成。

1. 术前阶段（术前至手术当日）

术前应对每位患者的运动健康进行筛查及体适能测试，以指导运动处方制定。髌骨脱位后患者常因膝关节局部疼痛、肿胀及相关肌肉无力，使其对康复治疗产生畏惧或抵触心理，导致术后康复进展缓慢，膝关节普遍会存在功能障碍，术前无痛条件下适度增加膝关节活动度有利于防止术后膝关节发生粘连及肌肉萎缩；术前踝泵练习（图3-4-1）可有效预防下肢深静脉血栓形成；术前下肢肌力训练可预防术后出现肌肉萎缩，有利于术后早期、快速开展肌力、关节活动度和本体感觉等相关训练。

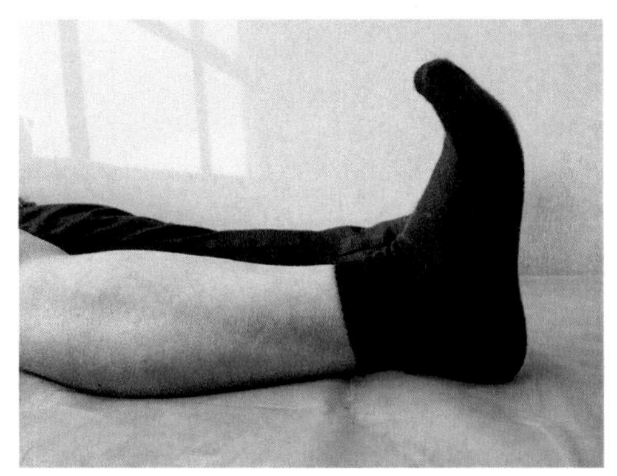
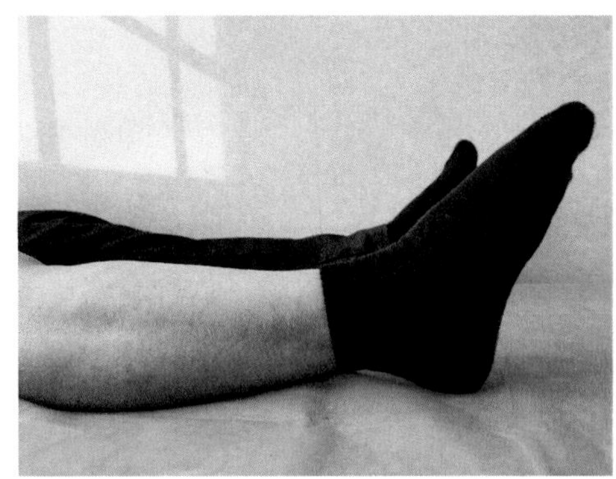

图 3-4-1　踝泵练习

2. 术后早期阶段（术后第0～2周）

术后康复开始于术后当日。目标为2周内消肿止痛，控制关节内积血与组织水肿，减轻疼痛和炎症反应，防止下肢深静脉血栓。膝关节可完全被动伸直摆放，术后即佩戴膝关节保护性支具，推髌活动负荷量为10秒/次，3次×2组；踝泵练习，要求小腿收

紧至极限处（跖屈）保持5秒，放松2秒，然后又反向活动至极限处（背伸）保持5秒，再放松2秒，环绕一周算1次，全天尽可能多做，至少300次。股四头肌、腘绳肌静力性力量练习（闭链训练）（图3-4-2），10次×3组，组间休息1～2分钟。侧抬腿练习（图3-4-3）、后抬腿练习（图3-4-4），10次×3组，组间休息1～2分钟。

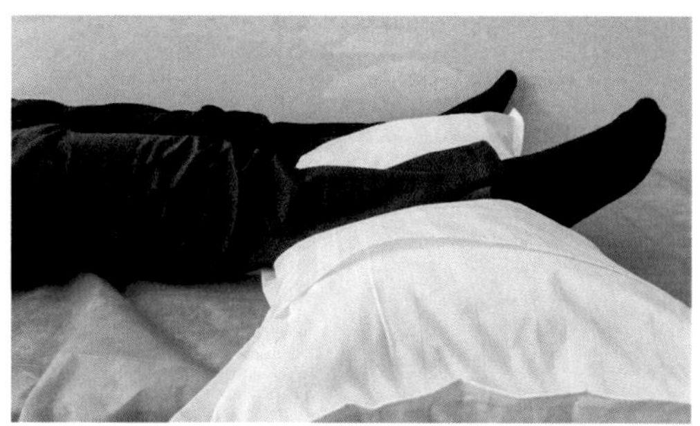

图 3-4-2 腘绳肌（大腿后侧肌群）等长练习

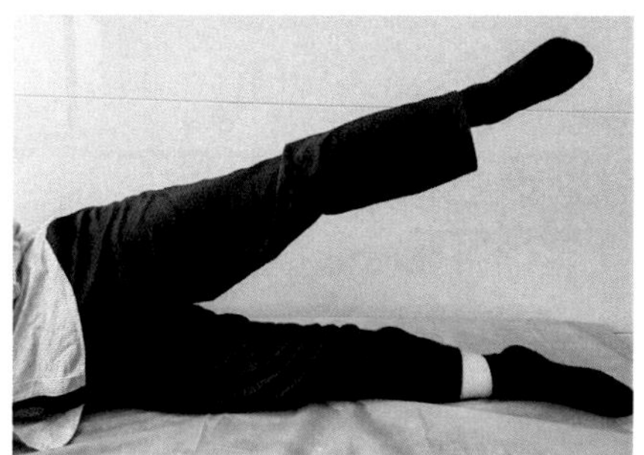

图 3-4-3 侧抬腿练习

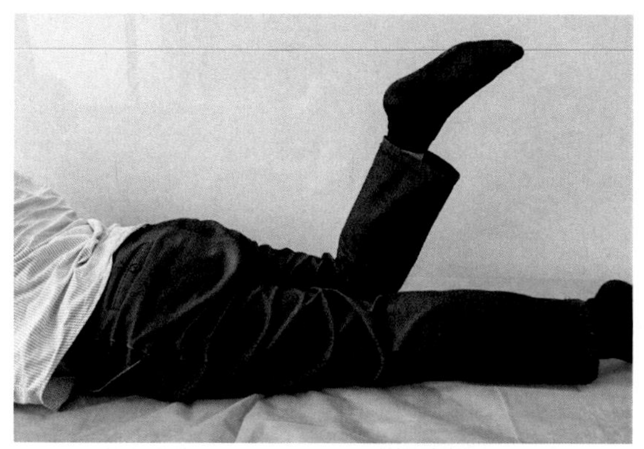

图 3-4-4 后抬腿练习

（三）注意事项

术前对每位患者进行运动健康筛查及尽可能体适能测试，利于指导运动处方制定，术后早期通过适当的超前镇痛及局部冰敷，利于消肿止痛，术后在无痛条件下尽早激活股四头肌收缩功能，能有效防止肌肉萎缩。建议术后伸膝位体位，术后1～2周适当屈膝30°～60°功能训练，在铰链式支具保护下扶双拐部分负重行走。根据每位患者术前的运动健康筛查及体适能测试，制定其围术期的运动处方（见表3-4-1）。

表 3-4-1　内侧髌股韧带重建围手术期运动处方示例

基本信息：			2021年3月16日
姓 名：王××	性 别：女	年龄：21岁	电 话：159××××1796
运动（体力活动）水平	□严重不足　☑不足　□中等　□较高		
运动前健康筛查	身高158cm，体重48kg，BMI=19.2kg/m^2，体脂率13%		
	慢病史：□高血压　□糖尿病　□心脏病　□肺脏疾病　□其他		
	血液指标：空腹血糖 5.4mmol/L，总胆固醇123mmol/L		
	血压：102/56mmHg，心率：67次/分钟		
体适能测试	心肺耐力：良好		
	肌肉力量、耐力、握力：中等　　柔韧性：良好		
	平衡能力：良好　　灵活性：良好		
诊 断	右髌骨脱位术后	诉求：重返运动训练	
围手术期运动处方			
术前阶段	运动方式：踝泵练习、直腿抬高练习、关节屈曲练习。 运动频率：3组/天，30次/组		
术后早期阶段（第0~2周）	运动时间：30分钟/天，逐渐增加至60分钟/天		
	运动方式：踝泵练习、直腿抬高练习、关节屈曲练习		
	运动频率：3组/天，30次/组		
	股四头肌、腘绳肌静力性力量练习（闭链训练），10次×3组，组间休息1~2分钟。侧抬腿、后抬腿练习，10次×3组，组间休息1~2分钟		
	运动时间：30分钟每天，逐渐增加至60分钟每天		
注意事项	（1）术后在无痛条件下尽早激活股四头肌收缩功能，能有效防止肌肉萎缩，建议术后伸膝位体位。 （2）运动时若关节有不适请立即停止运动。 （3）术后1~2周适当屈膝300~600功能训练，支具保护下扶双拐部分负重行走		
复诊	4周后复诊，每月复诊1次，下次复诊时间为2021年4月16日，届时携带本处方		
运动处方师	签字：蔡国锋　　时间：2021年3月16日		

二、内侧髌股韧带重建出院后运动处方

（一）康复教育

该阶段患者已出院回家，主要居家自主完成运动康复训练，因此需向患者着重强调术后自主康复的重要性，提醒患者康复活动中的注意事项，保证康复治疗过程中移植物的安全性。必要时可建议患者到专业的康复训练中心，在康复医生指导下自主康复训练。

（二）运动处方制定[3-10]

1. 术后中期阶段（术后第3～5周）

术后第3周即开始关节活动度训练及部分负重。①膝关节活动度：在非负重状态下，该阶段膝关节活动度为0°（伸）～90°（屈）；②负重训练：膝关节支具保护扶双拐下地步行，支具屈伸锁定0°，1～2周内达到患肢负重25%～50%，术后4周弃拐全负重行走；③加强肌力训练、足外旋位直腿抬高练习、髌骨推移训练、床边弯曲（开链训练）、各方向直抬腿，负荷量为10秒，3次×2组，每天30分钟。

2. 术后远期阶段（术后第6～12周）

本阶段主要是逐渐恢复全部膝关节活动度及负重，同时加强肌力训练、步态训练、本体感觉训练等。

（1）膝关节活动度。逐渐增加膝关节屈曲角度，可以完全伸展与屈曲，被动活动0°（伸）～140°（屈），逐渐增加关节活动度达到正常范围，保持无疼痛和无肿胀。

（2）负重训练。继续支具保护下负重行走，逐渐增加负重占比，每天30～60分钟，12周时争取全角度、完全负重、脱离支具。

（3）肌力训练。该阶段内行步态训练、本体感觉训练、肌肉力量及耐力训练，增强肌力强度恢复训练，股四头肌，腘肌腱和髋部肌力训练（图3-4-5、图3-4-6、图3-4-7），保持10秒，重复15～20次，恢复到65%的正常肌力。固定功率车训练，开始15分钟，逐渐增加到30分钟；逐渐采用抗阻模式，座位通常抬高，需要保持15°屈曲角度。座椅高度逐渐恢复正常高度，适量增加阻力。增加本体感觉训练难度，使用平行木、蹦床、平衡板的下肢协调性和稳定性训练，向正面、后向、侧向踏板训练。肌力训练亦可以进行弹力带训练、直腿抬高、夹球等训练、增加股四头肌和内收肌肌力。

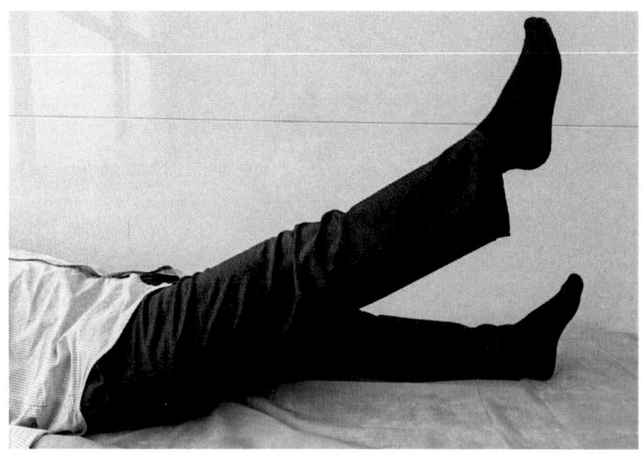

图 3-4-5　直抬腿练习

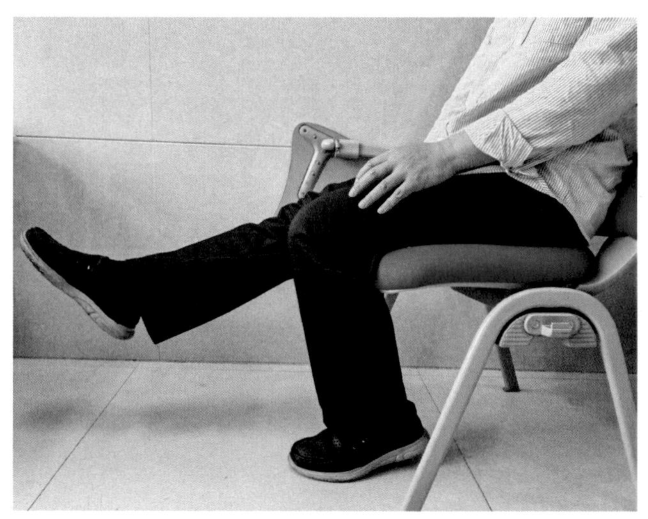

图 3-4-6　坐位伸膝练习

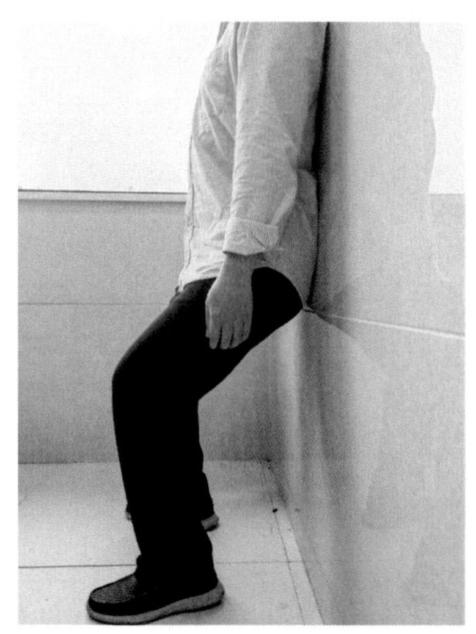

图 3-4-7　靠墙静蹲练习

（三）注意事项

在较大负荷训练中应注意限制膝关节完全伸直，避免早期膝关节伸展时股四头肌主动收缩对髌骨牵拉的负面作用。应注意铰链式支具保护下及疼痛能耐受条件下逐渐恢复膝关节屈伸功能，肌力达健侧80%以上。

根据每位患者术前的运动健康筛查、体适能测试及术后恢复情况，制定其个性化出院后运动处方（见表3-4-2）。

表 3-4-2 内侧髌股韧带重建出院后运动处方示例

基本信息：		2021年3月16日	
姓 名：李××	性 别：女	年龄：23岁	电 话：135××××7633
运动（体力活动）水平	□ 严重不足 ☑ 不足 □ 中等 □ 较高		
运动前健康筛查	身高163cm，体重49kg，BMI=18.4kg/m^2，体脂率14%		
	慢病史：□ 高血压 □ 糖尿病 □ 心脏病 □ 肺脏疾病 □ 其他		
	血液指标：空腹血糖 5.5mmol/L，总胆固醇115mmol/L		
	血压：112/62mmHg，心率：67次/分钟		
体适能测试	心肺耐力：良好		
	肌肉力量、耐力、握力：中等 柔韧性：良好		
	平衡能力：良好 灵活性：良好		
诊 断	右髌骨脱位术后	诉求：重返运动训练	
围手术期运动处方			
术后早期阶段（术后第3~5周）	运动方式：踝泵练习、足外旋位直腿抬高练习、直腿抬高练习、侧抬腿、后抬腿练习、关节屈曲练习、髌骨推移练习		
	运动频率：3组/天，30次/组		
	中等强度：该阶段的强度为中等强度下限（40%~60% HHR） 达到目标：（靶）心率（脉搏）：112次/分钟		
	运动时间：30分钟每天，逐渐增加至60分钟每天		
术后远期阶段（术后第6~12周）	运动方式：踝泵练习，足外旋位直腿抬高练习，直腿抬高练习，侧抬腿、后抬腿练习，关节屈曲练习，髌骨推移练习，负重行走练习（100%负重）		
	运动频率：3组/天，30次/组		
	中等强度：该阶段的强度为中等强度下限（40%~60% HHR） 达到目标：（靶）心率（脉搏）：112次/分钟		
	运动时间：30分钟每天，逐渐增加至60分钟每天		
注意事项	（1）在较大负荷训练中应注意限制膝关节完全伸直，避免早期膝关节伸展时股四头肌主动收缩对髌骨牵拉的负面作用 （2）注意铰链式支具保护下及疼痛能耐受条件下逐渐恢复膝关节屈伸功能，肌力达健侧80%以上		
复诊	4周后复诊，每月复诊1次，下次复诊时间为2021年4月16日，届时携带本处方		
运动处方师	签字：蔡国锋 时间：2021年3月16日		

三、内侧髌股韧带重建重返运动处方

（一）康复教育

该阶段康复在确保髌股关节稳定的前提下，加强功能训练，防止肌肉萎缩、肌腱挛缩、骨质疏松、关节僵硬，恢复日常生活活动，最终能重返运动。仍需向患者强调运动康复的重要性，提醒患者康复运动中的注意事项，同时鼓励患者积极主动康复，打消担心康复再损伤韧带等心理疑虑，减少对康复的畏惧感。

（二）运动处方制定[3-10]

1. 重返运动前阶段（术后第12周至6个月）

去除支具行走，达到正常关节活动度，双足100%负重，恢复正常步态。加强膝关节协调性和肌肉力量强度及耐力训练，进行平衡、反应性、协调性，整体训练同时提倡个性化及专项运动训练。每天30～60分钟，每周3～5次，膝关节功能逐渐恢复到损伤前水平。

2. 重返运动阶段（术后第6～12个月）

6个月后可进行剧烈、对抗性体育运动。整个康复过程中以有氧运动、力量训练、拉伸训练相结合进行运动锻炼，应遵循FITT-VP原则，在膝关节肿胀及疼痛耐受的前提下逐渐增加活动量，具体制定实施方案。

（1）有氧运动。运动频率（frequency）：3～5天/周；运动强度（intensity）：可从中等强度（40%～59%最大心率HRR）向较大强度（≥60%HRR）过渡；运动时间（time）：从20～30分钟/天逐步增加至60分钟/天，每周总训练时间不少于150分钟，或进行75分钟较大强度运动；运动类型（type）：选择游泳、健步走、骑自行车、慢跑等膝关节负荷较小的运动。

（2）力量训练。运动频率（frequency）：5天/周，同一肌群每周训练3次即可；运动强度（intensity）：即训练时的负荷，体能较差者可从10% 1-RM开始，一般中低强度为60% 1-RM重复12～15次/组，或高强度为80%1-RM重复6～8次/组；运动时间（time）：每个动作重复2～4组，每组5～15次，每次5～10秒，每天20～30分钟；运动类型（type）：①直腿抬高训练：床边坐位，一腿屈腿，将另一条腿伸直并慢慢向上抬高，勾起脚尖，停留片刻，放下伸直的腿，恢复屈腿状态；可在踝部负重1～3kg沙袋效果更佳；重复10次为1组，每天3～5组。②空踩自行车训练：仰卧位，双腿轮流屈髋屈腿，再伸直，像骑自行车一样。重复20次为1组，每天3～5组。③单腿负重平衡练习：先在平地上练习，当能随意站2分钟以上后，改为在软垫上进行。

（3）拉伸训练。运动频率（frequency）：每天对膝关节周围肌群及韧带进行拉伸；运动强度（intensity）：有紧绷感/拉伸感而没有疼痛，无痛或微痛情况下缓慢增加关节活动范围；运动时间（time）：动力性运动达到10次，静力性拉伸保持10～30秒，每次5～10分钟；运动类型（type）：下肢主要以关节的动力性和静力性拉伸相结合。常进行股四头肌拉伸训练、腘绳肌拉伸训练。

（三）注意事项

术后12周膝关节全范围活动负重行走并逐渐恢复运动训练，可进行骑自行车、椭圆机、平衡板等训练，以达到增加膝关节、髌股关节稳定性及灵活性，达到重返运动的最终目的。准备活动和整理活动是缓解疼痛、避免运动损伤的关键；注意运动时是否有胸痛、胸闷、气急、心慌、眩晕、恶心等不适，如果存在请立即停止运动，如果在运动中感觉膝关节疼痛，需及时终止运动，必要时与医生联系；有氧运动时注意监测心率、血压变化，避免运动过量或不足；抗阻训练过程中不能憋气，注意调整呼吸，发力时呼气，放松时吸气。拉伸训练时注意缓慢拉伸并在末端维持，不应产生疼痛，以免肌肉拉伤。注意保持良好心态，保证足够的睡眠，合理膳食；定期随访，适当调整运动处方。根据每位患者的运动健康筛查、体适能测试及术后恢复情况制定本阶段运动处方（见表3-4-3）。

表 3-4-3　内侧髌股韧带重建重返运动处方示例

基本信息：	2021年3月16日		
姓 名：赵××	性 别：女	年龄：22岁	电 话：183××××1987
运动（体力活动）水平	☐ 严重不足　☑ 不足　☐ 中等　☐ 较高		
运动前健康筛查	身高163cm，体重49kg，BMI=18.4kg/m^2，体脂率14%		
	慢病史：☐ 高血压　☐ 糖尿病　☐ 心脏病　☐ 肺脏疾病　☐ 其他		
	血液指标：空腹血糖 5.3mmol/L，总胆固醇120mmol/L		
	血压：109/65mmHg，心率：68次/分钟		
体适能测试	心肺耐力：良好		
	肌肉力量、耐力、握力：中等　柔韧性：良好		
	平衡能力：良好　灵活性：良好		
诊 断	右髌骨脱位术后	诉求：重返运动训练	
重返运动阶段运动处方			
重返运动前阶段（术后第12周至6个月）	运动方式：有氧运动（游泳、骑自行车、慢跑）。 力量训练：直腿抬高练习、空踩自行车练习、单腿负重平衡练习。 拉伸训练：股四头肌拉伸训练、腘绳肌拉伸训练		
	运动频率：3组/天，30次/组		
	中等强度：该阶段的强度为中等强度下限（40%~60% HHR，能说话但不能唱歌）。 达到目标：（靶）心率（脉搏）：112次/分钟		
	运动时间：30分钟每天，逐渐增加至60分钟每天		
重返运动阶段（术后第6~12个月）	运动方式：有氧运动，如游泳、骑自行车、慢跑。 力量训练：直腿抬高练习、空踩自行车练习、单腿负重平衡练习。 拉伸训练：股四头肌拉伸训练、腘绳肌拉伸训练		
	运动频率：3组/天，30次/组		
	中等强度：该阶段的强度为中等强度下限（40%~60% HHR，能说话不能唱歌）。 达到目标：（靶）心率（脉搏）：150次/分钟		
	运动时间：30分钟每天，逐渐增加至60分钟每天		
注意事项	（1）请注意运动时是否有胸痛、胸闷、气急、心慌、眩晕、恶心、腹痛、便血、黑便等不适，如果存在请立即停止运动，必要时与医生联系。 （2）运动时若关节有不适请立即停止运动。 （3）请按主诊医生处方按时服药。 （4）请妥善保管本处方，复诊时携带		
复诊	4周后复诊，每月复诊1次，下次复诊时间为2021年4月16日，届时携带本处方		
运动处方师	签字：蔡国锋　时间：2021年3月16日		

四、髌股关节不稳保守治疗运动处方

对于单纯首次髌骨脱位，髌骨倾斜、半脱位的患者，可在医生的指导下进行膝关节的适当锻炼，以达到增加关节稳定性、预防髌骨复发性脱位及髌骨关节炎的目的。

（一）康复教育

告知患者髌股关节不稳的病因、危险因素、临床症状特征；告知患者避免膝关节重复同样的动作。不要过度拉伸膝关节，避免膝关节过度外展等动作，选择防滑运动鞋，避免未进行充分热身的急跑急停，避免膝关节扭伤。

（二）运动处方制定[3-10]

1. 髌骨脱位早期阶段（伤后第3周）

髌骨脱位后患者常因膝关节局部疼痛、肿胀及相关肌肉无力，使其对康复治疗产生畏惧或抵触心理，导致伤后康复进展缓慢，膝关节普遍会存在功能障碍，应佩戴带髌骨限位器的膝关节保护性支具，并在无痛条件下适度直抬腿练习，负荷量为10秒，3次×2组，每天30分钟。以防止膝关节发生粘连及肌肉萎缩，踝泵练习可有效预防下肢深静脉血栓形成；肌力训练可预防远期出现肌肉萎缩，有利于术后早期、快速开展肌力、关节活动度和本体感觉等相关训练。

2. 髌骨脱位中期阶段（伤后第3周至3个月）

此阶段运动目的为增强稳定髌骨的肌肉力量，可参照内侧髌股韧带重建术后康复方案，佩戴带髌骨限位器的膝关节保护性支具，向内侧推髌活动，负荷量为10秒/次，3次×2组；踝泵练习，要求小腿收紧至极限处（跖屈）保持5秒，放松2秒，然后又反向活动至极限处（背伸）保持5秒，再放松2秒，环绕一周算1次，全天尽可能多做，至少300次。股四头肌、腘绳肌静力性力量练习（闭链训练），膝关节屈30°夹球训练，10次×3组，组间休息1～2分钟。侧抬腿、后抬腿练习，10次×3组，组间休息1～2分钟。

3. 髌骨脱位晚期阶段及重返运动处方（伤后第3～12个月）

髌骨脱位保守治疗3个月后可逐渐开始进行剧烈、对抗性体育运动。在整个康复过程中以有氧运动、力量训练、拉伸训练相结合进行运动锻炼，应遵循FITT-VP原则，在膝关节肿胀及疼痛耐受的前提下逐渐增加活动量，具体制定实施方案。

（1）有氧运动。运动频率（frequency）：3～5天/周；运动强度（intensity）：可从中等强度（40%～59%最大心率HRR）向较大强度（≥60%HRR）过渡；运动时间（time）：从20～30分钟/天逐步增加至60 分钟/天，每周总训练时间不少于150分钟，或进行75分钟较大强度运动；运动类型（type）：选择游泳、健步走、骑自行车、慢跑等膝关节负荷较小的运动。

（2）力量训练。运动频率（frequency）：5天/周，同一肌群每周训练3次即可；运动强度（intensity）：即训练时的负荷，体能较差者可从10% 1-RM开始，一般中低强度为60% 1-RM重复12～15次/组，或高强度为80%1-RM重复6～8次/组；运动时间（time）：每个动作重复2～4组，每组5～15次，每次5～10秒，每天20～30分钟；运动类型（type）：①直腿抬高训练：床边坐位，一腿屈腿，将另一条腿伸直并慢慢向上抬高，勾起脚尖，停留片刻，放下伸直的腿，恢复屈腿状态；可在踝部负重1位，双腿轮流屈髋屈腿，再伸直，像骑自行车一样。重复20次为1组，每天3～5组。③单腿负重平衡练习：先在平地上练习，单腿能随意站2分钟以上后，改为在软垫上进行。

（3）拉伸训练。运动频率（frequency）：每天对膝关节周围肌群及韧带进行拉伸；运动强度（intensity）：有紧绷感/拉伸感而没有疼痛，无痛或微痛情况下缓慢增加关节活动范围；运动时间（time）：动力性运动达到10次，静力性拉伸保持10～30秒，每次5～10分钟；运动类型（type）：下肢主要以关节的动力性和静力性拉伸相结合。常进行股四头肌拉伸训练、腘绳肌拉伸训练。伤后12周膝关节全范围活动负重行走并逐渐恢复运动训练，可进行骑自行车、椭圆机、平衡板训练等，以达到增加膝关节、髌股关节稳定性及灵活性，达到重返运动的目的。

（三）注意事项

佩戴髌骨限位器的膝关节保护性支具下逐渐增加活动量，准备活动和整理活动是缓解疼痛、避免运动损伤的关键；注意运动时是否有胸痛、胸闷、气急、心慌、眩晕、恶心等不适，如果存在请立即停止运动，如果在运动中感觉膝关节疼痛，需及时终止运动，必要时与医生联系。拉伸训练时注意缓慢拉伸并在末端维持，不宜产生疼痛，以免肌肉拉伤。注意保持良好心态，保证足够的睡眠，合理膳食；定期随访，调整运动处方。

根据每位患者的运动健康筛查、体适能测试及术后恢复情况，制定其个性化重返运动处方（见表3-4-4）。

表 3-4-4 髌骨脱位保守治疗运动处方示例

基本信息:	2021年3月16日		
姓 名:张××	性 别:女	年龄:18岁	电 话:187××××1931
运动(体力活动)水平	□严重不足 ☑不足 □中等 □较高		
运动前健康筛查	身高160cm,体重51kg,BMI=19.9kg/m^2,体脂率15%		
	慢病史:□高血压 □糖尿病 □心脏病 □肺脏疾病 □其他		
	血液指标:空腹血糖5.5mmol/L,总胆固醇124mmol/L		
	血压:120/64mmHg,心率:70次/分钟		
体适能测试	心肺耐力:良好		
	肌肉力量、耐力、握力:中等 柔韧性:良好		
	平衡能力:良好 灵活性:良好		
诊 断	右髌骨脱位	诉求:重返运动训练	
重返运动阶段运动处方			
髌骨脱位早期阶段(脱位至伤后第3周)	运动方式:有氧运动(踝泵练习) 力量训练:足外旋位直腿抬高练习、直腿抬高练习、侧抬腿、后抬腿练习 拉伸训练:股四头肌拉伸训练、腘绳肌拉伸训练		
	运动频率:3组/天,30次/组		
	中等强度:该阶段的强度为中等强度下限(40%~60% HHR) 达到目标:(靶)心率(脉搏):112次/分钟		
	运动时间:30分钟/天,逐渐增加至60分钟/天		
髌骨脱位晚期阶段(伤后第3周至3个月)	运动方式:有氧运动,如游泳、骑自行车、慢跑 力量训练:直腿抬高练习、空踩自行车练习、单腿负重平衡练习 拉伸训练:股四头肌拉伸训练、腘绳肌拉伸训练		
	运动频率:3组/天,30次/组		
	中等强度:该阶段的强度为中等强度下限(40%~60% HHR,能说话但不能唱歌) 达到目标:(靶)心率(脉搏):150次/分钟		
	运动时间:30分钟/天,逐渐增加至60分钟/天		
髌骨脱位晚期阶段(伤后第3~12个月)	运动方式:有氧运动,如游泳、骑自行车、慢跑。 力量训练:直腿抬高练习、空踩自行车练习、单腿负重平衡练习。 拉伸训练:股四头肌拉伸训练、腘绳肌拉伸训练		
	运动频率:3组/天,30次/组		
	中等强度:该阶段的强度为中等强度下限(40%~60% HHR,能说话但不能唱歌)。 达到目标:(靶)心率(脉搏):150次/分钟		
	运动时间:30分钟每天,逐渐增加至60分钟每天		
注意事项	(1)请注意运动时是否有胸痛、胸闷、气急、心慌、眩晕、恶心、腹痛、便血、黑便等不适,如果存在请立即停止运动。 (2)运动时若关节有不适请立即停止运动。 (3)佩戴带髌骨限位器的膝关节保护性支具下逐渐增加活动量,准备活动和整理活动是缓解疼痛、避免运动损伤的关键。 (4)请妥善保管本处方,复诊时携带		
复诊	4周后复诊,每月复诊1次,下次复诊时间为2021年4月16日,届时携带本处方		
运动处方师	签字:蔡国锋 时间:2021年3月16日		

参考文献

［1］O'Sullivan ST, Harty JA. Patellar stabilization surgeries in cases of recurrent patellar instability: a retrospective clinical and radiological audit［J］. Ir J Med Sci, 2021, 190(2): 647–652.

［2］Schmeling A, Frings J, Akoto R, et al. Patellaluxation : Ursachen und Therapie［Patellar dislocation : Causes and treatment］［J］. Unfallchirurg, 2020, 123(12): 969–983.

［3］Wolfe S, Varacallo M, Thomas JD, et al. Patellar Instability. 2022 May 8. In: StatPearls［J/OL］. Treasure Island［FL］: StatPearls Publishing, 2022, PMID: 29494034.

［4］Pogorzelski J, Rupp MC, Ketzer C, et al. Reliable improvements in participation in low–impact sports following implantation of a patellofemoral inlay arthroplasty at mid–term follow–up［J］. Knee Surg Sports Traumatol Arthrosc, 2021, 29(10): 3392–3399.

［5］Cai G, Li Y, I Han R, et al. Clinical efficacy of celecoxib for osteoarthritis and bone anchor assisted knee extensor reconstruction［J］. Pak J Pharm Sci, 2019, 32［1(Special)］: 439–444.

［6］Ishibashi Y, Kimura Y, Sasaki E, et al. Medial Patellofemoral Ligament Reconstruction Using Fiber Tape and Knotless SwiveLock Anchors［J］. Arthrosc Tech, 2020, 9(8): e1197–e1202.

［7］李庆军, 章亚东, 贾海港, 等. 内侧髌股韧带双束解剖重建治疗髌骨脱位［J］. 中国矫形外科杂志, 2016, 24(19): 1770–1773.

［8］沙霖, 代振振, 李海, 等. 规避骺板的内侧髌股韧带重建治疗儿童青少年习惯性及复发性髌骨脱位［J］. 中国骨与关节杂志, 2021, 10(06): 424–430.

［9］贾治源, 徐斌, 王高远, 等. 青少年复发性髌骨脱位的围手术期护理及术后康复［J］. 临床护理杂志, 2019, 18(06): 63–66.

［10］苏守文, 史德海, 李智勇, 等. 保守和手术治疗急性髌骨脱位的Meta分析［J］. 中山大学学报（医学科学版）, 2014, 35(04): 624–631.

蔡国锋　保文莉

第五节　膝关节置换术后康复运动处方

全膝关节置换术（total knee arthroplasty，TKA）是近年来最有效的关节重建手术之一，主要适用于严重的膝关节骨关节炎、类风湿性关节炎、膝关节严重畸形等疾患的终末治疗。该手术可矫正膝关节畸形，改善膝关节活动度，保持膝关节稳定性，缓解膝关节疼痛，提高患者生活质量[1，2]。

虽然精湛的手术技术是TKA手术成功的关键，但是系统的康复治疗及围术期管理也是决定手术成败的重要因素，规范化的康复治疗可更好地保证TKA手术的治疗效果。目前，我们针对拟行TKA手术的患者，术前就开始进行预康复，TKA术前康复训练不仅能提高TKA成功率，而且有助于提升TKA手术疗效，对于TKA患者术后功能转归具有十分积极的影响。制定运动处方的目的是缓解疼痛，增强肌肉力量，恢复膝关节的活动、负重、行走的功能。

一、膝关节置换围手术期运动处方

（一）康复教育

术前阶段让患者正确认识疾病本身，了解手术概要以及注意事项，通过改变患者的行为习惯和健康状态来保护膝关节。术前充分进行宣教，重点是针对疾病过程以及预后；减轻体重，同时改善心血管功能和下肢肌力及灵活性协调能力的训练等。

（二）运动处方制定

围手术期主要分术前阶段（术前至手术当日）、急性期康复（术后第1～5天）；术后早期阶段（术后第6～14天）三个阶段。围手术期的重点是进行康复教育及预康复训练，消肿止痛，逐渐增加膝关节屈伸活动度，改善膝关节功能，预防下肢深静脉血栓形成等并发症。

1. 术前阶段（术前至手术当日）

患者术前运动不足，活动量减少会导致骨质疏松、肌肉萎缩及关节挛缩等并发症的发生率，不利于术后早期关节功能的恢复。而术前预康复可增强患者股四头肌肌力，改善膝关节周围血液循环，利于术后肌力尽快恢复，降低瘢痕对关节活动度的限制等。

2. 急性期康复（术后第1～5天）

（1）治疗目标。消肿镇痛，防止伤口愈合不良、感染等并发症；预防下肢深静脉血栓形成；增加膝关节屈伸范围。

（2）训练方法。使用CPM仪（图3-5-1）进行被动训练，设定度数为0°～60°，根据自身情况，每天增加5°，每次1小时，3次/天。在CPM机进行功能锻炼前，充分镇痛；锻炼之后，立即冰敷，减少渗出[3]。

踝泵运动：踝关节背屈、跖屈和旋转运动，每组20～50次，重复3组（图3-5-2A、图3-5-2B）。

力量训练：股四头肌等长收缩练习，伸直膝关节，直腿抬高，然后保持膝关节伸直位10秒，每组10～20次，重复3组（图3-5-3）。

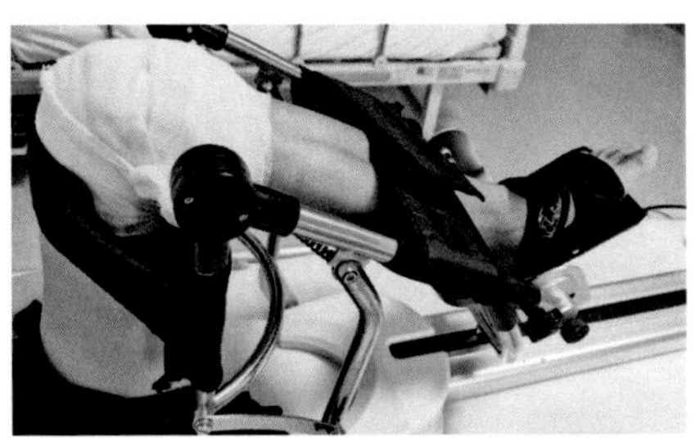

图 3-5-1 CPM 仪进行被动锻炼

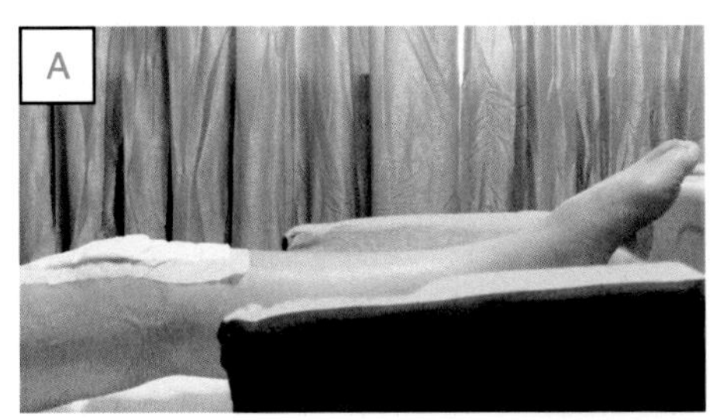

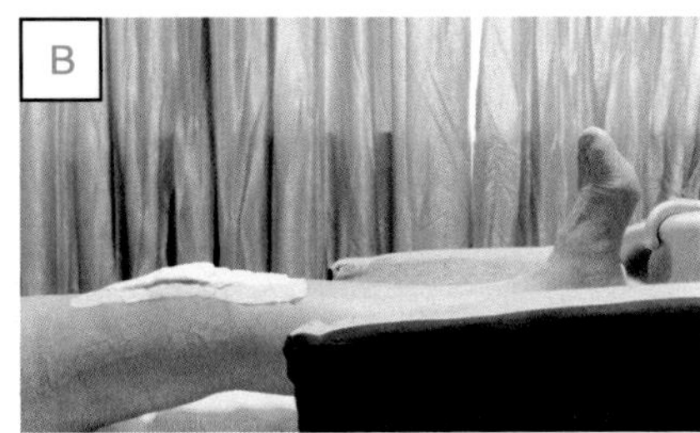

图 3-5-2 踝泵运动

A. 绷脚；B. 勾脚

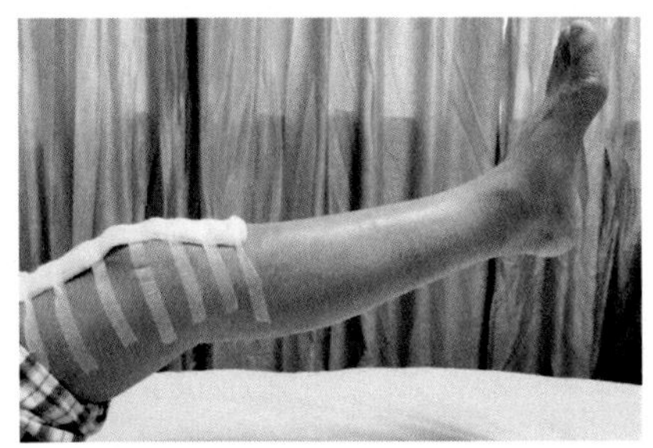

图 3-5-3 股四头肌等长收缩练习

3. 术后早期阶段（术后第6–14天）

（1）治疗目标。消肿和镇痛；能够独立上下床；增加下肢肌肉力量；膝关节被动活动度0°～100°。

（2）训练方法。转移训练（从不同高度的座椅上练习从坐到站）；在助行器辅助下，进行渐进式步态训练。

膝关节被动屈伸功能练习[3]：被动伸膝练习，患者仰卧位或坐位，仰卧位时后跟垫枕头，在膝关节上方辅助向下的力量，坐位时手托住脚踝处，使膝关节尽量伸直，并维持10秒，使后方感觉酸胀，每组10次，重复3组；被动屈膝练习，患者仰卧位或坐位，在小腿前方辅助向后的力量，使膝关节屈曲到目标角度，维持10秒，然后再伸直膝关节，每组10次，重复3组（图3–5–4）。

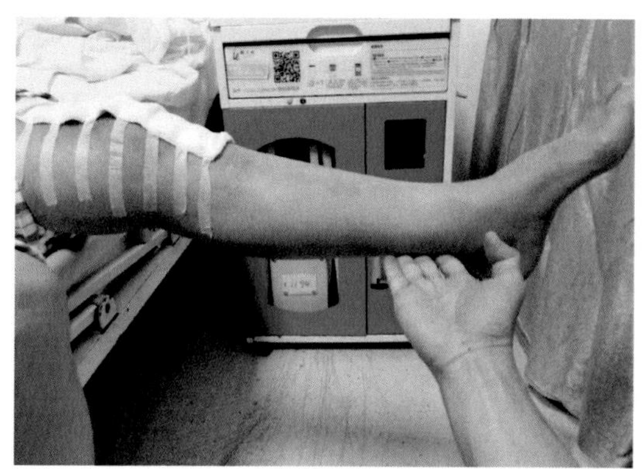

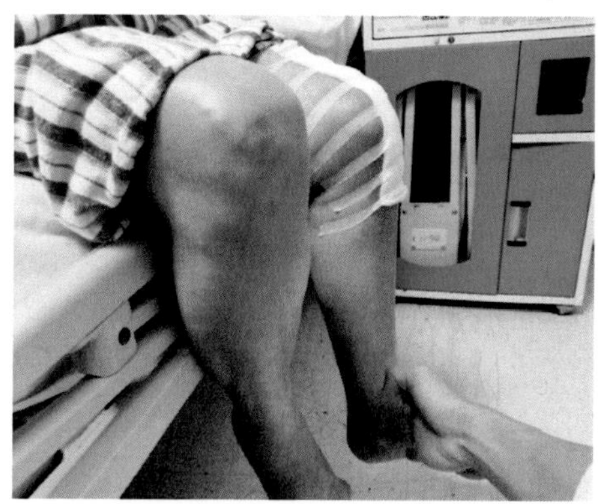

图 3–5–4　膝关节被动屈伸功能练习

膝关节主动屈伸功能练习：依靠患者自身力量，主动进行膝关节屈曲及伸直训练，每组10次，重复3组。

（三）注意事项

术前应对每位患者进行运动健康筛查及体适能测试，利于指导运动处方制定。术后早期通过预康复，适当超前镇痛及局部冰敷，利于消肿止痛，术后在无痛条件下尽早激活股四头肌收缩功能，能有效防止肌肉萎缩，术后两周内膝关节活动度达到110°，满足日常生活需要等。

根据每位患者的运动健康筛查、体适能测试及术后恢复情况，制定其个性化重返运动处方（见表3–5–1）。

表 3-5-1 膝关节置换围手术期运动处方示例

基本信息：	2022年2月17日		
姓名：方××	性别：女	年龄：71岁	电话：137××××1368
运动/体力活动 水平	☑ 严重不足 ☐ 不足 ☐ 中等 ☐ 较高		
运动前健康筛查	身高152cm，体重62kg，BMI=26.8kg/m^2，体脂率43%		
	慢病史：☑ 高血压 ☑ 糖尿病 ☑ 心脏病 ☑ 肺脏疾病 ☑ 其他（肥胖等）		
	血液指标：空腹血糖6.0 mmol/L，总胆固醇4.3mmol/L		
	血压：150/80mmHg，心率：94次/分钟		
体适能测试	心肺耐力：差		
	肌肉力量、耐力、握力：差	柔韧性：差	
	平衡能力：一般	灵活性：差	
诊断	膝关节置换术后	诉求：重返生活	
围手术期运动处方			
术后2周内	运动方式：术后1~5天踝泵练习、直腿抬高练习；然后过渡到膝关节主动屈伸锻炼		
	运动频率：3~5次/天，每次10个		
	中等强度：前四周的运动强度为中等强度下限（40%~60% HRR） 达到目标（靶）心率（脉搏）：100次/分钟		
	运动时间：30分钟/天，逐步增至60分钟/天		
注意事项	（1）请注意运动时是否有胸痛、胸闷、气急、心慌、眩晕、恶心、腹痛、便血、黑便等不适，如果存在请立即停止运动，必要时与医生联系。 （2）如果在运动中感觉膝关节疼痛，需及时终止运动，必要时与医生联系。 （3）准备活动是缓解疼痛、避免运动损伤的关键。 （4）在运动处方实施过程中，应遵循循序渐进、长期坚持、注意安全的原则；定期随访，调整运动处方		
复诊	1个月后复诊，下次复诊时间为2022年3月17日，届时携带本处方		
运动处方师	签字：李发灿	时间：2022年2月17日	

二、膝关节置换出院后运动处方

（一）康复教育

该阶段患者已经出院，在家里完成运动康复训练，需要强调居家练习过程中保持安全和独立，必要时可以到专业的康复训练中心，按照康复师的指导进行康复训练。

（二）运动处方制定

1. 术后中期阶段（术后第3～6周）

在不平坦的地面上进行步态训练；继续增加膝关节的活动度和肌力练习；根据患者的情况进行渐进性负重。

2. 术后远期阶段（术后第7～12周）[4]

本阶段治疗目标是到达正常的步态模式，减少对辅助工具的依赖并逐步去除；膝关节活动角度接近健侧，同时改善平衡、肌力及耐力训练等，减少肌肉代偿和关节压力，以防止长期不平衡的问题等。

加强膝关节主动屈伸功能练习，每组20～50次，重复3组；深蹲及蹬车运动：每组20次，重复3组；康复功率自行车、行走或游泳：以调整心血管系统，每周3～5次，每次20分钟；使用泡沫垫，进行平衡与本体感觉训练等[5]。

上下楼梯练习：上楼梯顺序：健肢→患肢→手杖；下楼梯顺序：手杖→患肢→健肢等（图3-5-5）。

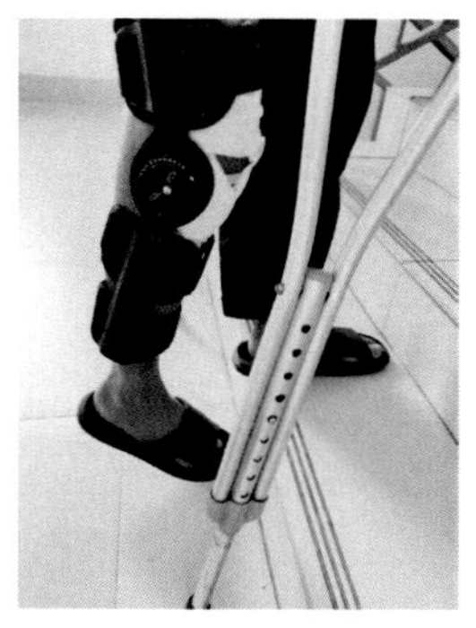
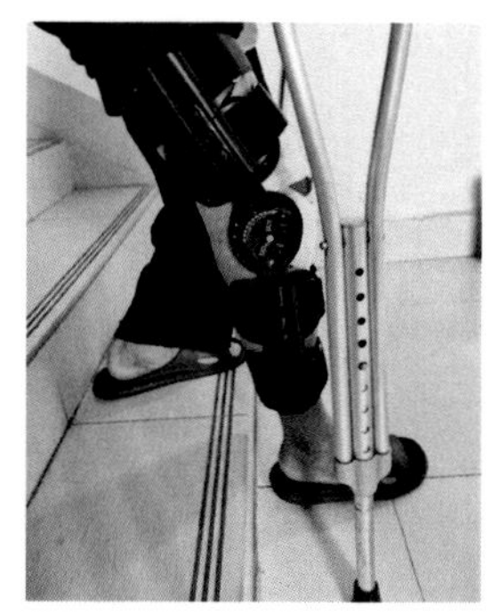

图 3-5-5　上下楼梯练习（上楼：健肢→患肢→手杖；下楼：手杖→患肢→健肢）

（三）注意事项

局部理疗、消肿、冰敷，建议在患膝疼痛能耐受前提下进行运动训练，膝关节置换术后早期可佩戴膝关节固定矫形器，主要是减轻疼痛、防止膝关节屈曲。要注意预防下肢深静脉血栓形成及持续性关节腔积液等并发症的处理。根据每位患者的运动健康筛查、体适能测试及术后恢复情况，制定其个性化运动处方（见表3-5-2）。

表 3-5-2　膝关节置换出院后运动处方示例

基本信息：	2022年3月17日		
姓名：方××	性别：女	年龄：71岁	电话：137××××1145
运动/体力活动 水平	☑严重不足　☐不足　☐中等　☐较高		
运动前健康筛查	身高152cm，体重62kg，BMI=26.8kg/m^2，体脂率43%		
	慢病史：☑高血压　☑糖尿病　☑心脏病　☑肺脏疾病　☐其他		
	血液指标：空腹血糖6.0 mmol/L，总胆固醇4.3mmol/L		
	血压：150/80mmHg，心率：94次/分钟		
体适能测试	心肺耐力：差		
	肌肉力量、耐力、握力：差　柔韧性：差		
	平衡能力：一般　灵活性：差		
诊断	全膝关节置换术后	诉求：重返生活	
出院后运动处方			
术后第3~12周	运动方式：踝泵练习、直腿抬高练习；膝关节主动屈伸搬炼；被动膝关书屈伸，助行器上下楼梯练习等		
	运动频率：3~5次/天，每次10个		
	中等强度：前四周的运动强度为中等强度下限（40%~60% HRR）达到目标（靶）心率（脉搏）：110次/分钟		
	运动时间：30~60分钟/天，逐步增至90分钟/天		
注意事项	（1）请注意运动时是否有胸痛、胸闷、气急、心慌、眩晕、恶心、腹痛、便血、黑便等不适，如果存在请立即停止运动，必要时与医生联系。 （2）如果在运动中感觉膝关节疼痛，需及时终止运动，必要时与医生联系。 （3）准备活动是缓解疼痛、避免运动损伤的关键。 （4）注意保持良好心态，保证足够的睡眠，合理膳食。 （5）在运动处方实施过程中，应遵循循序渐进、长期坚持、注意安全的原则；定期随访，调整运动处方		
复诊	1个月后复诊，下次复诊时间为2022年4月14日，届时携带本处方		
运动处方师	签字：李发灿　时间：2022年3月17日		

三、膝关节置换术后重返运动处方

（一）康复教育

为使患者达到生活自理，继续加强肌力训练、关节柔韧性训练，以及平衡功能训练等。

（二）运动处方制定

1. 重返运动前阶段（术后第12周至6个月）

此期的目标为主动辅助屈膝≥115°[6]；起立时双腿负重对称和相等；股四头肌和腘绳肌力量以及柔韧性等满足日常生活需要[7]。要达到以上治疗目的，可进行髌骨推移训练（图3-5-6）；股四头肌牵张练习：取站立位，手扶椅子或墙壁，膝屈曲并使脚跟靠近臀部，保持腰部挺直，然后小心地使脚跟贴近臀的中部。牵伸开始时会感觉大腿前方有牵拉感，并可能会有疼痛感，所以不用一开始就用力太大，以大腿前方牵拉感明显时而不至于疼痛时为宜，然后伴随着深呼吸逐渐加大牵拉力度，当呼气的时候，把脚跟尽量靠近臀部。腘绳肌牵张练习：各种压腿动作均为腘绳肌牵张，可以采取直腿坐位，将身体尽量向小腿靠拢。蹲马步：两脚自然分开，与肩同宽或略宽于肩，脚尖自然向前；上体自然竖直，抬头挺胸，收腹翘臀；腿部下蹲姿势，大腿和小腿的夹角可以根据自身能力调整，注意膝盖的垂直点不要超过脚尖。同时身心放松，进行腹式呼吸。平衡/本体感觉训练：双腿和单腿动态活动[5]。

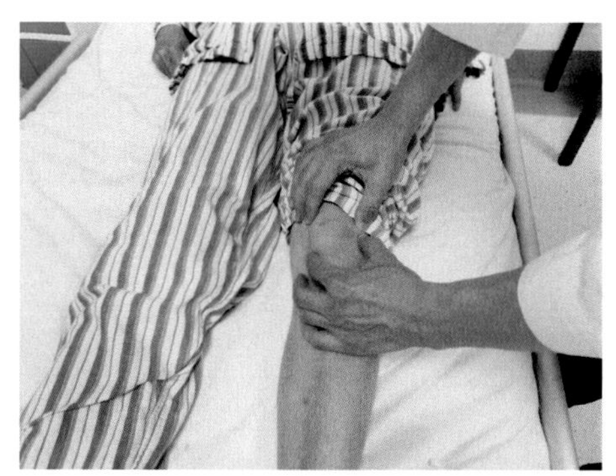

图 3-5-6　髌骨推移训练

2. 重返运动阶段（术后第6～12个月）

6个月后可进行慢走、游泳等运动。在整个康复过程中以有氧运动、力量训练、拉伸训练相结合进行运动锻炼，应遵循FITT-VP原则，在膝关节肿胀及疼痛耐受的前提下逐渐增加活动量，具体制定实施方案：

（1）有氧运动。运动频率（frequency）：3～5天/周；运动强度（intensity）：可从中等强度（40%～59%最大心率HRR）向较大强度（≥60%HRR）过渡；运动时间（time）：从20～30分钟/天逐步增加至60分钟/天，每周总训练时间不少于150分钟，或进行75分钟较大强度运动；运动类型（type）：选择游泳、健步走、骑自行车、慢跑等膝关节负荷较小的运动。

（2）力量训练。运动频率（frequency）：5天/周，同一肌群每周训练3次即可；运动强度（intensity）：即训练时的负荷，体能较差者可从10% 1–RM开始，一般中低强度为60% 1–RM重复12～15次/组，或高强度为80%1–RM重复6～8次/组；运动时间（time）：每个动作重复2～4组，每组5～15次，每次5～10秒，每天20～30分钟；运动类型（type）：①直腿抬高训练：床边坐位，一腿屈腿，将另一条腿伸直并慢慢向上抬高，勾起脚尖，停留片刻，放下伸直的腿，恢复屈腿状态；可在踝部负重1～3kg沙袋效果更佳；重复10次为1组，每天3～5组。②空踩自行车训练：仰卧位，双腿轮流屈髋屈腿，再伸直，像骑自行车一样。重复20次为1组，每天3～5组。③单腿负重平衡练习：先在平地上练习，单腿能随意站2分钟以上后，改为在软垫上进行。

（3）拉伸训练。运动频率（frequency）：每天对膝关节周围肌群及韧带进行拉伸；运动强度（intensity）：有紧绷感/拉伸感而没有疼痛，无痛或微痛情况下缓慢增加关节活动范围；运动时间（time）：动力性运动达到10次，静力性拉伸保持10～30秒，每次5～10分钟；运动类型（type）：下肢主要以关节的动力性和静力性拉伸相结合。常进行股四头肌拉伸训练、腘绳肌拉伸训练。

（三）注意事项

患者可以重返工作、进行体育运动及开始娱乐活动训练等，治疗结束后还需要继续增强肌力，如果功能受限、客观测量未达标和患者要求进一步康复时，需要延长康复时间。一般来说，TKA术后，不建议从事高强度的体育活动，如慢跑、网球、羽毛球、垒球及攀岩等[8]；准备活动和整理活动是缓解疼痛、避免运动损伤的关键；注意运动时是否有胸痛、胸闷、气急、心慌、眩晕、恶心等不适，如果存在请立即停止运动，如果在运动中感觉膝关节疼痛，需及时终止运动，必要时与医生联系；有氧运动时注意监测心率、血压变化，避免运动过量或不足。拉伸训练时注意缓慢拉伸并在末端维持，不宜产生疼痛，以免肌肉拉伤。注意保持良好心态，保证充足的睡眠，合理膳食；定期随访，调整运动处方。

根据每位患者的运动健康筛查、体适能测试及术后恢复情况，制定其个性化运动处方（见表3–5–3）。

表 3-5-3　膝关节置换术后重返运动处方示例

基本信息：	2022年4月14日		
姓名：方 × ×	性别：女	年龄：71岁	电话：137 × × × × 1145
运动/体力活动 水平	☐ 严重不足　☑ 不足　☐ 中等　☐ 较高		
运动前健康筛查	身高152cm，体重62kg，BMI=26.8kg/m^2，体脂率43%		
	慢病史：☑ 高血压　☑ 糖尿病　☑ 心脏病　☑ 肺脏疾病 ☑ 其他（肥胖等）		
	血液指标：空腹血糖6.0 mmol/L，总胆固醇4.3mmol/L		
	血压：150/80mmHg，心率：90次/分钟		
体适能测试	心肺耐力：一般		
	肌肉力量、耐力、握力：一般　柔韧性：一般		
	平衡能力：一般　灵活性：一般		
诊断	全膝关节置换术后	诉求：重返运动	
重返运动处方			
术后第12周至12个月	运动方式：巩固之前的康复方式，并加强股四头肌和腘绳肌的训练，过渡到散步行走、快速行走、游泳、自行车、太极拳等		
	运动频率：3~5次/周		
	中等强度：前四周的运动强度为中等强度下限（60%~80% HRR，能说话也能唱歌） 达到目标（靶）心率（脉搏）：110次/分钟		
	运动时间：30~60分钟/天，逐步增至90分钟/天		
注意事项	（1）请注意运动时是否有胸痛、胸闷、气急、心慌、眩晕、恶心、腹痛、便血、黑便等不适，如果存在请立即停止运动，必要时与医生联系。 （2）如果在运动中感觉膝关节疼痛，需及时终止运动，必要时与医生联系。 （3）准备活动是缓解疼痛、避免运动损伤的关键。 （4）注意保持良好心态，保证足够的睡眠，合理膳食。 （5）在运动处方实施过程中，应遵循循序渐进、长期坚持、注意安全的原则；定期随访，调整运动处方		
复诊	1个月后复诊，下次复诊时间2022年5月12日，届时携带本处方		
运动处方师	签字：李发灿　时间：2022年4月14日		

参考文献

［1］Biazzo A, Manzotti A, Confalonieri N. Bi-unicompartmental versus total knee arthroplasty: long term results［J］. Acta Orthop Belg, 2018, 84(3): 237-244. .

［2］Sugiyama Y, Iida H, Amaya F, et al. Prevalence of chronic postsurgical pain after thoracotomy and total knee arthroplasty: a retrospective multicenter study in Japan［Japanese Study Group of Subacute Postoperative Pain)］［J］. J Anesth, 2018, 32(3): 434-438.

［3］杨勇, 程智勇. 骨关节持续性被动运动锻炼对膝关节周围骨折患者术后关节功能恢复及生活质量的影响［J］. 实用医院临床杂志, 2020, 17(4): 21-24.

［4］李振芳, 杨柳, 张雪美, 等. 早期抗阻力训练对TKA病人膝关节功能康复的影响［J］. 护理研究, 2020, 34(2): 355-358.

［5］郑绍敏, 林坚, 黄墩兵, 等. 视觉反馈下本体感觉训练对早期全膝关节置换术后患者平衡功能的影响［J］. 浙江医学, 2021, 43(6): 630-634.

［6］王路, 杨胜武. 全膝关节置换术后患者满意度影响因素研究进展［J］. 国际骨科学杂志, 2015, 36(1): 30-35.

［7］吕厚山. 人工关节外科学［M］. 北京: 科学出版社, 1998: 345-354.

［8］中华医学会骨科学分会. 骨关节炎诊治指南(2007年版)［J］. 中国矫形外科杂志, 2014, 22(3): 287-288.

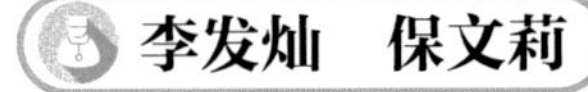
李发灿　保文莉

第六节　膝关节镜手术康复运动处方

膝关节镜手术是针对膝关节疾病及运动损伤的微创检查和治疗手段，主要包括韧带重建、半月板损伤修复、游离体取出、关节清理、滑膜切除及软骨缺损微骨折术等，具有创伤小、出血少、住院时间短、关节粘连率低、术后康复快等优点。前面已介绍了韧带重建与半月板损伤关节镜手术的康复运动处方，本节主要介绍关节镜下游离体取出、关节清理、滑膜切除、软骨缺损微骨折术的康复运动处方。膝关节镜术后康复需长期坚持，术后合理有效地运动能帮助患者早日康复。在运动康复过程中应注意患者的心理状况、疼痛控制下早期康复锻炼，手术后膝关节本体感觉的恢复也应值得重视，并制订个性化锻炼计划。良好的锻炼计划能减少术后关节粘连的发生，增加肌力、关节的稳定性，减少并发症的发生[1]。

一、膝关节镜围手术期运动处方

膝关节镜手术是临床广泛应用的治疗膝关节疾病的手术方式，膝关节镜手术康复运动的目的是恢复膝关节的活动、负重、行走功能，其围手术期康复的原则是尽早开始功能训练，防止肌肉萎缩、骨质疏松、关节僵硬[2]。

（一）康复教育

告知患者关节镜围手术期注意事项，根据膝关节损伤特点注意锻炼膝关节的柔韧性和灵活性，可根据运动特点制定个性化动作进行康复训练，并持之以恒。同时要合理安排相关训练，避免下肢过度疲劳，告知患者膝关节解剖结构和损伤修复的过程，提醒患者康复活动中的注意事项，保证康复治疗过程的安全性。术前训练需与患者及家属进行耐心沟通，告知其术前功能性训练的目的、意义、必要性，结合患者知识文化水平进行综合讲解，在训练过程中应耐心指导，多给予患者鼓励与支持。

（二）运动处方制定[3]

1. 术前阶段（术前至手术当日）

术前应对患者行运动健康筛查及体适能测试，以指导运动处方制定。患者常因膝关节局部外伤后疼痛、肿胀及相关肌肉无力，使其对康复治疗产生畏惧或抵触心理，导致术后康复进展缓慢，膝关节存有一定功能障碍。建议术前无痛条件下适度增加膝关节活动度，有利于防止术后膝关节发生粘连及肌肉萎缩；术前踝泵练习可有效预防下肢深静脉血栓形成；术前肌力训练可预防术后出现肌肉萎缩，利于术后早期、快速开展肌力、关节活动度和本体感觉等相关训练。

2. 术后早期阶段（术后第0～2周）

重点是重获关节活动度，肌肉收缩练习与早期负重，术后1～3天消肿止痛，控制关节内积血与组织水肿，减轻疼痛和炎症反应。术后尽早推髌活动，膝关节垫高促进消肿（图3–6–1），踝泵锻炼（图3–6–2），股四头肌静力性力量练习（闭链训练），负荷量为10秒，3次×2组；各方向直抬腿10次×3组，组间休息1～2 分钟。术后第2天即开始膝关节活动度训练，仰卧屈膝训练（图3–6–3），0°～60°屈曲，2周屈曲达到90°，膝关节活动度训练（图3–6–4）。负重训练：术后第2天支具保护扶拐下地部分负重行走，支具屈伸锁定0°，1～2周内患肢负重达25%～50%。

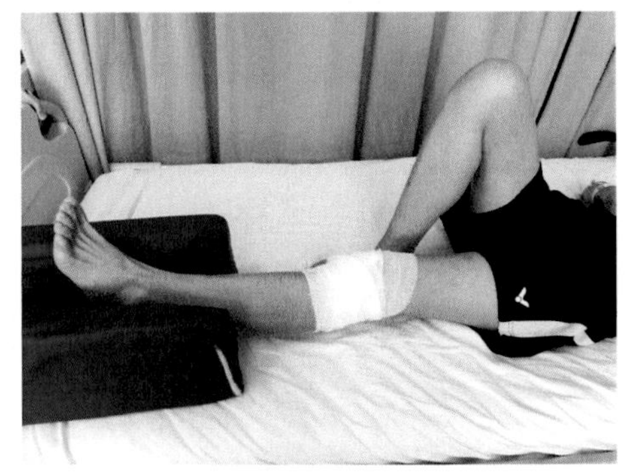

图 3-6-1　膝关节垫高促进消肿

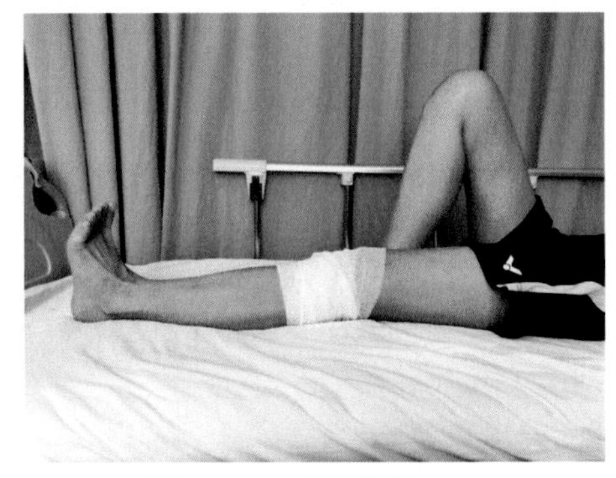

图 3-6-2　踝泵锻炼

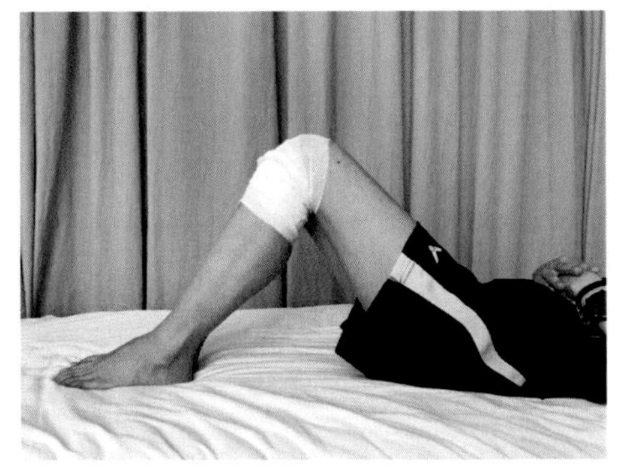

图 3-6-3　仰卧屈膝训练

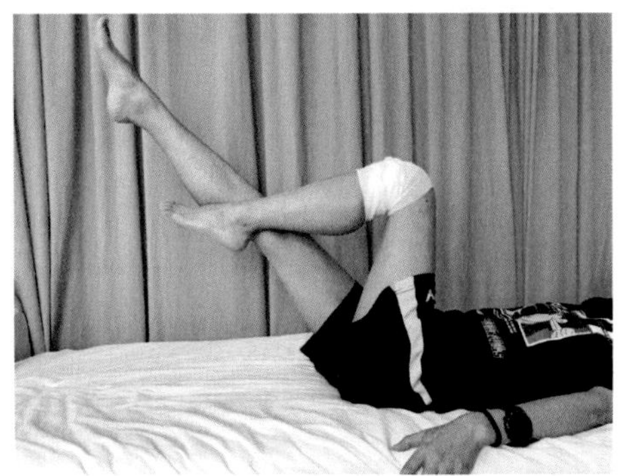

图 3-6-4　膝关节活动度训练

（三）注意事项

术前应对每位患者进行运动健康筛查及体适能测试，利于指导运动处方制定。术后早期通过适当的超前镇痛及局部冰敷，促进消肿止痛，术后在无痛条件下尽早激活股四头肌收缩功能，能有效防止肌肉萎缩。术后1～2周适当屈膝30°～60°功能训练，在护膝保护下扶拐部分负重行走。

根据每位患者的运动健康筛查、体适能测试及术后恢复情况，制定其个性化运动处方（见表3-6-1）。

表 3-6-1　膝关节镜围手术期运动处方示例

基本信息：	2022 年2月4日		
姓 名：李××	性 别：女	年龄：28岁	电 话：134××××5432
运动（体力活动）水平	□严重不足　☑不足　□中等　□较高		
运动前健康筛查	身高176cm，体重75kg，BMI=24.2kg/m^2，体脂率25%		
	慢病史：□高血压　□糖尿病　□心脏病　□肺脏疾病 □其他		
	血压：130/90mmHg，心率：67次/分钟		
体适能测试	心肺耐力：良好　平衡能力：良好　握力：良好		
	柔韧性：良好　反应力：稍差		
诊 断	膝关节镜术后	诉求	围手术期运动恢复
术前阶段 （术前至手术当日）	运动方式：踝泵练习、直腿抬高练习、关节屈曲练习		
	强度：中等强度（40% HRR）		
	运动时间：时间为30~60分钟		
术后早期阶段 （术后第0~2周）	运动方式	踝泵练习、直腿抬高练习、关节屈曲练习、推髌活动、膝关节垫高消肿、股四头肌静力性力量练习（闭链训练）	
	运动强度和运动频率	踝泵锻炼及股四头肌静力性力量练习（闭链训练）负荷量为10秒，3次×2组；各方向直抬腿10次×3组，组间休息1~2分钟 仰卧屈膝训练，0°~60°屈曲，2周屈曲达到90°，膝关节活动度训练	
	负重训练	术后第2天支具保护扶拐下地步行，部分负重行走，支具屈伸锁定0°，1~2周内达到患肢负重25%~50%体重	
复 诊	4周后复诊，每月复诊1次，下次复诊时间为2022年3月3日，届时携带本处方		
运动处方师	签字：李松	时间：　2022年2月4日	

二、膝关节镜手术出院后运动处方

（一）康复教育

该阶段患者已出院回家，主要居家自主完成运动康复训练，因此需向患者告知患膝关节镜手术修复的过程，着重强调术后自主康复的重要性，提醒患者康复活动中注意事项，保证康复治疗过程中移植物的安全性。必要时可建议患者到专业的康复训练中心，在康复医生指导下自主康复训练。

（二）运动处方制定

1. 术后中期阶段（术后第3～4周）

加强肌力训练、膝关节活动度训练，屈曲逐渐超过90°，髌骨推移训练、床边屈膝训练（开链训练）、各方向直抬腿，负荷量为每次10秒，3次×2组，每天20～30分钟。

2. 术后远期阶段（术后第5～12周）

（1）膝关节活动度。逐渐增加屈曲角度，可以完全伸直与屈曲，被动活动0°～120°，增加至全关节活动范围，患膝无痛和肿胀下逐渐达到正常范围。行走时佩戴支具保护（图3-6-5），本体感觉训练、肌肉力量及耐力训练，增强肌力强度恢复训练[4]。逐渐增加本体感觉训练难度（图3-6-6），使用平行木、蹦床、平衡板进行下肢协调性和稳定性训练，向正面、后向、侧向踏板训练。继续支具保护下负重行走，增加负重占比，负重增加逐渐达100%，逐渐丢拐，每天30～60分钟，12周时争取全角度、完全负重、脱离支具。

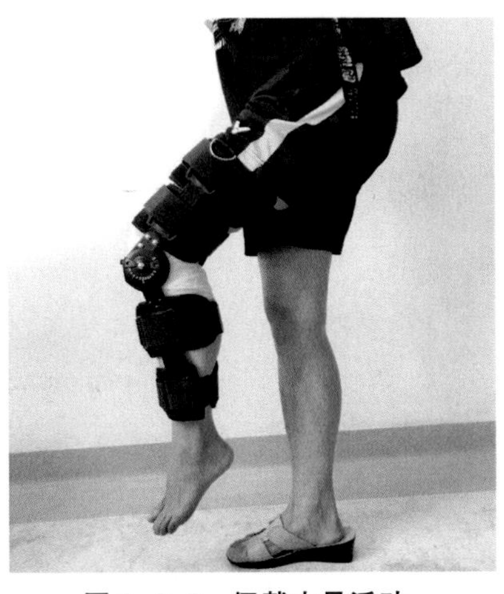

图3-6-5　佩戴支具活动

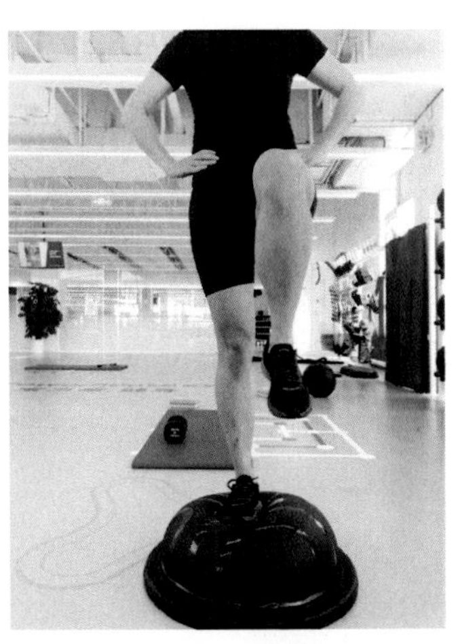

图3-6-6　平衡性训练

（2）肌力训练。肌力训练可以进行弹力带训练（图3–6–7）、直腿抬高、夹球（图3–6–8）等训练，增加股四头肌和内收肌肌力，在较大负荷训练中应注意限制膝关节完全伸直，避免早期膝关节伸展时股四头肌主动收缩对胫骨牵拉的负面作用。加强肌力训练、膝关节活动度训练，屈曲超过90°，髌骨推移训练、床边屈膝、各方向直抬腿，负荷量为10秒，3次×2组，每天30分钟。

（3）负重训练。行走时用支具保护患膝，步态训练、本体感觉训练，增强肌力强度恢复训练，股四头肌力量训练，腓肠肌肌腱训练，保持10秒，重复15～20次，恢复到65%的正常肌力。固定功率车训练，开始15分钟，逐渐增加到30分钟。逐渐采用抗阻模式，座位抬高，需要保持15°屈曲角度。座椅高度逐渐恢复正常高度，适量增加阻力。增加本体感觉训练难度，使用平行木、蹦床、平衡板的下肢协调性和稳定性训练，向正面、后向、侧向踏板训练。进一步增加股四头肌和内收肌肌力，肌力训练可以进行弹力带训练、直腿抬高、夹球等训练。继续支具保护下负重行走，逐渐丢拐，负重增加逐渐达100%，每天30～60分钟，12周时争取全角度、完全负重、脱离支具。

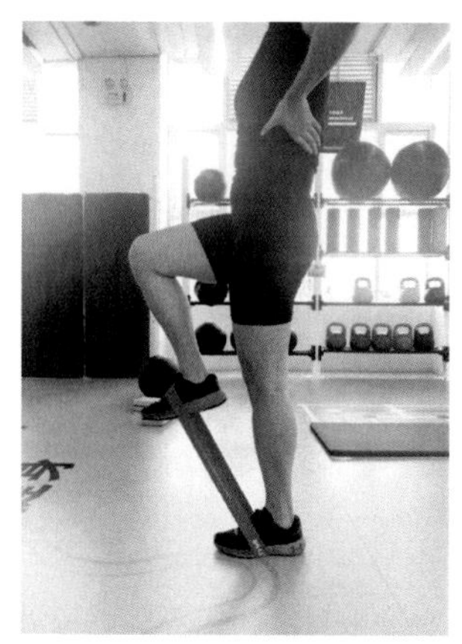
图 3–6–7　弹力带训练

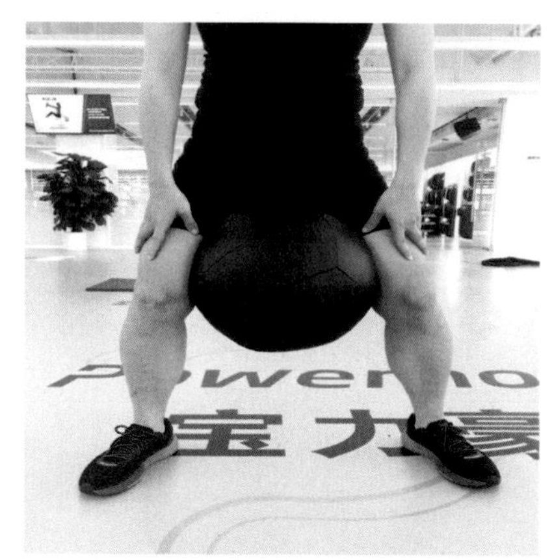
图 3–6–8　夹球训练

（三）注意事项

在较大负荷训练中，应注意限制膝关节完全伸直，避免早期膝关节伸展时股四头肌主动收缩对胫骨牵拉的负面作用。应注意铰链式支具保护下及疼痛能耐受条件下逐渐恢复膝关节屈伸功能及活动范围。根据每位患者的运动健康筛查、体适能测试及术后恢复情况，制定其个性化运动处方（见表3–6–2）。

表 3-6-2 膝关节镜手术出院后运动处方示例

<table>
<tr><td colspan="5">基本信息：　　　　2022 年2月4日</td></tr>
<tr><td>姓 名：李 × ×</td><td>性 别：男</td><td colspan="2">年龄：38岁</td><td>电 话：134 × × × × 4458</td></tr>
<tr><td>运动（体力活动）水平</td><td colspan="4">☐ 严重不足　☑ 不足　☐ 中等　☐ 较高</td></tr>
<tr><td rowspan="3">运动前健康筛查</td><td colspan="4">身高176cm，体重75kg，BMI=24.2kg/m²，体脂率26%</td></tr>
<tr><td colspan="4">慢病史：☐ 高血压　☐ 糖尿病　☐ 心脏病　☐ 肺脏疾病　☐ 其他</td></tr>
<tr><td colspan="4">血压：130/90mmHg，心率：67次/分钟</td></tr>
<tr><td rowspan="2">体适能测试</td><td colspan="4">心肺耐力：良好　平衡能力：良好　握力：良好</td></tr>
<tr><td colspan="4">柔韧性：良好　反应力：稍差</td></tr>
<tr><td>诊 断</td><td>膝关节镜术后</td><td>诉求</td><td colspan="2">重返运动</td></tr>
<tr><td rowspan="3">术后中期阶段（术后第3~4周）</td><td colspan="4">运动方式：踝泵练习、直腿抬高练习、关节屈曲练习（0°~90°）、髌骨推移训练、负重行走</td></tr>
<tr><td colspan="4">运动评率和运动强度：3组/天，30次/组；中等强度（40%~60% HRR）</td></tr>
<tr><td colspan="4">运动时间：30~60分钟/天</td></tr>
<tr><td rowspan="3">术后远期阶段（术后第5~12周）</td><td>运动方式</td><td colspan="3">踝泵练习、直腿抬高练习、关节屈曲练习，推髌活动，股四头肌静力性力量练习（闭链训练）</td></tr>
<tr><td>运动强度和运动频率</td><td colspan="3">（1）膝关节活动度：逐渐增加屈曲角度，被动活动0°~110°，增加到完全关节活动范围。
（2）加强肌力训练、膝关节活动度训练，屈曲超过90°，髌骨推移训练、床边弯曲、各方向直抬腿，负荷量为10秒，3次 × 2组，每天30分钟</td></tr>
<tr><td>负重训练</td><td colspan="3">继续支具保护下负重行走，增加负重占比，负重逐渐增加至100%，逐渐丢拐，每天30~60分钟，12周时争取全角度、完全负重、脱离支具</td></tr>
<tr><td>复 诊</td><td colspan="4">4周后复诊，每月复诊1次，下次复诊时间为2022年3月3日，届时携带本处方</td></tr>
<tr><td>运动处方师</td><td colspan="4">签字：李松　　　时间： 2022 年2月4日</td></tr>
</table>

三、膝关节镜术后重返运动处方

（一）康复教育

让患者明确膝关节镜术后重返运动目标，改变生活习惯，大量的证据支持运动能给关节镜手术后重返运动患者带来益处，告知患者膝关节镜手术注意事项，膝关节损伤常严重影响运动员的训练及比赛，应重视预防工作。预防膝关节损伤的主要措施有运动前要做好充分准备活动，根据专项特点注意发展膝关节的柔韧性和灵活性，保证康复治疗过程中的安全性，增强肌肉力量，减轻膝关节疼痛，提高生活质量[5]。

（二）运动处方制定

膝关节镜术后重返运动处方制定前应进行运动前健康筛查、运动风险评估及健康相关体适能测试，而后根据康复功能评定结果，适时地为患者调整制定运动处方。膝关节镜术后重返运动患者一般进行有氧运动、力量训练、拉伸训练相结合运动锻炼，应遵循FITT-VP原则，在膝关节肿胀及疼痛耐受的前提下逐渐增加活动量。

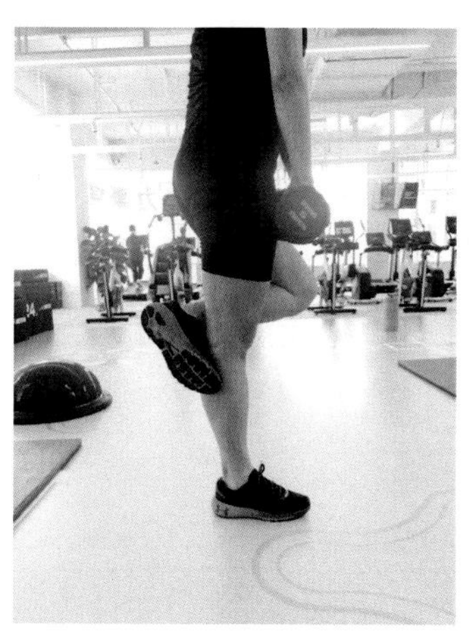

图 3-6-9　膝关节负重训练

1. 重返运动前阶段（术后第12周至6个月）

达到正常关节活动度，双下肢100%负重，恢复正常步态。加强膝关节协调性和肌肉力量强度及耐力训练，进行膝关节负重训练（图3-6-9）、平衡、反应性、协调性、整体训练，同时提倡个性化及专项运动训练，每天30～60分钟，每周3～5次，膝关节功能逐渐恢复到损伤前运动水平。

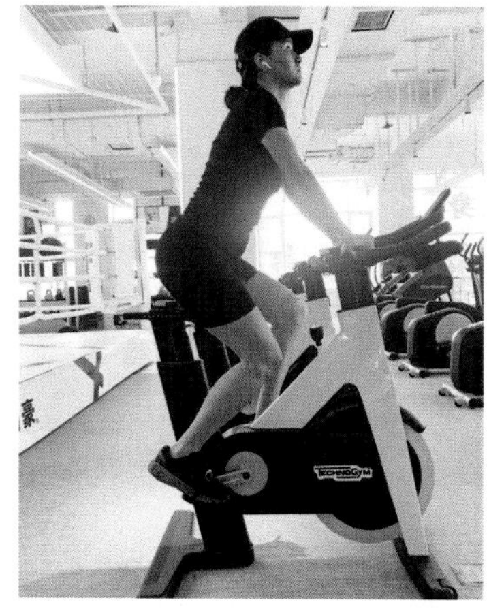

图 3-6-10　骑自行车锻炼

2. 重返运动阶段（术后第6～12个月）

（1）有氧运动。运动频率（frequency）：3～5天/周；运动强度（intensity）：可从中等强度（40%～59%VO_2R或HRR）向较大强度（≥60%VO_2R或HRR）过渡；运动时间（time）：从20～30分钟/天逐步增加60 分钟/天，每周总训练时间不少于150分钟，或进行75分钟较大强度运动；运动类型（type）：选择游泳、健步走、骑自行车（图3-6-10）、慢跑等关节负荷较小的运动。

（2）力量训练。运动频率（frequency）：2～3天/周，同一肌群每周训练3次即可；运动强度（intensity）：体能较差者可从10% 1-RM开始，一般中低强度为60% 1-RM重复12～15次/组，或高强度为80%1-RM重复6～8次/组；运动时间（time）：每个动作重复2～4组，每组5～15次，每次5～10秒，每天20～30分钟；运动类型（type）：①直腿抬高训练：仰卧位，一腿屈腿，将另一条腿伸直并慢慢向上抬高，勾起脚尖，停留片刻。放下伸直的腿，恢复屈腿状态，另一条腿重复上述动作。重复10次为1组，每天3～5组。②仰卧屈膝训练：仰卧位，双腿伸直。然后脚跟着地，尽量屈膝。如此反复，重复20次为1组，每天3～5组。③空踩自行车训练：仰卧位，双腿轮流屈髋屈腿，再伸直，像骑自行车一样。重复20次为1组，每天3～5组。④股四头肌等长收缩训练：仰卧位，一腿膝关节屈曲。另一腿膝关节伸直，做膝关节用力下压床面的动作，当感到大腿前侧肌肉绷紧膝关节后部紧张时，坚持10秒，然后放松。换腿重复上述动作。重复20次为1组，每天3～5组。⑤俯卧位伸膝训练：俯卧位。一条腿踝关节的前方垫一软垫。该踝关节用力向下压，尽可能伸直膝关节。坚持10秒，然后放松。换腿重复上述动作。重复20次为1组，每天3～5组。⑥坐位伸膝训练（图3-6-11）：坐在椅子上，轮流伸直左右腿，伸腿的同时用力勾起脚尖。重复20次为1组，每天3～5组。

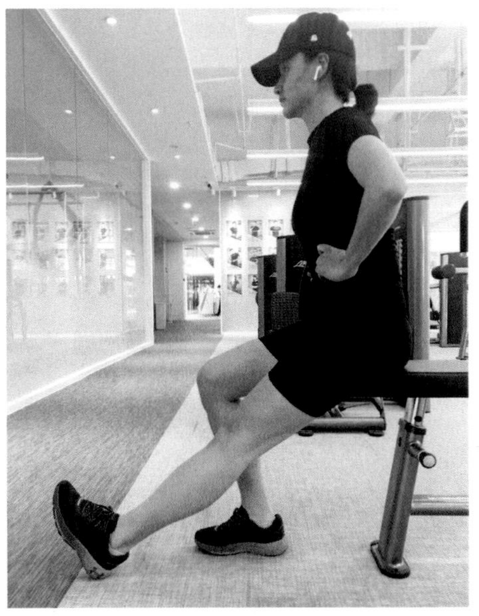

图 3-6-11　坐位伸膝训练

此外，可辅助股二头肌（俯卧腿弯举）、髋外展肌群（髋关节外展）、髋内收肌群（髋关节内收）、小腿后侧肌群等训练。

（3）拉伸训练。运动频率（frequency）：每天对膝关节周围肌群及韧带进行拉伸。运动强度（intensity）：有紧绷感/拉伸感而没有疼痛，无痛或微痛情况下缓慢增加关节活动范围；运动时间（time）：动力性运动达到10次，静力性拉伸保持10～30秒，每次5～10分钟；运动类型（type）：下肢主要关节的动力性和静力性拉伸相结合。常进行股四头肌拉伸训练（图3-6-12）：站立位，伸直双腿后部肌肉。左手扶墙，屈起右腿，右手抓住左脚背，尽量屈曲膝关节，并勾起脚尖，感觉大腿前部肌肉被拉紧。保持10秒，放下腿。换腿重复上述动作，重复10次。腘绳肌拉伸训练：坐位腘绳肌拉伸除了可以拉伸腘绳肌、竖脊肌和臀肌外，还可以拉伸小腿后部肌肉。坐位，双腿伸直向前，间隔约1.8cm，脚趾朝上，身体向前弯曲，头部处于舒适位置，与后背成一条直线，双手置于跟腱或足趾处，保持10～15秒。可以通过回拉足趾进行进一步拉伸。综合训练1年后可进行剧烈、对抗性体育运动。

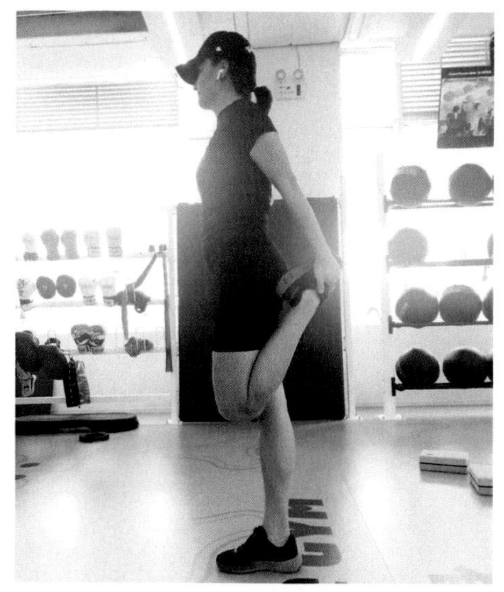

图 3-6-12　股四头肌拉伸训练

（三）注意事项

膝关节镜术后重返运动前准备活动和整理活动是缓解疼痛的关键；疼痛明显和功能受限可低于每周150分钟活动量；如果术后重返运动中感觉膝关节疼痛，需及时终止运动，必要时与医生联系；避免做剧烈的深蹲、爬山、爬坡及爬楼训练等加重膝关节磨损的运动方式；有氧运动时注意监测心率、血压变化，避免运动过量或不足[6, 7]。拉伸训练时注意缓慢拉伸并在末端维持，不宜产生疼痛，以免肌肉拉伤。注意保持良好心态，保证足够的睡眠，合理膳食；定期随访，调整运动处方。根据每位患者的运动健康筛查、体适能测试及术后恢复情况，制定其个性化运动处方（见表3-5-3）。

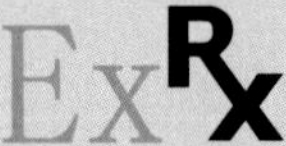

运动处方

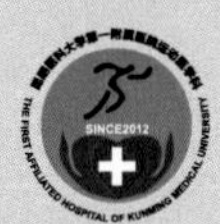

表 3-5-3 膝关节镜术后重返运动处方示例

<table>
<tr><td colspan="5">基本信息：　　　　2022 年2月4日</td></tr>
<tr><td>姓 名：李××</td><td>性 别：女</td><td>年龄：28岁</td><td colspan="2">电 话：134××××7541</td></tr>
<tr><td>运动（体力活动）水平</td><td colspan="4">☐ 严重不足　☑ 不足　☐ 中等　☐ 较高</td></tr>
<tr><td rowspan="3">运动前健康筛查</td><td colspan="4">身高176cm，体重75kg，BMI=24.2kg/m²，体脂率25%</td></tr>
<tr><td colspan="4">慢病史：☐ 高血压　☐ 糖尿病　☐ 心脏病　☐ 肺脏疾病　☐ 其他</td></tr>
<tr><td colspan="4">血压：130/90mmHg，心率：67次/分钟</td></tr>
<tr><td rowspan="2">体适能测试</td><td colspan="4">心肺耐力：良好　平衡能力：良好　握力：良好</td></tr>
<tr><td colspan="4">柔韧性：良好　反应力：稍差</td></tr>
<tr><td>诊 断</td><td>膝关节镜术后</td><td>诉求</td><td colspan="2">重返运动</td></tr>
<tr><td rowspan="5">重返运动阶段
（术后第6~12个月）</td><td colspan="4">有氧运动：运动频率：3~5天/周。
运动强度：可从中等强度向较大强度过度。
运动时间：从5~10分钟/天逐步增加至20~30分钟/天，每周总训练时间不少于150分钟，或进行75分钟较大强度运动。
运动类型：选择游泳、健步走、骑自行车、慢跑等关节负荷较小的运动</td></tr>
<tr><td colspan="4">力量训练：运动频率：2~3天/周，同一肌群每周训练3次即可。
运动强度：即训练时的负荷，体能较差者可从10% 1-RM开始，一般中低强度为60% 1-RM重复12~15次/组，或高强度为80% 1-RM重复6~8次/组。
运动时间：每个动作重复2~4组，每组5~15次，每次5~10秒，每天20~30分钟</td></tr>
<tr><td rowspan="3">运动阶段</td><td colspan="3">热身阶段：拉伸、活动各关节，时间为5~10分钟</td></tr>
<tr><td colspan="3">运动阶段：逐步增加运动强度达到最佳心率，持续120分钟</td></tr>
<tr><td colspan="3">恢复阶段：四肢进行柔韧拉伸伴深呼吸，恢复至平静状态</td></tr>
<tr><td>注意事项</td><td colspan="4">（1）准备活动和整理活动是缓解疼痛的关键，穿专用运动鞋；在急性期和炎症期避免剧烈运动。
（2）疼痛明显和功能受限可低于每周150分钟活动量，鼓励病人在止痛药发挥药效时运动；注意运动时是否有胸痛、胸闷、气急、心慌、眩晕、恶心等不适，如果存在请立即停止运动。
（3）如果在运动中感觉膝关节疼痛，需及时终止运动，必要时与医生联系；避免做剧烈的深蹲、爬山、爬坡及爬楼训练等加重膝关节磨损的运动方式。
（4）有氧运动时注意监测心率、血压变化，避免运动过量或不足；抗阻训练过程中不能憋气，注意调整呼吸，发力时呼气，放松时吸气。
（5）拉伸训练时注意缓慢拉伸并在末端维持，不宜产生疼痛，以免肌肉拉伤</td></tr>
<tr><td>复 诊</td><td colspan="4">4周后复诊，每月复诊1次，下次复诊时间为2022年3月3日，届时携带本处方</td></tr>
<tr><td>运动处方师</td><td colspan="4">签字：李松　　时间：2022 年2月4日</td></tr>
</table>

参考文献

[1] 曾小娃, 阮雅青, 陈洁文. 快速康复外科理念在膝关节镜手术围术期的应用效果［J］. 中国当代医药, 2021, 28(15): 95−97.

[2] Mok TN, He QY, Teng Q, et al. Arthroscopic Hip Surgery versus Conservative Therapy on Femoroacetabular Impingement Syndrome: A Meta−Analysis of RCTs［J］. Orthop Surg, 2021, 13(6): 1755−1764.

[3] 李青梅, 郑光峰. 快速康复外科理念在膝关节镜围手术期护理中的应用［J］. 实用医药杂志, 2015, 32(11): 1044−1045.

[4] 张晓艳, 李世仙, 苏燕, 等. 快速优质康复理念在膝关节镜围手术期护理中的应用［J］. 中西医结合护理, 2020, 6(7): 156.

[5] Kise NJ, Risberg MA, Stensrud S, et al. Exercise therapy versus arthroscopic partial meniscectomy for degenerative meniscal tear in middle aged patients: randomised controlled trial with two year follow−up［published correction appears in BMJ, 2017, 17, 356: j266］［published correction appears in BMJ, 2018 Dec 4, 363: k4893］［J］. BMJ, 2016, 354: i3740.

[6] 高菲, 钟玲, 刘锦, 等. 基于关节镜下ACL损伤重建术应用快速康复的疗效观察［J］. 世界最新医学信息文摘, 2019 (4): 90−90.

[7] Joshi A. Exercise therapy is supplementary to arthroscopic surgery when surgery is indicated［J］. BMJ, 2016, 354: i4622.

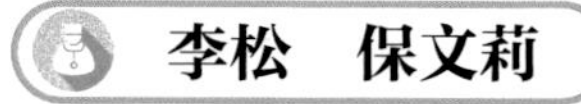
李松　保文莉

第七节　膝骨关节炎保守治疗运动处方

膝骨关节炎是中老年常见的骨关节疾病，我国40～60岁人群的发病率为10%～17%；60岁以上的人群，发病率激增至50%；70岁以上，发病率则高达70%。制定运动处方的目的是缓解疼痛，增强肌肉力量，提高心肺耐力，预防骨质疏松，恢复膝关节的活动、负重、行走的功能。

一、康复教育

让患者了解膝骨关节炎的发病过程，改变生活习惯，大量的证据支持运动能给患者带来如下益处[1-9]：①运动可减轻疼痛；②维持受累关节周围的肌肉力量；③减轻关节僵硬程度；④预防功能减退；⑤改善心理健康和生活质量。告知患者运动后有不适是正常的，提醒患者康复活动中的注意事项，保证康复治疗过程中的安全性，增强肌肉力量，减轻膝关节疼痛，提高生活质量。

二、康复运动处方制定[1-6、7]

制定康复运动处方前应进行运动前健康筛查、运动风险评估及健康相关体适能测试，而后根据康复功能评定结果，适时地为患者调整制定运动处方。膝骨关节炎患者一般以有氧运动、力量训练、拉伸训练相结合进行运动锻炼，应遵循FITT-VP原则，在膝关节肿胀及疼痛耐受的前提下逐渐增加活动量。

1. 有氧运动

运动频率（frequency）：3～5天/周；运动强度（intensity）：可从中等强度（40%～59%VO_2R或HRR）向较大强度（≥60%VO_2R或HRR）过渡；运动时间（time）：从5～10分钟/天逐步增加至20～30 分钟/天，每周总训练时间不少于150分钟，或进行75分钟较大强度运动；运动类型（type）：选择游泳、健步走、骑自行车、椭圆机、慢跑、太极拳等膝关节负荷较小的运动。

2. 力量训练

运动频率（frequency）。2～3天/周，同一肌群每周训练3次即可；运动强度（intensity）：即训练时的负荷，体能较差者可从10% 1-RM开始，一般中低强度为60% 1-RM重复12～15次/组，或高强度为80%1-RM重复6～8次/组；运动时间（time）：每个动作重复2～4组，每组5～15次，每次5～10秒，每天20～30分钟；运动类型（type）有以下训练：

（1）直腿抬高训练（图3-7-1）。仰卧位，一腿屈腿，将另一条腿伸直并慢慢向上抬高，勾起脚尖，停留5～10秒。放下伸直的腿，恢复屈腿状态，另一条腿重复上述动作。重复10次为1组，每天3～5组。

（2）仰卧屈膝训练（图3-7-2）。仰卧位，双腿伸直，然后脚跟着地，尽量屈膝5～10秒。如此反复，重复10～20次为1组，每天3～5组。

（3）股四头肌等长收缩训练（图3-7-3）。仰卧位，一腿伸膝自然放松。另一腿膝关节伸直，做膝关节用力下压床面的动作，当感到大腿前侧肌肉绷紧膝关节后部紧张时，坚持10秒，然后放松。换腿重复上述动作。重复10～20次为1组，每天3～5组。

（4）俯卧位伸膝训练（图3-7-4）。俯卧位，一腿踝关节的前方垫一软垫。该踝关节用力向下压，尽可能伸直膝关节，坚持10秒，然后放松。换腿重复上述动作，重复10～20次为1组，每天3～5组。

（5）坐位伸膝训练（图3-7-5）。坐在椅子上，轮流伸直左右腿，伸膝同时用力勾起脚尖，每次坚持5～10秒，重复20次为1组，每天3～5组。

（6）空踩自行车训练（图3-7-6）。仰卧位，双腿轮流屈髋屈腿，再伸直，像骑自行车一样，重复20次为1组，每天3～5组。

此外，可辅助进行股二头肌（俯卧屈膝）、髋外展肌群（髋关节外展）、髋内收肌群（髋关节内收）、小腿后侧肌群（提踵）等训练。

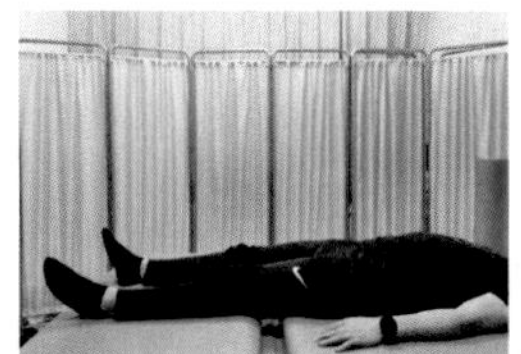
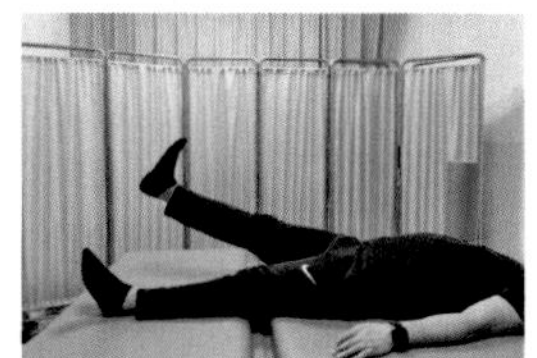

图 3-7-1 直腿抬高训练

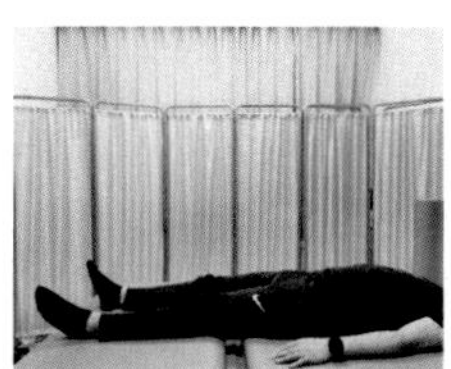

图 3-7-2　仰卧屈膝训练

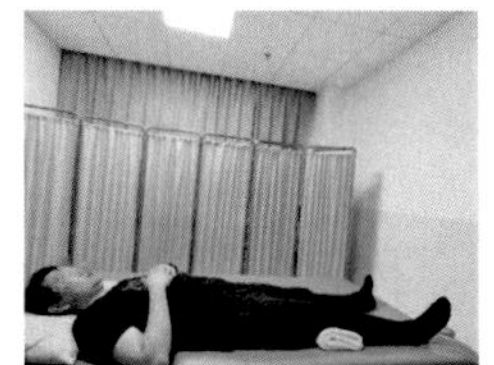
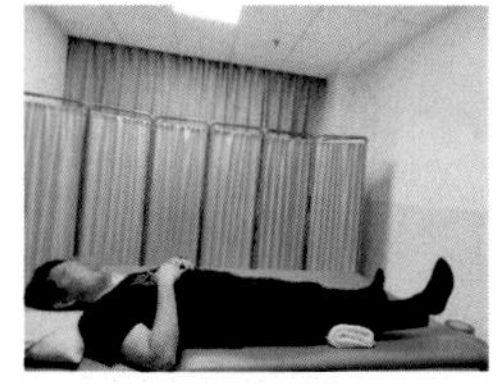

图 3-7-3　股四头肌等长收缩练习

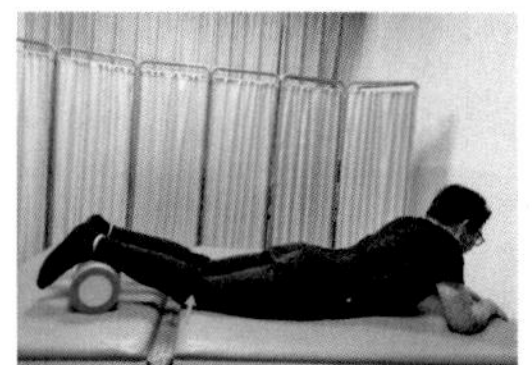
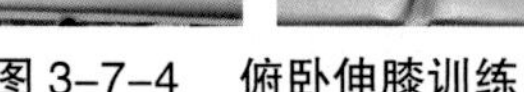

图 3-7-4　俯卧伸膝训练

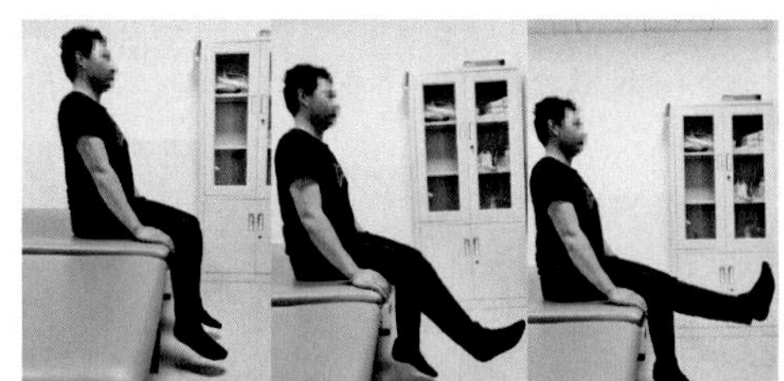

图 3-7-5　坐位伸膝训练

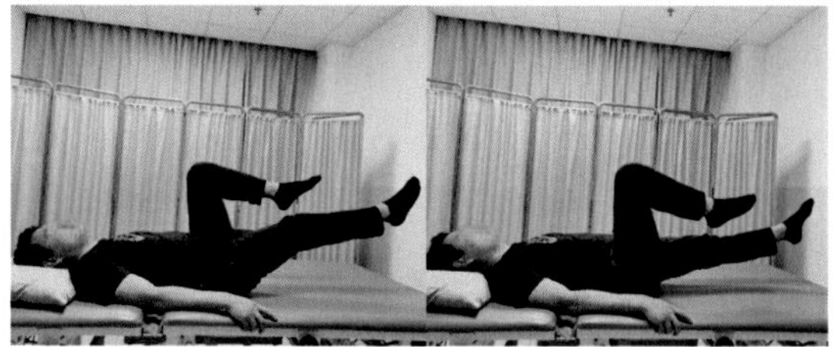

图 3-7-6　空踩自行车训练

3. 拉伸训练

运动频率（frequency）：每天对膝关节周围肌群及韧带进行拉伸；运动强度（intensity）：有紧绷感/拉伸感而没有疼痛，无痛或微痛情况下缓慢增加关节活动范围；运动时间（time）：动力性运动达到10次，静力性拉伸保持10～30秒，每次5～10

分钟；运动类型（type）：下肢主要以关节的动力性和静力性拉伸相结合。常进行如下训练：

（1）股四头肌拉伸训练（图3-7-7）。 站立位，伸直双腿后部肌肉。左手扶墙，屈起右腿，右手抓住左脚背，尽量屈曲膝关节，并勾起脚尖，感觉大腿前部肌肉被拉紧，保持10秒钟，放下腿。换腿重复上述动作，重复10次。

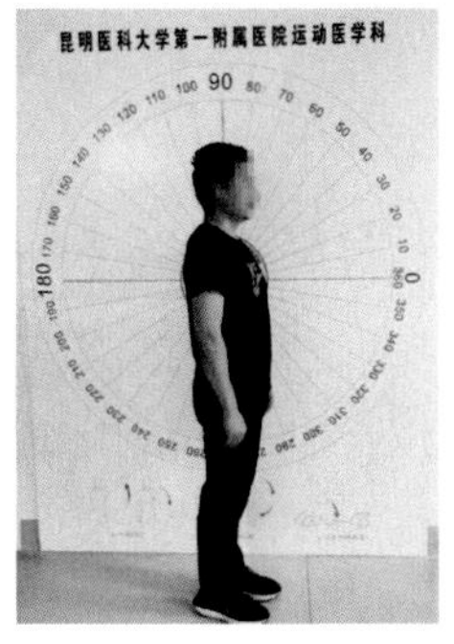

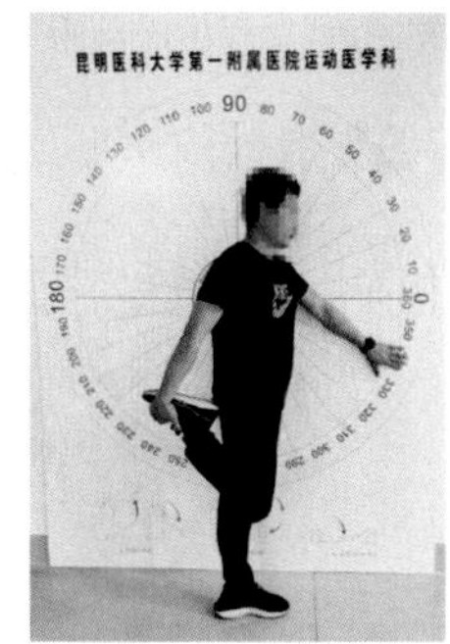

图 3-7-7　股四头肌拉伸

（2）腘绳肌拉伸训练（图3-7-8）。 坐位，腘绳肌拉伸除了可以拉伸腘绳肌、竖脊肌和臀肌外，还可以拉伸小腿后部肌肉（腓肠肌和比目鱼肌）。坐位，双腿伸直向前，间隔约1.8cm，脚趾朝上，身体向前弯曲，头部处于舒适位置，与后背成一条直线，双手置于跟腱或足趾处，保持10～15秒。可以通过回拉足趾进行进一步拉伸。

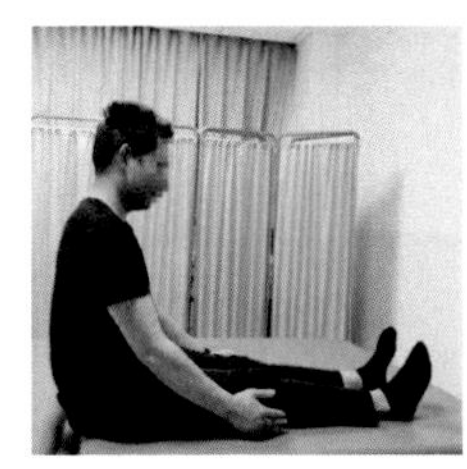
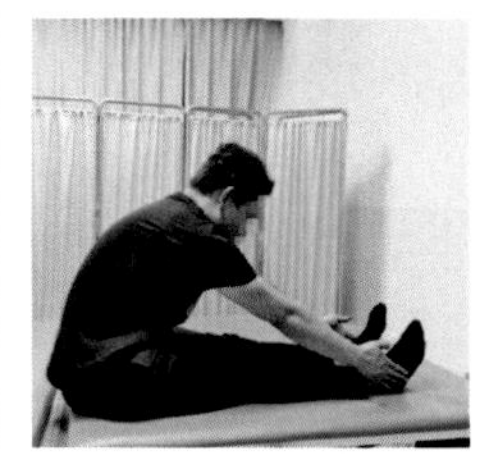
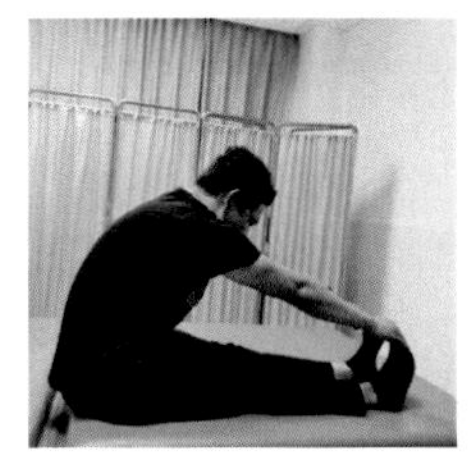

图 3-7-8　腘绳肌拉伸

三、注意事项

准备活动和整理活动是缓解疼痛的关键，穿专用运动鞋；在急性期和炎症期避免剧烈运动；疼痛明显和功能受限时可低于每周150分钟活动量，鼓励病人在止痛药发挥药效时运动；注意运动时是否有胸痛、胸闷、气急、心慌、眩晕、恶心等不适，如果存在请立即停止运动，如果在运动中感觉膝关节疼痛，需及时终止运动，必要时与医生联系；避免做剧烈的深蹲、爬山、爬坡及爬楼训练等加重膝关节磨损的运动方式；有氧运动时注意监测心率、血压变化，避免运动过量或不足；在抗阻训练过程中不能憋气，注意调整呼吸，发力时呼气，放松时吸气。拉伸训练时注意缓慢拉伸并在末端维持，不宜产生疼痛，以免肌肉拉伤。注意保持良好心态，保证足够的睡眠，合理膳食；定期随访，调整运动处方。

根据每位患者的运动健康筛查、体适能测试及术后恢复情况，制定其个性化运动处方（见表3-7-1）。

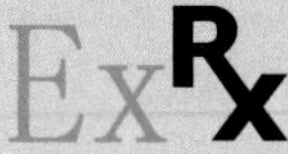

运动处方

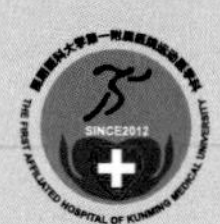

表 3-7-1 膝骨关节炎运动处方示例

<table>
<tr><td colspan="4">基本信息：　　2022年7月4日</td></tr>
<tr><td>姓 名：张××</td><td>性 别：女</td><td>年龄：64岁</td><td>电 话：133××××9118</td></tr>
<tr><td>运动（体力活动）水平</td><td colspan="3">☐ 严重不足　☑ 不足　☐ 中等　☐ 较高</td></tr>
<tr><td rowspan="3">运动前健康筛查</td><td colspan="3">身高157cm，体重63kg，BMI=25.6kg/m^2，体脂率20%</td></tr>
<tr><td colspan="3">慢病史：☑ 高血压　☐ 糖尿病　☐ 心脏病　☐ 肺脏疾病　☐ 其他</td></tr>
<tr><td colspan="3">血压：142/92mmHg，心率82次/分钟</td></tr>
<tr><td rowspan="2">体适能测试</td><td colspan="3">心肺耐力：7MET　　平衡能力：差　　握力：差</td></tr>
<tr><td colspan="3">柔韧性：差　　反应力：差</td></tr>
<tr><td>诊 断</td><td>膝关节退行性关节炎</td><td>诉求</td><td>缓解膝关节疼痛，提高生活质量</td></tr>
<tr><td rowspan="6">有氧运动</td><td colspan="3">运动方式：☐ 快步行走　☐ 慢跑　☐ 椭圆机　☑ 室内功率自行车
☐ 跑步机　☑ 游泳　☐ 跳绳　☐其他</td></tr>
<tr><td colspan="3">运动强度：心率115~12次/分钟，Borg评分（6~20）</td></tr>
<tr><td colspan="3">运动频率：至少5~6次/周，每周休息1~2天</td></tr>
<tr><td rowspan="3">运动阶段</td><td colspan="2">热身阶段：慢走、拉伸、活动各关节，时间为5~10分钟</td></tr>
<tr><td colspan="2">运动阶段：逐步增加运动强度达到最佳心率，持续15~20分钟</td></tr>
<tr><td colspan="2">恢复阶段：四肢进行柔韧拉伸伴深呼吸，恢复至平静状态</td></tr>
<tr><td rowspan="4">抗阻运动</td><td>运动方式</td><td colspan="2">自重训练</td></tr>
<tr><td>运动肌群</td><td colspan="2">☐ 上肢　☐ 胸部　☑ 腰背部　☑ 下肢　☑ 腹部</td></tr>
<tr><td>运动强度</td><td colspan="2">（30%）1-RM，每个肌群选择3~5个训练动作，每个动作重复3~4组，每组8~12次，组间间隔2分钟</td></tr>
<tr><td>运动频率</td><td colspan="2">每个肌群每周进行1次训练</td></tr>
<tr><td>注意事项</td><td colspan="3">（1）注意运动时是否有胸痛、胸闷、气急、心慌、眩晕、恶心等不适，如果存在请立即停止运动，如果在运动中感觉膝关节疼痛，需及时终止运动，必要时与医生联系。
（2）避免做剧烈的深蹲、爬山爬坡训练等加重膝关节磨损的运动方式。
（3）有氧运动时注意监测心率、血压变化，避免运动过量或不足。在抗阻训练过程中不能憋气，注意调整呼吸，发力时呼气，放松时吸气。拉伸训练时注意缓慢拉伸并在末端维持，不宜产生疼痛，以免肌肉拉伤。
（4）注意保持良好心态，保证足够的睡眠，合理膳食</td></tr>
<tr><td>运动处方师</td><td colspan="3">签字：金天福　　时间：2022年7月4日</td></tr>
</table>

参考文献

[1] Kahlmeier S, Wijnhoven TM, Alpiger P, et al. National physical activity recommendations: systematic overview and analysis of the situation in European countries [J]. BMC Public Health, 2015, 15(2): 133.

[2] DiPietro L, Al-Ansari SS, Biddle SJH, et al. Advancing the global physical activity agenda: recommendations for future research by the 2020 WHO physical activity and sedentary behavior guidelines development group [J]. Int J Behav Nutr Phys Act, 2020, 17(1): 143.

[3] Bendrik R, Kallings LV, Brms K, et al. Physical activity on prescription in patients with hip or knee osteoarthritis: A randomized controlled trial [J]. Clin Rehabil, 2021, 35(10): 1465-1477.

[4] Dobson F, Bennell KL, French SD, et al. Barriers and Facilitators to Exercise Participation in People with Hip and/or Knee Osteoarthritis: Synthesis of the Literature Using Behavior Change Theory [J]. Am J Phys Med Rehabil. 2016, 95(5): 372-389.

[5] Gaught AM, Carneiro KA. Evidence for determining the exercise prescription in patients with osteoarthritis [J]. Phys Sportsmed, 2013, 41(1): 58-65.

[6] Ettinger WH, Burns R, Messier SP, et al. A randomized trial comparing aerobic exercise and resistance exercise with a health education program in older adults with knee osteoarthritis [J]. The Fitness Arthritis and Seniors Trial (FAST), JAMA, 1997, 277(1): 25-31

[7] 周谋望, 岳寿伟, 何成奇, 等.《骨关节炎的康复治疗》专家共识 [J]. 中华物理医学与康复杂志, 2012, 34(12): 951 -953.

[8] 王波, 余楠生, 钱齐荣. 膝骨关节炎阶梯治疗专家共识（2018年版）[J]. 中华关节外科杂志（电子版）, 2019 (1): 124-130.

[9] 吴毅. 老年膝骨关节炎的康复治疗 [J]. 老年医学与保健, 2019, 25(5): 554-556.

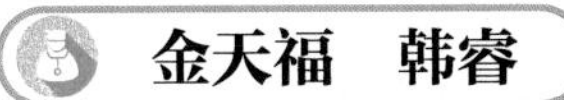

金天福　韩睿

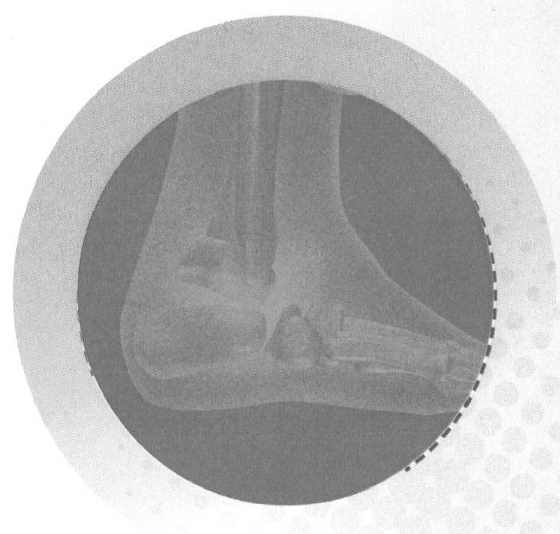

·第四章·

踝关节疾病康复运动处方

第一节　踝关节韧带损伤康复运动处方

踝关节内、外侧副韧带损伤是最常见的运动损伤之一，即使在非运动人群中也具有相对较高的发病率[1]。踝关节韧带重建（修复）康复运动处方是通过一系列标准化的循证康复措施，尽早指导患者下床活动及早期康复锻炼，最大限度地降低手术患者生理和心理创伤，降低患者围手术期的应激水平，减少并发症，从而达到快速康复的目的。在踝关节扭伤或手术后，有效的康复训练方法将有助于患者恢复日常活动，并重返运动。根据围手术期、出院后、重返运动不同阶段的运动康复侧重点不同，制定不同阶段的运动处方，以促进踝关节韧带损伤重建术后尽早尽快恢复患者运动功能。

一、踝关节韧带修复/重建围手术期运动处方

（一）康复教育

术前宣教、心理干预对术前焦虑和术后康复是有益的。相当一部分患者忽视康复训练的重要性，医师必须向他们说明仅行手术治疗是远远不够的。患者宣教常在入院等待手术期间进行，也可在患者等待入院期间进行，使患者有更多时间接受与理解宣教内容。宣教的形式多种多样，可以采用文字、解说、图片、视频等，进行集体性、个性化或者互联网形式的宣教与互动。宣教的内容包括：介绍疾病特点、手术方法与意义、术后恢复的基本过程、术后康复要点与随访计划、常见问题的自我处理方法等，让患者增强运动康复的信心，最大限度地配合好医护人员的运动康复指导，让患者尽早尽快恢复踝关节功能。

（二）运动处方制定[2]

围手术期主要分两个阶段，其中术前阶段（术前至手术当日）的重点是进行康复教育及预康复训练；术后早期阶段（术后0～2周）的重点是重获肌肉收缩练习，消肿止痛与预防深静脉血栓形成及本体感觉的训练[3-5]。

1. 术前阶段（术前至手术当日）

术前对每位患者进行运动健康筛查及体适能测试，以指导运动处方制定。踝关节韧带损伤后患者常因踝关节局部疼痛、肿胀及活动受限，使其对康复治疗产生畏惧或抵触心理，导致术后康复进展缓慢，踝关节会存在不同程度功能障碍。术前无痛条件下适度增加踝关节活动度有利于防止术后踝关节发生粘连及肌肉萎缩；术前应指导患者熟悉踝关节支具的应用和进行下肢肌力、耐力和关节活动度的锻炼，注意起床、翻身的练习；术前肌力训练可预防术后出现肌肉萎缩，有利于术后早期、快速开展肌力、关节活动度和本体感觉等相关训练。术前无痛条件下适度增加踝关节活动度有利于防止术后踝关节发生粘连及肌肉萎缩；术前踝泵练习，跖屈及背伸保持5秒，每组30次，每天2～5组，尽可能多做，每天不少于100次（图4-1-1A、图4-1-1B），可有效预防下肢深静脉血栓形成。若急性损伤可行下肢直抬腿训练（图4-1-1C），术前肌力训练可预防术后出现肌肉萎缩，有利于术后早期、快速开展肌力、关节活动度和本体感觉等相关训练[6-7]。

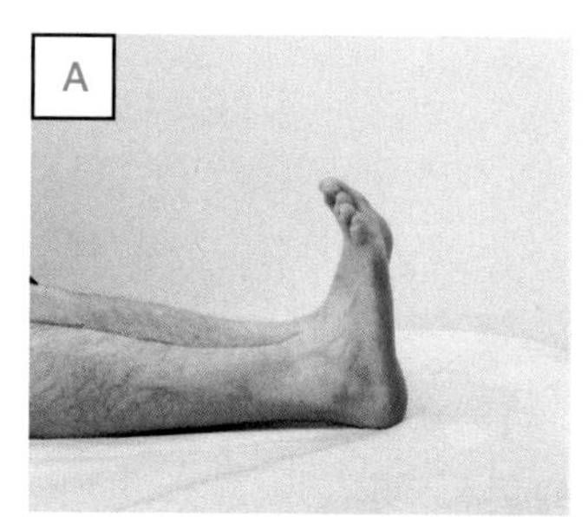

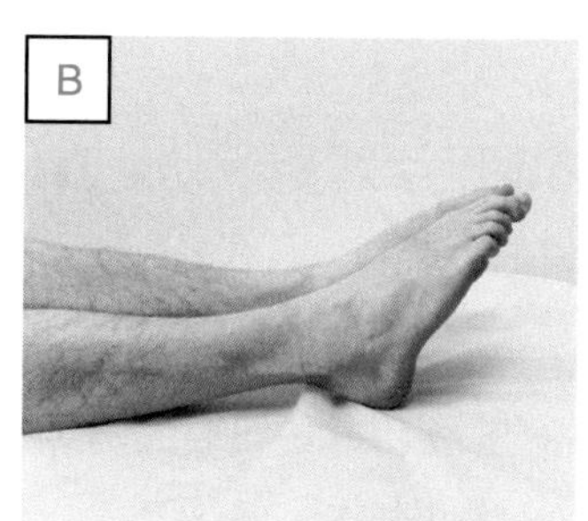

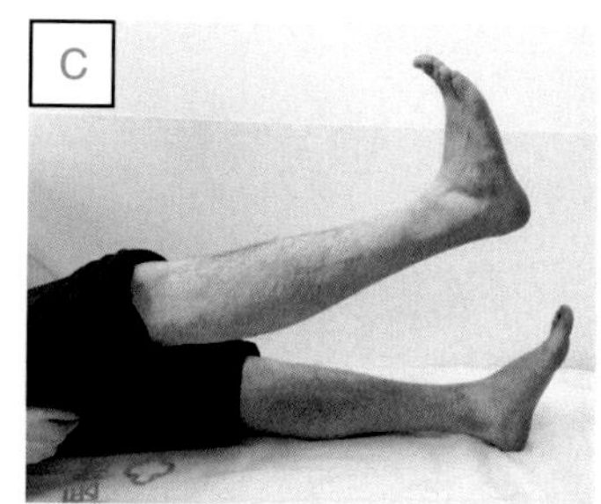

图 4-1-1　术前训练

A. 踝泵练习，勾脚；B. 踝泵练习，绷脚；C. 直抬腿练习

2. 术后早期阶段（术后第0～2周）

术后早期通过适当的超前镇痛，康复开始于术后当日。目标为2周内消肿止痛，控制关节内积血与组织水肿，减轻疼痛和炎症反应，防止下肢深静脉血栓。可硬质护踝保护下扶拐部分负重行走（图4-1-2）；术后每天进行踝泵运动和直抬腿练习（图4-1-1C），适度活动髋、膝关节及足趾主动运动，10次×3组，组间休息1～2分钟，每天100次。膝和髋周肌力加强、术后第3日起即可进行腓骨肌等长收缩训练；关节活动度训练仅允许非负重模式下有限的踝关节跖屈（0°～20°）和背伸（0°～10°），避免内外翻；休息时将患肢抬高静置（图4-1-3）。

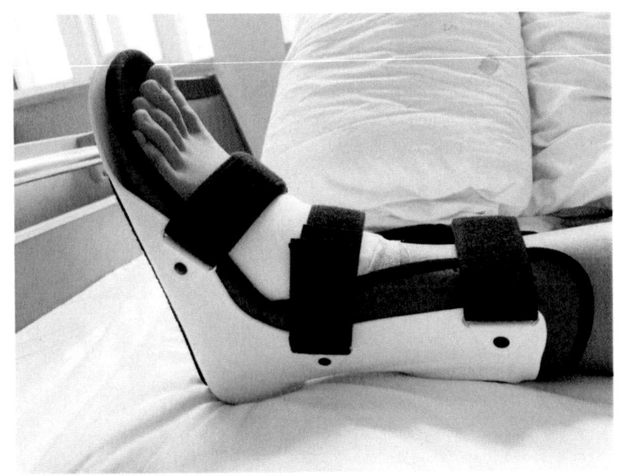

图 4-1-2　硬质踝关节护具保护

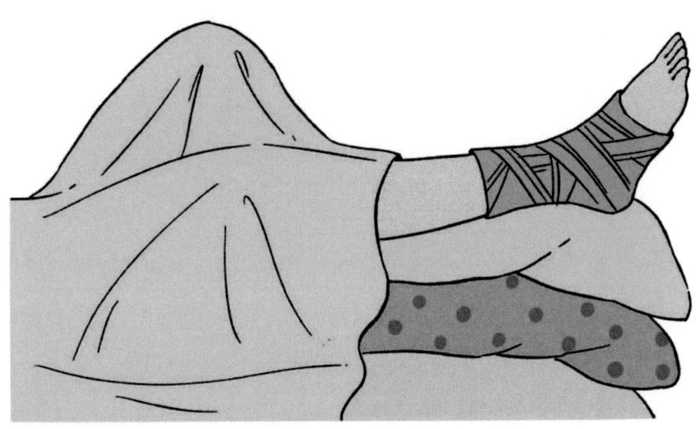

图 4-1-3　患肢抬高静置

（三）注意事项

术前应对每位患者进行运动健康筛查及尽可能体适能测试，利于指导运动处方制定。术后早期通过适当的超前镇痛及局部冰敷，利于消肿止痛，建议术后踝关节支具保护下进行康复训练，避免内外翻。根据每位患者术前的运动健康筛查及体适能测试，制定其围术期的具体运动处方（见表4-1-1）。

表 4-1-1　踝关节韧带修复 / 重建围手术期运动处方示例

基本信息：	2022年3月1日		
姓 名：王××	性 别：男	年龄：25岁	电 话：133××××9469
运动（体力活动）水平	☐严重不足　不足　☐中等　☑较高		
运动前健康筛查	身高170cm，体重65kg，BMI=22.5kg/m^2，体脂率50.07 %		
	慢病史：☐高血压　☐糖尿病　☐心脏病　☐肺脏疾病　☐其他		
	血液指标：空腹血糖 5.5 mmol/L，总胆固醇4.3 mmol/L		
	血压：120/70mmHg，心率：63次/分钟		
体适能测试	心肺耐力：良好		
	肌肉力量、耐力、握力：中等　柔韧性：良好		
	平衡能力：良好　灵活性：良好		
诊 断	踝关节扭伤	诉求：重返运动	
围手术期阶段运动处方			
术前阶段（术前至手术当日）	运动方式：踝泵练习、直腿抬高练习、肌力训练、关节活动度训练、本体感觉训练		
	运动频率：3组/天，30次/组		
	中等强度：中等强度下限（40%~60% HHR，能说话但不能唱歌）		
	达到目标：达到目标（靶）心率（脉搏）：78次/分钟		
	运动时间：30分钟/天，逐步增至60分钟/天		
术后早期阶段（术后第0~2周）	运动方式：踝泵练习、直腿抬高练习、肌力训练、其他关节活动度训练		
	运动频率：3组/天，20次/组		
	中等强度：中等强度下限（40%~60% HHR，能说话但不能唱歌）		
	达到目标：达到目标（靶）心率（脉搏）：120次/分钟		
	运动时间：30分钟/天，逐步增至60分钟/天		
注意事项	（1）运动时若踝关节有不适请立即停止运动。 （2）术后早期通过适当的超前镇痛及局部冰敷，利于消肿止痛。 （3）建议术后踝关节支具保护下进行康复训练，避免内外翻		
复诊	4周后复诊，每月复诊1次，下次复诊时间为2022年4月1日，届时携带本处方		
运动处方师	签字：王国梁　时间：2022年3月1日		

二、踝关节韧带修复/重建出院后运动处方

（一）康复教育

该阶段患者已出院回家，主要居家自主完成运动康复训练，因此需向患者着重强调术后自主康复的重要性，提醒患者康复活动中的注意事项，保证康复治疗过程中移植物的安全性。必要时可建议患者到专业的康复训练中心，在康复医生指导下自主康复训练。

（二）运动处方制定

1．术后中期阶段（术后第3～6周）

此阶段需要佩戴保护性踝关节支具进行下地行走。康复目的为在伤口愈合的前提下适量运动，恢复临近关节运动能力。硬质护踝保护下的部分负重行走逐渐过渡至全负重（图4-1-4）；加强本体感觉及肌力训练，进行腓骨肌等张及抗阻收缩训练；主动关节活动度练习，避免内翻；必要时进行关节松动训练。每天适度活动髋、膝关节及足趾主动运动，每天3组，每组20～30次，每次维持3～5秒；适度增加适量强度的踝关节除内翻方向的抗阻训练。踝关节屈伸训练：每日被动屈伸踝关节，以背伸为主，自中立位（踝呈90°）向近端（靠近身体）被动背伸踝关节；自中立位，向远端（靠近脚趾）轻微被动跖屈踝关节约30°（图4-1-5），每天2～3组，每组10～20次，每次3～5秒；抗阻训练（图4-1-6）：利用弹力带在外翻、屈伸被动角度的前80%给予抗阻训练，每个方向至少10次/组，至少进行5组/天，组间休息间隙大于30～60秒。关节活动度练习时，在允许活动的最大范围内，每天最多练习2次；4周内只做踝关节被动的背伸、跖屈练习，6周内禁止做踝内翻活动。练习后应立即冰敷，冰敷时间为15～20分钟，若肿胀疼痛明显，发热明显，增加冰敷时间，每隔2个小时冰敷1次。

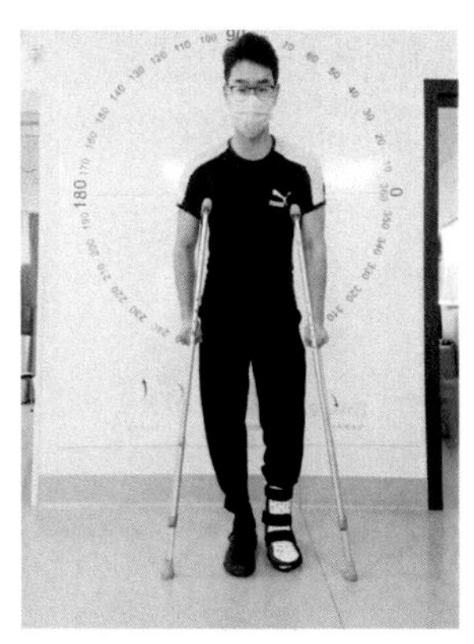
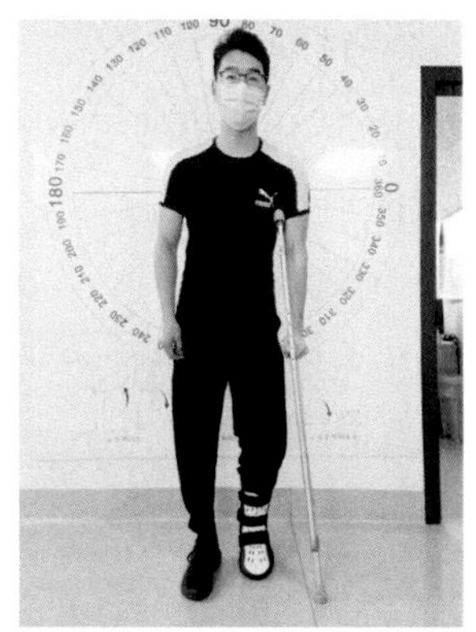

图 4-1-4　部分负重逐渐全负重

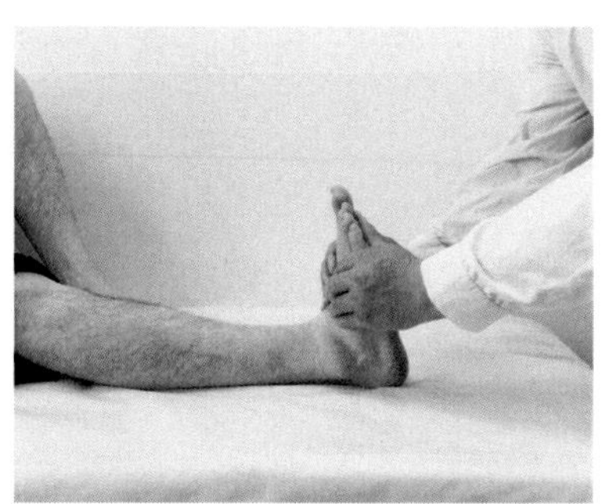

图 4-1-5　被动背伸踝关节

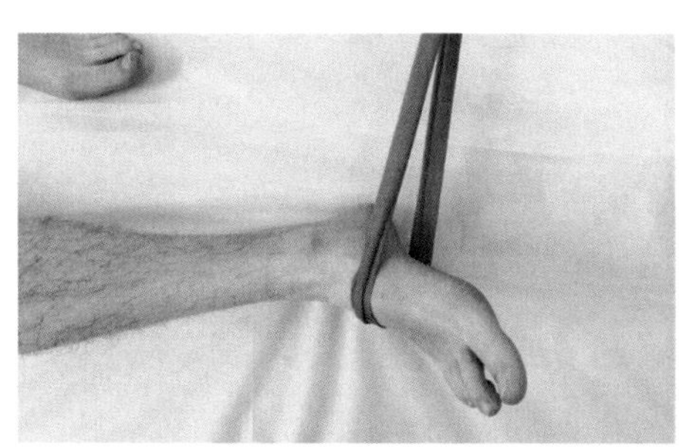
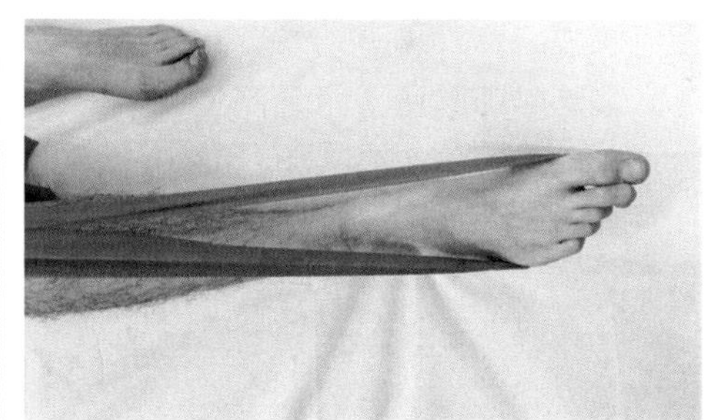

图 4-1-6　踝关节屈伸训练、抗阻训练

2. 术后远期阶段（术后第7～12周）

此阶段需要继续佩戴保护性踝关节支具完成日常活动。康复目的是回归日常活动，恢复踝关节功能。更换硬质护踝为软质护踝保护下负重行走，逐渐增加负重占比，术后8周负重达100%，并逐渐丢拐；每天30～60分钟，12周时争取全角度、全负重、脱离支具行走。加强踝周肌力训练，进一步增加关节活动度，允许内翻。注重本体感觉和平衡觉训练，必要时进行关节松动训练，做好基本功能恢复训练。6周后可开始支具保护下部分负重练习，10周以后可尝试完全负重，但支具需穿戴至12周以后。

（1）不负重的踝关节周围肌肉力量练习方法。抗阻“勾脚”练习、抗阻“绷脚”练习和抗阻“内翻”练习。

抗阻“勾脚”：坐床上，腿伸直，皮筋一端固定于床头等处，另一端套在脚尖上，抗橡皮筋阻力完成“勾脚”动作（图4-1-7）。每天2～3组，每组20～30次，每次坚持5～10秒。

抗阻“绷脚”：坐于床上，腿伸直，皮筋一端握手中固定，另一端套在脚尖上，抗橡皮筋阻力完成“绷脚”动作，即脚尖用力向下踩（图4-1-8）。每天2～3组，每组20～30次，每次坚持5～10秒。

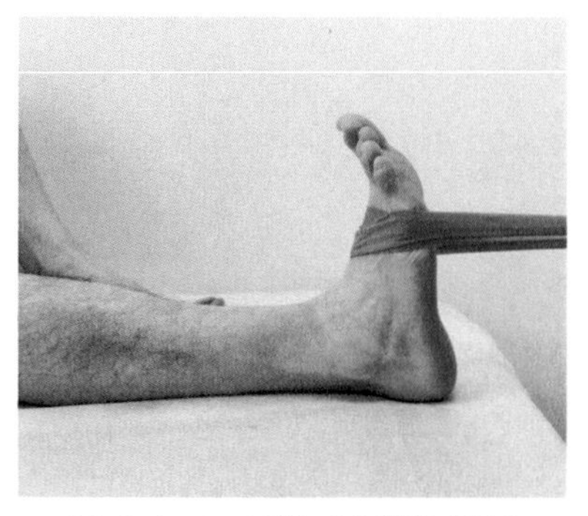

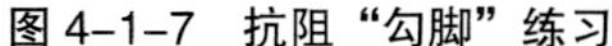

图 4-1-7　抗阻“勾脚”练习

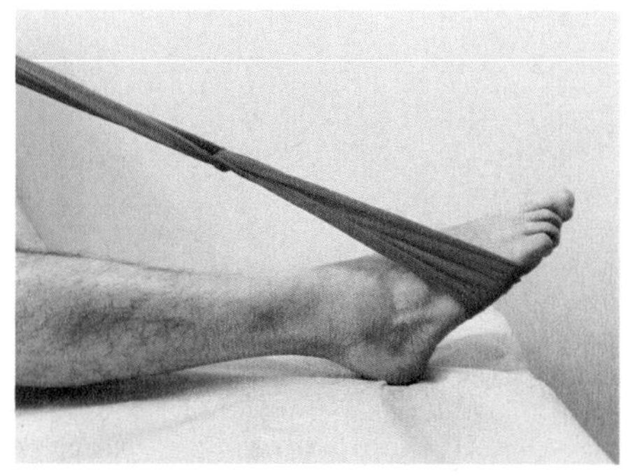

图 4-1-8　抗阻“绷脚”练习

抗阻“内翻”：坐床上，腿伸出，膝关节下垫枕头，使腿保持稍屈曲的姿势。将皮筋打结成一圆环套在脚尖处。抗橡皮筋阻力，右脚向左侧，左脚向右侧用力（图4-1-9），注意只用小腿发力让脚有动作，而不要让腿来发力引起髋和大腿的动作。每天2～3组，每组20～30次，每次坚持5～10秒。

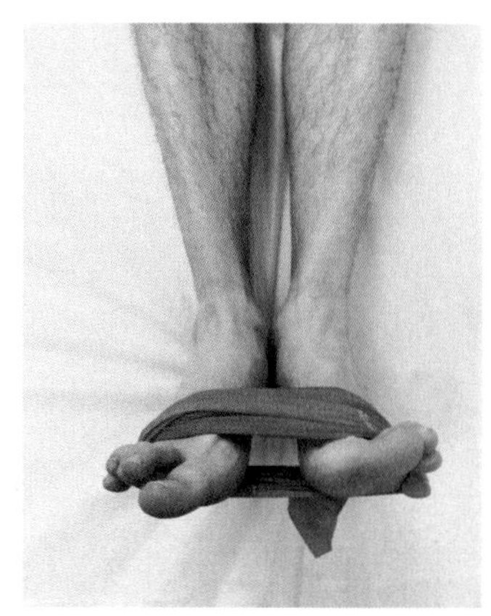

图 4-1-9　抗阻“内翻”练习

（2）负重的踝关节周围肌肉力量练习方法。此阶段需要佩戴半限制性护踝完成日常活动，逐步开展低强度运动。康复目的是回归低强度运动，加强负重，增加踝周肌力，增加下肢平衡与本体感觉。

抗阻训练：利用弹力带在踝关节全方向进行抗阻训练（图4-1-10），每个方向练习至少13次/组，至少进行6组/天，组间休息间隙30～60秒；利用平衡球等设备进行平衡以及本体感觉的训练（图4-1-11），逐步延长时间；根据恢复情况可以开始慢跑，非专业人士单次距离不宜超过1000米。

力量训练：强化肌力（提升最大肌力、肌耐力、角速度等）；利用室外运动继续提升下肢平衡以及本体感觉。

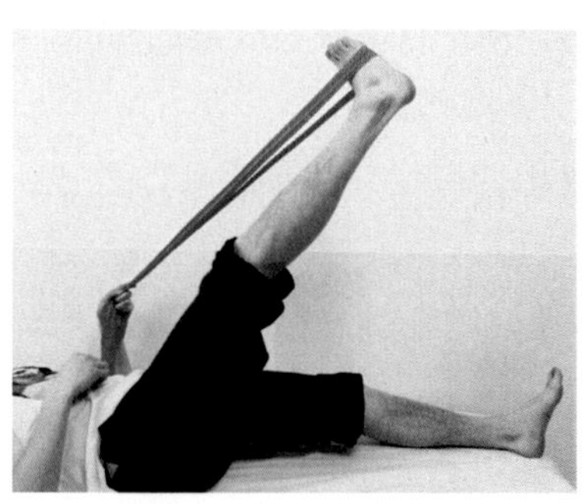

图 4-1-10　抗阻训练

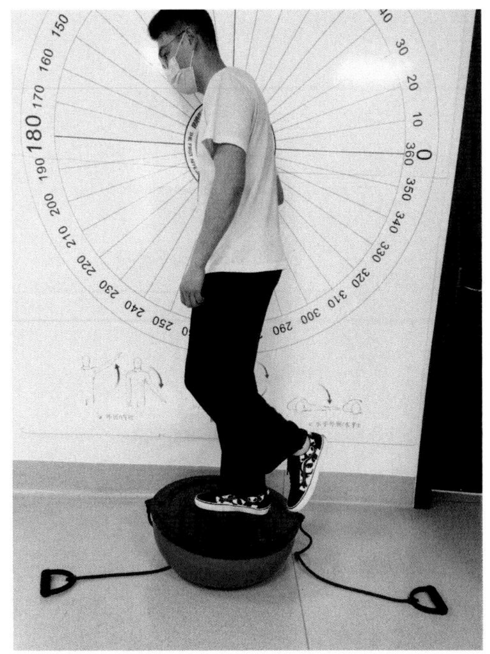
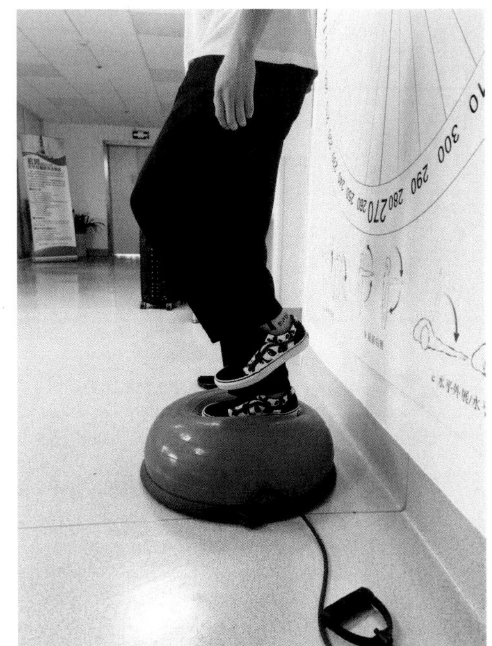

图 4-1-11　本体感觉及平衡训练

（三）注意事项

（1）皮筋的力度。如果存在关节活动度受限，角度不够，可以调整皮筋的力度，不要阻力太大，只是提供一个轻小的阻力的方向。更多强调动作的幅度，提高肌力的同时改善关节活动度。

（2）动作幅度。动作幅度不要过大，以免过度牵拉损伤韧带，引发疼痛和造成新的损伤。要在肌肉用力绷紧，同时没有引发疼痛的角度保持适当时间，即为完成一次动作。如果肌力练习之后，关节感到明显疼痛，可冰敷10分钟。但注意，只冰敷关节局部。

（3）支具使用。支具固定时间为12周，6周后睡觉时可去除支具。其余时间除功能训练外，应予以支具固定。

（4）冰敷的方法。利用冰袋装在双层塑料袋中，用一块毛巾包裹，放在踝关节局部；或者用碎冰块装在双层塑料袋中，加入适量的冷水，制成冰水混合物，放在踝关节局部。冰敷过程中防止漏水弄湿伤口。

（5）睡觉卧位。睡觉时取仰卧位，在小腿后方放置一个枕头，使小腿位置高于心脏，有助于肿胀消退。

根据每位患者术前的运动健康筛查、体适能测试及术后恢复情况，制定其个性化出院后运动处方（见表4-1-2）。

表 4-1-2　踝关节韧带修复 / 重建出院后运动处方示例

基本信息：		2022年4月14日	
姓 名：王××	性 别：男	年龄：25岁	电 话：133××××9469
运动（体力活动）水平	☐ 严重不足　　不足　　☐ 中等　　☑ 较高		
运动前健康筛查	身高170cm，体重65kg，BMI=22.5kg/m^2，体脂率50.07%		
	慢病史：☐ 高血压　☐ 糖尿病　☐ 心脏病　☐ 肺脏疾病　☐ 其他		
	血液指标：空腹血糖 5.5 mmol/L，总胆固醇4.3mmol/L		
	血压：120/70mmHg，心率：63次/分钟		
体适能测试	心肺耐力：良好		
	肌肉力量、耐力、握力：中等　　柔韧性：良好		
	平衡能力：良好　　灵活性：良好		
诊 断	踝关节扭伤	诉求：重返运动	
出院后运动处方			
术后中期阶段（术后第3~6周）	运动方式：☐部分负重、本体感觉、肌力训练，腓骨肌等张及抗阻收缩训练；主动关节活动度练习		
	运动频率：3组/天，30次/组		
	中等强度：中等强度下限（40%~60% HHR）		
	达到目标：达到目标（靶）心率（脉搏）：78次/分钟		
	运动时间：30分钟/天，逐步增至60分钟/天		
术后远期阶段（术后第7~12周）	运动方式：软质护踝、全负重行走；加强踝周肌力训练		
	运动频率：3组/天，20次/组		
	中等强度：中等强度下限（40%~60% HHR）		
	达到目标：达到目标（靶）心率（脉搏）：120次/分钟		
	运动时间：30分钟/天，逐步增至60分钟/天		
注意事项	（1）动作幅度不要过大，以免过度的牵拉损伤韧带，引发疼痛和造成新的损伤。 （2）运动时若踝关节有不适请立即停止运动。 （3）支具固定时间为12周，6周后睡觉时可去除支具。其余时间除功能训练外，应予以支具固定		
复诊	4周后复诊，每月复诊1次，下次复诊时间为2022年5月14日，届时携带本处方		
运动处方师	签字：王国梁　　时间：2022年4月14日		

三、踝关节韧带修复/重建术后重返运动处方

（一）康复教育

应让患者知晓该阶段康复需在确保踝关节韧带稳定的前提下进行，加强功能训练、防止肌肉萎缩、肌腱挛缩、骨质疏松、关节僵硬，恢复日常工作和生活，最终能重返运动。仍需向患者强调运动康复的重要性，提醒患者康复运动中的注意事项，同时鼓励患者积极主动康复运动，打消担心康复再损伤韧带等心理疑虑，减少对康复的畏惧感，增强信心。

（二）运动处方制定

1. 重返运动前阶段（术后第13周至6个月）

运动中软质护踝保护，评估康复情况后酌情撤去软质护踝；本体感觉和平衡觉训练；踝关节无痛的全范围活动，无疼痛的变向慢跑，开始运动专项训练。整个术后康复过程需定期了解患者的康复水平，以便及时调整康复训练计划。

2. 重返运动阶段（术后第6～12个月）

6个月后可重返运动，逐渐参与剧烈、对抗性体育运动。在整个康复过程中以有氧运动、力量训练、拉伸训练相结合进行运动锻炼，应遵循FITT–VP原则，必须待踝关节活动度及力量完全恢复后才能再次参加运动，具体制定实施方案：

（1）有氧运动。运动频率（frequency）：3～5天/周；运动强度（intensity）：可从中等强度（40%～59%最大心率HRR）向较大强度（≥60%HRR）过渡；运动时间（time）：从20～30分钟/天逐步增加至60 分钟/天，每周总训练时间不少于150分钟，或进行75分钟较大强度运动；运动类型（type）：选择游泳、健步走、骑自行车、慢跑等踝关节负荷较小的运动。

（2）力量训练。运动频率（frequency）：5天/周，同一肌群每周训练3次即可；运动强度（intensity）：即训练时的负荷，体能较差者可从10% 1–RM开始，一般中低强度为60% 1–RM重复12～15次/组，或高强度为80%1–RM重复6～8次/组；运动时间（time）：每个动作重复2～4组，每组5～15次，每次5～10秒，每天20～30分钟；运动类型（type）：提踵训练、深蹲跳训练、单脚不稳定站立训练、跳绳训练、脚趾抓毛巾训练、原地单腿支撑转体训练。

提踵训练（图4-1-12）：可站在台阶上进行，或双手拿着哑铃增加负重难度。15～20个为1组，每天3～4组或者感到肌肉疲劳为止，每次坚持3～5秒。

深蹲跳训练（图4-1-13）：15～20个为一组，每天做3～4组。

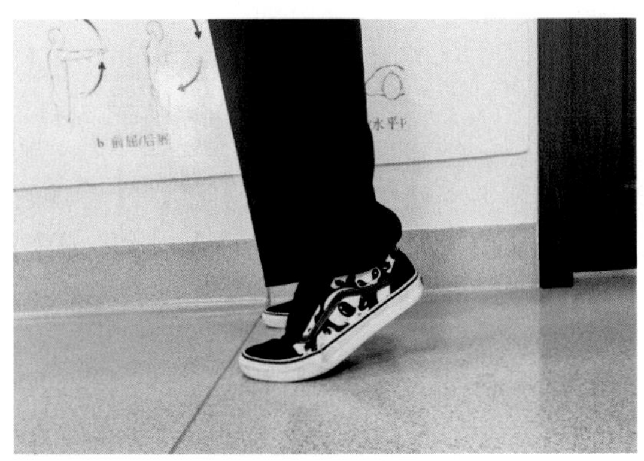

图 4-1-12 提踵训练

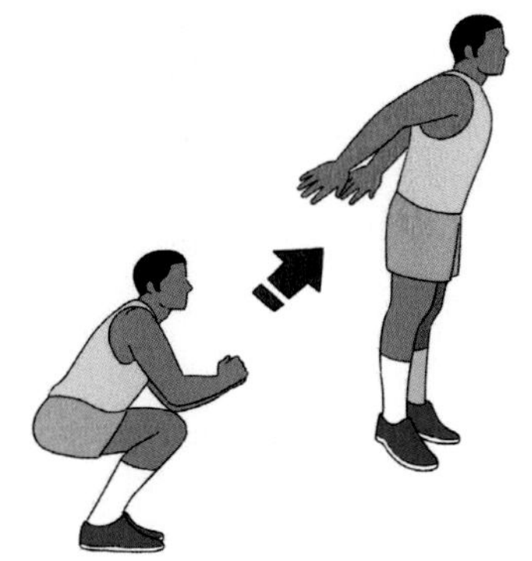

图 4-1-13 深蹲跳训练

单脚不稳定站立训练（图4-1-14）：单脚站在波速球、瑜伽球等不稳定平面上。每次站立30～45秒，交换站立3～4次。可手握哑铃加大训练难度。

跳绳训练（4-1-15）：可以是正常的跳绳动作，也可以是开合跳+跳绳，每天1次，每次20分钟。

脚趾抓毛巾训练（图4-1-16）：缓解足底筋膜炎的经典动作，也是练习足底肌肉的动作。用脚趾抓紧毛巾，再用力分开，每只脚重复10～15次，做2～4组，每次3～5秒。

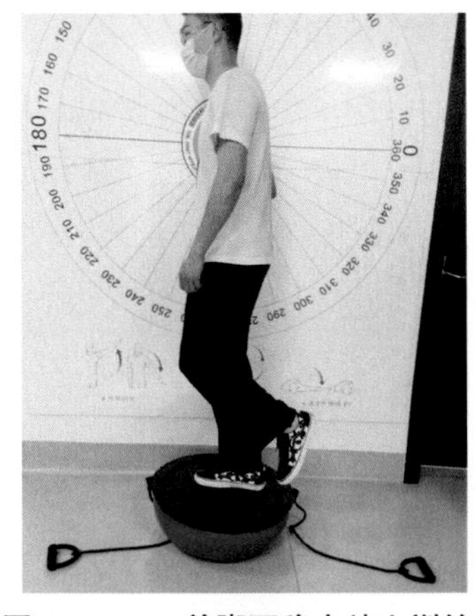

图 4-1-14 单脚不稳定站立训练

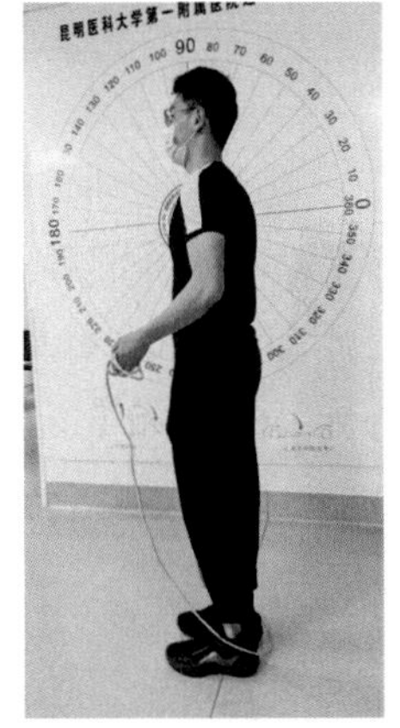

图 4-1-15 跳绳训练

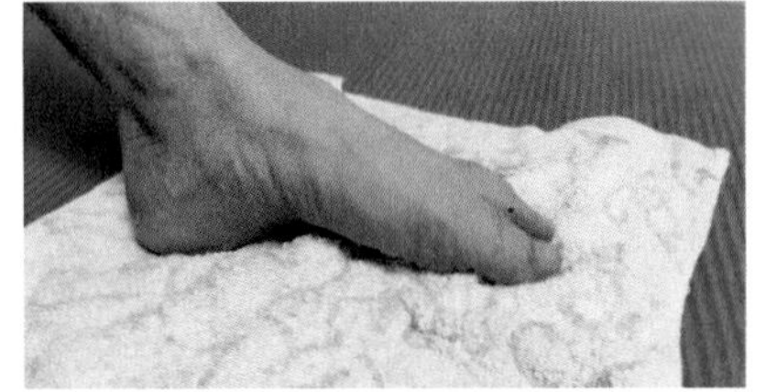

图 4-1-16 脚趾抓毛巾训练

原地单腿支撑转体训练（图4-1-17）：主要训练本体感觉。保持这个姿势直到感觉肌肉疲劳失去平衡，重复3～5次，可以尝试闭眼完成。

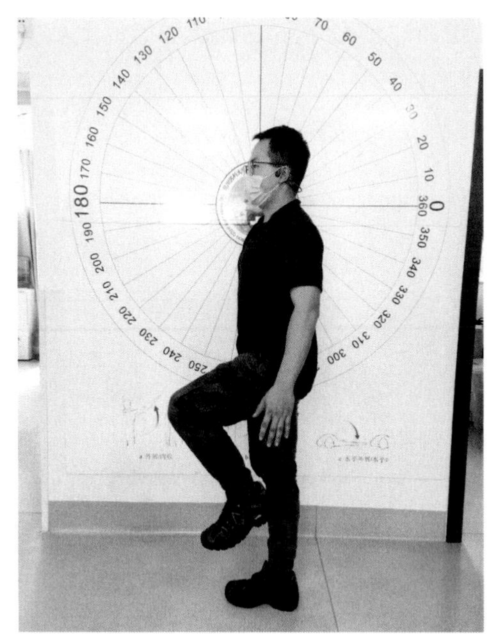
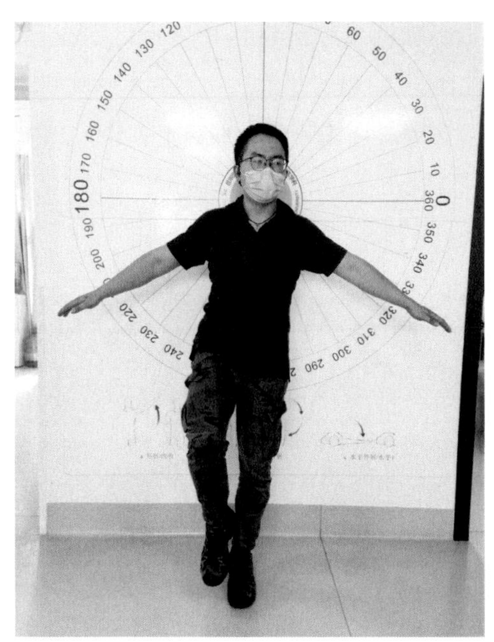

图 4-1-17　原地单腿支撑转体训练

（3）拉伸训练。踝关节拉伸训练能恢复或保持踝关节正常的灵活性、强度和平衡。踝关节无法正常背屈通常会导致踝关节扭伤。正在从受伤中恢复的患者应对踝关节肌肉进行拉伸，并特别注意腓肠肌和比目鱼肌。

运动频率（frequency）：每天对踝关节周围肌群及韧带进行拉伸；运动强度（intensity）：有紧绷感/拉伸感而没有疼痛，无痛或微痛情况下缓慢增加关节活动范围；运动时间（time）：动力性运动达到10次，静力性拉伸保持10～30秒，每次5～10分钟；运动类型（type）：下肢主要以关节的动力性和静力性拉伸相结合。

静态拉伸，即在静止姿态下进行肌肉拉伸（图4-1-18）。用毛巾拉伸腓肠肌，患者应使用自己的肌肉进行踝关节的背屈，并使用毛巾进行其他拉伸。该拉伸还应结合踝关节内翻和外翻；重复所有3次拉伸，膝关节屈曲90°，小腿悬垂在桌子外，以单独牵拉比目鱼肌；让患者用手将踝关节移至跖屈，对踝关节前肌肉进行拉伸。

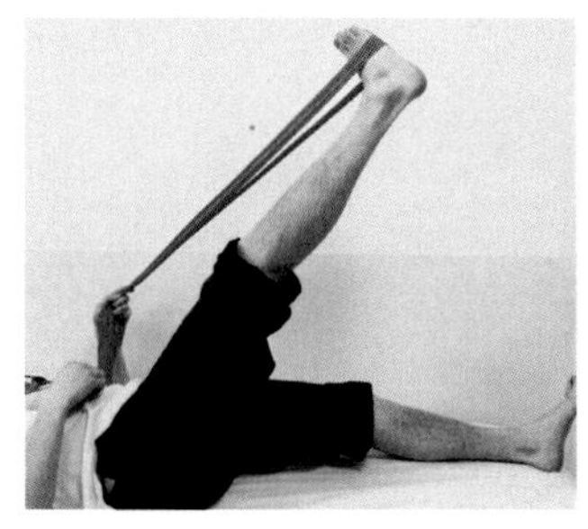
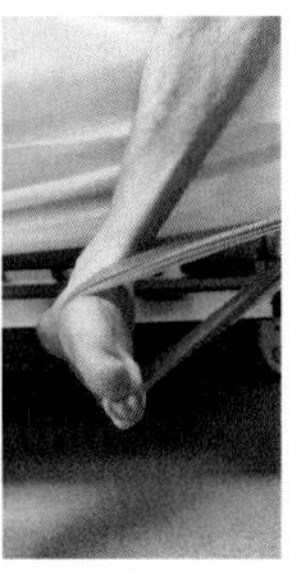
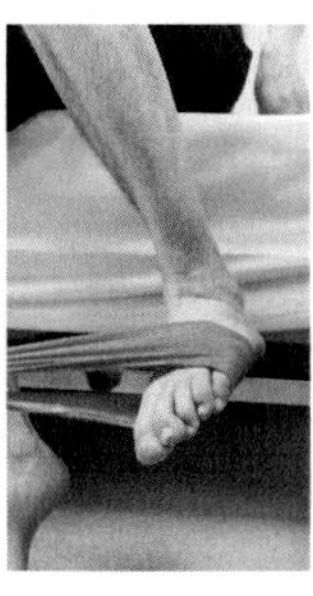
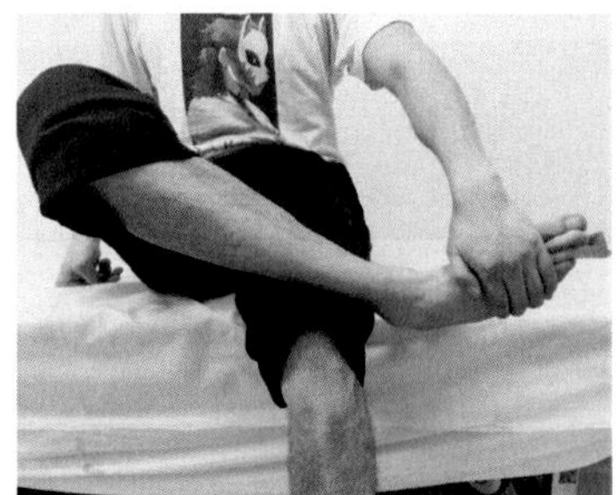

图 4-1-18　踝关节静态拉伸

动态拉伸即采用弹力带进行踝关节拉伸训练（图4-1-19）。将踝关节移动至内翻、外翻；跖屈以及背屈，移动方向与材料的阻力方向相反；重复跖屈，膝关节弯曲90°，单独训练比目鱼肌。

除了以上的针对性练习，跑者还可以选择不同的路面进行跑步，比如土路、爬坡、山地等，也可以锻炼到脚踝的力量。

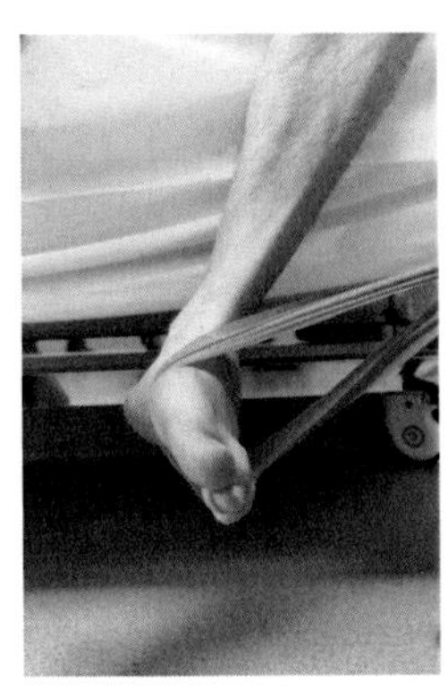
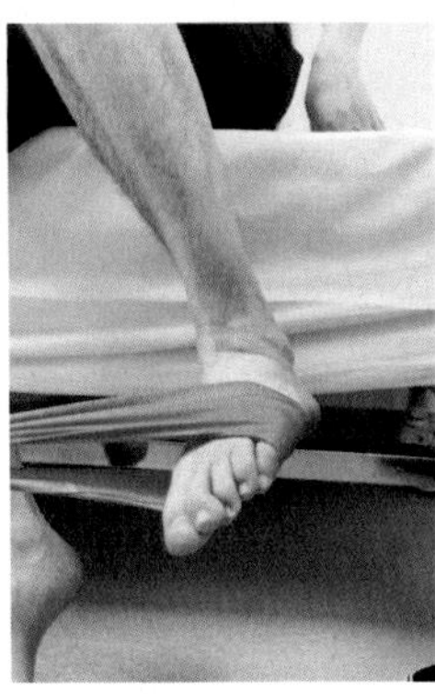
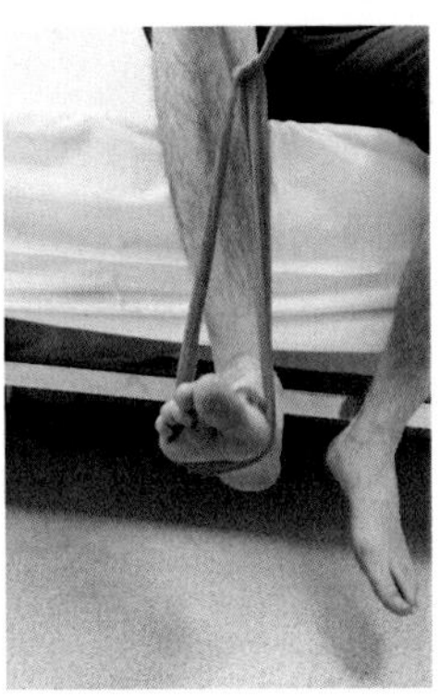
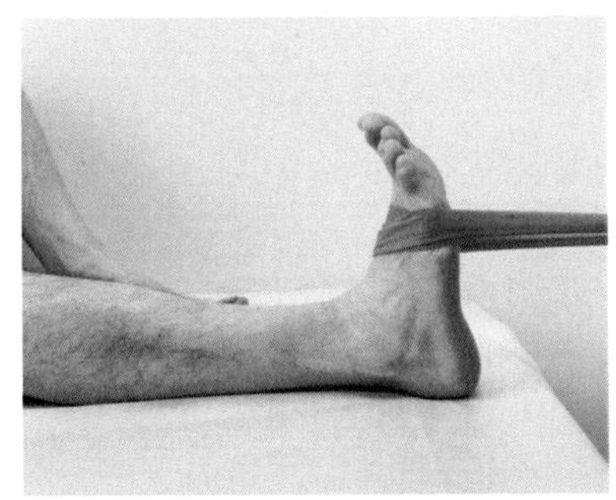
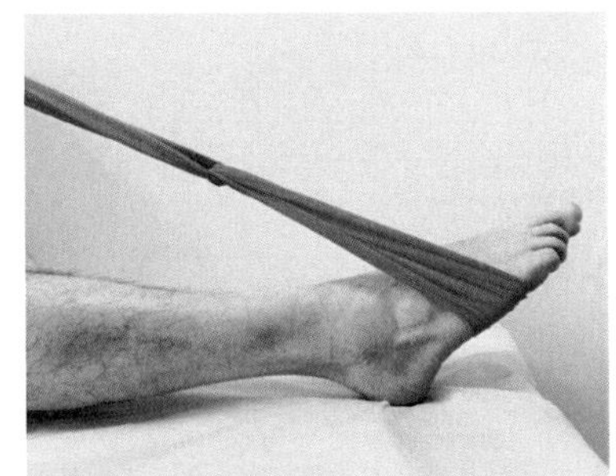

图 4-1-19　踝关节动态拉伸

（三）注意事项

准备活动和整理活动是缓解疼痛、避免运动损伤的关键；如果在运动中感觉踝关节疼痛，需及时终止运动，必要时与医生联系；有氧运动时注意监测心率、血压变化，避免运动过量或不足；抗阻训练过程中不能憋气，注意调整呼吸，发力时呼气，放松时吸气。拉伸训练时注意缓慢拉伸并在末端维持，不宜产生疼痛，以免肌肉拉伤；注意保持良好心态，保证足够的睡眠，合理膳食；定期随访，调整运动处方。

根据每位患者的运动健康筛查、体适能测试及术后恢复情况，制定其个性化重返运动处方（见表4-1-3）。

表 4-1-3　踝关节韧带修复 / 重建术后重返运动处方示例

基本信息：		2021年7月14日	
姓 名：李××	性 别：男	年龄：27岁	电 话：139××××6941
运动（体力活动）水平	☐ 严重不足　不足　☐ 中等　☑ 较高		
运动前健康筛查	身高173cm，体重65kg，BMI=21.7kg/m^2，体脂率50.07%		
	慢病史：☐ 高血压　☐ 糖尿病　☐ 心脏病　☐ 肺脏疾病　☐ 其他		
	血液指标：空腹血糖 5.5 mmol/L，总胆固醇4.3mmol/L		
	血压：120/70mmHg，心率：63次/分钟		
体适能测试	心肺耐力：良好		
	肌肉力量、耐力、握力：中等　柔韧性：良好		
	平衡能力：良好　灵活性：良好		
诊 断	踝关节扭伤	诉求：重返运动	
重复运动后运动处方			
重返运动前阶段（术后第13周至6个月）	运动方式：本体感觉和平衡觉训练		
	运动频率：3组/天，30次/组		
	中等强度：中等强度（40%~60% HHR）		
	达到目标：达到目标（靶）心率（脉搏）：78次/分钟		
	运动时间：30分钟/天，逐步增至60分钟/天		
重返运动阶段（术后第6~12个月）	运动方式：☑ 有氧运动、力量训练、拉伸训练相结合		
	运动频率：3组/天，20次/组		
	中等强度：中等强度至高强度		
	达到目标：达到目标（靶）心率（脉搏）：120次/分钟		
	运动时间：30分钟/天，逐步增至60分钟/天		
注意事项	（1）准备活动和整理活动是缓解疼痛、避免运动损伤的关键。 （2）如果在运动中感觉踝关节疼痛，需及时终止运动。 （3）拉伸训练时注意缓慢拉伸并在末端维持，不宜产生疼痛，以免肌肉拉伤		
复诊	4周后复诊，每月复诊1次，下次复诊时间为2021年8月14日，届时携带本处方		
运动处方师	签字：王国梁　时间：2021年7月14日		

四、踝关节韧带损伤保守治疗运动处方

（一）康复教育

踝关节韧带拉伤相对较轻，没有出现韧带明显的撕裂、断裂，没有影响踝关节部位的稳定性，最好的治疗方法是通过支具、石膏固定足踝部2周，促进踝关节韧带拉伤恢复让患者了解膝骨关节炎的发病过程，改变生活习惯。大量的证据支持运动能给患者带来如下益处：①运动可消除肿胀，减轻疼痛；②可增强肌肉力量、肌肉耐力和肌肉协调性保持及恢复关节的活动幅度；③减轻踝关节僵硬程度；④预防踝关节功能减退，促进骨骼的生长；⑤刺激本体感受器，保存运动条件反射，促进运动系统的血液和淋巴循环；⑥改善心理健康和生活质量。告知患者运动后有不适是正常的，提醒患者康复活动中的注意事项，保证康复治疗过程中的安全性，增强肌肉力量，减轻踝关节疼痛，提高生活质量。

（二）康复运动处方制定

对急性踝关节韧带损伤的患者，建议伤后24小时内（组织出血停止），使用POICE原则，即保护（protest）、适当负重（optimal loading）、冰敷（ice）、加压包扎（compression）、抬高患肢（elevation）。其中，适当负重是倡导适当负重与运动，康复应该是在受伤后立刻开始，一味地僵坐不动不仅不利于恢复，而且会出现关节僵硬、肌肉萎缩、下肢深静脉血栓等问题；并且在踝关节扭伤后，个案经常会在今后的运动生活中出现习惯性扭脚，就是因为个案只注重休息，导致踝关节的肌张力不平衡所致，故在受伤后适当保持轻柔舒缓的活动是有好处的，也是非常有必要的。建议在支具保护下适当活动患肢，目标为2～4周内消肿止痛，控制关节内积血与组织水肿，减轻疼痛和炎症反应，防止下肢深静脉血栓。护踝保护下每天进行踝泵运动和直抬腿练习，适度活动髋、膝关节及足趾主动运动，10次×3组，组间休息1～2分钟，每天100次。关节活动度训练仅允许非负重模式下有限的踝关节跖屈（0°～20°）和背伸（0°～10°），避免内外翻；休息时将患肢抬高。

4～6周后对保守治疗的患者制定运动处方前应进行运动前健康筛查、运动风险评估及健康相关体适能测试，而后根据康复功能评定结果，适时地为患者调整制定运动处方。踝关节韧带损伤患者一般以有氧运动、力量训练、拉伸训练相结合进行运动锻炼，应遵循FITT-VP原则，在踝关节肿胀及疼痛耐受的前提下逐渐增加活动量。

1. 有氧运动

运动频率（frequency）：3～5天/周的中等强度运动；运动强度（intensity）：前期由小强度（30%～40%）到中低强度（40%～60%）的有氧运动；远期可由中低强度（40%～60%）逐渐达到中、高强度（≥60%）；运动时间（time）：低中等强度运动每天累计30～60分钟，且每次至少10分钟，每周累计150～300分钟或每天至少20～30分钟（每周不少于75分钟）的较大强度运动，或中等和较大强度相结合的运动；运动类型（type）：建议所有患者都进行有节律的、大肌肉群参与的、所需技巧低的、至少是低中等强度的有氧运动。选择游泳、健步走、骑自行车等关节负荷较小的运动。运动量：推荐大多数患者每周150分钟低中等强度的运动，或每天低中速以上步行6000步。

2. 力量训练

运动频率（frequency）：2～3天/周，同一肌群每周训练3次即可；运动强度（intensity）：体能较差者可从10% 1–RM开始，一般中低强度为60% 1–RM重复12～15次/组，或高强度为80%1–RM重复6～8次/组；运动时间（time）：每个动作重复2～4组，每组5～15次，每次5～10秒，每天20～30分钟；运动类型（type）：脚踝练习、提踵练习、平衡练习、弹力带牵拉练习、勾脚尖练习、支腿抬高训练、仰卧屈膝训练，等等。

（1）脚踝练习。呈站立姿势，并将一颗网球放在脚底。上下滚动网球，找到脚底较为敏感的区域时，让网球保持此位置数秒，并以身体重量略为施力。每只脚做30～60秒。

（2）脚部提踵训练。脚尖踮起，尽量往上，持续5秒钟；然后放下脚跟。做3组，每组10次，组间休息10秒。

（3）平衡训练。单腿站立10～30秒，然后闭上眼睛，当觉得平衡能力增强时，可以使用沙发垫或充气垫来进行平衡训练。平衡训练有助于提升肌肉力量和本体感受，强化大脑控制四肢的能力。

（4）弹力带牵拉训练。仰卧或坐卧位，将患侧腿伸直，依次进行踝关节的背伸（勾脚）牵拉、跖屈（绷脚背）牵拉、内翻牵拉和外翻牵拉，向后、前、内、外牵拉脚至极限，坚持15秒。每日3组，每组10次。

（5）勾脚尖练习。站立位，将身体靠在墙上，背部贴紧墙面，保持脚后跟离墙面一个半脚的距离；双脚做勾脚尖动作，尽可能勾脚至最大幅度，直至小腿前侧有酸胀感。每日3组，每组30～50次。

（6）抗阻力量训练。以弹力带为阻力，远端固定（或握在手中），套在脚上；依次进行踝关节的背伸（钩脚）抗阻力量训练、跖屈（绷脚背）抗阻力量训练、内翻抗阻力量训练和外翻抗阻力量训练；用力勾到最大位，稍做停顿，缓慢放松。每日4～6组，每组20次。

（7）直腿抬高训练。仰卧位，一腿屈腿，将另一条腿伸直并慢慢向上抬高，勾起脚尖，停留片刻。放下伸直的腿，恢复屈腿状态，另一条腿重复上述动作。重复10次为1组，每天3～5组。

（8）仰卧屈膝训练。仰卧位，双腿伸直。然后脚跟着地，尽量屈膝。如此反复，重复20次为1组，每天3～5组。

（9）股四头肌等长收缩训练。仰卧位，一腿膝关节屈曲。另一腿膝关节伸直，做膝关节用力下压床面的动作，当感到大腿前侧肌肉绷紧膝关节后部紧张时，坚持10秒钟，然后放松。换腿重复上述动作。重复20次为1组，每天3～5组。

（10）俯卧位伸膝训练。俯卧位。一腿踝关节的前方垫一软垫。该踝关节用力向下压，尽可能伸直膝关节。坚持10秒钟，然后放松。换腿重复上述动作。重复20次为1组，每天3～5组。

（11）坐位伸膝训练。坐在椅子上，轮流伸直左右腿，伸腿的同时用力勾起脚尖。重复20次为1组，每天3～5组。

此外，可辅助股二头肌（俯卧腿弯举）、髋外展肌群（髋关节外展）、髋内收肌群（髋关节内收）、小腿后侧肌群（提踵）训练。

3. 拉伸训练

运动频率（frequency）：每天对膝关节周围肌群及韧带进行拉伸（图4–1–20）；运动强度（intensity）：有紧绷感/拉伸感而没有疼痛，无痛或微痛情况下缓慢增加关节活动范围；运动时间（time）：动力性运动达到10次，静力性拉伸保持10～30秒，每次5～10分钟；运动类型（type）：下肢主要以关节的动力性和静力性拉伸相结合，包括小腿三头肌拉伸训练、胫骨前肌拉伸训练、足底筋膜松解训练等。

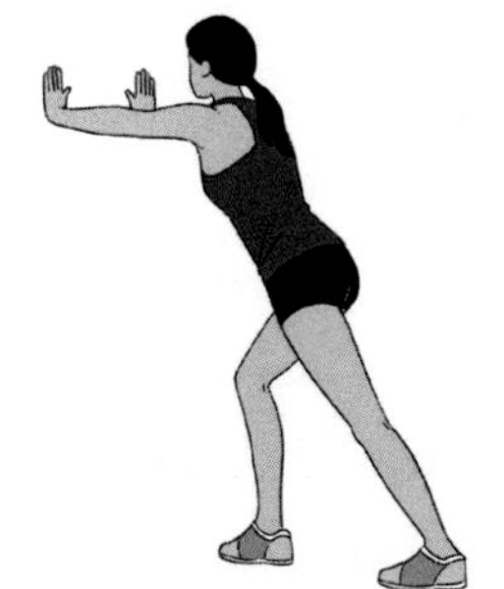
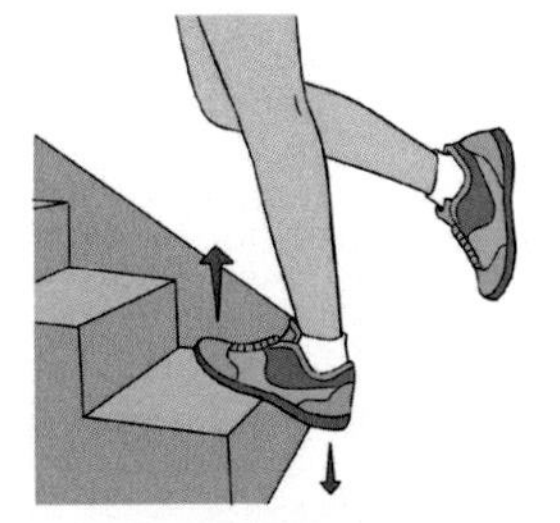
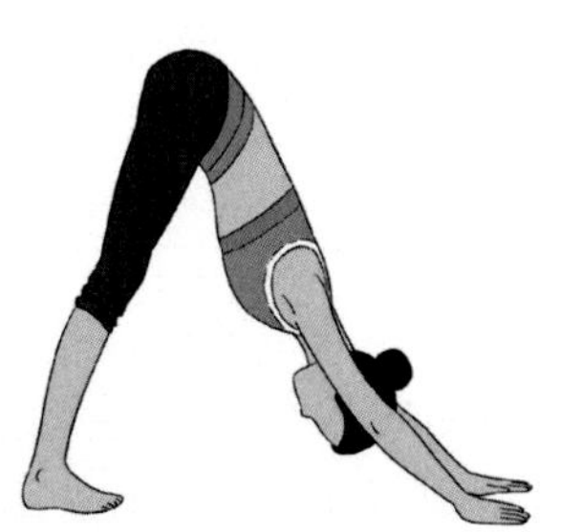

图 4–1–20　小腿三头肌拉伸训练

（1）小腿三头肌拉伸训练。呈弓步靠墙站立，后侧腿伸直，左右交替练习，呼气时进一步拉伸。每次拉伸30秒，重复4～5次，可以在拉伸时让后侧腿弯曲，拉伸比目鱼肌。

（2）胫骨前肌拉伸训练（图4-1-21）。跪位，上身正直，重心向下，使臀部贴向脚跟，双手伸直放置于身体两侧支撑体重，重心向后，使臀部贴向脚跟。拉伸时防止脚面踝关节离开地面，通过手臂支撑力度调节腿部压力，每次拉伸30秒，重复4～5次。

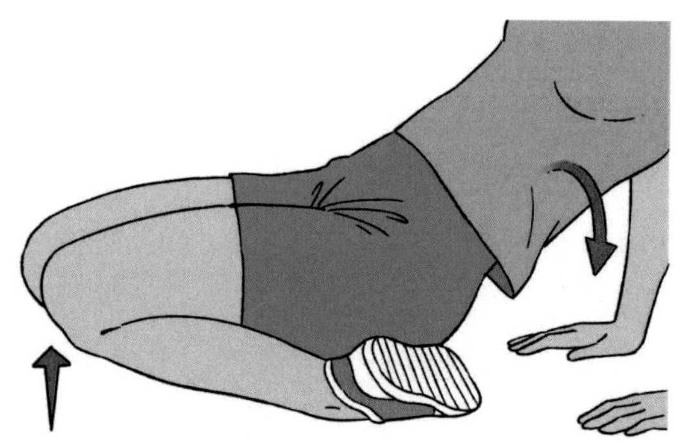

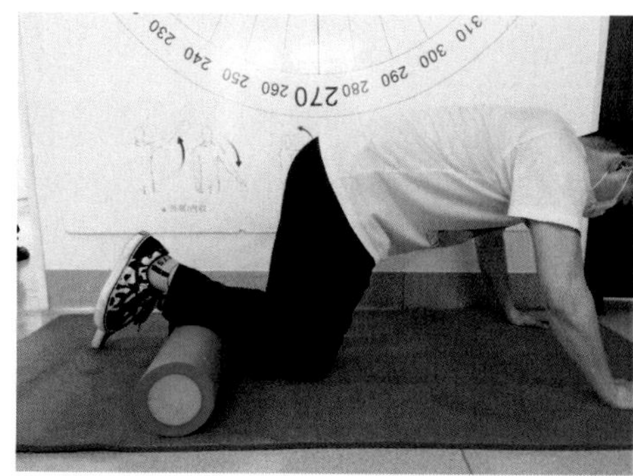

图 4-1-21　胫骨前肌拉伸训练

（3）足底筋膜的松解训练（图4-1-22）。站立位或者坐位，将高尔夫球或者网球放在脚下，脚底来回滚动。维持30～45秒，进行3次。

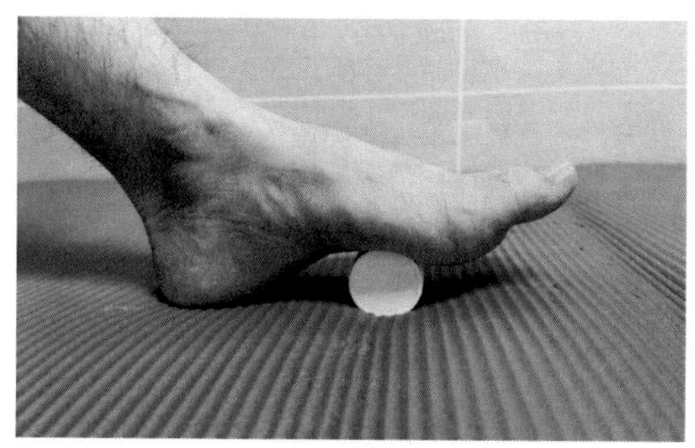

图 4-1-22　足底筋膜的松解训练

（三）注意事项

踝关节活动度受限也是大部分人都会遇到的，去除外固定物后，踝关节或多或少地会出现向上的背伸受限和向下的跖屈受限。针对这两个活动度受限，患者可以自行训练，通常2周左右大部分人就可以恢复正常，但是踝关节内翻的活动度即使在早期出现明显活动受限，也不建议直接去活动。因为踝关节外侧的软组织愈合是远期踝关节功能恢复的基础，如果过早地将外侧软组织结构拉松，有可能继发引起踝关节不稳，保守治疗质量下降，所以内翻的活动度的训练原则一般有两点，首先是先看目前的内翻受限是否影响功能，如果不影响，那么后面也不必过度训练。其次就是时间节点，通常损伤后8～10周，软组织愈合就已经比较可靠，这时候进行内翻的训练，通常不会出现危险。根据每位患者的运动健康筛查、体适能测试及术后恢复情况，制定其个性化运动处方（表4-1-4）。

参考文献

［1］Waterman B R, OwensB D, Davey S, et al. The epideminology of ankle sprains in the United States［J］. J bone joint Surg Am, 2010, 92(13): 2279−2284.

［2］王正珍, 徐峻华. 运动处方（第2版）［M］. 北京: 高等教育出版社.

［3］Rnstrom P A F H. Lynch S A. Ankle ligament injuries［J］. British Journal of sports Medicine, 1997, 31(2): 59−61.

［4］贯光辉, 方永刚, 王翔宇. 持续被动训练对慢性踝关节外侧不稳患者术后踝关节功能恢复的影响［J］. 中华物理医学与康复杂志, 2020, 42(07): 648−650.

［5］周敬杰, 张明, 张秀芳, 等. 本体感觉训练联合Kaltenborn关节松动术治疗慢性踝关节不稳的疗效观察［J］. 中华物理医学与康复杂志, 2018, 40(02): 151−153.

［6］Cain MS, Ban RJ, Chen YP, et al. Four−Week Ankle−Rehabilitation Programs in Adolescent Athletes With Chronic Ankle Instability［J］. J Athl Train, 2020, 55(8): 801−810.

［7］Wright CJ, Linens SW, Cain MS. A Randomized Controlled Trial Comparing Rehabilitation Efficacy in Chronic Ankle Instability［J］. J Sport Rehabil, 2017, 26(4): 238−249.

表 4-1-4 踝关节韧带损伤保守治疗运动处方示例

基本信息：	2022年5月14日
姓 名：赵××	性 别：男　年龄：26岁　电 话：133××××1969
运动（体力活动）水平	☐严重不足　不足　☐中等　☑较高
运动前健康筛查	身高175cm，体重75kg，BMI=22.5kg/m^2，体脂率 50.07 %
	慢病史：☐高血压　☐糖尿病　☐心脏病　☐肺脏疾病　☐其他
	血液指标：空腹血糖 5.5 mmol/L，总胆固醇4.3 mmol/L
	血压：120/70mmHg，心率：63次/分钟
体适能测试	心肺耐力：良好
	肌肉力量、耐力、握力：中等　柔韧性：良好
	平衡能力：良好　灵活性：良好
诊 断	踝关节扭伤　诉求：重返运动
保守运动处方	
急性期 第1~4周	运动方式：踝泵运动和直抬腿练习、关节活动度训练仅允许非负重模式下有限的踝关节跖屈（0°~20°）和背伸（0°~10°）
	运动频率：3组/天，30次/组
	运动强度：中等强度下限（40%~60% HHR）
	运动时间：30分钟/天，逐步增至60分钟/天
恢复期 第4~6周	运动方式：有氧运动、力量训练（脚踝练习、脚部提踵训练、平衡训练）
	运动频率：3组/天，20次/组
	运动强度：中、高强度（≥60%）
	达到目标：达到目标（靶）心率（脉搏）：120次/分钟
	运动时间：30分钟/天，逐步增至60分钟/天
软组织愈合期 第6~12周	运动方式：软质护踝、全负重行走；加强踝周肌力训练
	运动频率：3组/天，20次/组
	运动强度：中等强度下限（40%~60% HHR）
	达到目标：达到目标（靶）心率（脉搏）：120次/分钟
	运动时间：30分钟/天，逐步增至60分钟/天
重返运动期 第12周以后	运动方式：有氧运动、力量训练、拉伸训练相结合
	运动频率：3组/天，20次/组
	运动强度：中等强度下限至高强度
	达到目标：达到目标（靶）心率（脉搏）：120次/分钟
	运动时间：30分钟/天，逐步增至60分钟/天
注意事项	（1）踝关节内翻的活动度，在早期出现明显活动受限时不建议直接去活动。 （2）内翻受限若不影响，那么后面不必过度训练。 （3）损伤后8~10周，软组织愈合较可靠，这时候进行内翻训练，通常不会出现危险
复诊	4周后复诊，每月复诊1次，下次复诊时间为2022年6月15日，届时携带本处方
运动处方师	签字：王国梁　时间：2022年5月14日

第二节 踝关节镜手术康复运动处方

踝关节是人体负重量最大的关节，属于屈戌关节，主要运动是背屈和跖屈。距骨滑车前宽后窄，当背屈时，较宽的前部进入关节窝内，关节较稳定，但在跖屈时，由于较窄的后部进入关节窝内，于是只能做轻微的侧方运动，此时关节不够稳固，故踝关节扭伤多发生在跖屈的情况下。踝关节镜技术作为一种重要的诊断和治疗手段，正在迅速普及。踝关节镜是一种安全、有效的诊断和治疗方法，且并发症少，术后能够使患者的功能活动得到较快改善。许多踝关节问题可通过踝关节镜进行微创手术治疗，包括关节疼痛、肿胀、僵硬、关节不稳定和关节活动受限等。根据围手术期、出院后、重返运动不同阶段的运动康复侧重点不同，制定不同阶段的运动处方，可促进踝关节镜术后患者尽早尽快恢复运动功能。

一、踝关节镜围手术期运动处方

（一）康复教育

在踝关节康复方面，越来越多的学者认为，早期康复训练能促进关节功能康复，尽早开始功能康复训练。以每天3次的频率进行踝关节跖屈、背屈及内收、外展，可改善踝关节镜手术后病人关节功能，且可减轻病人疼痛和关节肿胀程度。而相当一部分患者忽视康复训练的重要性，医师须向他们说明仅行手术治疗是远远不够的。患者宣教常在入院等待手术期间进行，也可在患者等待入院期间进行，使患者有更多时间接受与理解宣教内容。应向患者介绍疾病特点、手术方法与意义、术后恢复的基本过程、术后康复要点与随访计划、常见问题的自我处理方法等[1-3]。

（二）运动处方制定

围手术期主要分两个阶段，其中术前阶段（术前至手术当日）的重点是进行康复教育及预康复训练；术后早期阶段（术后0～2周）的重点是重获肌肉收缩练习，消肿止痛与预防深静脉血栓形成。

1. 术前阶段（术前至手术当日）

术前应对每位患者进行运动健康筛查及体适能测试，以指导运动处方制定。踝关节损伤后患者常因踝关节局部疼痛、肿胀及活动受限，使其对康复治疗产生畏惧或抵触心理，导致术后康复进展缓慢，踝关节普遍会存在功能障碍。术前无痛条件下适度增加踝关节活动度有利于防止术后踝关节发生粘连及肌肉萎缩；术前指导患者熟悉踝关节支具的应用和进行下肢肌力、耐力和关节活动度的锻炼，注意起床、翻身的练习；术前肌力训练可预防术后出现肌肉萎缩，有利于术后早期、快速开展肌力、关节活动度和本体感觉等相关训练[4-6]。

2. 术后早期阶段（术后第0～2周）

术后早期通过适当的超前镇痛，康复开始于术后当日。目标为2周内消肿止痛，控制关节内积血与组织水肿，减轻疼痛和炎症反应，防止下肢深静脉血栓。硬质护踝保护下的部分负重行走（图4-2-1），加强膝和髋周肌力训练，术后第3日起即可进行腓骨肌等长收缩训练。关节活动度训练仅允许非负重模式下有限的踝关节跖屈（0°～20°）和背伸（0°～10°），10次×3组，组间休息1～2分钟，注意避免内外翻。

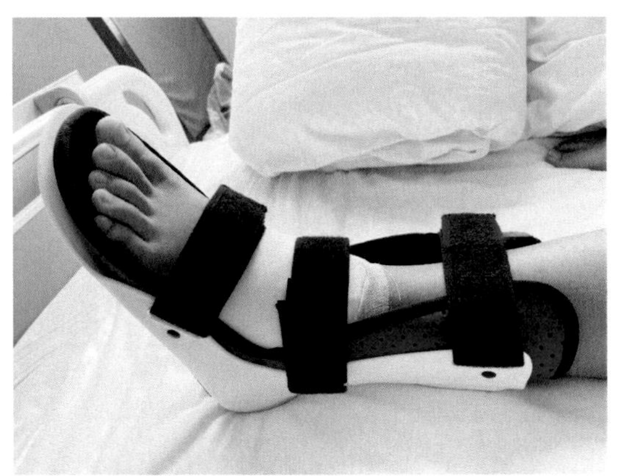

图 4-2-1　硬质踝关节护具

（三）注意事项

踝关节损伤中距骨软骨损伤较特殊，术后4周内仅允许在步行靴保护下负重，与其他踝关节损伤患者的运动处方须区分开。根据每位患者术前的运动健康筛查及体适能测试，制定其围术期的具体运动处方（见表4-2-1）。

表 4-2-1 踝关节镜围手术期运动处方示例

基本信息：	2022 年5月 11日		
姓名：吴××	性别：男	年龄：28岁	电话：133××××1989
运动水平	☐ 严重不足 ☑ 不足 ☐ 中等 ☐ 较高		
运动前健康筛查	身高178cm，体重60kg，BMI=18.9kg/m²，体脂率40.5%		
	慢病史：☐ 高血压 ☐ 糖尿病 ☐ 心脏病 ☐ 肺脏疾病 ☑ ☐ 其他（肥胖等）		
	血液指标：空腹血糖4.5mmol/L，总胆固醇4.2mmol/L		
	血压：110/70mmHg，心率：72次/分钟		
体适能测试	心肺耐力：良好		
	肌肉力量、耐力、握力：良好 柔韧性：中等		
	平衡能力：一般 灵活性：良好		
诊断	踝关节镜术后	诉求	重返运动
围手术期阶段运动处方			
术前阶段	运动方式：☑ 踝关节活动（跖屈和背伸） ☑ 直腿抬高练习 ☑ 关节屈曲练习 ☐其他		
	运动频率：3组/天，20次/组		
	中等强度：该阶段运动强度为中等强度下限［（40% HRR，达到目标（靶）心率（脉搏）］：80次/分钟		
	运动时间：30分钟/天		
术后早期阶段（术后第0~2周）	运动方式：☑ 踝关节活动（跖屈和背伸） ☑ 直腿抬高练习 ☐ 关节屈曲练习 ☐其他		
	运动频率：3组/天，20次/组		
	中等强度：前四周的运动强度为中等强度下限（40% HRR），达到目标（靶）心率（脉搏）：80次/分钟		
	运动时间：30分钟/天，逐步增至60分钟/天		
注意事项	（1）运动时若踝关节有不适请立即停止运动。 （2）如果在运动中感觉踝关节疼痛，需及时终止运动，必要时联系医生。 （3）该阶段术后下地行走时须佩戴支具，拄双拐及患肢不负重		
复诊	4周后复诊，每月复诊1次，下次复诊时间为2022年6月11日，届时携带本处方		
运动处方师	签字：何川 时间：2022 年5月 11日		

二、踝关节镜手术出院后运动处方

（一）康复教育

该阶段患者已出院回家，主要居家自主完成运动康复训练，因此需向患者着重强调术后自主康复的重要性，提醒患者康复活动中的注意事项。必要时可建议患者到专业的康复训练中心，在康复医生指导下自主康复训练。

（二）运动处方制定

1. 术后中期阶段（术后第3～4周）

术后第3周开始关节活动度训练及部分负重。①踝关节活动度：在非负重状态下，该阶段踝关节活动度为跖屈（0°～30°）和背伸（0°～20°）。②负重训练：踝关节支具保护下扶双拐下地步行，1～2周内达到患肢负重25%～50%。③加强肌力训练、各方向直抬腿，负荷量为10秒，3次×2组，每天30分钟。

2. 术后远期阶段（术后第5～12周）

本阶段更换硬质护踝为软质护踝、全负重行走；加强踝周肌力训练；进一步增加关节活动度，允许内翻；本体感觉和平衡感训练；必要时进行关节松动训练；基本功能恢复训练。

（1）踝关节活动度。逐渐增加踝关节跖屈和背伸角度，可以完全跖屈和背伸，增加关节活动度达到正常范围，保持无疼痛和无肿胀。

（2）负重训练。继续支具保护下负重行走，逐渐增加负重占比，术后8周负重达100%；逐渐丢拐；每天30～60分钟，12周时争取全角度、完全负重、脱离支具。

（3）肌力训练。该阶段内行走时用支具保护患膝，步态训练、本体感觉训练、肌肉力量及耐力训练，增强肌力强度恢复训练，股四头肌力量训练，腓肠肌肌腱训练，保持10秒，重复15～20次，恢复到65%的正常肌力。逐渐采用抗阻模式，座位适当抬高，需要保持15°屈曲角度。增加本体感觉训练难度，使用平行木、平衡球、平衡板的下肢协调性和稳定性训练，向正面、后向、侧向踏板训练（图4-2-2）。肌力训练亦可以进行弹力带训练、直腿抬高、夹球等训练，增强肌力。

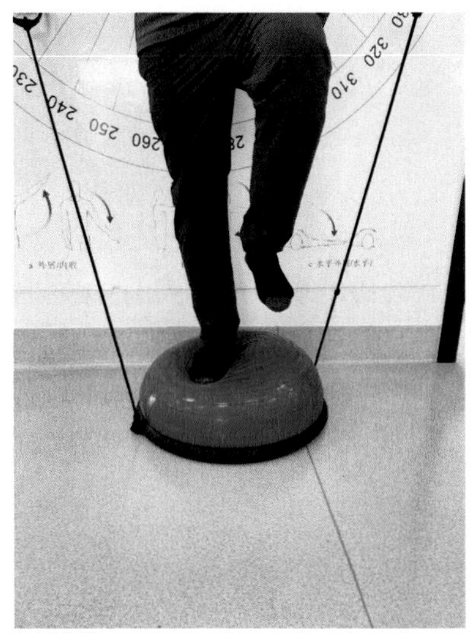

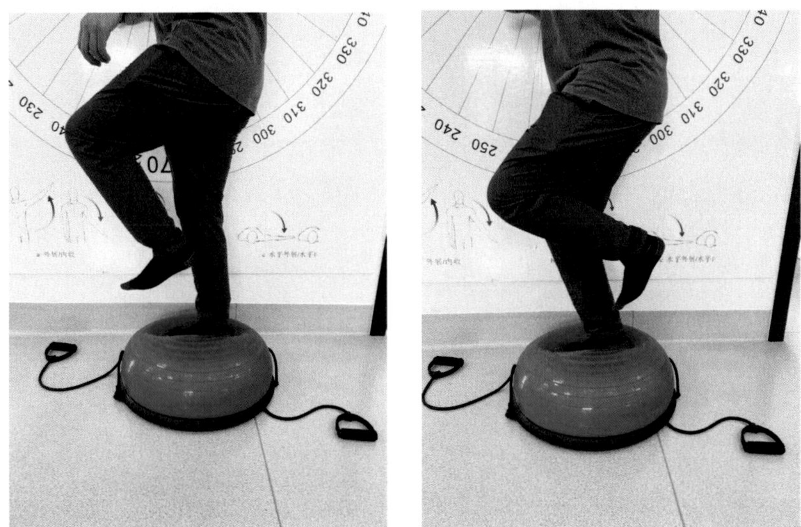

图 4-2-2　本体感觉及平衡训练

（三）注意事项

避免踝关节过早负重。应注意在踝支具保护下且疼痛能耐受条件下逐渐恢复踝关节正常活动范围。

根据每位患者术前的运动健康筛查、体适能测试及术后恢复情况，制定其个性化出院后运动处方（见表4-2-2）。

表 4-2-2　踝关节镜手术出院后运动处方示例

基本信息：	2022 年6月 11日		
姓名：吴××	性别：男	年龄：28岁	电话：133××××1989
运动（体力活动）水平	☐ 严重不足　☑ 不足　☐ 中等　☐ 较高		
运动前健康筛查	身高178cm，体重60kg，BMI=18.9kg/m^2，体脂率40.5%		
	慢病史：☐ 高血压　☐ 糖尿病　☐ 心脏病　☐ 肺脏疾病　☑ 其他（肥胖等）		
	血液指标：空腹血糖4.5mmol/L，总胆固醇4.2mmol/L		
	血压：110/70mmHg，心率：72次/分钟		
体适能测试	心肺耐力：良好		
	肌肉力量、耐力、握力：良好　柔韧性：中等		
	平衡能力：一般　灵活性：良好		
诊断	右踝关节镜术后	诉求	重返运动
出院后阶段运动处方			
术后中期阶段：（术后第3~4周）	运动方式：☑ 踝关节活动（跖屈和背伸）　☑ 直腿抬高练习　☑ 负重行走练习（50%体重）　☐其他		
	运动频率：3组/天，30次/组		
	中等强度：该阶段运动强度为中等强度下限（40%~60% HRR），达到目标（靶）心率（脉搏）：110次/分钟		
	运动时间：30分钟/天，逐步增至60分钟/天		
术后远期阶段（术后第5~12周）	运动方式：☑ 踝关节活动（全角度）　☑ 直腿抬高练习　☑ 抗阻肌力练习　☑ 本体感觉训练　☑ 负重行走练习（100%体重）　☐其他		
	运动频率：3组/天，30次/组		
	中等强度：前四周的运动强度为中等强度下限（40%~60% HRR），达到目标（靶）心率（脉搏）：110次/分钟		
	运动时间：30分钟/天，逐步增至60分钟/天		
注意事项	（1）运动时若关节有不适请立即停止运动。 （2）该阶段术后下地负重行走时仍需佩戴支具，可更换软质护踝。 （3）注意踝支具保护下及疼痛能耐受条件下逐渐恢复踝关节正常活动范围。 （4）在运动处方实施过程中，应遵循循序渐进、长期坚持、注意安全的原则，根据患者恢复情况可将相应康复适时提前或延迟1周左右		
复诊	4周后复诊，每月复诊1次，下次复诊时间为2022年7月11日，届时携带本处方		
运动处方师	签字：何川　时间：2022 年6月 11日		

三、踝关节镜术后重返运动处方

（一）康复教育

该阶段康复在确保踝关节稳定的前提下，加强功能训练，防止肌肉萎缩、肌腱挛缩、骨质疏松、关节僵硬，恢复日常生活活动，最终能重返运动。仍需向患者强调运动康复的重要性，提醒患者康复运动中的注意事项，同时鼓励患者积极主动康复，减少对康复的畏惧感。

（二）运动处方制定

1. 重返运动前阶段（术后第12周至6个月）

运动中软质护踝保护，评估康复情况后酌情去除软质护踝；本体感觉和平衡觉训练；踝关节无痛地全范围活动；在台阶上进行提踵训练，注意前足踩台阶，后足提起，并可在屈膝状态下进行提踵训练，加强本体感觉训练效果（图4-2-3A、图4-2-3B）。同时可进行拉伸训练，跪地，身体后方置圆枕，足背置于圆枕上，进行跖屈拉伸训练，同时身体保持直立，训练躯干及下肢的平衡能力（图4-2-3C）。无疼痛地变向慢跑，开始运动专项训练。整个术后康复过程需定期了解患者的康复水平，以便及时调整康复训练计划。

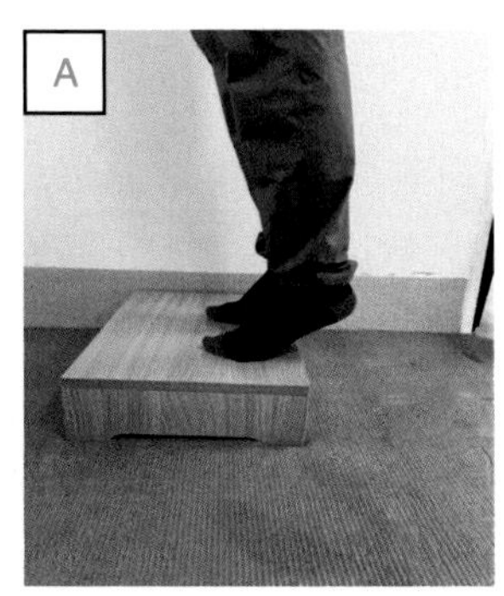

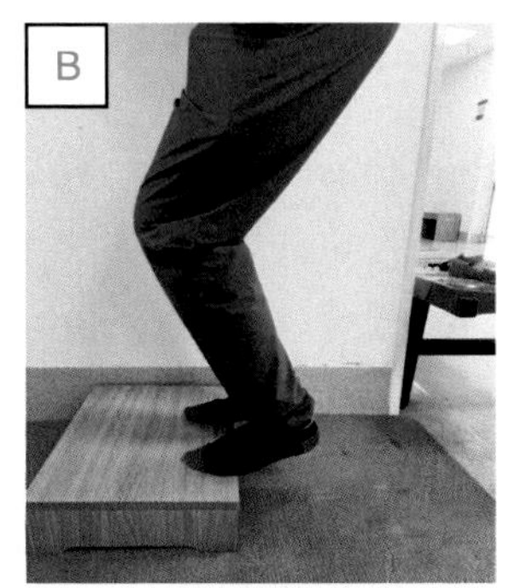

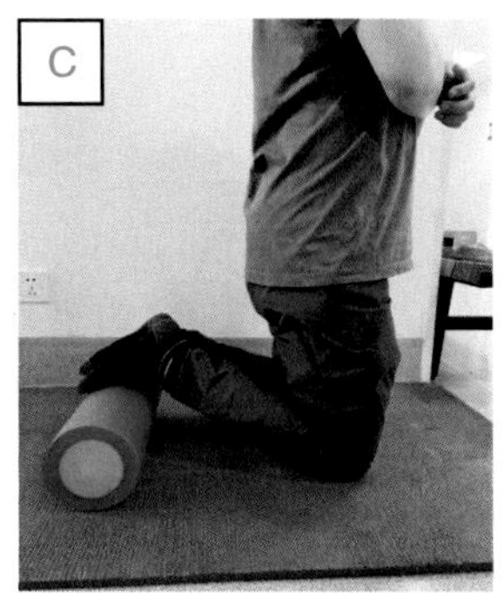

图 4-2-3　重返运动前训练

A. 踩台阶提踵训练；B. 屈膝提踵训练；C. 踝关节拉伸训练

2. 重返运动阶段（术后第6～12个月）

6个月后可进行剧烈、对抗性体育运动。在整个康复过程中以有氧运动、力量训练、拉伸训练相结合进行运动锻炼，应遵循FITT-VP原则，在膝关节肿胀及疼痛耐受的前提下逐渐增加活动量。具体制定实施方案：

（1）有氧运动。运动频率（frequency）：3～5天/周；运动强度（intensity）：可从中等强度（40%～59%最大心率HRR）向较大强度（≥60%HRR）过渡；运动时间（time）：从20～30分钟/天逐步增加至60分钟/天，每周总训练时间不少于150分钟，或进行75分钟较大强度运动；运动类型（type）：选择游泳、健步走、骑自行车、慢跑等关节负荷较小的运动。

（2）力量训练。运动频率（frequency）：5天/周，同一肌群每周训练3次即可；运动强度（intensity）：体能较差者可从10% 1-RM开始，一般中低强度为60% 1-RM重复12～15次/组，或高强度为80%1-RM重复6～8次/组；运动时间（time）：每个动作重复2～4组，每组5～15次，每次5～10秒，每天20～30分钟；运动类型（type）：①屈腿提踵练习：患肢支撑，将健侧腿放于患肢膝关节后，患肢后脚跟抬高，使脚处于一种背屈状态。②坐位，在弹力带辅助下脚跖屈和脚背曲练习，身体成直角，患肢伸直，正常肢可屈，患肢用力跖屈和背伸（图4-2-4）。重复20次为1组，每天3～5组。③单腿负重平衡练习：先在平地上练习，单腿能随意站2分钟以上后，改为在软垫上进行。

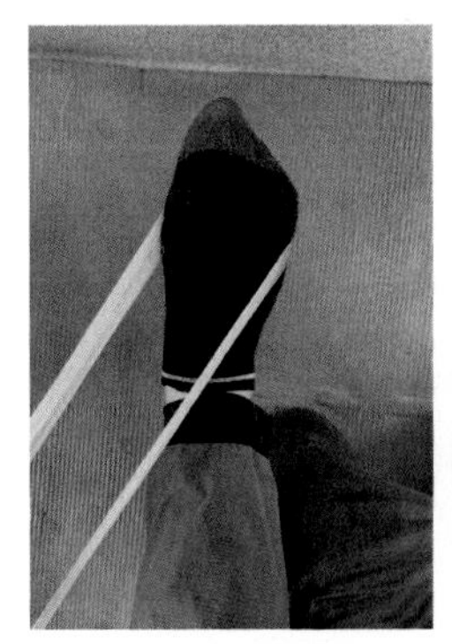
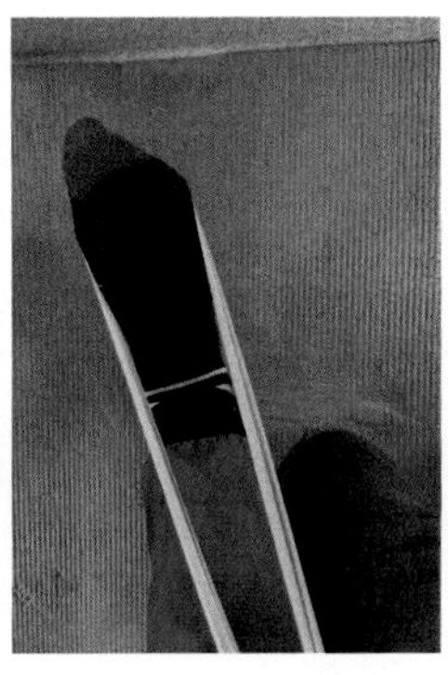
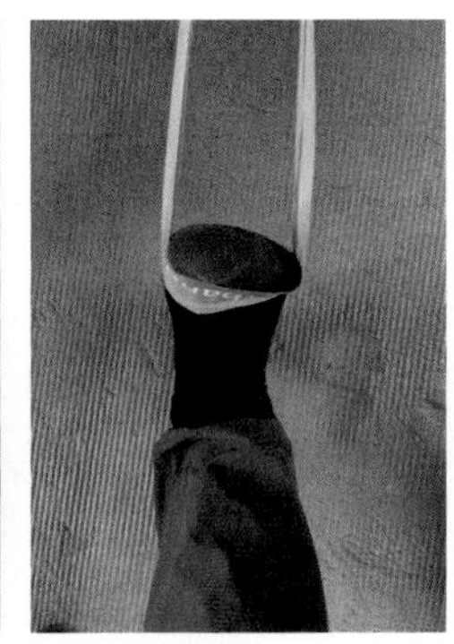
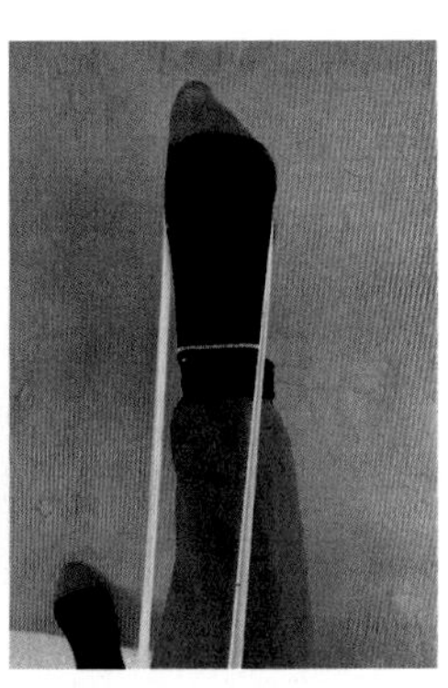

图 4-2-4　抗阻肌力训练

（3）拉伸训练。运动频率（frequency）：每天对踝关节周围肌群及韧带进行拉伸；运动强度（intensity）：有紧绷感/拉伸感而没有疼痛，无痛或微痛情况下缓慢增加关节活动范围；运动时间（time）：动力性运动达到10次，静力性拉伸保持10～30秒，每次5～10分钟；运动类型（type）：进行脚部绕环练习，以踝部为中心，进行前后左右绕环运动，充分拉伸，脚背屈练习，坐在椅子上，患肢搭在健侧腿上，上身微微弯曲，双手抱住患肢脚部，尽可能使其背屈。

（三）注意事项

准备活动和整理活动是缓解疼痛、避免运动损伤的关键；注意运动时是否有胸痛、胸闷、气急、心慌、眩晕、恶心等不适，如果存在请立即停止运动，如果在运动中感觉踝关节疼痛，需及时终止运动，必要时与医生联系；有氧运动时注意监测心率、血压变化，避免运动过量或不足；抗阻训练过程中不能憋气，注意调整呼吸，发力时呼气，放松时吸气。拉伸训练时注意缓慢拉伸并在末端维持，不宜产生疼痛，以免肌肉拉伤。注意保持良好心态，保证足够的睡眠，合理膳食；定期随访，调整运动处方。

根据每位患者的运动健康筛查、体适能测试及术后恢复情况，制定其个性化重返运动处方（见表4-2-3）。

表 4-2-3　踝关节镜重返运动处方示例

<table>
<tr><td colspan="4">基本信息：　　　　2022 年6月 11日</td></tr>
<tr><td>姓名：吴××</td><td>性别：男</td><td>年龄：28岁</td><td>电话：133××××1989</td></tr>
<tr><td>运动（体力活动）水平</td><td colspan="3">☐ 严重不足　☑ 不足　☐ 中等　☐ 较高</td></tr>
<tr><td rowspan="4">运动前健康筛查</td><td colspan="3">身高178cm，体重60kg，BMI=18.9kg/m^2，体脂率40.5%</td></tr>
<tr><td colspan="3">慢病史：☐ 高血压　☐ 糖尿病　☐ 心脏病　☐ 肺脏疾病　☑ 其他（肥胖等）</td></tr>
<tr><td colspan="3">血液指标：空腹血糖4.5mmol/L，总胆固醇4.2mmol/L</td></tr>
<tr><td colspan="3">血压：110/70mmHg，心率：72次/分钟</td></tr>
<tr><td rowspan="3">体适能测试</td><td colspan="3">心肺耐力：良好</td></tr>
<tr><td colspan="3">肌肉力量、耐力、握力：良好　　　柔韧性：中等</td></tr>
<tr><td colspan="3">平衡能力：一般　　　灵活性：良好</td></tr>
<tr><td>诊断</td><td>右踝关节镜术后12周</td><td>诉求</td><td>重返运动</td></tr>
<tr><td colspan="4">重返运动阶段运动处方</td></tr>
<tr><td rowspan="4">重返运动前阶段
（术后第12周~6个月）</td><td colspan="3">运动方式：☑ 踝关节活动（全角度）　☑ 直腿抬高练习　☑ 抗阻肌力练习　☑ 本体感觉训练　☑ 负重行走练习（100%体重）　☐其他</td></tr>
<tr><td colspan="3">运动频率：3组/天，30次/组</td></tr>
<tr><td colspan="3">中等强度：该阶段运动强度为中等强度下限（40%~60% HRR），达到目标（靶）心率（脉搏）：110次/分钟</td></tr>
<tr><td colspan="3">运动时间：30分钟/天，逐步增至60分钟/天</td></tr>
<tr><td rowspan="4">重返运动前阶段
（术后第12周~6个月）</td><td colspan="3">运动方式：☑ 散步行走　☑ 快步行走　☑ 游泳　☑ 慢跑　☑ 自行车　☐ 太极拳　☐ 八段锦　☐ 康复操　☐其他</td></tr>
<tr><td colspan="3">运动频率：3组/天，30次/组</td></tr>
<tr><td colspan="3">中等强度：前4周的运动强度为中等强度下限（40%~60% HRR，能说话但不能唱歌），抗阻40%~70%1-RM，并逐渐递增至最大强度，柔韧性拉伸至感觉紧张或轻度不适达到目标（靶）心率（脉搏）：140次/分钟</td></tr>
<tr><td colspan="3">运动时间：30分钟/天，逐步增至60分钟/天</td></tr>
<tr><td>注意事项</td><td colspan="3">（1）运动时若关节有不适请立即停止运动。
（2）如果在运动中感觉踝关节疼痛，需及时终止运动，必要时联系医生。
（3）有氧运动时注意监测心率、血压变化，避免运动过量或不足；抗阻训练过程中不能憋气，注意调整呼吸，发力时呼气，放松时吸气；拉伸训练时注意缓慢拉伸并在末端维持，不宜产生疼痛，以免肌肉拉伤。
（4）注意保持良好心态，保证足够的睡眠，合理膳食。
（5）运动处方实施过程中，应遵循循序渐进、长期坚持、注意安全的原则，根据患者恢复情况可将相应康复适时提前或延迟1周左右</td></tr>
<tr><td>复诊</td><td colspan="3">3个月后复诊，下次复诊时间为2022年9月11日，届时携带本处方</td></tr>
<tr><td>运动处方师</td><td colspan="3">签字：何川　　　时间：2022年6月11日</td></tr>
</table>

参考文献

[1] 彭琪, 王琴, 宁宁. 系统康复锻炼对慢性踝关节外侧不稳患者距腓前韧带重建—踝关节镜术后的康复效果观察 [J]. 中国医学前沿杂志(电子版), 2020, 12(02): 107-110.

[2] 段秀丽, 张珍珍, 孙银梅, 等. 功能康复训练对踝关节骨折术后关节功能恢复影响分析 [J]. 中国医学前沿杂志(电子版), 2018, 10(03): 44-47.

[3] 王晓康, 施忠民. 慢性踝关节外侧不稳定术后康复的研究进展 [J]. 国际外科学杂志, 2018, 45(03): 212-216.

[4] Yiwen Hu et al. Evaluation of the Talar Cartilage in Chronic Lateral Ankle Instability with Lateral Ligament Injury Using Biochemical T2* Mapping [J]. Academic Radiology, 2018, 25(11) : 1415-1421.

[5] 萨晨琛, 王剑飞. 慢性踝关节不稳定诊断与治疗的最新进展 [J]. 实用医学杂志, 2017, 33(15): 2456-2458.

[6] 孙孟凡, 扈盛. 本体感觉神经促进技术联合核心稳定性训练对功能性踝关节不稳患者下肢功能康复的影响 [J]. 中华物理医学与康复杂志, 2017, 39(11): 834-838.

何川　施政良

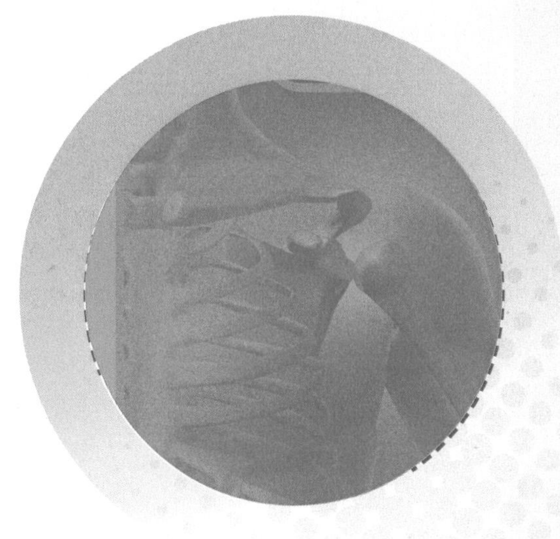

·第五章·

肩关节疾病康复运动处方

第一节　肩关节不稳手术康复运动处方

肩关节不稳定是肩关节常见疾病，常用的治疗方式包括切开修复、关节镜下盂唇修复术。对于肩关节不稳的患者术前应仔细评估，术中全面检查，明确损伤类型，处理并发损伤，充分松解、牢固缝合。但肩关节功能的恢复仅靠手术是不够的，规律、系统的术后运动康复也是治疗的关键，肩关节不稳术后康复治疗的目的是短期固定下配合肩关节周围肌肉锻炼，促进肩关节的愈合，早日恢复肩关节的活动范围以及负重功能。康复的原则上需因人而异，根据不同患者特点调整康复进度，循序渐进，严格执行康复计划，避免出现严重的肩关节功能障碍，防治肩部周围肌肉萎缩。下面从肩关节不稳围手术期、肩关节不稳手术出院后、肩关节不稳术后重返运动制定出详细的运动处方，以帮助肩关节不稳患者早日恢复肩关节功能，甚至重返运动。

一、肩关节不稳围手术期运动处方

（一）康复教育

肩关节不稳患者术前采取三角巾悬吊，贴胸固定，避免再次损伤。告知患者术后进行康复训练的注意事项，让患者清楚功能锻炼的重要性，理解术后康复训练的原理，充分调动患者的积极性，主动配合功能锻炼，保证康复计划的顺利进行。

（二）运动处方制定[1, 2]

围手术期主要分两个阶段，其中术前阶段（术前至手术当日）的重点是进行康复教育及预康复训练；术后早期阶段（术后0～2周）的重点是重获肌肉收缩练习，消肿止痛与预防肩关节僵硬。术后6周内必须坚持佩戴支具，置于外展45°、旋转0°中立位（图5-1-1A），患肩放松且无下垂感，并在可耐受的情况下尽早开始被动锻炼。练习关节活动度时，在允许活动的最大范围被动外展5～10次。练习后应立即冰敷，冰敷时间为15～20分钟，若肿胀疼痛明显，发热明显，增加冰敷时间，每隔2个小时冰敷1次。

1. 术前阶段（术前至手术当日）

术前对每位患者进行运动健康筛查及体适能测试，以指导运动处方制定。肩关节手术后，患者常因肩关节局部疼痛、肿胀及相关肌肉无力；使其对康复治疗产生畏惧或抵触心理，导致术后康复进展缓慢，肩关节普遍会存在功能障碍，术前无痛条件下或术中麻醉下适度增加肩关节活动度，有利于防止术后肩关节发生粘连及肌肉萎缩。

2. 第Ⅰ阶段（术后第0～2周）

保护患肩，减少疼痛和肿胀，局部冰敷。手术后第1～3天开始行肩关节被动前屈、外展训练，于他人帮助下被动地将肩关节向体侧抬起，无痛或微痛状态下尽量抬至允许活动的最大范围（图5-1-1B）。注意避免旋转肩关节，同时患侧肩关节肌肉应避免用力以及耸肩，每天做2组，每组5～10次，每次坚持5～10秒。术后3天后可行肘关节的训练，在支具固定保护下行握拳及肘、腕关节的主动练习，每天清醒时尽可能多做。一般情况下，术后14天可拆线，之后可开展局部物理治疗：热敷、冰敷、电疗、超声波、局部按摩等。

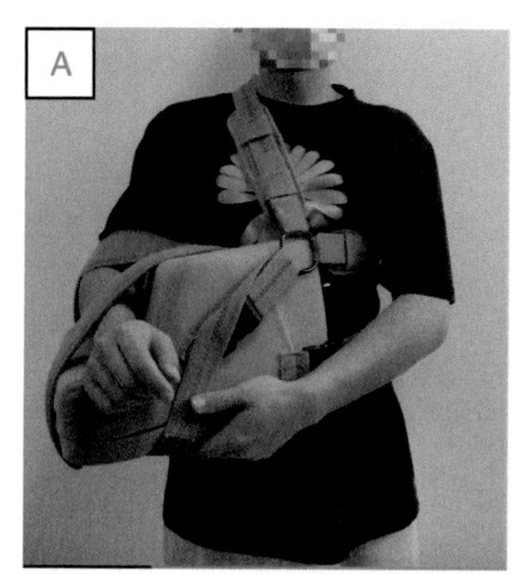

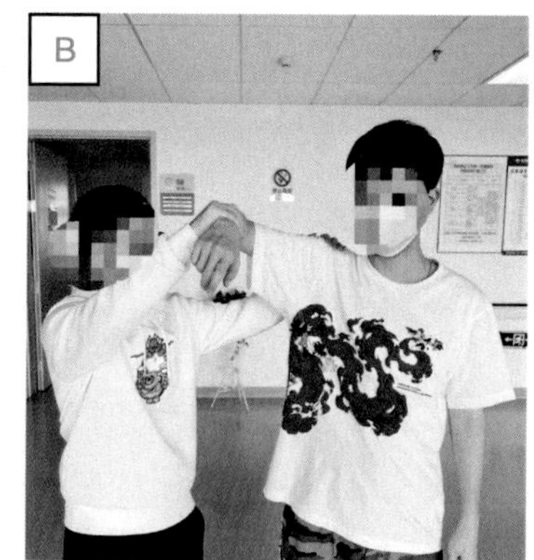

图 5-1-1　术后第 0~2 周训练

A. 术后佩戴支具；B. 在他人帮助下将肩关节被动外展

（三）注意事项

术后当日即开始在佩戴固定支具的前提下做握拳及腕部屈伸训练，每日训练程度以稍感肌肉酸痛为止点，若疼痛加重，口服止痛药或减少活动量，在肩部疼痛能耐受前提下尽可能多做练习。在被动运动后若出现红肿和疼痛等症状，可行物理治疗帮助消肿。如果在运动中感觉肩部疼痛，或者出现胸闷、心慌等不适，需及时终止运动。切记在围手术期绝不可行主动的外展/外旋、过度后伸肩关节，患侧手支撑体重，突然性地活动肩关节等相关运动。围手术期运动处方的制定和实施对出院后的运动康复尤为重要，在此期间适当地运动练习和功能锻炼可以为出院后康复训练以及后期重返运动奠定良好的肩关节结构稳定基础，以便能逐步增强肌力、训练本体感觉，恢复日常活动和重返运动。根据每位患者的运动健康筛查、体适能测试及术后恢复情况，制定其个性化运动处方（见表5-1-1）。

表 5-1-1　肩关节不稳围手术期运动处方示例

基本信息：		2022年5月11日	
姓名：张××	性别：男	年龄：25岁	电话：135××××4525
运动（体力活动）水平	☐严重不足　☐不足　☑中等　☐较高		
运动前健康筛查	身高168cm，体重56kg，BMI=19.8kg/m^2，体脂率50.07%		
	慢病史：☐高血压　☐糖尿病　☐心脏病　☐肺脏疾病　☐其他		
	血液指标：空腹血糖4.5mmol/L，总胆固醇4.7mmol/L		
	血压：110/70mmHg，心率：75次/分钟		
体适能测试	心肺耐力：一般		
	肌肉力量、耐力、握力：一般　柔韧性：差		
	平衡能力：一般　灵活性：差		
诊断	肩关节不稳围手术期	诉求	重返运动训练
术前至手术当天	运动健康筛查及体适能测试，适当活动身体，减少紧张情绪		
术后第1天	握拳训练		
术后第2天	肩关节被动活动训练		
术后第3天至2周	肘关节活动训练、肩关节被动活动训练		
术后第2周运动处方	运动方式：☑散步行走　☑快步行走　☐游泳　☐自行车　☐太极拳　☐八段锦　☐康复操　☐其他		
	运动频率：3~5次/周		
	中等强度：前2周的运动强度为中等强度下限（40%~60% HRR），达到目标（靶）心率（脉搏）：120次/分钟		
	运动时间：30~60分钟/天		
	运动方法： 热身运动：关节活动或慢走5~10分钟 康复运动：快走、散步行走等 整理运动：减速慢走5~10分钟，拉伸，恢复至平静呼吸和心率		
注意事项	（1）运动时若关节有不适请立即停止运动。 （2）术后当日即开始在佩戴固定支具的前提下做握拳及腕部屈伸训练，每日训练程度以稍感肌肉酸痛为止点。 （3）绝不可行主动的外展/外旋、过度后伸肩关节，患侧手支撑体重，突然性的活动肩关节等相关运动		
复诊	4周后复诊，每月复诊1次，下次复诊时间为2022年6月11日，届时携带本处方		
运动处方师	签字：王福科　时间：2022年5月11日		

二、肩关节不稳手术出院后运动处方

（一）康复教育

科学系统的术后康复训练是取得良好疗效的重要因素，该阶段患者已出院回家，主要居家自主完成运动康复训练，需提醒患者肩关节不稳修复术后进行康复训练的注意事项，让患者清楚功能锻炼的重要性，理解术后康复训练的原理，充分调动患者的积极性，从而主动配合进行功能锻炼，保证训练计划的顺利进行，3个月内促进快速康复，必要时可建议患者到专业的康复训练中心，在康复医生指导下自主康复训练。

（二）运动处方制定[3，4]

1．第Ⅱ阶段（术后第3～6周）

术后6周内必须坚持佩戴支具，置于外展45°、旋转0°中立位，患肩放松且无下垂感，并在可耐受的情况下尽早被动锻炼。练习关节活动度时，在允许活动的最大范围内，每天最多练习10～20次。练习后应立即冰敷，冰敷时间为15～20分钟，若肿胀疼痛明显，发热明显，增加冰敷时间，每隔2个小时冰敷一次。

术后6周内肩关节仅做被动活动练习，被动外展和前屈肩关节至90°，于他人帮助下被动地将肩关节向体侧抬起，注意避免旋转肩关节，每天2组，每组5～10次。重复上述训练，关节活动度视个人情况而定，由被动活动逐渐过渡到主动活动，肩关节被动外展和前屈的活动度可逐渐增至120°。主动活动可在患者的健侧肢体辅助下完成，活动过程中应注意动作轻柔缓慢、循序渐进。指导患肢肩周肌肉等长收缩，并使用按摩手法放松肩周肌肉。

2．第Ⅲ阶段（术后第7～10周）

6周后支具可在睡眠时摘除，但在平日活动时必须继续佩戴，之后根据复查情况，可逐渐去除支具。若损伤比较严重，固定时间需延长至12周。术后7周，在疼痛耐受的情况下，可逐渐增加向各个方向的关节活动度，如画圈练习（图5–1–2A），弯腰90°，手臂自然下垂，前后左右摆动手臂。最开始可用健侧手辅助，后在疼痛耐受的范围内，主动地从小范围开始进行画圈练习。肩周肌肉逐渐从等长收缩训练至抗重力训练，还可利用墙壁、滑轮等辅助训练（图5–1–2B），每天30~60分钟，每周3~5次。

3. 第Ⅳ阶段（术后第11～12周）

允许外展位外旋，关节活动度逐步达到肩关节各个方向的正常活动范围（图5-1-3）。肩周肌肉从抗重力训练逐渐加强至抗阻训练，可以利用哑铃、弹力带等进行练习，强度由小到大，以完成30个动作感到微疲劳以选择阻力大小，每个方向每个动作练习30次为1组，每天3～5组，侧重于加强内旋肌群的力量训练（图5-1-4）。

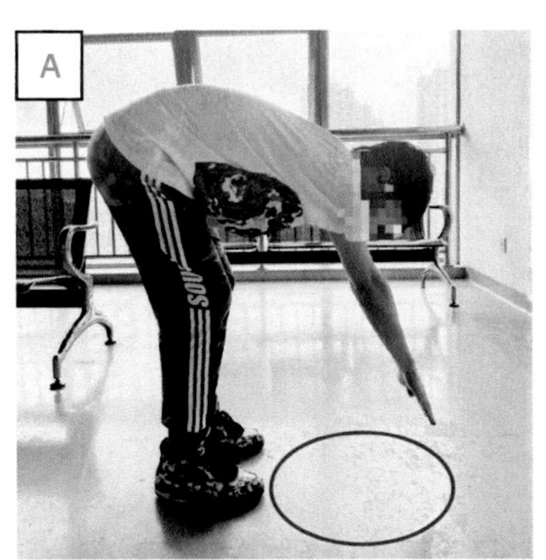

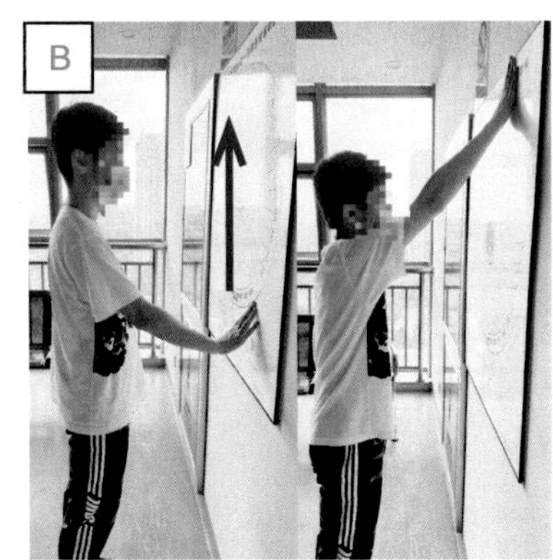

图 5-1-2　A. 画圈练习；B. 爬墙练习

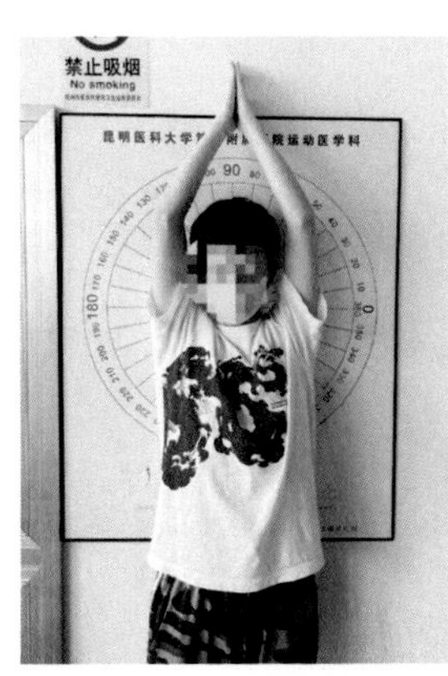

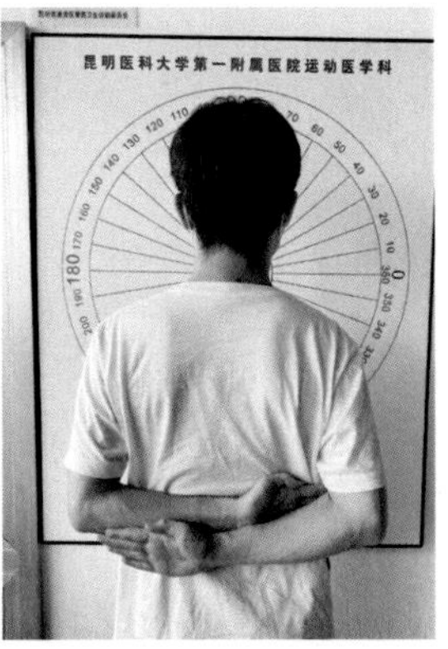

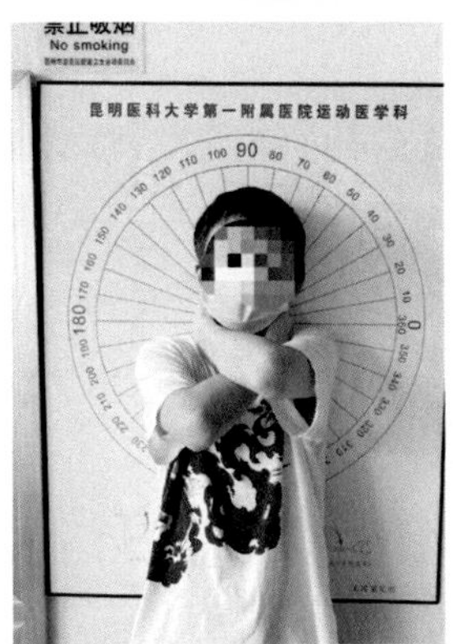

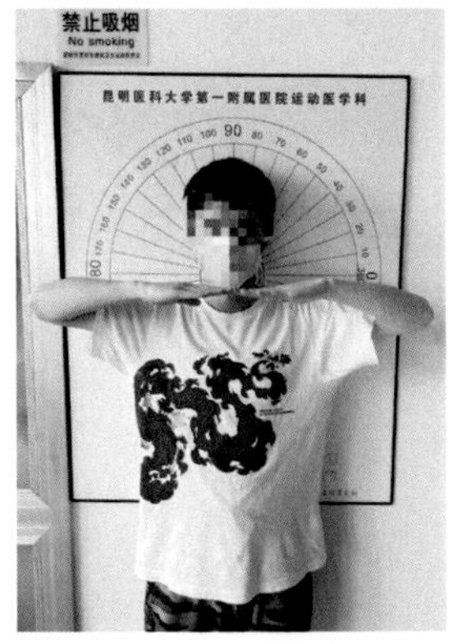

图 5-1-3　关节活动度逐步达到肩关节各个方向的正常活动范围

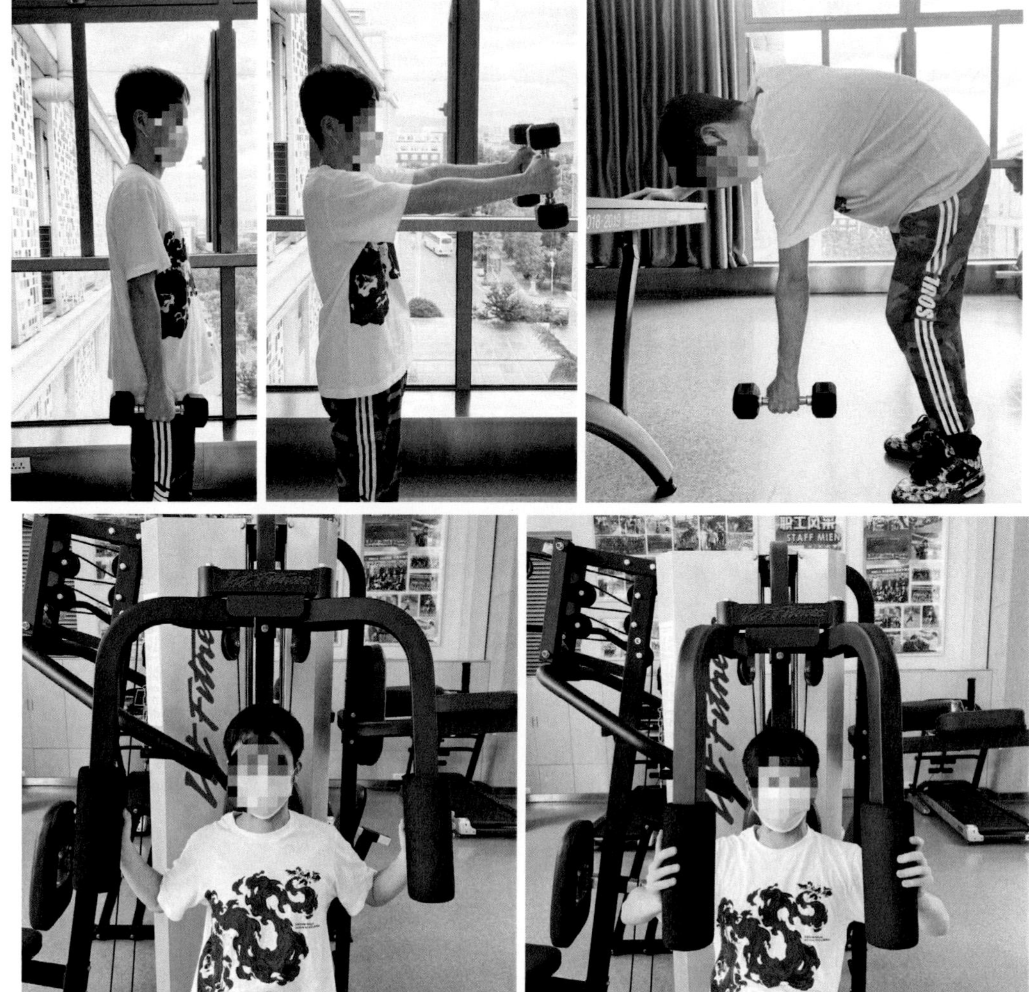

图 5-1-4　肩周肌肉从抗重力训练逐渐加强至抗阻训练

（三）注意事项

术后6周内不可进行主动的外展、外旋、过度后伸肩关节，患侧手支撑体重，突然性地活动肩关节等相关运动。术后12周左右可允许外展位外旋，且关节活动度应逐步达到肩关节各个方向的正常活动范围。根据每位患者的运动健康筛查、体适能测试及术后恢复情况，制定其个性化运动处方（见表5-1-2）。

表 5-1-2　肩关节不稳手术出院后运动处方示例

基本信息：	2022年5月11日		
姓名：张××	性别：男	年龄：25岁	电话：135××××4252
运动（体力活动）水平	□ 严重不足　□ 不足　☑ 中等　□ 较高		
运动前健康筛查	身高168cm，体重56kg，BMI=19.8kg/m^2，体脂率50.09%		
	慢病史：□ 高血压　□ 糖尿病　□ 心脏病　□ 肺脏疾病　□ 其他		
	血液指标：空腹血糖4.5mmol/L，总胆固醇4.7 mmol/L		
	血压：110/70mmHg，心率：75次/分钟		
体适能测试	心肺耐力：一般		
	肌肉力量、耐力、握力：一般　柔韧性：差		
	平衡能力：一般　灵活性：差		
诊断	肩关节不稳术后	诉求	重返运动训练
术后第3~6周	佩戴支具下行肩关节活动度练习		
术后第7~10周	画圈练习、滑轮训练、肩关节活动度练习		
术后第11~12周	抗重力训练、抗阻训练、肩关节活动度练习		
出院后运动处方	运动方式：☑ 散步行走　☑ 快步行走　□ 游泳　□ 自行车 ☑ 太极拳　□ 八段锦　☑ 康复操　□其他		
	运动频率：3~5次/周		
	中等强度：术后12周的运动强度为中等强度下限（40%~60% HRR，能说话但不能唱歌），达到目标（靶）心率（脉搏）：120次/分钟		
	运动时间：30~60分钟/天		
	运动方法： 热身运动：关节活动或慢走5~10分钟。 康复运动：快走、游泳、自行车等。 整理运动：减速慢走5~10分钟，拉伸，恢复至平静呼吸和心率		
注意事项	（1）术后6周内不可进行主动的外展、外旋、过度后伸肩关节，患侧手支撑体重，突然性的活动肩关节等相关运动。 （2）术后12周左右可允许外展位外旋，且关节活动度应逐步达到肩关节各个方向的正常活动范围		
复诊	4周后复诊，每月复诊1次，下次复诊时间为2022年6月11日，届时携带本处方		
运动处方师	签字：王福科　时间：2022年5月11日		

三、肩关节不稳术后重返运动处方

肩关节的运动康复主要以恢复其活动度为主要目的，但其活动是建立在一定稳定性基础之上的，所以也应兼顾稳定性的功能锻炼，最终目的就是要在不影响稳定性的基础上尽快并最大限度地恢复肩关节的活动功能。当进入康复后期时，需根据不同患者的特点和需求制定重返运动决策。重返运动是一个连续的过程，依次为重返参与→重返运动→重返表现。下面是影响患者重返运动的6个因素：①疼痛，即进行伤前水平的运动应无痛感；②充分的肩关节主动关节活动度；③符合运动要求的肌力、爆发力及耐力；④高效率的运动链；⑤精神心理准备；⑥具体运动要求。为此，制定个性化及合理的运动处方尤为必要。

（一）康复教育

告知患者在肩部康复的功能阶段（约3个月后），对运动和应变的程度没有限制，可逐步恢复适当的体育活动以重返运动。充分的热身活动可极大程度地避免再次发生运动损伤，尤其是肩关节外展外旋位的损伤，降低复发率，科学系统的计划是重返运动的重要指导，需让患者清楚其重要性，充分调动患者的积极性，保证训练计划的顺利进行。

（二）运动处方制定[5，6]

根据每位患者的运动健康筛查、体适能测试及术后恢复情况制定本阶段运动处方。对于肩关节不稳术后3个月的患者，此时可去除支具活动，达到正常关节活动度。寻求重返运动或者恢复到伤前水平的关键因素是肩关节肌肉力量、功能和动态稳定性的重建，进行平衡、反应性、协调性、整体训练，同时提倡个性化及专项运动训练。在康复后期，重点是终末期动员和增加肌肉力量，改善肱骨头的中心稳定和支撑功能，每天30～60分钟，每周3～5次，肩关节功能逐渐恢复到损伤前水平。肩部可以适当增加运动范围，但应严格控制抵抗阻力的外展旋转运动。

（1）有氧运动。运动频率（frequency）：3~5天/周；运动强度（ntensity）：可从中等强度（40%～59%最大心率HRR）向较大强度（≥60%HRR）过渡；运动时间（time）：从20～30分钟/天逐步增加至60分钟/天，每周总训练时间不少于150分钟，或进行75分钟较大强度运动；运动类型（type）：常选择游泳、骑自行车、跑步、太极拳、康复操等有氧运动，或快跑等无氧运动。

（2）力量训练（图5–1–5）。运动频率（frequency）：5天/周，同一肌群每周训练3次即可；运动强度（intensity）：即训练时的负荷，体能较差者可从10% 1–RM开始，一般中低强度为60% 1-RM重复12～15次/组，或高强度为80%1-RM重复6～8次/组；运动时间（time）：每个动作重复2～4组，每组5～15次，每次5～10秒，每天20～30分钟；运动类型（type）：肩胛下肌训练、冈下肌和小圆肌训练、肩袖肌群整体训练。

肩胛下肌训练：选择较轻的哑铃，手臂伸直向上抬起，俯视角度与肩胛骨呈一个平面，将手臂抬到和肩膀差不多的高度，停留5～10秒放下，做2～3组，每组10～20个，循序渐进。注意避免耸肩，始终让斜方肌保持放松。

冈下肌和小圆肌训练：选择较轻的哑铃，取侧卧位，卷一条毛巾置于侧手臂与躯干之间，上臂保持紧贴身体，慢慢向外旋转小臂，直到与地面垂直，再放下手臂，动作重复进行。以10～15个为1组，一侧做2～3组。

肩袖肌群整体训练：单膝跪地，抵抗弹力带的拉力将双手向前抬至与肩同高，大臂保持不动，小臂向上旋转，超过头顶保持1～2秒，再重复进行。以10～15个为1组，做2～3组。

（3）拉伸训练（图5-1-5）。运动频率（frequency）：每天对肩关节周围肌群及韧带进行拉伸；运动强度（intensity）：有紧绷感/拉伸感而没有疼痛，无痛或微痛情况下缓慢增加关节活动范围；运动时间（time）：动力性运动达到10次，静力性拉伸保持5～30秒，每次5～10分钟；运动类型（type）：肩关节的动力性和静力性拉伸相结合。常进行如下训练，背部肌肉拉伸训练、胸部肌肉拉伸训练、肩袖肌群拉伸训练。

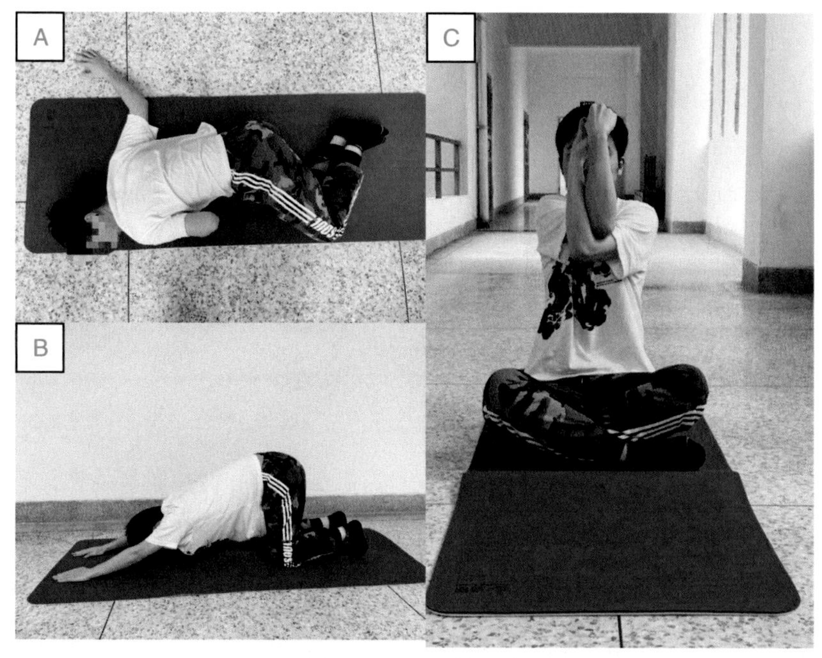

图 5-1-5　拉伸训练

A. 胸部肌肉拉伸；B. 背部肌肉拉伸；C. 肩袖肌群拉伸

（三）注意事项

在重返运动阶段，目标是优化动态关节稳定性和本体感受，以及增加耐力。从第4个月左右开始，相关专项练习可以整合到训练中。虽然有些在4个月后已经具备了部分运动能力，但是术后的6个月内禁止做高强度的体力劳动或专项体育运动，6个月后可以进行适当的非对抗性体育活动，大多数建议从第6个月开始进行超过头顶的运动，因为只有这样肩部的承载能力才是可以预期的。在做各项运动前需进行充分的热身活动，这可极大程度地避免再次发生运动损伤，尤其是肩关节外展外旋位的损伤，降低肩关节不稳的复发率。

根据每位患者的运动健康筛查、体适能测试及术后恢复情况，制定其个性化重返运动处方（见表5-1-3）。

四、肩关节不稳保守治疗运动处方

肩关节不稳保守治疗康复在原则上需因人而异，根据不同患者的特点调整康复进度，循序渐进，严格执行康复计划。康复后期可指导患者逐步恢复适当的体育活动，充分的热身活动可极大程度地避免再次发生运动损伤，避免肩关节不稳的复发。制定运动处方目的是缓解疼痛，增强肌肉力量，提高心肺耐力，预防肩关节再次脱位，恢复肩关节的功能。

（一）康复教育

告知患者肩关节不稳保守治疗期间注意事项。肩关节不稳常严重影响运动员的训练及比赛、应重视预防工作。预防肩关节损伤的主要措施有运动前要做好充分的准备活动、根据专项特点注意发展肩关节的柔韧性和灵活性。可根据运动特点编制专门的动作进行训练，并持之以恒，对青少年运动员尤应注意。

（二）康复运动处方制定[7，8]

对于保守肩关节不稳的患者，康复理疗可以加强肩关节周围肌肉的力量及协调肩胛骨的运动节律，增加肩关节的运动范围，改善盂肱关节囊和肩袖肌群的本体感受器，稳定肩关节，降低复发率。通过正规的康复治疗可以使关节周围的软组织向功能适应性方向重建，促进创伤愈合。一般可以在正规物理治疗及运动康复训练后4～6周后达到肩关节全角度活动度。患者一般以有氧运动、力量训练、拉伸训练相结合进行运动锻炼，应遵循FITT-VP原则，在肩关节肿胀及疼痛耐受的前提下逐渐增加活动量。

表 5-1-3　肩关节不稳手术后重返运动处方示例

基本信息：　2022年5月11日			
姓名：张××	性别：男	年龄：25岁	电话：135××××3262
运动（体力活动）水平	☐ 严重不足　☐ 不足　☑ 中等　☐ 较高		
运动前健康筛查	身高168cm，体重56kg，BMI=19.8kg/m^2，体脂率50.09%		
	慢病史：☐ 高血压　☐ 糖尿病　☐ 心脏病　☐ 肺脏疾病　☐ 其他		
	血液指标：空腹血糖4.5mmol/L，总胆固醇 4.7 mmol/L		
	血压：110/70mmHg，心率：75次/分钟		
体适能测试	心肺耐力：一般		
	肌肉力量、耐力、握力：一般　柔韧性：差		
	平衡能力：一般　灵活性：差		
诊断	肩关节不稳术后	诉求	重返运动训练
术后3个月后	抗阻训练、非对抗性运动		
	运动方式：☑ 散步行走　☑ 快步行走　☑ 游泳　☑ 自行车　☑ 太极拳 ☑ 八段锦　☑ 康复操　☑ 其他（无氧运动：快跑）		
重返运动处方	运动频率：3~5次/周		
	中等强度：术后12周的运动强度为中等强度下限（40%~60% HRR，能说话但不能唱歌），达到目标（靶）心率（脉搏）：140次/分钟		
	运动时间：30~60分钟/天		
	运动方法： 热身运动：关节活动或慢走5~10分钟 康复运动：快走、游泳、自行车等 整理运动：减速慢走5~10分钟，拉伸，恢复至平静呼吸和心率		
注意事项	（1）术后的6个月内禁止做高强度的体力劳动或专项体育运动。 （2）在做各项运动前需进行充分的热身活动，这可极大程度地避免再次发生运动损伤，尤其是肩关节外展外旋位的损伤，降低肩关节不稳的复发率		
复诊	4周后复诊，每月复诊1次，下次复诊时间为2022年6月11日，届时携带本处方		
运动处方师	签字：王福科　时间：2022年5月11日		

1. 有氧运动

运动频率（frequency）：3～5天/周；运动强度（intensity）：可从中等强度（40%～59%VO_2R或HRR）向较大强度（≥60%VO_2R或HRR）过渡；运动时间（time）：30～60 分钟/天，每周总训练时间不少于150分钟，或进行75分钟较大强度运动；运动类型（type）：选择健步走、快/慢跑、骑自行车、游泳等有氧运动。

2. 力量训练

运动频率（frequency）：2～3天/周，同一肌群每周训练3次即可；运动强度（intensity）：即训练时的负荷，体能较差者可从10%1-RM开始，一般中低强度为60%1-RM重复12～15次/组，或高强度为80%1-RM重复6～8次/组；运动时间（time）：每个动作重复2～4组，每组5～15次，每次5～10秒，每天20～30分钟；运动类型（type）：哑铃侧平举、哑铃交替上举、十字支撑。

哑铃侧平举：双腿与髋同宽站立，双手各抓握一个哑铃在身体两侧自然下垂，双手掌心相对。然后双手向两侧直臂抬高，将双手抬高到与肩齐平的高度后，再慢慢向下放低。手臂抬高时注意不要耸肩。以12次为1组，每天3～5组（图5-1-6A）。

哑铃交替上举：取站位或坐位，两手各持一个哑铃，两臂弯曲，将哑铃抬至肩部的高度，利用手臂以及肩部三角肌的力量将哑铃交替上举，在上举至最高点时，保持一定的时间，再缓慢下落。以12次为1组，每天3～5组（图5-1-6B）。

十字支撑：双手外展、手掌下压，双腿并拢，背部拱起，可募集到更多的肩部肌肉力量。坚持10秒，然后放松。以15次为1组，每天3～5组（图5-1-6C）。

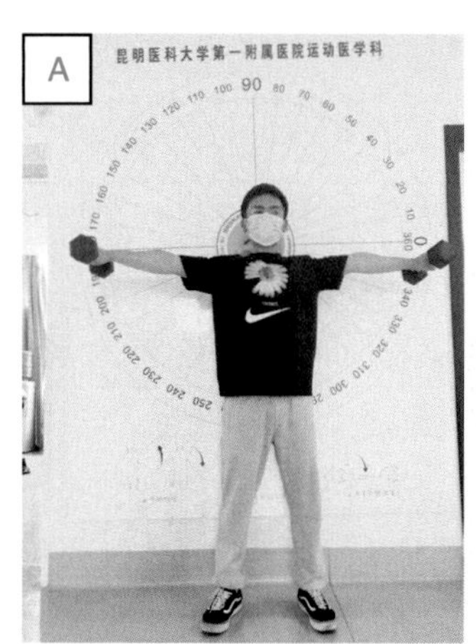

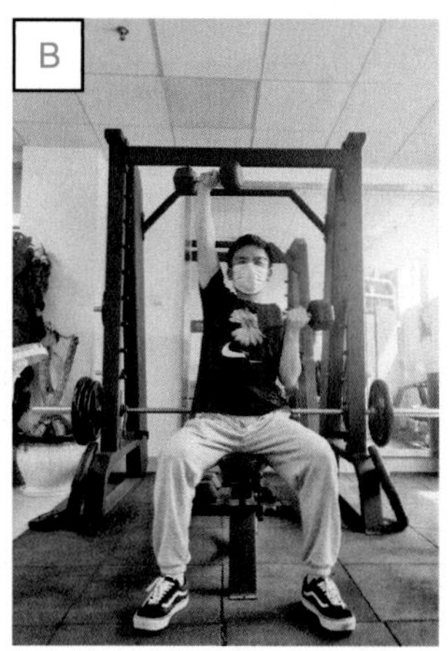

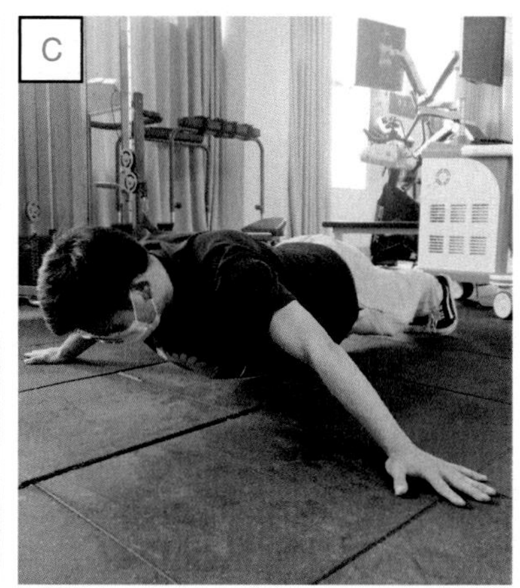

图 5-1-6　力量训练

A. 哑铃侧平举；B. 哑铃交替上举；C. 十字支撑

3. 拉伸训练

运动频率（frequency）：每天对肩关节周围肌群及韧带进行拉伸；运动强度（intensity）：有紧绷感/拉伸感而没有疼痛，无痛或微痛情况下缓慢增加关节活动范围；运动时间（time）：动力性运动达到10次，静力性拉伸保持10～30秒，每次5～10分钟；运动类型（type）：肩关节的动力性和静力性拉伸相结合，运动类型（type）：胸部肌肉拉伸、背部肌肉拉伸、肩袖肌群的拉伸。

胸部肌肉拉伸：俯卧在地板的垫子上，伸展胸部肌肉，将右臂伸向大约2点钟方向。弯曲左手肘部，让左手掌着地支撑，再弯曲双膝并将脚移到右侧。左手掌慢慢发力，感觉右肩有紧绷感。坚持30秒，然后换边重复10次（图5-1-7A）。

背部肌肉拉伸：跪在地板的垫子上，手臂在肩膀下方，膝盖和手掌着地支撑。双手向头顶伸直，肩部伸展，使得手臂、背部和臀部成一直线。坚持30秒，重复10次（图5-1-7B）。

肩袖肌群的拉伸：坐在垫子上或椅子上，将手臂伸到前面。将右臂伸到左手臂的肘部上方，然后将手臂旋转到手掌汇合在一起。下手臂向上发力的同时上手臂向下发力，直到感觉背部的肩袖肌群感觉到伸展。坚持30秒。然后换手臂位置重复10次（图5-1-7C）。

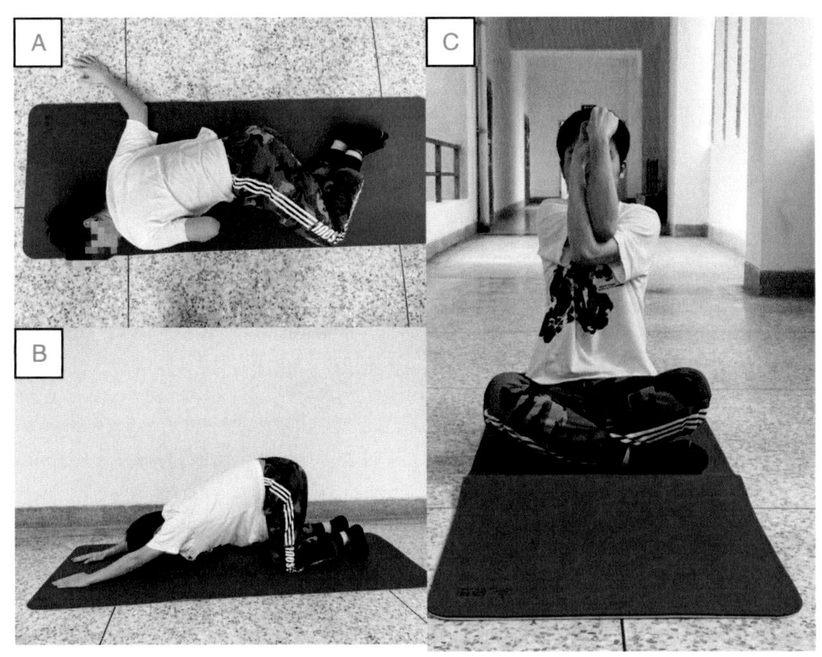

图 5-1-7　拉伸训练

A. 胸部肌肉拉伸；B. 背部肌肉拉伸；C. 肩袖肌群的拉伸

（三）注意事项

当肩关节脱位发生时，应立即停止活动，原地休息，尽快冰敷，患肢肘部屈曲90°，用健侧手托于胸前，并用毛巾等对患肢进行悬吊带固定于胸前。尽快到就近的医院急诊就诊，完善检查，明确脱位方向和类型，特别应当排除是否合并血管、神经损伤，同时对症处理，及时进行复位。如关节积液明显，可行关节腔穿刺抽液治疗。复位后悬吊带或肩关节支具固定3～6周，并按照医生开具的运动处方，开始早期康复锻炼。治疗期间应避免做诱发脱位的动作。一般可以在正规物理治疗及运动康复训练4～6周后达到肩关节全角度活动度。如果在保守治疗中未取得足够的进展，建议转诊至运动医学及肩关节外科以寻求手术意见。

根据每位患者的运动健康筛查、体适能测试及术后恢复情况，制定其个性化运动处方（见表5–1–4）。

参考文献

［1］Ma R, Brimmo O A, Li X, et al. Current Concepts in Rehabilitation for Traumatic Anterior Shoulder Instability［J］. Curr Rev Musculoskelet Med, 2017, 10(4): 499−506.

［2］李大卫, 陶海兵, 余昆, 等. 全镜下改良“仙后座”技术与“平行桥”技术在治疗肩关节骨性Bankart损伤中应用［J］. 创伤与急危重病医学, 2019, 7(5): 265−267.

［3］向孝兵, 刘全权, 谢杰. 关节镜下Bankart损伤修复术后的康复训练［J］. 中国中医骨伤科杂志, 2013, 21(01): 63−64.

［4］崔芳, 毕然然, 王予彬, 等. 康复训练对肩Bankart损伤合并肩袖损伤患者微创术后功能恢复的影响［J］. 中华临床医师杂志（电子版）, 2017, 11(08): 1303−1308.

［5］张鹏, 缪轩磊, 谢水华. 体外冲击波对肩关节镜下治疗bankart损伤术后患者肩关节恢复影响［J］. 全科口腔医学电子杂志, 2018, 5(36): 119+125.

［6］Schwank, Ariane, et al. 2022 Bern Consensus Statement on Shoulder Injury Prevention, Rehabilitation, and Return to Sport for Athletes at All Participation Levels［J］. J Orthop Sports Phys Ther, 2022, 52 (1): 11−28.

［7］Seung−Ho Kim, Kwon−Ick Ha, Min−Wook Jung, et al. Accelerated rehabilitation after arthroscopic bankart repair for selected cases: A prospective randomized clinical study［J］. Arthroscopy the Journal of Arthroscopic&Related Surgery, 2003, 19(07): 722−731.

［8］Gaunt Bryce W, Shaffer Michael A, Sauers Eric L, et al. The American society of shoulder and elbow therapists'consensus rehabilitation guideline for arthroscopic anterior capsulolabral repair of the shoulder［J］. J Orthop Sports Phys Ther, 2010, 40(03): 155−162.

表 5-1-4　肩关节不稳保守运动处方示例

<table>
<tr><td colspan="5">基本信息：　　　　2022年3月12日</td></tr>
<tr><td>姓名：吴××</td><td>性别：男</td><td>年龄：55岁</td><td colspan="2">电话：136××××5459</td></tr>
<tr><td>运动（体力活动）水平</td><td colspan="4">☐ 严重不足　☑ 不足　☐ 中等　☐ 较高</td></tr>
<tr><td rowspan="4">运动前健康筛查</td><td colspan="4">身高168cm，体重85kg，BMI= 30.1kg/m^2，体脂率50.09%</td></tr>
<tr><td colspan="4">慢病史：☐ 高血压　☐ 糖尿病　☐ 心脏病　☐ 肺脏疾病　☐ 其他</td></tr>
<tr><td colspan="4">血液指标：空腹血糖 7.5 mmol/L，总胆固醇 4.7 mmol/L</td></tr>
<tr><td colspan="4">血压：165/85mmHg，心率：82次/分钟</td></tr>
<tr><td rowspan="3">体适能测试</td><td colspan="4">心肺耐力：中等</td></tr>
<tr><td colspan="4">肌肉力量、耐力、握力：差　　　柔韧性：差</td></tr>
<tr><td colspan="4">平衡能力：差　　　灵活性：中等</td></tr>
<tr><td>诊断</td><td colspan="2">肩关节不稳</td><td>诉求</td><td>能够于保守治疗下重返运动</td></tr>
<tr><td rowspan="6">复位后支具固定阶段
（前4周）</td><td colspan="4">支具固定时间一般为4周左右，此阶段应保护患肩，避免做诱发脱位的动作，可局部冰敷减少疼痛和肿胀</td></tr>
<tr><td colspan="4">运动方式：☑ 散步行走　☑ 快步行走　☐ 游泳　☐ 自行车　☐ 太极拳
☐ 八段锦　☐ 举哑铃　☐其他</td></tr>
<tr><td colspan="4">运动频率：3~5次/周</td></tr>
<tr><td colspan="4">中等强度：前四周的运动强度为中等强度下限（40%~60% HRR，能说话但不能唱歌）。达到目标（靶）心率（脉搏）：120次/分钟</td></tr>
<tr><td colspan="4">运动时间：30~60分钟/天</td></tr>
<tr><td colspan="4">运动方法：
热身运动：关节活动或慢走5~10分钟。
康复运动：快走、散步等。
整理运动：减速慢走5~10分钟，拉伸，恢复至平静呼吸和心率</td></tr>
<tr><td rowspan="5">保守治疗4周后
运动处方</td><td colspan="4">运动方式：☑ 散步行走　☑ 快步行走　☑ 游泳　☑ 自行车　☑ 太极拳
☑ 八段锦　☑ 举哑铃　☑其他（无氧运动：快跑、力量训练、拉伸训练相结合进行运动锻炼）</td></tr>
<tr><td colspan="4">运动频率：3~5次/周</td></tr>
<tr><td colspan="4">中等强度：运动强度为中等强度上限（40%~60% HRR，能说话但不能唱歌），达到目标（靶）心率（脉搏）：140次/分钟</td></tr>
<tr><td colspan="4">运动时间：30~60分钟/天</td></tr>
<tr><td colspan="4">运动方法：①热身运动：关节活动或慢走5~10分钟；②康复运动：快走、游泳、自行车等；③整理运动：减速慢走5~10分钟，拉伸，恢复至平静呼吸和心率</td></tr>
<tr><td>注意事项</td><td colspan="4">（1）当肩关节脱位发生时，应立即停止活动，原地休息，尽快冰敷，患肢肘部屈曲90°，用健侧手托于胸前，并用毛巾等对患肢进行悬吊带固定于胸前，尽快到就近的医院急诊就诊。
（2）复位后悬吊带或肩关节支具固定3~6周，并按照医生开具的运动处方，开始早期康复锻炼。治疗期间应避免做诱发脱位的动作</td></tr>
<tr><td>复诊</td><td colspan="4">4周后复诊，每月复诊1次，下次复诊时间为2022年4月12日，届时携带本处方</td></tr>
<tr><td>运动处方师</td><td colspan="2">签字：王福科</td><td colspan="2">时间：2022年3月12日</td></tr>
</table>

第二节 肩袖损伤康复运动处方

肩袖损伤是临床上常见的肩关节疾病之一，多由外伤、退变引起，主要以肩部疼痛、力弱、肌肉萎缩为主要临床症状，会降低患者日常的生活质量，往往需手术治疗[1，2]。肩袖损伤运动康复的原则是通过一系列标准化的、循证康复措施，尽早指导患者下床活动及早期康复锻炼，最大限度地降低手术患者生理和心理创伤，降低患者围手术期的应激水平，减少并发症，从而达到快速康复目的[3-6]。应根据围手术期、出院后、重返运动不同阶段的运动康复侧重点不同，制定不同阶段的运动处方以促进肩袖损伤修复术后尽早尽快恢复患者运动功能。

一、肩袖损伤修复围手术期运动处方

（一）康复教育

术前健康宣教，充分与患者及家属沟通，告知术后疼痛控制和早期功能锻炼方法。术前1天及术前2小时应针对患者不同的心理状态进行两次心理疏导，耐心解释安慰，消除患者对手术的焦虑和恐惧感，增强康复训练的信心；同时责任护士运用VAS疼痛分级对患者进行疼痛评估，以指导围手术期精准镇痛，使患者保持情绪稳定并主动配合医护工作。

（二）运动处方制定

围手术期主要分两个阶段，其中术前阶段（术前至手术当日）的重点是进行康复教育及预康复训练；术后早期阶段（术后0~2周）的重点是重获肌肉收缩练习，消肿止痛与预防肩关节僵硬。

1. 术前阶段（术前至手术当日）

术前应对每位患者进行术前的运动健康筛查及体适能测试，以指导运动处方制定。肩袖损伤后患者常因肩关节夜间痛、活动受限及相关肌肉无力，使其对康复治疗产生畏惧或抵触心理，导致术后康复进展缓慢，肩关节普遍会存在功能障碍。术前无痛条件下适度增加肩关节活动度有利于防止术后肩关节发生粘连及肌肉萎缩；术前握拳、屈肘练习，可有效预防上肢肌肉萎缩；术前肌力训练（图5–2–1）可预防术后出现肌肉萎缩，有利于术后早期、快速开展肌力、关节活动度和本体感觉等相关训练[5, 7–8]。

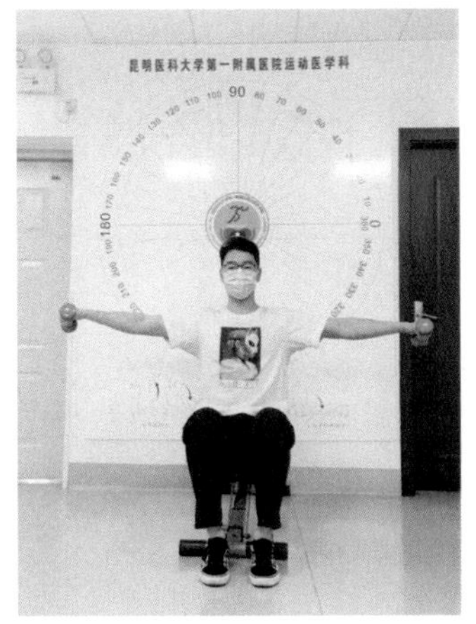

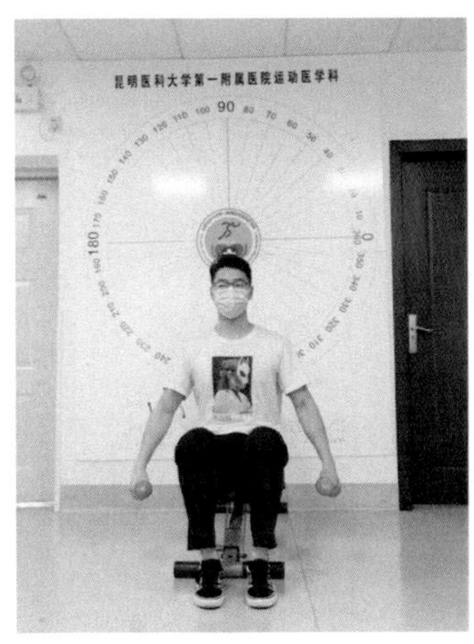

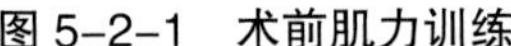

图 5–2–1　术前肌力训练

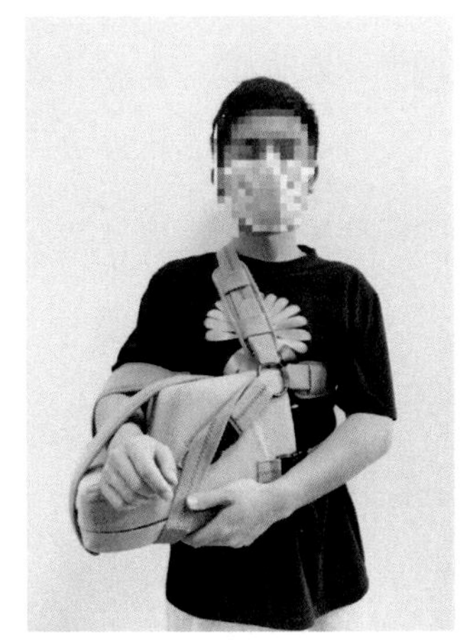

图 5–2–2　肩关节支具保护

2. 术后早期阶段（术后第0～2周）

术后坚持佩戴支具，置于肩外展45°、旋转0°中立位（图5–2–2），保护患肢、减少疼痛和肿胀、局部冰敷。于术后当天开始行肩关节被动前屈、外展训练，在他人帮助下被动将肩关节向体侧抬起，无痛或微痛状态下尽量抬至允许活动的最大范围（图5–2–3），以被动活动为主，防止肩关节粘连，兼顾患肢腕关节及肘关节功能锻炼。每天3组，每组10～20次，每天20～30分钟。

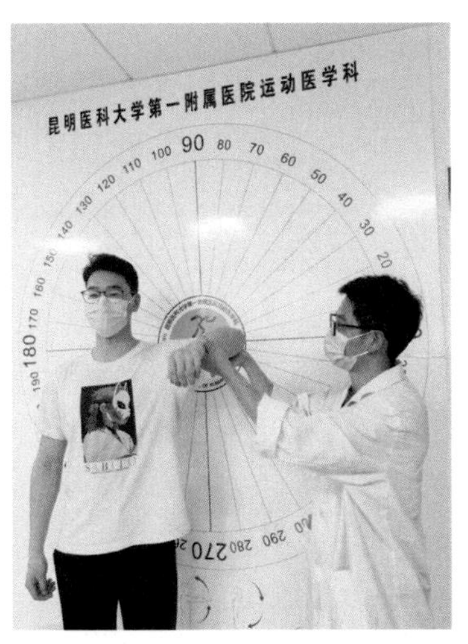

图 5–2–3　肩关节被动活动

（1）术后第1天。由专业康复师指导患者开始握拳练习和屈肘运动。①握拳练习：手用力握拳5秒，然后用力伸手指，每组连续5～10次，每日锻炼6～8组；②肩临近关节运动：用健手或由他人帮助行肘、掌指、指间关节伸屈及腕关节的背伸、掌屈、尺偏、桡偏等主动或被动运动，每组5～10次，每天5～6组；③静态肌肉收缩：以锻炼前臂肌力为主；对患者行被动牵拉肩关节外展和前屈至90°，每组训练20次，每日训练2组。在此期间，密切观察患肢运动神经的功能，发生血肿及炎症情况应做对症处理。

（2）术后第2天至第2周。患者肩关节周围肌肉不得主动用力，需由他人辅助完成对患肢的被动外展活动练习，继续进行握拳练习、耸肩练习、被动肘关节屈伸练习。被动外展和前屈肩关节可增加至120°，每组训练20次，每日训练2～3组。

（3）练习后应立即冰敷。冰敷时间为15～20分钟，若肿胀疼痛明显，发热明显，增加冰敷时间，每隔2个小时冰敷1次。

（4）终止运动。如果在运动中感觉肩疼痛，或者出现胸闷、心慌等不适，需及时终止运动。

（三）注意事项

术后早期通过适当的超前镇痛及局部冰敷，利于消肿止痛，术后在无痛条件下尽早激活肩关节周围肌肉的收缩功能，可有效防止肌肉萎缩，建议在肩关节支具保护下行肩关节被动外展活动。每日训练程度以稍感肌肉酸痛为止，若疼痛加重，口服止痛药或减少活动量，在肩部疼痛能耐受前提下尽可能多做练习。在被动运动后若出现红肿和疼痛等症状可行物理治疗帮助消肿、止痛。如果在运动中感觉肩部疼痛，或者出现胸闷、心慌等不适，需及时终止运动。切记在围手术期绝不可行主动的外展/外旋、过度后伸肩关节，患侧手支撑体重，突然性地活动肩关节等相关运动。根据每位患者术前的运动健康筛查及体适能测试，制定其围术期的具体运动处方（见表5-2-1）。

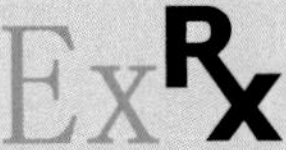

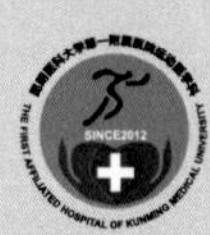

表 5-2-1　肩袖损伤修复围手术期运动处方示例

<table>
<tr><td colspan="2">基本信息：</td><td colspan="2">2022年3月1日</td></tr>
<tr><td>姓 名：王××</td><td>性 别：女</td><td>年龄：62岁</td><td>电 话：137××××9667</td></tr>
<tr><td>运动（体力活动）水平</td><td colspan="3">□ 严重不足　☑ 不足　□ 中等　□ 较高</td></tr>
<tr><td rowspan="4">运动前健康筛查</td><td colspan="3">身高165cm，体重65kg，BMI=23.9kg/m²，体脂率52.07%</td></tr>
<tr><td colspan="3">慢病史：□ 高血压　□ 糖尿病　□ 心脏病　□ 肺脏疾病　□ 其他</td></tr>
<tr><td colspan="3">血液指标：空腹血糖 5.5 mmol/L，总胆固醇4.3 mmol/L</td></tr>
<tr><td colspan="3">血压：130/70mmHg，心率：63次/分钟</td></tr>
<tr><td rowspan="3">体适能测试</td><td colspan="3">心肺耐力：良好</td></tr>
<tr><td colspan="3">肌肉力量、耐力、握力：中等　柔韧性：良好</td></tr>
<tr><td colspan="3">平衡能力：良好　灵活性：良好</td></tr>
<tr><td>诊 断</td><td>肩袖损伤</td><td colspan="2">诉求：重返运动</td></tr>
<tr><td rowspan="5">术前阶段
（术前至手术当日）</td><td colspan="3">运动方式：术前握拳、屈肘练习、肌力训练、关节活动度和本体感觉训练</td></tr>
<tr><td colspan="3">运动频率：3组/天，20次/组</td></tr>
<tr><td colspan="3">中等强度：中等强度下限（40%~60% HHR）</td></tr>
<tr><td colspan="3">达到目标：达到目标（靶）心率（脉搏）：120次/分钟</td></tr>
<tr><td colspan="3">运动时间：30分钟/天，逐步增至60分钟/天</td></tr>
<tr><td rowspan="5">术后早期阶段
（术后第0~2周）</td><td colspan="3">运动方式：佩戴支具，被动肩关节活动、握拳练习和屈肘运动、耸肩练习</td></tr>
<tr><td colspan="3">运动频率：3组/天，20次/组</td></tr>
<tr><td colspan="3">中等强度：中等强度下限（40%~60% HHR）</td></tr>
<tr><td colspan="3">达到目标：达到目标（靶）心率（脉搏）：120次/分钟</td></tr>
<tr><td colspan="3">运动时间：30分钟/天，逐步增至60分钟/天</td></tr>
<tr><td>注意事项</td><td colspan="3">（1）术后早期通过适当的超前镇痛及局部冰敷，利于消肿止痛
（2）术后在无痛条件下尽早激活肩关节周围肌肉的收缩功能，可有效防止肌肉萎缩，建议在肩关节支具保护下行肩关节被动外展活动
（3）切记在围手术期绝不可行主动的外展/外旋、过度后伸肩关节，患侧手支撑体重，突然性地活动肩关节等相关运动</td></tr>
<tr><td>复诊</td><td colspan="3">4周后复诊，每月复诊1次，下次复诊时间为2022年4月1日，届时携带本处方</td></tr>
<tr><td>运动处方师</td><td colspan="3">签字：王国梁　时间：2022年3月1日</td></tr>
</table>

二、肩袖损伤修复手术出院后运动处方

（一）康复教育

该阶段患者已出院回家，主要居家自主完成运动康复训练，因此需向患者着重强调术后自主康复的重要性，提醒患者康复活动中的注意事项，保证康复治疗过程中修复肩袖安全性，防止再发生损伤。必要时可建议患者到专业的康复训练中心，在康复医生指导下自主康复训练。

（二）运动处方制定

1. 术后中期阶段（术后第2～6周）

术后6周内必须坚持佩戴支具，置于外展45°、旋转0°中立位，在他人帮助下被动地将肩关节向体侧抬起，无痛或微痛状态下尽量抬至允许活动外展的最大范围；患者肩关节周围肌肉不得主动用力，需由他人辅助完成对患肢的被动活动练习。继续进行握拳练习、耸肩练习、被动肘关节屈伸练习，被动外展肩关节可增加至120°，每组训练20次，每日训练2～3组；练习后应立即冰敷，冰敷时间为15～20分钟，若肿胀疼痛、发热明显，增加冰敷时间，每隔2个小时冰敷1次。

2. 术后远期阶段（术后第7～12周）

睡眠时可去除肩关节支具，但在平日活动时必须佩戴支具。

（1）肩关节活动度。6周后，在疼痛耐受的范围内，主动从小范围进行画圈练习（图5–2–4）；对肩关节进行主动助力式及被动式活动，逐渐增加各个方向的关节活动度，每组训练20次，每日训练2组。

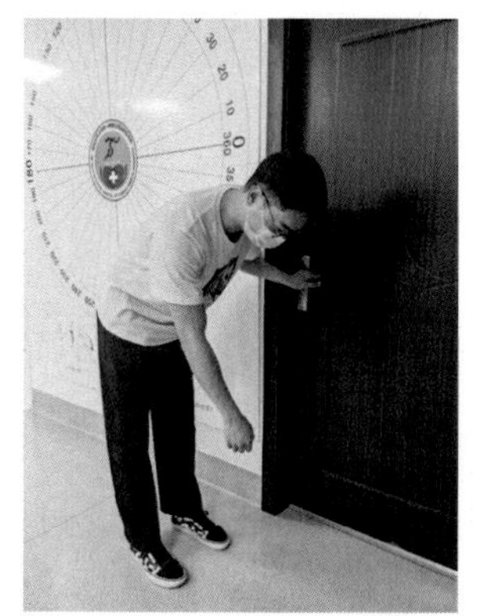

图 5–2–4　适当增加肩关节活动度

（2）根据个人身体情况及康复情况拟定是否行主动活动及活动强度。如钟摆练习、爬墙练习、外展及外旋运动。每天3组，每组10～20次，运动时，避免爆发用力，防止再次损伤肩袖。主动辅助肩关节在肩胛骨平面前屈140°、外展110°、内/外旋60°，若同时行肩袖及三角肌活动时疼痛消失，则进入下一阶段训练。

（3）肌力训练。使用弹力带或哑铃通过肩关节内收、伸展，在0°位内/外旋、前伸、外展进行肌肉力量及耐力训练，增强肌力强度训练，三角肌力量训练，肱二头肌力量训练。每天进行2～3组练习，每组练习10~15次（图5–2–5、图5–2–6）。

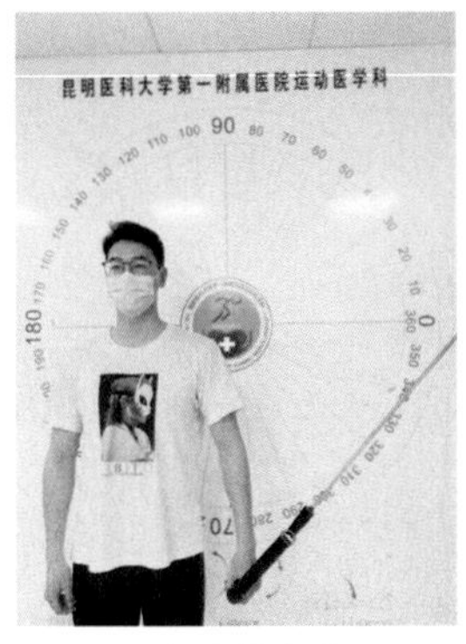

肩关节内收

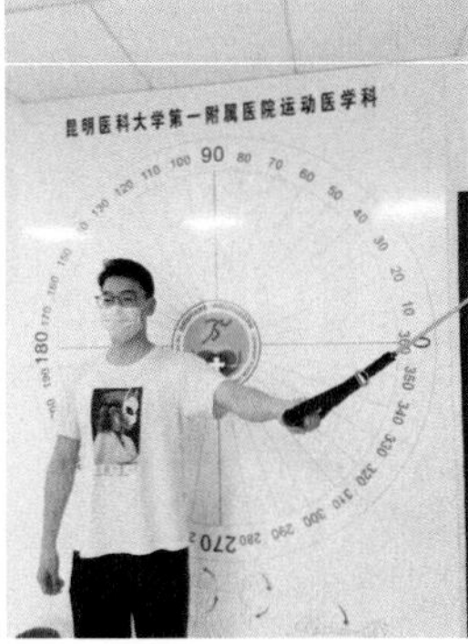

肩关节外展

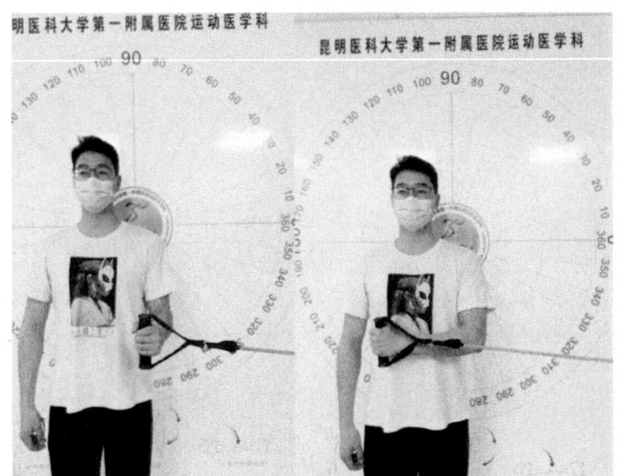

肩关节在 0° 位内旋

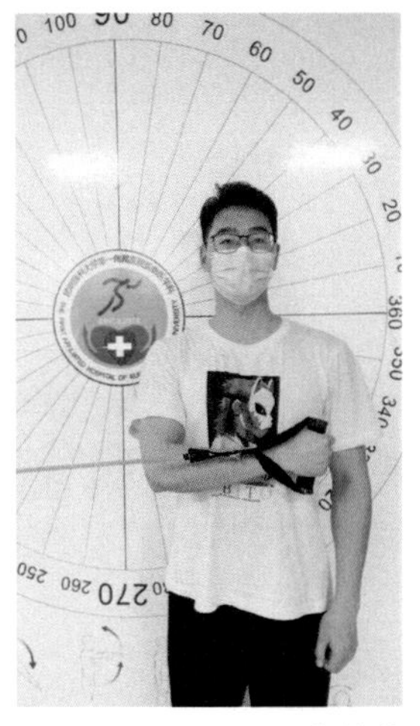

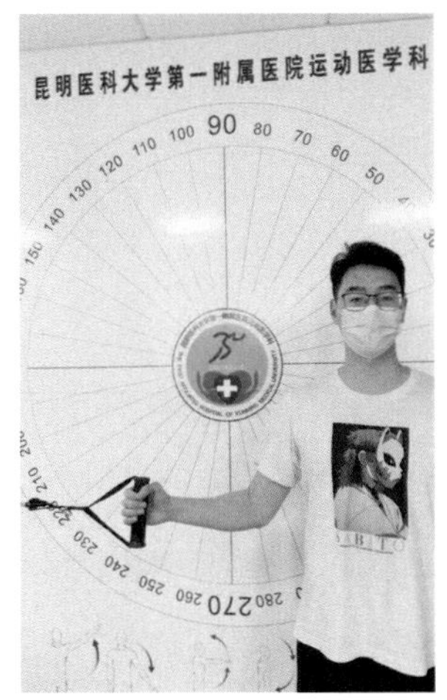

肩关节 0° 位的外旋

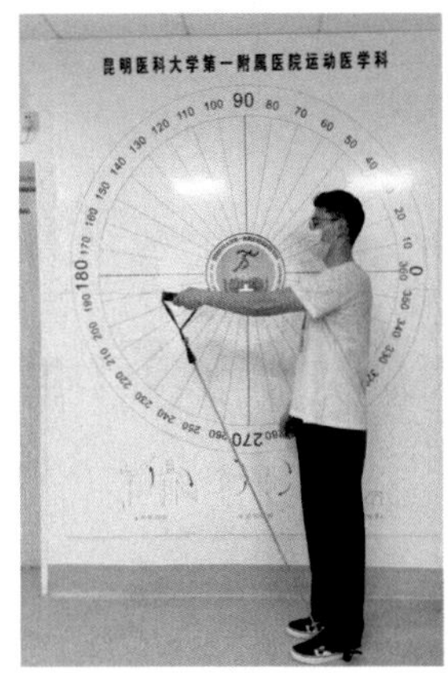

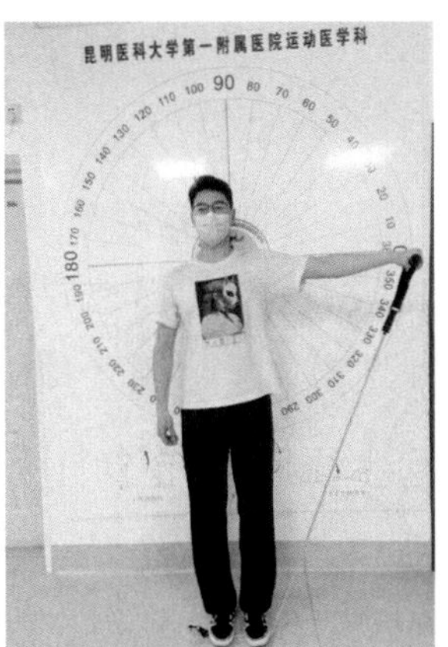

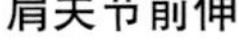

肩关节前伸　　　　肩关节外展

图 5-2-5　肩关节主动活动

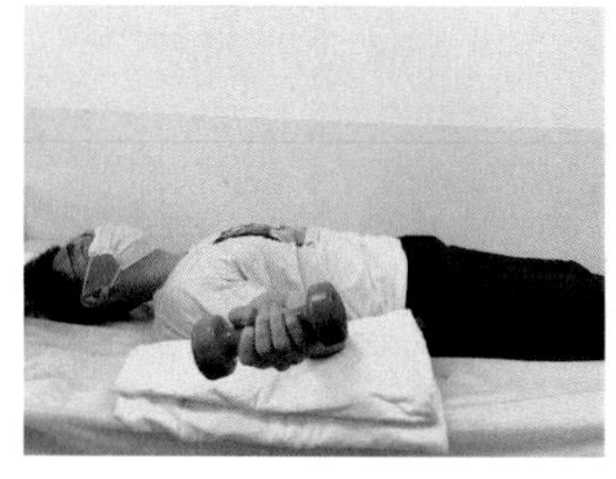

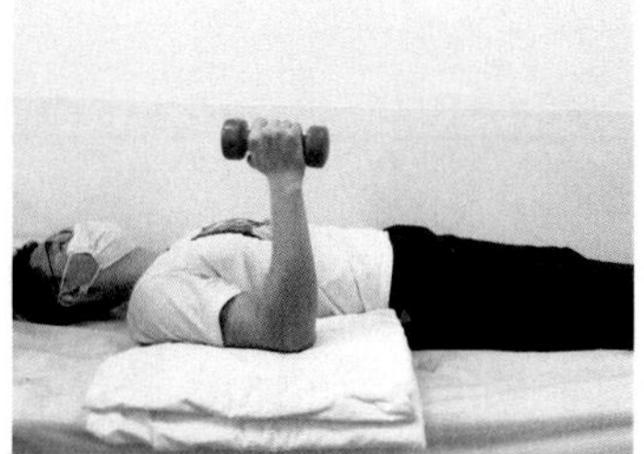

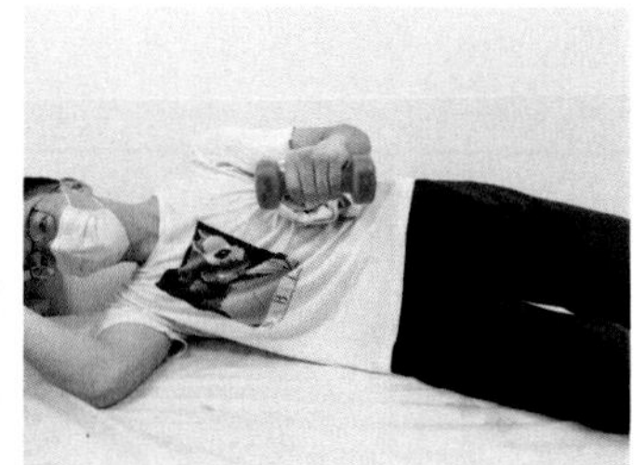

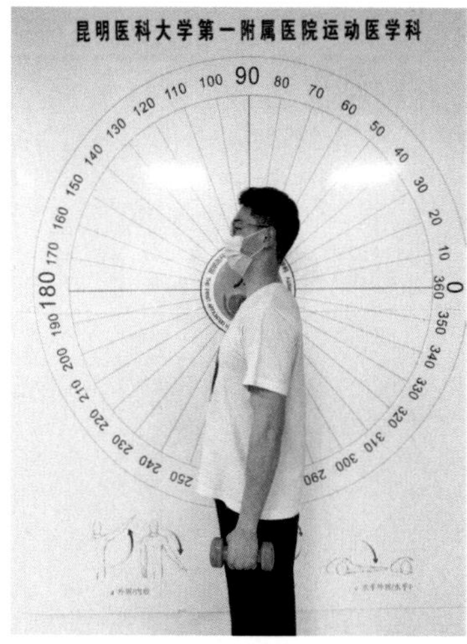

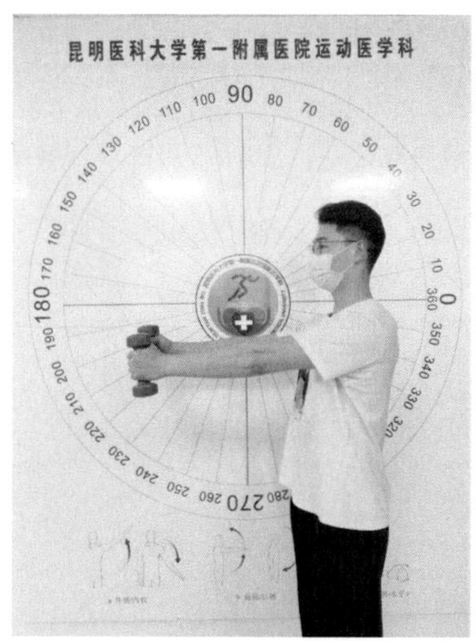

图 5-2-6　哑铃辅助增强肌力训练

（三）注意事项

关节活动度练习时，在允许活动的最大范围内，每天最多练习2次；术后6周内由他人协助仅做被动活动练习，患侧肩关节肌肉不得主动用力；练习后应立即冰敷，冰敷时间为15～20分钟，若肿胀疼痛明显，发热明显，增加冰敷时间，每隔2个小时冰敷1次。术后6周内支具必须持续佩戴，置于45°外展、外旋中立位，患肩放松、无下垂感，6周后睡眠时支具可摘除，但在平日活动时必须佩戴，之后根据复查情况，逐渐去除支具。若损伤比较严重，固定时间需延长至12周以后；术后6周内不能进行主动肩外展/外旋、过度后伸肩关节，患侧手支撑体重，突然活动肩关节。根据每位患者术前的运动健康筛查、体适能测试及术后恢复情况，制定其个性化出院后运动处方（表5-2-2）。

表 5-2-2　肩袖损伤修复出院后运动处方示例

基本信息：　2022年3月1日			
姓 名：王××	性 别：女	年龄：62岁	电 话：137××××9667
运动（体力活动）水平	□严重不足　☑不足　□中等　□较高		
运动前健康筛查	身高165cm，体重65kg，BMI=23.9kg/m^2，体脂率52.07%		
	慢病史：□高血压　□糖尿病　□心脏病　□肺脏疾病　□其他		
	血液指标：空腹血糖 5.5 mmol/L，总胆固醇4.3 mmol/L		
	血压：130/70mmHg，心率：63次/分钟		
体适能测试	心肺耐力：良好		
	肌肉力量、耐力、握力：中等　柔韧性：良好		
	平衡能力：良好　灵活性：良好		
诊 断	肩袖损伤术后	诉求：重返运动	
术后中期阶段（第2~6周）	运动方式：佩戴支具、被动训练（外展）、屈肘、握拳		
	运动频率：3组/天，20次/组		
	中等强度：中等强度下限（40%~60% HHR）		
	达到目标：达到目标（靶）心率（脉搏）：120次/分钟		
	运动时间：30分钟/天，逐步增至60分钟/天		
术后晚期阶段（第7~12周）	运动方式：R钟摆练习、爬墙练习、外展及外旋运动 R力量训练		
	运动频率：3组/天，20次/组		
	中等强度：中等强度下限		
	达到目标：达到目标（靶）心率（脉搏）：120次/分钟		
	运动时间：30分钟/天，逐步增至60分钟/天		
注意事项	（1）关节活动度练习时，在允许活动的最大范围内，每天最多练习2次。 （2）术后6周内由他人协助仅做被动活动练习，患侧肩关节肌肉不得主动用力。 （3）练习后应立即冰敷，冰敷时间为15~20分钟，若肿胀疼痛明显，发热明显，增加冰敷时间，每隔2个小时冰敷1次。 （4）术后6周内支具必须持续佩戴，置于45°外展、外旋中立位，患肩放松、无下垂感，6周后睡眠时支具可摘除，但在平日活动时必须佩戴，之后根据复查情况，逐渐去除支具。 （5）术后6周内不能进行主动肩外展/外旋、过度后伸肩关节，患侧手支撑体重，突然活动肩关节		
复诊	4周后复诊，每月复诊1次，下次复诊时间为2022年4月5日，届时携带本处方		
运动处方师	签字：王国梁　时间：2022年3月1日		

三、肩袖损伤术后重返运动处方

（一）康复教育

该阶段康复在确保肩袖愈合良好的前提下加强肩关节功能训练、防止肌肉萎缩、肌腱挛缩、骨质疏松、关节僵硬，恢复日常生活，最终能重返运动。重返参加运动的具体时间根据患者所从事运动的性质及肩袖修复质量不同有所不同，最少在术后6个月才能重返运动，必须在肩关节活动范围及力量恢复后才参加运动。仍需向患者强调运动康复的重要性，提醒患者康复运动中的注意事项，同时鼓励患者积极主动康复，消除康复再损伤等心理疑虑，减少对康复的畏惧感，增强重返运动的信心[9]。

（二）运动处方制定

1. 重返运动前阶段（术后第12周至6个月）

恢复正常关节活动度，加强肩关节协调性和肌肉力量强度及耐力训练，进行平衡、反应性、协调性、整体训练的同时提倡个性化及专项运动训练（图5-2-7、图5-2-8）。每天30～60分钟，每周3～5次，肩关节功能逐渐恢复到损伤前水平。

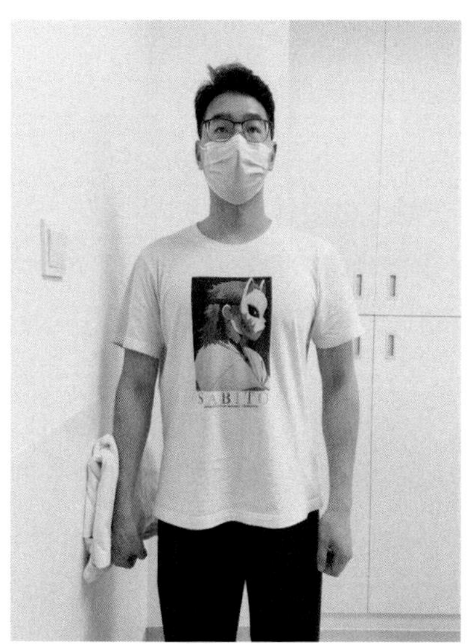

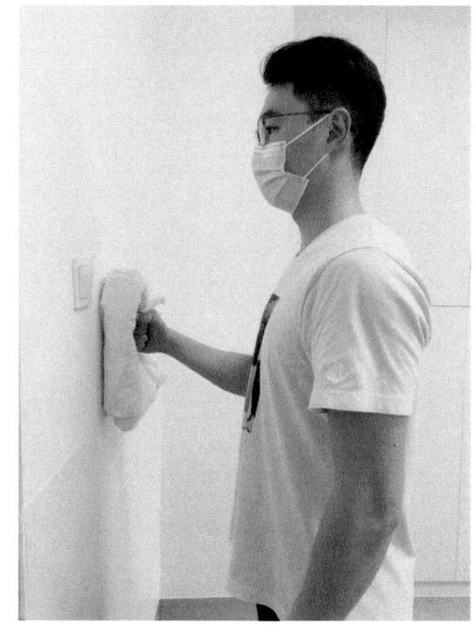

图 5-2-7　静力肌力训练

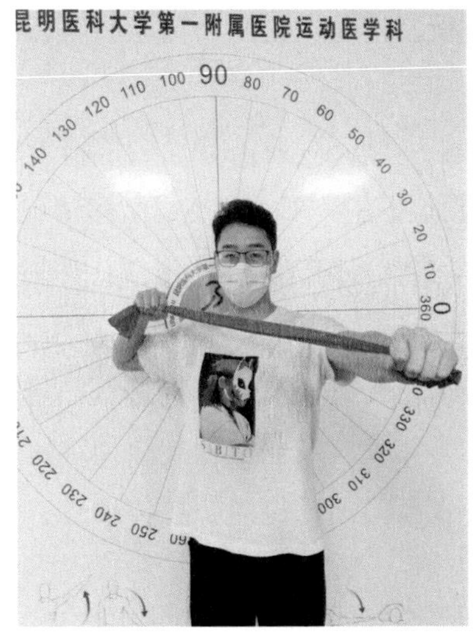

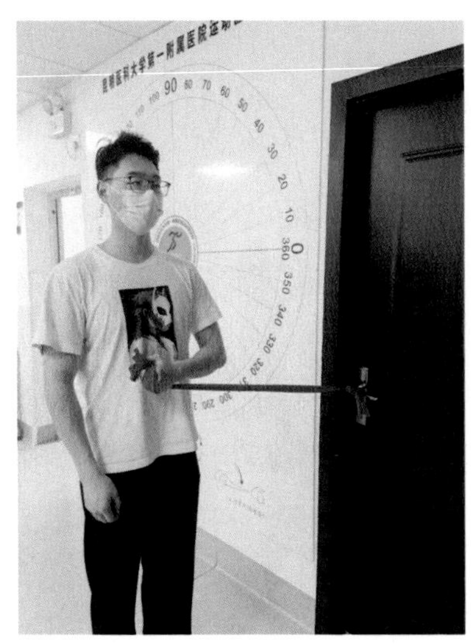

图 5-2-8 抗阻肌力训练

2. 重返运动阶段（术后第6～12个月）

术后6个月后可参与剧烈、对抗性体育运动。在整个康复过程中以有氧运动、力量训练、拉伸训练相结合进行，应遵循FITT-VP原则，在肩关节肿胀及疼痛耐受的前提下逐渐增加活动量。具体制定实施方案如下：

（1）有氧运动。运动频率（frequency）：3～5天/周；运动强度（intensity）：可从中等强度（40%～59%最大心率HRR）向较大强度（≥60%HRR）过渡；运动时间（time）：从20～30分钟/天逐步增加至60分钟/天，每周总训练时间不少于150分钟，或进行75分钟较大强度运动；运动类型（type）：选择游泳、健步走、骑自行车、慢跑等关节负荷较小的运动（图5-2-9）。

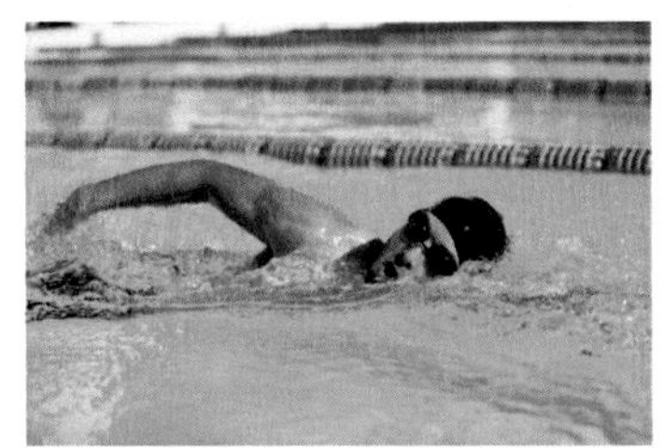
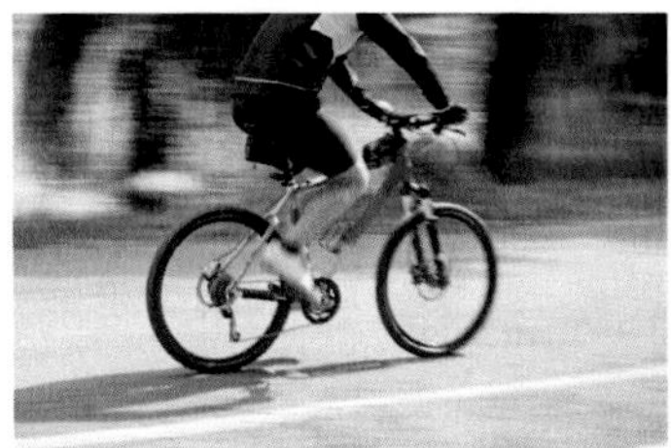
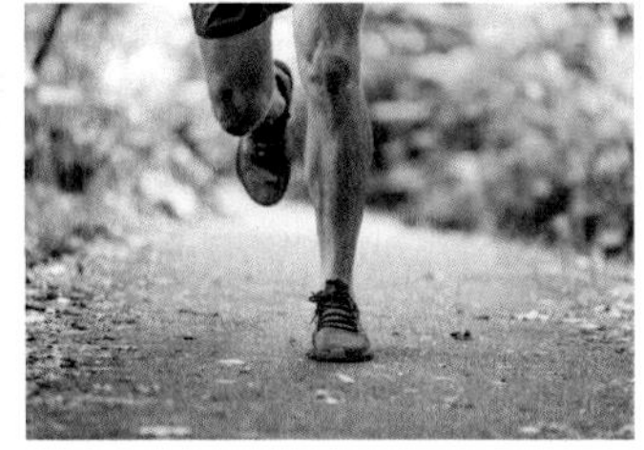

图 5-2-9 游泳、骑自行车、慢跑有氧训练

（2）力量训练。运动频率（frequency）：5天/周，同一肌群每周训练3次；运动强度（intensity）：体能较差者可从10% 1-RM开始，一般中低强度为60% 1-RM重复12～15次/组，或高强度为80%1-RM重复6～8次/组；运动时间（time）：每个动作重复2～4组，每组5～15次，每次5～10秒，每天20～30分钟；运动类型：通常采用哑铃负

重、弹力带等方式，这样能够更好地起到刺激的作用，但是所持哑铃不宜过重，太大的负荷反而会损伤肩部的肌群。

（3）拉伸训练。运动频率（frequency）：每天对肩关节周围肌群及韧带进行拉伸；运动强度（intensity）：有紧绷感/拉伸感而没有疼痛，无痛或微痛情况下缓慢增加关节活动范围；运动时间（time）：动力性运动达到10次，静力性拉伸保持30秒，每组10次，重复2组，每次5～10分钟，每周5～6次；运动类型（type）：采用动力性和静力性拉伸相结合，常进行主动伸展、被动伸展、侧卧肩外展、外旋练习；肩关节等距外展、等距肩外旋、等距肩内旋、等距肩伸展等训练，站立位外旋拉伸训练，拉伸前方关节囊，站立位手指爬墙训练，拉伸下方关节囊，侧卧位内旋拉伸训练，拉伸后方关节囊（图5-2-10、图5-2-11、图5-2-12）。

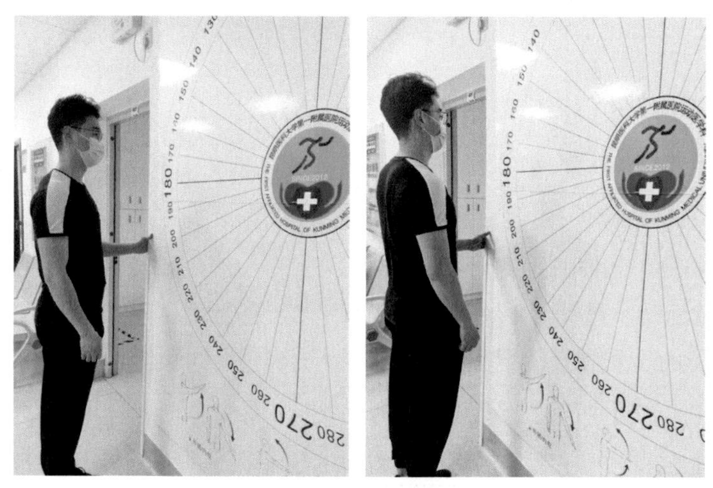

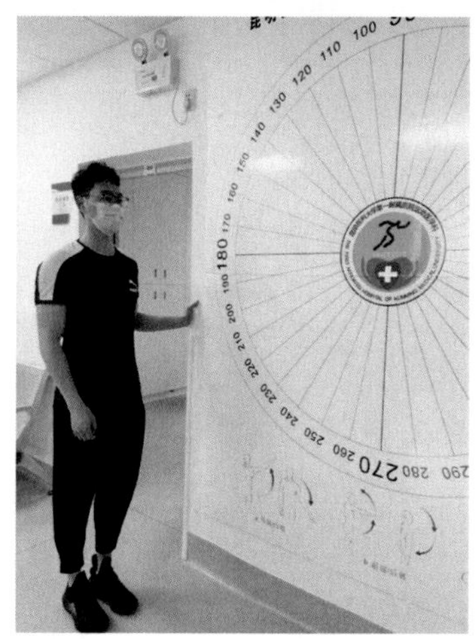

图 5-2-10　面对墙壁，手臂贴近躯干，然后旋转躯干，拉伸到极限后，维持 30 秒，重复 2 次

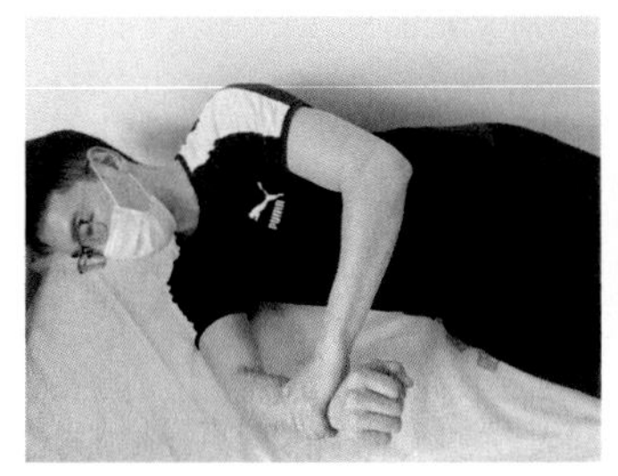
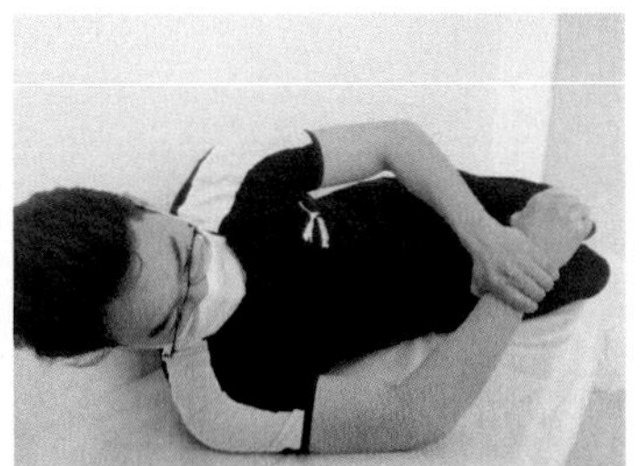
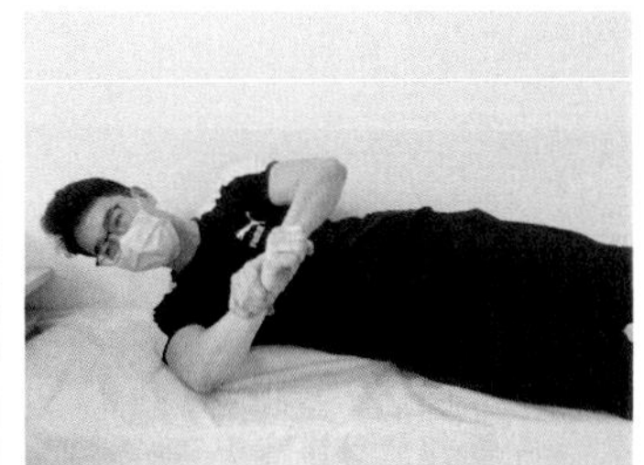

图 5-2-11　用力下压患侧手臂，拉伸到极限后，维持 30 秒，重复 3 次

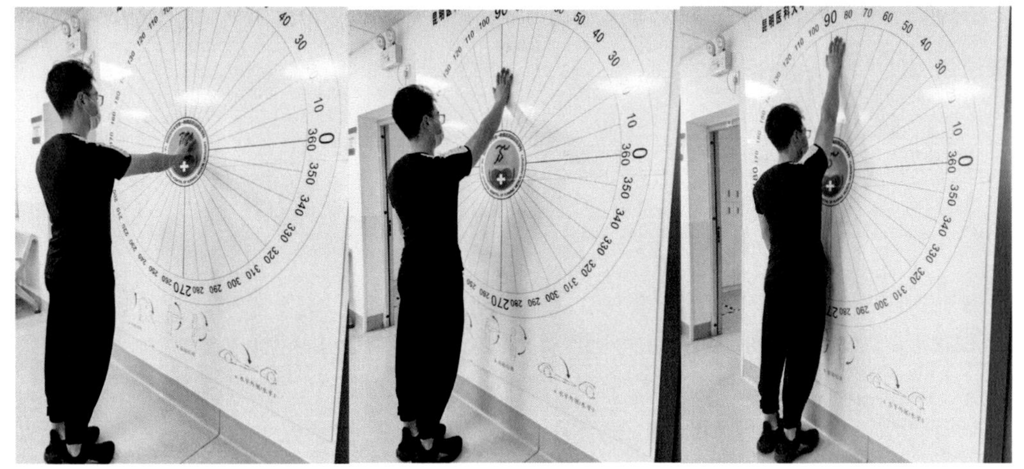

图 5-2-12　患肢面对墙面，缓缓上移手臂，拉伸到极限后，维持 30 秒，重复 3 次

（三）注意事项

准备活动和整理活动是缓解疼痛、避免运动损伤的关键；注意运动时是否有胸痛、胸闷、气急、心慌、眩晕、恶心等不适，如果存在请立即停止运动，如果在运动中感觉肩关节疼痛，需及时终止运动，必要时与医生联系；有氧运动时注意监测心率、血压变化，避免运动过量或不足；抗阻训练过程中不能憋气，注意调整呼吸，发力时呼气，放松时吸气。拉伸训练时注意缓慢拉伸并在末端维持，不宜产生疼痛，以免肌肉拉伤。注意保持良好心态，保证足够的睡眠，合理膳食；定期随访，调整运动处方；术后6个月内，禁止做大强度的体力劳动或专项体育运动。

根据每位患者的运动健康筛查、体适能测试及术后恢复情况，制定其个性化重返运动处方（见表5-2-3）。

表 5-2-3 肩袖损伤术后重返运动处方示例

基本信息：	2022年6月20日		
姓 名：王××	性 别：女	年龄：62岁	电 话：137××××9667
运动（体力活动）水平	☐ 严重不足 ☑ 不足 ☐ 中等 ☐ 较高		
运动前健康筛查	身高165cm，体重65kg，BMI=23.4kg/m^2，体脂率52.07%		
	慢病史：☐ 高血压 ☐ 糖尿病 ☐ 心脏病 ☐ 肺脏疾病 ☐ 其他		
	血液指标：空腹血糖 5.5 mmol/L，总胆固醇4.3 mmol/L		
	血压：130/70mmHg，心率：63次/分钟		
体适能测试	心肺耐力：良好		
	肌肉力量、耐力、握力：中等 柔韧性：良好		
	平衡能力：良好 灵活性：良好		
诊 断	肩袖损伤术后	诉求：重返运动	
重返运动前阶段（术后第12周至6个月）	运动方式：关节协调性和肌肉力量强度及耐力训练：静力肌力训练、抗阻肌力训练		
	运动频率：3组/天，20次/组		
	中等强度：中等强度下限（40%~60% HHR）		
	达到目标：达到目标（靶）心率（脉搏）：120次/分钟		
	运动时间：30分钟/天，逐步增至60分钟/天		
重返运动阶段（术后第6~12个月）	运动方式：有氧运动：健步走、骑自行车、慢跑等 力量训练：哑铃负重、弹力带；拉伸运动		
	运动频率：3组/天，20次/组		
	中等强度：中等强度至高强度		
	达到目标：达到目标（靶）心率（脉搏）：120次/分钟		
	运动时间：30分钟/天，逐步增至60分钟/天		
注意事项	（1）准备活动和整理活动是缓解疼痛、避免运动损伤的关键。 （2）抗阻训练过程中不能憋气，注意调整呼吸，发力时呼气，放松时吸气。 （3）拉伸训练时注意缓慢拉伸并在末端维持，不宜产生疼痛，以免肌肉拉伤；注意保持良好心态，保证足够的睡眠，合理膳食；定期随访，调整运动处方。 （4）术后6个月内，禁止做大强度的体力劳动或专项体育运动		
复诊	4周后复诊，每月复诊1次，下次复诊时间为2022年7月20日，届时携带本处方		
运动处方师	签字：王国梁 时间：2022年6月20日		

王国梁 廖欣宇

四、肩袖损伤保守治疗运动处方

肩袖损伤往往有1/3患者临床症状不明显，对这部分病人可考虑保守治疗。肩袖损伤保守治疗包括肩关节休息、制动及适宜肩关节功能活动。制定运动处方目的是恢复肩关节的活动范围，通过改善肩袖肌肉功能并恢复肩关节功能，在锻炼过程中要避免引起剧烈的疼痛，锻炼之后出现的短暂疼痛不适是正常的，如果出现持续性、加重的疼痛就说明锻炼强度过大，需要降低锻炼强度。

（一）康复教育

让患者了解肩袖损伤的发病过程，改变生活习惯。并让患者知晓：①运动可减轻疼痛；②维持受累关节周围的肌肉力量；③减轻关节僵硬程度；④预防功能减退；⑤改善心理健康和生活质量。告知患者运动后有不适是正常的，提醒患者康复活动中的注意事项，保证康复治疗过程中的安全性，增强肌肉力量，减轻肩关节疼痛，提高生活质量。

（二）康复运动处方制定

制定运动处方前应进行运动前健康筛查、运动风险评估及健康相关体适能测试，而后根据康复功能评定结果，适时地为患者调整制定运动处方。具体如下：

1. 制动休息

三角巾悬吊肩关节制动休息4～6周，同时局部物理疗法消除急性炎症反应及疼痛。

2. 肩关节功能活动

症状缓解后，开始肩关节被动外展活动，以不引起明显疼痛为限，不要做上举、摸后背等动作以免诱发疼痛。包括肩关节囊的牵拉训练和肩袖肌肉、三角肌、肩胛带肌肉的力量、耐力和协调性训练。肩关节功能运动选择肩关节钟摆运动、屈伸运动、外展运动、器械锻炼等。

（1）钟摆运动。肩袖损伤在早期康复（4～6周）时可开展肩关节的钟摆运动进行相应的锻炼。这个动作可以防止肩关节粘连，对于后期开展肩关节力量训练有帮助。这个动作通常是在俯身的情况下完成，用健侧手托住患侧手的肘关节，使上臂做一个旋转的钟摆样圆周运动，可以进行逆时针旋转，也可以进行顺时针旋转（图5-2-13）。

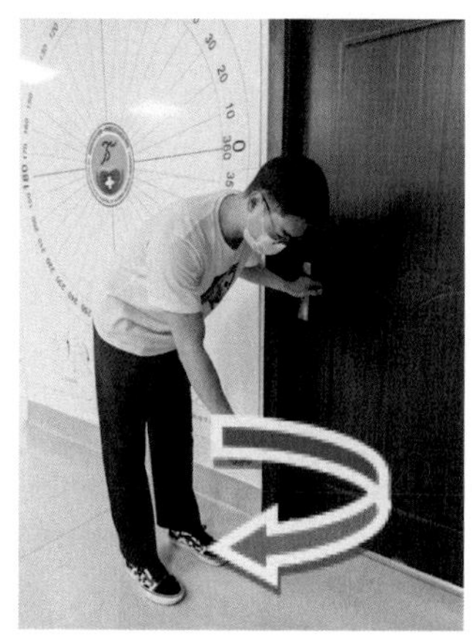

图 5-2-13　钟摆运动

（2）屈伸运动。6～12周时可主动锻炼或被动锻炼，肩关节前屈通常要达到90°，后伸可以达到10°～30°。在进行前屈动作时，把上肢伸直，手逐渐向上升，这个动作在初期比较难，手指可以触碰到墙面，通过手指爬高的动作，锻炼肩关节的前屈功能。后伸的功能也是一样，如果自行不能完成，可寻求康复师的帮助，使伸直的肘关节向后伸，锻炼肩关节后方的肌肉（图5-2-14）。

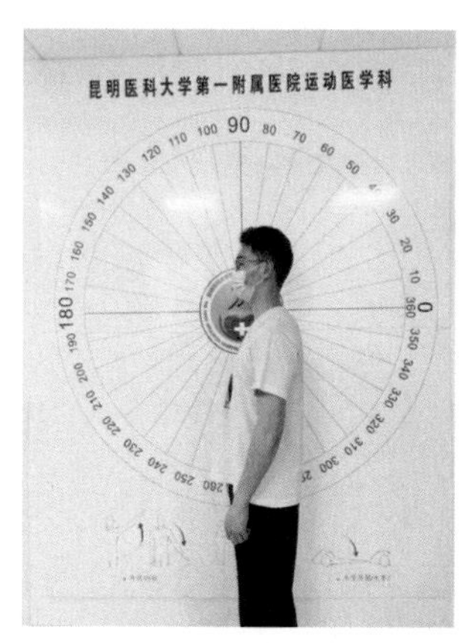

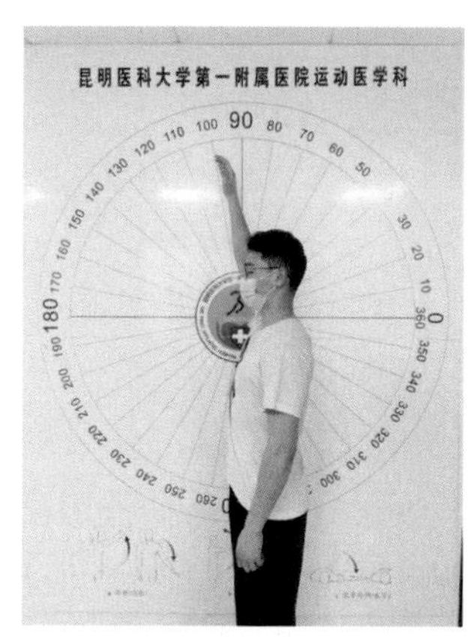

图 5-2-14　肩关节屈伸运动

（3）外展运动。6～12周时通过伸直上肢，做缓慢外展向上举的动作，可以锻炼肩关节周围肌肉，如三角肌等，也可以防止肩关节肌肉粘连。

（4）有氧运动。运动频率（frequency）：每组6～8次，每天3～4组；运动强度（intensity）：可从低等强度（20%～40%VO_2R或HRR）向中等强度（40%～59%VO_2R或HRR）过渡；运动时间（time）：从10～20分钟/天逐步增加至20～30 分钟/天，每周总训练时间不少于150分钟；运动类型（type）：健步走、骑自行车、慢跑等肩关节负荷较小的运动。

（5）力量训练。6～12周时如果练好前屈、后伸和外展等肩关节的上举动作，可以通过器械进行适当锻炼，比如拉弹力绳锻炼肩关节肌肉的能力，也可以进行哑铃旋转上举的运动来锻炼肩关节上举的功能。运动频率（frequency）：2～3天/周，同一肌群每周训练3次即可；运动强度（intensity）：体能较差者可从10% 1-RM开始，一般中低强度为60% 1-RM重复12～15次/组，肩袖损伤患者不建议做高强度运动；运动时间（time）：每个动作重复2～4组，每组5～15次，每次5～10秒，每天20～30分钟；运动类型（type）：通常采用哑铃负重、弹力带的方式，这样能够更好地起到刺激的作用，但是所持哑铃不宜过重，太大的负荷反而会损伤肩部的肌群。

哑铃侧平举：哑铃侧平举的动作能够非常好地锻炼到肩部的肌群，同时对于手臂的肱二头肌和三头肌也能起到刺激锻炼的作用。具体练习方式为人体自然站立，两脚分开与肩同宽，两臂垂直于地面，双手各持一哑铃，利用手臂以及肩部的力量将哑铃向一侧向上慢慢抬起，抬至最高点时保持一秒钟，再还原成立正姿势（图5-2-15）。

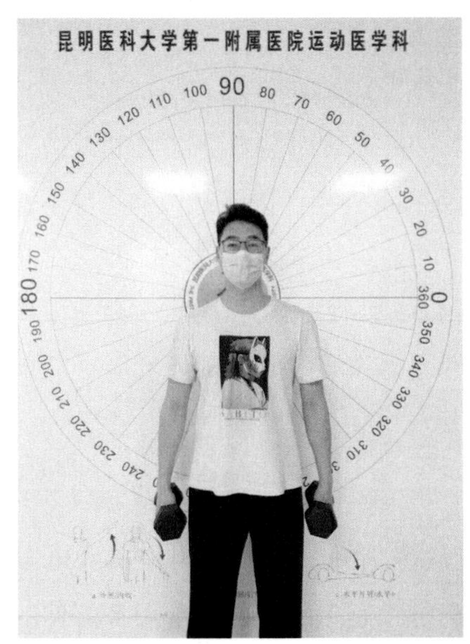

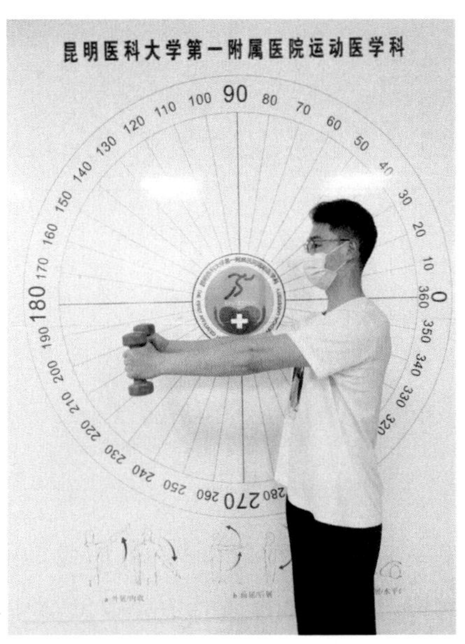

图 5-2-15　哑铃侧平举

哑铃交替上举：哑铃交替上举的动作是在克服哑铃重力的前提下来锻炼肩部的肌群，能够有效地锻炼三角肌的中束。在人体站立的前提下，两手各持一哑铃，两臂弯曲，将哑铃抬至肩部的高度，利用手臂以及肩部三角肌的力量将哑铃交替上举，在上举至最高点时，保持一定的时间，再缓慢下落。在上举过程中，除了手臂积极地发力以外，练习者也要能积极地运用肩部的肌群力量（图5-2-16）。

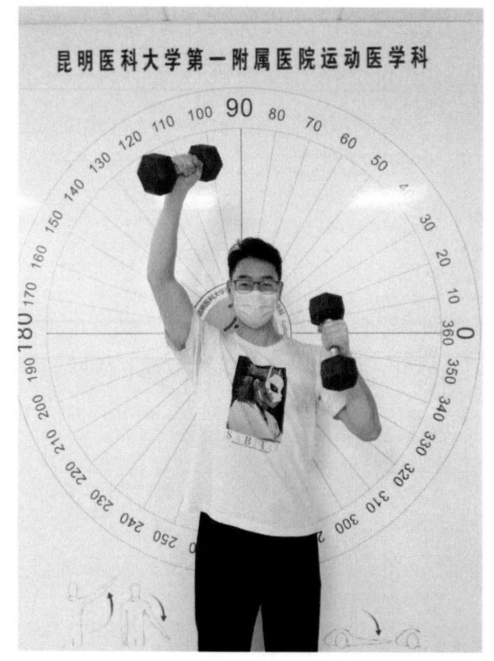

图 5-2-16　哑铃交替上举

（6）拉伸训练。运动频率（frequency）：每天对肩关节周围肌群及韧带进行拉伸；运动强度（intensity）：有紧绷感/拉伸感而没有疼痛，无痛或微痛情况下缓慢增加关节活动范围；运动时间（time）：动力性运动达到10次，静力性拉伸保持30秒，每组10次重复2组；每次5～10分钟；每周5～6次；运动类型（type）：上肢主要以关节的动力性和静力性拉伸相结合。常进行主动伸展、被动伸展、侧卧肩外展、外旋练习训练；肩关节等距外展、等距肩外旋、等距肩内旋、等距肩伸展等训练。

（三）注意事项

在锻炼肩部肌群的同时，不能像训练大肌群的方式一样采用较高的负重，而是应该以中低负荷为主。同时也要兼顾到肩部三角肌不同的部位，采用多方位的练习方式，而在肩部训练之后更要做好拉伸运动，使肩部尽快恢复正常的状态。如果在运动中感觉肩关节疼痛，需及时终止运动，必要时与医生联系；有氧运动时注意监测心率、血压变化，避免运动过量或不足；抗阻训练过程中不能憋气，注意呼吸调整，发力时呼气，放松时吸气。拉伸训练时注意缓慢拉伸并在末端维持，不宜产生疼痛，以免肌肉拉伤。注意保持良好心态，保证足够的睡眠，合理膳食；定期随访，调整运动处方。根据每位患者术前的运动健康筛查、体适能测试及术后恢复情况，制定其个性化运动处方（见表5-2-4）。

表 5-2-4 肩袖保守治疗运动处方示例

基本信息：	2022年3月1日		
姓 名：王××	性 别：女	年龄：57岁	电 话：135××××9719
运动（体力活动）水平	☑严重不足 □不足 □中等 □较高		
运动前健康筛查	身高161cm，体重53kg，BMI=20.4kg/m^2，体脂率21%		
	慢病史：☑高血压 ☑糖尿病 □心脏病 □肺脏疾病 □其他		
	血压：150/86mmHg，心率：75次/分钟		
体适能测试	心肺耐力：差 平衡能力：差 握力：差		
	柔韧性：差 反应力：一般		
诊 断	肩袖损伤	诉求	重返运动
有氧运动	运动方式：健步走、骑自行车、慢跑等关节负荷较小的运动		
	运动强度：心率：130次/分钟		
	运动频率：至少5~6次/周，最好每天运动形成运动习惯化		
	运动阶段	热身阶段：慢走、拉伸、活动各关节，时间为5~10分钟	
		运动阶段：逐步增加运动强度达到最佳心率，持续20分钟	
		恢复阶段：四肢进行柔韧拉伸伴深呼吸，恢复至平静状态	
抗组运动	运动方式	钟摆运动、屈伸运动、外展运动、力量训练：哑铃侧平举、交替上举；拉伸训练	
	运动肌群	☑上肢 □胸部 □腰背部 □下肢 □腹部	
	运动强度	每个肌群选择3~5个训练动作，每个动作重复3~4组，每组8~12次，组间间隔2分钟	
	运动频率	每个肌群每周进行1次训练	
注意事项	（1）中低负荷为主，同时也要兼顾到肩部三角肌不同的部位，采用多方位的练习方式。 （2）肩部训练之后更要做好拉伸运动		
复诊	4周后复诊，每月复诊1次，下次复诊时间为2022年4月3日，届时携带本处方		
运动处方师	签字：王国梁	时间：2022年3月1日	

参考文献

[1] Dang A, Davies M. Rotator Cuff Disease: Treatment Options and Considerations [J]. Sports Med Arthrosc Rev, 2018, 26(3): 129-133.

[2] Oh JH, Park MS, Rhee SM. Treatment Strategy for Irreparable Rotator Cuff Tears [J]. Clin Orthop Surg. 2018, 10(2): 119-134.

[3] Rho JY, Kwon YS, Choi S. Current Concepts and Recent Trends in Arthroscopic Treatment of Large to Massive Rotator Cuff Tears: A Review [J]. Clin Shoulder Elb, 2019, 22(1): 50-57.

[4] Toyooka S, Miyamoto W, Ito M. Editorial Commentary: Postoperative Pain Management After Arthroscopic Rotator Cuff Repair: The Journey to Pain Relief [J]. Arthroscopy, 2020, 36(5): 1251-1252.

[5] McQueen K, Oodit R, Derbew M, et al. Enhanced Recovery After Surgery for Low- and Middle-Income Countries [J]. World J Surg, 2018, 42(4): 950-952.

[6] Engelman DT, Ben Ali W, Williams JB, et al. Guidelines for Perioperative Care in Cardiac Surgery: Enhanced Recovery After Surgery Society Recommendations [J]. JAMA Surg, 2019, 154(8): 755-766.

[7] 李蔷, 刘晓华, 刘克敏. 等速肌力训练在肩袖修补术后康复中的作用 [J]. 中华物理医学与康复杂志, 2020, 42(2): 156-160.

[8] 张振, 赵甲军, 左坦坦, 等. 分阶段康复干预对肩袖损伤术后患者肩关节功能恢复的影响 [J]. 中华物理医学与康复杂志, 2020, 42(11): 66-69.

[9] Dang A, Davies M. Rotator Cuff Disease: Treatment Options and Considerations [J]. Sports Med Arthrosc Rev, 2018, 6(3): 129-133.

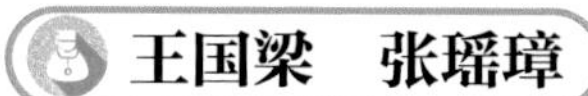
王国梁　张瑶璋

第三节　冻结肩康复运动处方

粘连性肩关节囊炎（adhesive capsulitis of shoulder）又称肩周炎、冻结肩、五十肩等。本病是因关节囊滑膜下层出现慢性炎性改变和关节腔内关节液减少使关节囊紧紧围绕肱骨头所致肩盂肱关节囊炎性粘连、僵硬，以肩关节周围疼痛、各方向活动受限为特点，尤其是外展外旋和内旋后伸活动。女多于男（约3：1），左肩多于右肩。其特征是肩部疼痛和肩关节活动障碍逐渐加剧，经数月甚至更长时间，疼痛逐渐消退，功能慢慢恢复，一般在6～24个月后可自愈，但部分不能恢复到正常功能水平。运动康复在原则上需因人而异，根据不同患者的特点调整康复进度，循序渐进，严格执行康复计划，康复后期可指导患者逐步恢复适当的体育活动。制定运动处方目的是重获肩关节活动范围，加强肩关节周围肌肉收缩练习，防止肩关节再发生粘连及肌肉萎缩。

一、冻结肩围手术期运动处方

（一）康复教育

肩周炎（冻结肩）术后第一天就需要开始功能锻炼，告知患者术后进行康复训练的注意事项，让患者清楚功能锻炼的重要性，理解术后康复训练的原理，充分调动患者的积极性，从而主动配合进行功能锻炼，保证训练计划的顺利进行。

（二）运动处方制定[1]

围手术期主要分两个阶段，其中术前阶段（术前至手术当日）的重点是进行康复教育及预康复训练；术后早期阶段（术后0～2周）的重点是重获肩关节活动范围，加强肩关节周围肌肉收缩练习，消肿止痛，对症治疗。

1. 术前阶段（术前至手术当日）

术前应对每位患者进行术前运动健康筛查及体适能测试，以指导运动处方制定。积极进行主动与被动前屈、外展、外旋、后伸、滑轮拉伸、爬墙的牵拉训练，每天3组，每组10分钟（图5-3-1）。肩关节镜手术后，患者常因肩关节局部疼痛、肿胀及相关肌肉无力，使其对康复治疗产生畏惧或抵触心理，导致术后康复进展缓慢，肩关节普遍会存在功能障碍，于术前无痛条件下或术中麻醉下适度增加肩关节活动度以防止术后肩关节再发生粘连及肌肉萎缩。

2. 术后早期阶段（术后第0～2周）

术后早期通过超前镇痛，康复开始于术后当日。目标为2周内消肿止痛，控制关节内积血与组织水肿，减轻疼痛和炎症反应，在疼痛耐受下尽可能主动及被动增加肩关节活动范围，被动及助力活动度训练（图5-3-1A）。肩关节各方向的拉伸训练（图5-3-1B、图5-3-1C、图5-3-1D），滑轮练习（图5-3-1E）每天3组，每组5～10次；逐渐进行主动活动度练习，外展、前屈，外旋，手指爬墙练习（图5-3-1F）；弹力带抗阻力练习，每天2组，每组5～10次。

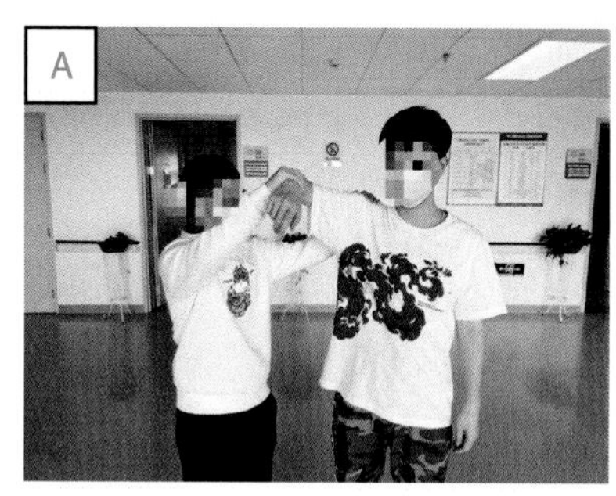

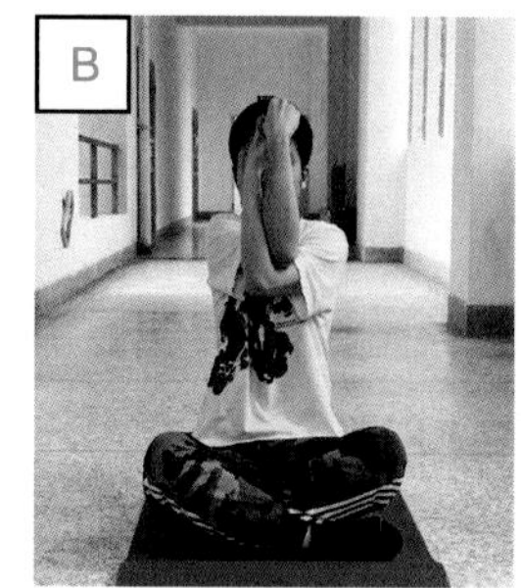

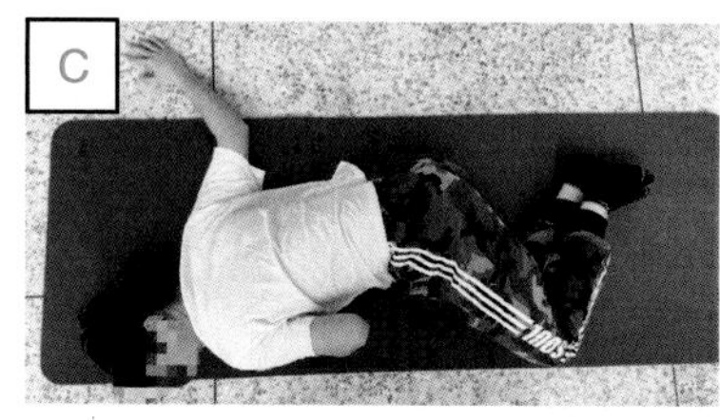

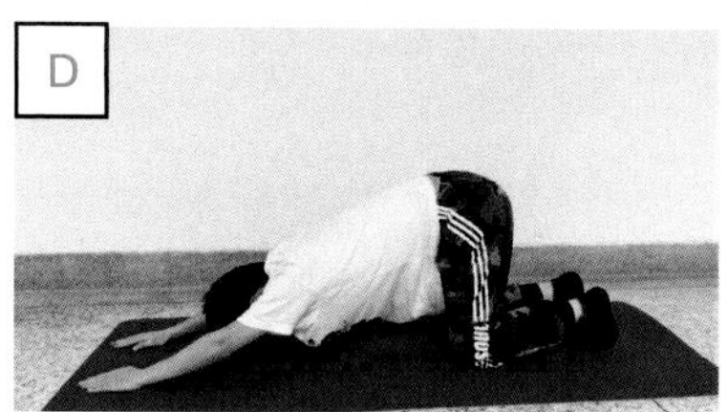

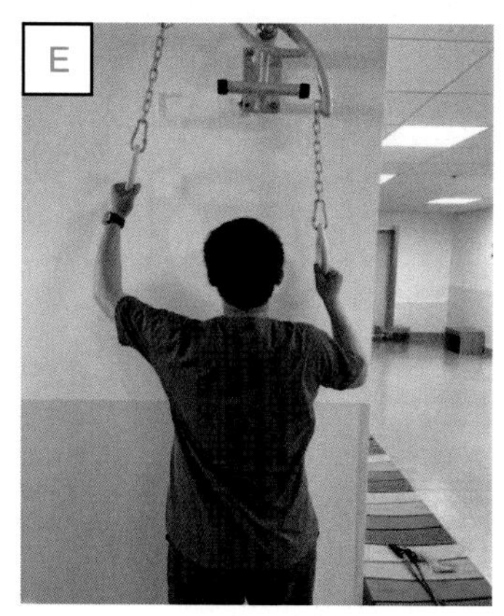

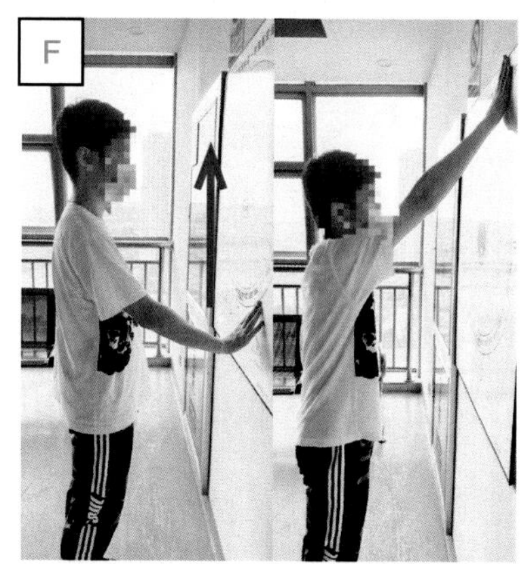

图 5-3-1 术前训练

A. 被动外展训练；B. 内旋拉伸训练；C. 外旋拉伸训练；D. 前屈拉伸训练；E. 滑轮拉伸训练；F. 肩关节前屈爬墙训练

（三）注意事项

术前对每位患者行运动健康筛查及尽可能体适能测试，利于指导运动处方制定，术后早期通过适当的超前镇痛及局部冰敷，利于消肿止痛。锻炼过程中会有一定的疼痛，部分病人甚至剧烈疼痛，这种情况下可以口服镇痛药物后继续进行功能训练。在疼痛耐受下尽可能主动及被动增加肩关节活动范围。围手术期运动处方的制定和实施运动康复尤为重要，在此期间适当的运动练习和功能锻炼可为出院后康复训练以及后期重返运动奠定良好的肩关节功能锻炼基础，以便能逐步增强肌力、训练本体感觉，恢复日常活动和重返运动。

根据每位患者的运动健康筛查、体适能测试及术后恢复情况，制定其个性化围手术期运动处方（见表5-3-1）。

表 5-3-1　冻结肩围手术期运动处方示例

基本信息：	2022年5月11日		
姓名：张××	性别：女	年龄：49岁	电话：136××××1435
运动（体力活动）水平	☐ 严重不足　☐ 不足　☑ 中等　☐ 较高		
运动前健康筛查	身高160cm，体重60kg，BMI=23.4kg/m^2，体脂率50.07%		
	慢病史：☐ 高血压　☐ 糖尿病　☐ 心脏病　☐ 肺脏疾病　☐ 其他		
	血液指标：空腹血糖4.5mmol/L，总胆固醇4.7mmol/L		
	血压：110/70mmHg，心率：75次/分钟		
体适能测试	心肺耐力：一般		
	肌肉力量、耐力、握力：一般　柔韧性：差		
	平衡能力：一般　灵活性：差		
诊断	冻结肩	诉求：重返运动训练	
术前至手术当天	积极进行被动、前屈、外展、外旋、后伸的牵拉训练		
术后第0~2周	主动及被动增加肩关节活动范围、被动及助力活动度训练、肩关节各方向的拉伸训练、滑轮练习、爬墙练习、弹力带抗阻力练习		
	运动方式：☑ 散步行走　☑ 快步行走　☐ 游泳　☐ 自行车 ☐ 太极拳　☐ 八段锦　☐ 康复操　☐其他		
	运动频率：3~5次/周		
	中等强度：前四周的运动强度为中等强度下限（40%~60% HRR），达到目标（靶）心率（脉搏）：120次/分钟		
	运动时间：30~60分钟/天		
	运动方法：热身运动：关节活动或慢走5~10分钟 康复运动：快走 整理运动：减速慢走5~10分钟，拉伸，恢复至平静呼吸和心率		
注意事项	（1）术后早期通过适当的超前镇痛及局部冰敷。 （2）剧烈疼痛下可以口服镇痛药物，继续进行功能训练		
复诊	4周后复诊，每月复诊1次，下次复诊时间为2022年6月11日，届时携带本处方		
运动处方师	签字：何川	时间：2022年5月11日	

二、冻结肩手术出院后运动处方

（一）康复教育

科学系统的术后康复训练是取得良好疗效的重要因素，该阶段患者已出院回家，主要居家自主完成运动康复训练。需提醒患者冻结肩术后进行康复训练的注意事项，让患者清楚功能锻炼的重要性，理解术后康复训练的原理，充分调动患者的积极性，从而主动地配合进行功能锻炼，保证训练计划的顺利进行。必要时可建议患者到专业的康复训练中心，在康复医生指导下自主康复训练。

（二）运动处方制定[2]

1. 术后中期阶段（术后第3～6周）

术后第3周加大关节活动度训练及部分负重。练习关节活动度时，以主动运动为主，在允许活动的最大范围内，每天3组，每组10～20次。练习后应立即冰敷，冰敷时间为15～20分钟，若肿胀疼痛明显，发热明显，增加冰敷时间，每隔2个小时冰敷1次。可辅助被动肩关节活动度训练（图5-3-2A），或画圈练习（图5-3-3B）。术后3周，在疼痛耐受的情况下，可逐渐增加向各个方向的关节活动度，如画圈练习，弯腰90°，手臂自然下垂，前后左右摆动手臂。最开始可用健侧手辅助，后在疼痛耐受的范围内，主动地从小范围开始进行画圈练习。肩周肌肉逐渐从等长收缩训练至抗重力训练，还可利用墙壁、滑轮等辅助训练。

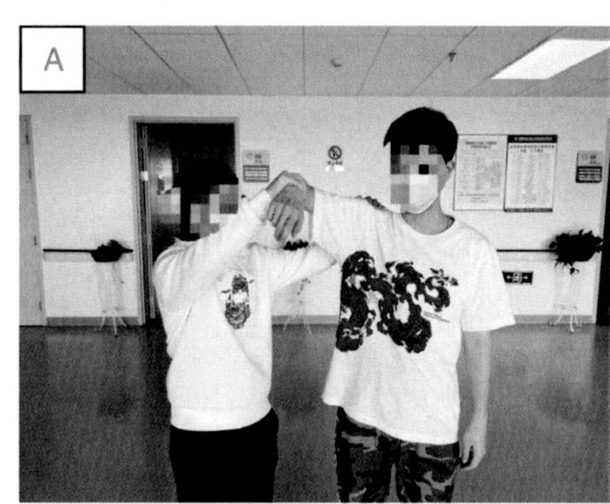

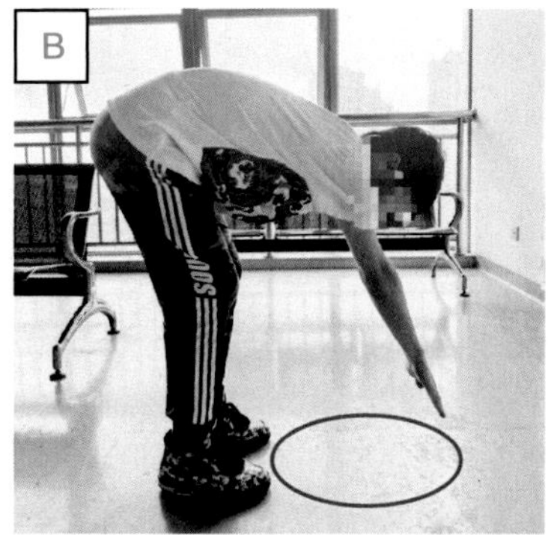

图 5-3-2　术后中期训练

A. 被动肩关节训练；B. 画圈钟摆练习

2. 术后远期阶段（术后第7～12周）

本阶段主要是逐渐恢复全部肩关节活动度，除了坚持术后早期阶段的各类被动活动及拉伸训练以外，需要同时加强上肢肌力训练、本体感觉训练等。进行力量训练，肩周肌肉从抗重力训练逐步加强至抗阻训练（图5-3-3）。

肩周肌肉从抗重力训练逐渐加强至抗阻训练，可利用哑铃、弹力带等进行练习，强度由小到大，以完成30个动作感到微疲劳以选择阻力大小。每个方向每个动作练习30次为1组，每天3～5组，侧重于加强内旋肌群的力量训练。

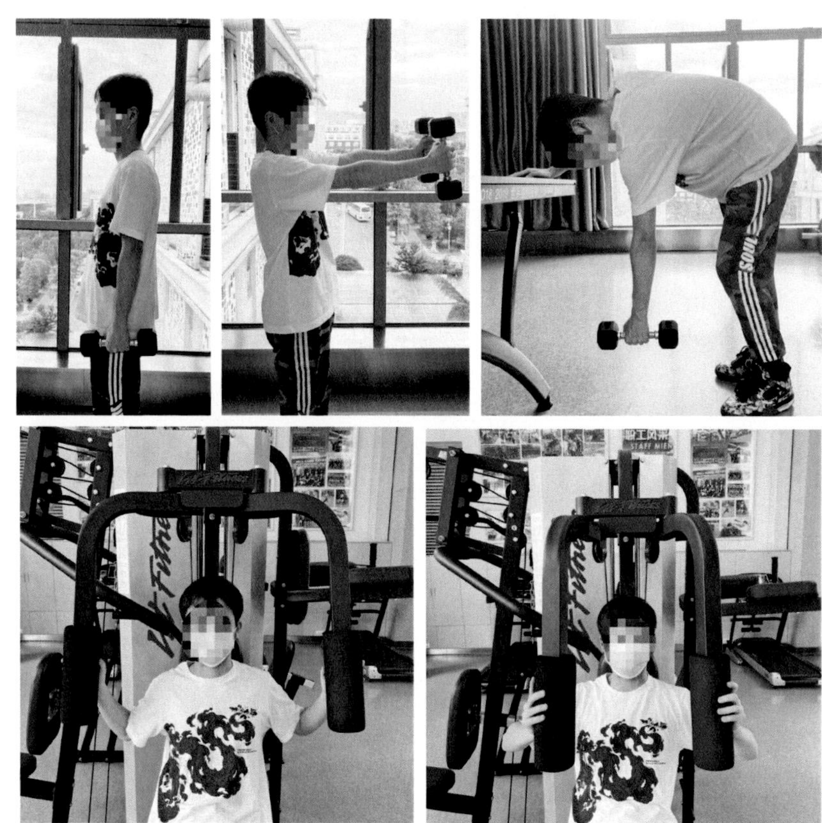

图 5-3-3　力量训练

（三）注意事项

在肩部疼痛可耐受下进行，可适当口服止痛药，在止痛药发挥作用时尽可能主动训练，关节活动度应逐步达到肩关节各个方向的正常活动范围；训练前热敷，训练后冰敷；恢复完全活动后，每周加强2～3次。

根据每位患者的运动健康筛查、体适能测试及术后恢复情况，制定其个性化出院后运动处方（见表5-3-2）。

表 5-3-2　冻结肩手术出院后运动处方示例

基本信息：	2022年5月11日		
姓名：张××	性别：女	年龄：49岁	电话：138××××9554
运动（体力活动）水平	□ 严重不足　□ 不足　☑ 中等　□ 较高		
运动前健康筛查	身高160cm，体重60kg，BMI=23.4kg/m^2，体脂率50.07%		
	慢病史：□ 高血压　□ 糖尿病　□ 心脏病　□ 肺脏疾病　□ 其他		
	血液指标：空腹血糖4.5mmol/L，总胆固醇4.7mmol/L		
	血压：110/70mmHg，心率：75次/分钟		
体适能测试	心肺耐力：一般		
	肌肉力量、耐力、握力：一般　柔韧性：差		
	平衡能力：一般　灵活性：差		
诊断	冻结肩	诉求：重返运动训练	
术后第3~6周	加强上肢肌力训练、本体感觉训练、力量训练，肩周肌肉从抗重力训练逐渐加强至抗阻训练，加大关节活动度训练及部分负重，画圈练习		
术后第7~12周	运动方式：☑ 散步行走　☑ 快步行走　□ 游泳　□ 自行车　□ 太极拳　□ 八段锦　□ 康复操　□其他		
	运动频率：3~5次/周		
	中等强度：前四周的运动强度为中等强度下限（40%~60% HRR，能说话也能唱歌），达到目标（靶）心率（脉搏）：120次/分钟		
	运动时间：30~60分钟/天		
	运动方法： 热身运动：关节活动或慢走5~10分钟。 康复运动：快走。 整理运动：减速慢走5~10分钟，拉伸，恢复至平静呼吸和心率		
注意事项	（1）在肩部疼痛可耐受下进行，可适当口服止痛药，在止痛药发挥作用时尽可能主动训练。 （2）关节活动度应逐步达到肩关节各个方向的正常活动范围。 （3）训练前热敷，训练后冰敷；恢复完全活动后，每周加强2~3次		
复诊	4周后复诊，每月复诊1次，下次复诊时间为2022年6月11日，届时携带本处方		
运动处方师	签字：何川　时间：2022年5月11日		

三、冻结肩术后重返运动处方

（一）康复教育

告知患者在肩关节康复的功能阶段（约3个月后），对运动和应变的程度没有限制，可逐步恢复适当的体育活动以重返运动。充分热身活动可极大程度地避免再次发生运动损伤，降低复发率，科学系统的计划重返运动十分重要，需让患者清楚其重要性，充分调动患者的积极性，保证配合训练计划的顺利进行。

（二）运动处方制定[3，4]

1. 重返运动前阶段（术后第12周至6个月）

肩关节完全达到正常关节活动度，寻求重返运动的关键因素是肩关节肌肉力量、功能恢复，进行平衡、反应性、协调性、整体训练的同时提倡个性化及专项运动训练。在康复后期，重点以肩关节及上肢肌群训练为主。每天30～60分钟，每周3～5次，让肩关节功能逐渐恢复到损伤前水平。

2. 重返运动阶段（术后第6～12个月）

6个月后可进行剧烈、对抗性体育运动。在整个康复过程中以有氧运动、力量训练、拉伸训练相结合进行运动锻炼。

（1）有氧运动。运动频率（frequency）：3～5天/周；运动强度（intensity）：可从中等强度（40%～59%最大心率HRR）向较大强度（≥60%HRR）过渡；运动时间（time）：从20～30分钟/天逐步增加至60分钟/天，每周总训练时间不少于150分钟，或进行75分钟较大强度运动；运动类型（type）：常选择游泳、骑自行车、跑步、太极拳、康复操等有氧运动。

（2）力量训练。运动频率（frequency）：5天/周，同一肌群每周训练3次即可；运动强度（intensity）：体能较差者可从10% 1-RM开始，一般中低强度为60% 1-RM重复12～15次/组，或高强度为80%1-RM重复6～8次/组；运动时间（time）：每个动作重复2～4组，每组5～15次，每次5～10秒，每天20～30分钟。运动类型（type）：肩胛下肌训练/冈下肌和小圆肌训练/肩袖肌群整体训练。

肩胛下肌训练：选择较轻的哑铃，手臂伸直向上抬起，俯视角度与肩胛骨呈一个平面，将手臂抬到和肩膀差不多的高度，停留5～10秒放下，做2～3组，每组10～20个，循序渐进。注意避免耸肩，始终让斜方肌保持放松。

冈下肌和小圆肌训练：选择较轻的哑铃，取侧卧位，卷一条毛巾置于侧手臂与躯干之间，上臂保持紧贴身体，慢慢向外旋转小臂，直到与地面垂直，再放下手臂，动作重复进行。以10～15个为1组，一侧做2～3组。

肩袖肌群整体训练：抵抗弹力带的拉力将双手向前抬至与肩同高，大臂保持不动，小臂向上旋转，超过头顶保持1～2秒，再重复进行。以10～15个为1组，做2～3组。

（3）拉伸训练。运动频率（frequency）：每天对肩关节周围肌群及韧带进行拉伸，进行肩关节各个方向的活动；运动强度（intensity）：有紧绷感/拉伸感而没有疼痛，无痛或微痛情况下缓慢增加关节活动范围；运动时间（time）：动力性运动达到10次，静力性拉伸保持5～30秒，每次5～10分钟；运动类型（type）：肩关节的动力性和静力性拉伸相结合。常进行背部肌肉拉伸训练、胸部肌肉拉伸训练、肩袖肌群拉伸训练。

（三）注意事项

准备活动和整理活动是缓解疼痛、避免运动损伤的关键；注意运动时是否有胸痛、胸闷、气急、心慌、眩晕、恶心等不适，如果存在请立即停止运动，如果在运动中感觉肩关节疼痛加重，需及时终止运动，必要时与医生联系；有氧运动时注意监测心率、血压变化，避免运动过量或不足；抗阻训练过程中不能憋气，注意调整呼吸，发力时呼气，放松时吸气。拉伸训练时注意缓慢拉伸并在末端维持，不宜产生疼痛，以免肌肉拉伤。注意保持良好心态，保证足够的睡眠，合理膳食；定期随访，调整运动处方。

根据每位患者的运动健康筛查、体适能测试及术后恢复情况，制定其个性化重返运动处方（见表5-3-3）。

表 5-3-3　冻结肩术后重返运动处方示例

基本信息：	2022年5月11日		
姓名：张××	性别：女	年龄：49岁	电话：138××××9554
运动（体力活动）水平	□ 严重不足　□ 不足　☑ 中等　□ 较高		
运动前健康筛查	身高160cm，体重60kg，BMI=23.4kg/m²，体脂率50.07%		
	慢病史：□ 高血压　□ 糖尿病　□ 心脏病　□ 肺脏疾病　□ 其他		
	血液指标：空腹血糖4.5mmol/L，总胆固醇4.7mmol/L		
	血压：110/70mmHg，心率：75次/分钟		
体适能测试	心肺耐力：一般		
	肌肉力量、耐力、握力：一般　柔韧性：差		
	平衡能力：一般　灵活性：差		
诊断	冻结肩	诉求：重返运动训练	
术后第12周至6个月	加强上肢肌力训练、本体感觉训练、力量训练，肩周肌肉从抗重力训练逐渐加强至抗阻训练；加大关节活动度训练及部分负重，画圈练习		
术后第6~12个月	运动方式：☑ 散步行走　☑ 快步行走　□ 游泳　□ 自行车　□ 太极拳　□ 八段锦　□ 康复操　□其他		
	运动频率：3~5次/周		
	中等强度：前四周的运动强度为中等强度下限（40%~60% HRR，能说话也能唱歌），达到目标（靶）心率（脉搏）：120次/分钟		
	运动时间：30~60分钟/天		
	运动方法： 热身运动：关节活动或慢走5~10分钟。 康复运动：快走。 整理运动：减速慢走5~10分钟，拉伸，恢复至平静呼吸和心率		
注意事项	（1）进行准备活动和整理活动。 （2）如果在运动中感觉肩关节疼痛加重，需及时终止运动，必要时与医生联系。 （3）拉伸训练时注意缓慢拉伸并在末端维持，不宜产生疼痛，以免肌肉拉伤；注意保持良好心态，保证足够的睡眠，合理膳食。 （4）有氧运动时注意监测心率、血压变化，避免运动过量或不足		
复诊	4周后复诊，每月复诊1次，下次复诊时间为2022年6月11日，届时携带本处方		
运动处方师	签字：何川　时间：2022年5月11日		

何川　龙丹

四、冻结肩保守治疗运动处方

（一）康复教育

冻结肩急性期应注意休息和局部防寒保暖，防止进一步加重，应告知患者本病为无菌性炎症，抗生素治疗无效，不可乱用抗生素，本病为自限性疾病，无须过于焦虑担忧，不会发展为严重的残疾。无论病程长或短、症状轻或重，均应尽早每日进行肩关节的主动活动，活动以不引起剧痛为限。告知患者肩关节不稳保守治疗期间注意事项。告知患者运动中及运动后有不适是正常的，提醒患者康复活动中的注意事项，保证康复治疗过程中的安全性，增强肌肉力量，减轻肩关节疼痛，提高生活质量。

（二）康复运动处方制定[5, 6]

对于保守冻结肩的患者，康复理疗可减轻冻结肩症状，防治肩关节周围肌肉萎缩及协调肩部的运动节律，增加肩关节的运动范围，改善盂肱关节囊和肩袖肌群的本体感受器。一般可在正规物理治疗及运动康复训练后4～6周后达到肩关节全角度活动度。患者一般以有氧运动、力量训练、拉伸训练相结合进行运动锻炼，应遵循FITT-VP原则，在肩关节肿胀及疼痛耐受的前提下逐渐增加活动量。

（1）钟摆运动。健侧手臂托住患肘，弯腰90°使背部与地面平行，患侧完全放松，进行肩关节的前后左右四个方向的被动摆动练习，每个方向活动至微痛角度，最后做转圈练习。每个方向10次为1组，每天3组。

（2）肩内收牵伸。坐姿，患侧手搭在对侧肩膀上，健侧手握住肘关节，向胸前靠近，腹部收紧不要塌腰，手法轻柔缓慢，尽量不要引发疼痛，至紧张处停留15秒，重复3次。

（3）肩后伸。站立位，十指交叉，大拇指朝向前方，肘关节伸直，健侧手臂带动患侧手臂向后伸展，请在无痛的运动范围内进行，保持6～10秒，每日10次。

（4）肩内旋/外旋。站立位，双手持杆患侧腋下夹毛巾，双上臂贴近身体，健侧手带动患侧手按箭头方向移动，身体保持直立，仅为手臂动作，动作轻柔缓慢。

（5）肩外展/前屈。站立或者坐位，前臂固定于高处，主动缓慢下蹲，或者由治疗师辅助，被动行肩外展运动，在进行前屈运动时，面向墙壁，健侧手辅助患侧手进行爬墙训练，改善肩关节前屈功能。

（6）有氧运动。运动频率（frequency）：3～5天/周；运动强度（intensity）：可从中等强度（40%～59%VO_2R或HRR）向较大强度（≥60%VO_2R或HRR）过渡；运动时间（time）：30～60分钟/天，每周总训练时间不少于150分钟，或进行75分钟较大强度运动；运动类型（type）：选择健步走、快/慢跑、骑自行车、游泳等有氧运动。

（7）力量训练。运动频率（frequency）：2～3天/周，同一肌群每周训练3次即可；运动强度（intensity）：体能较差者可从10% 1–RM开始，一般中低强度为60% 1–RM重复12～15次/组，或高强度为80%1–RM重复6～8次/组；运动时间（time）：每个动作重复2～4组，每组5～15次，每次5～10秒，每天20～30分钟。

（9）拉伸训练。运动频率（frequency）：每天对肩关节周围肌群及韧带进行拉伸；运动强度（intensity）：有紧绷感/拉伸感而没有疼痛，无痛或微痛情况下缓慢增加关节活动范围；运动时间（time）：动力性运动达到10次，静力性拉伸保持10～30秒，每次5～10分钟；运动类型（type）：肩关节的静力性拉伸和动力性拉伸相结合。

（三）注意事项

一般应在正规物理治疗及运动康复训练后4～6周后达到肩关节全角度活动度。让患者尽可能使用患侧上肢进行日常生活活动，如穿脱衣服、梳头以及洗脸等，以增强患侧肩关节的运动功能。散步/睡觉时腋下夹一小枕头使关节微开，睡觉时避免侧睡。

根据每位患者的运动健康筛查、体适能测试及术后恢复情况，制定其个性化保守治疗运动处方（见表5–3–4）。

表 5-3-4　冻结肩保守治疗运动处方示例

<table>
<tr><td colspan="4">基本信息：　　　　2022年5月11日</td></tr>
<tr><td>姓名：张××</td><td>性别：女</td><td>年龄：49岁</td><td>电话：138××××9554</td></tr>
<tr><td>运动（体力活动）水平</td><td colspan="3">☐ 严重不足　☐ 不足　☑ 中等　☐ 较高</td></tr>
<tr><td rowspan="4">运动前健康筛查</td><td colspan="3">身高160cm，体重60kg，BMI=23.4kg/m^2，体脂率50.07%</td></tr>
<tr><td colspan="3">慢病史：☐ 高血压　☐ 糖尿病　☐ 心脏病　☐ 肺脏疾病　☐ 其他</td></tr>
<tr><td colspan="3">血液指标：空腹血糖4.5mmol/L，总胆固醇4.7mmol/L</td></tr>
<tr><td colspan="3">血压：110/70mmHg，心率：75次/分钟</td></tr>
<tr><td rowspan="3">体适能测试</td><td colspan="3">心肺耐力：一般</td></tr>
<tr><td colspan="3">肌肉力量、耐力、握力：一般　柔韧性：差</td></tr>
<tr><td colspan="3">平衡能力：一般　灵活性：差</td></tr>
<tr><td>诊断</td><td>冻结肩</td><td colspan="2">诉求：重返运动训练</td></tr>
<tr><td rowspan="6">保守治疗运动处方</td><td colspan="3">钟摆运动：钟摆内收、后伸、内旋、外旋、外展、前屈，重复以上活动争取达到肩关节的全角度活动度</td></tr>
<tr><td colspan="3">运动方式：☑ 散步行走　☑ 快步行走　☑ 游泳　☑ 自行车
☑ 太极拳　☑ 八段锦　☐ 康复操　☑其他：有氧运动、力量训练</td></tr>
<tr><td colspan="3">运动频率：3~5次/周</td></tr>
<tr><td colspan="3">中等强度：前四周的运动强度为中等强度下限（40%~60% HRR，能说话也能唱歌），达到目标（靶）心率（脉搏）：120次/分钟</td></tr>
<tr><td colspan="3">运动时间：30~60分钟/天</td></tr>
<tr><td colspan="3">运动方法：
热身运动：关节活动或慢走5~10分钟
康复运动：快走、游泳、自行车等
整理运动：减速慢走5~10分钟，拉伸，恢复至平静呼吸和心率</td></tr>
<tr><td>注意事项</td><td colspan="3">患者尽可能使用患侧上肢进行日常生活活动，如穿脱衣服、梳头以及洗脸等，以增强患侧肩关节的运动功能</td></tr>
<tr><td>复诊</td><td colspan="3">4周后复诊，每月复诊1次，下次复诊时间为2022年6月11日，届时携带本处方</td></tr>
<tr><td>运动处方师</td><td colspan="3">签字：何川　　时间：2022年5月11日</td></tr>
</table>

参考文献

[1] Dundar U, Toktas H, Cakir T, et al. Continuous passive motion provides good pain control in patients with adhesive capsulitis [J/OL]. Int J Rehabil Res, 2009, 32(3): 193−198. doi: 10. 1097/MRR. 0b013e3283103aac. PMID: 19011582.

[2] Horst R, Maicki T, Trąbka R, et al. Activity− vs. structural−oriented treatment approach for frozen shoulder: a randomized controlled trial [J/OL]. Clin Rehabil, 2017, 31(5): 686−695. doi: 10. 1177/0269215516687613. Epub 2017 Jan 13. PMID: 28081633.

[3] Gacaferi H, Geurkink TH, van Adrichem RA, et al. "Frozen shoulder" (Frozen shoulder: A long−lasting and misunderstood clinical problem) [J/OL]. Ned Tijdschr Geneeskd, 2022(166): D6191. Dutch. PMID: 35499597.

[4] Franz A, Klose M, Beitzel K, et al. "frozen shoulder" (Conservative treatment of frozen shoulder) [J/OL]. Unfallchirurg, 2019, 122(12): 934−940. German. doi: 10. 1007/s00113−019−00731−3. PMID: 31650192.

[5] Chan HBY, Pua PY, How CH. Physical therapy in the management of frozen shoulder [J]. Singapore Med J. 2017, 58(12): 685−689. doi: 10. 11622/smedj. 2017107. PMID: 29242941; PMCID: PMC5917053.

[6] Robinson CM, Seah KT, Chee YH, et al. Frozen shoulder [J]. J Bone Joint Surg Br, 2012, 94(1): 1−9. doi: 10. 1302/0301−620X. 94B1. 27093. PMID: 22219239.

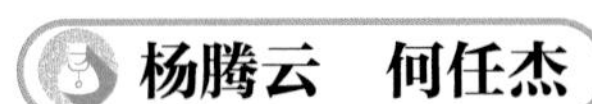

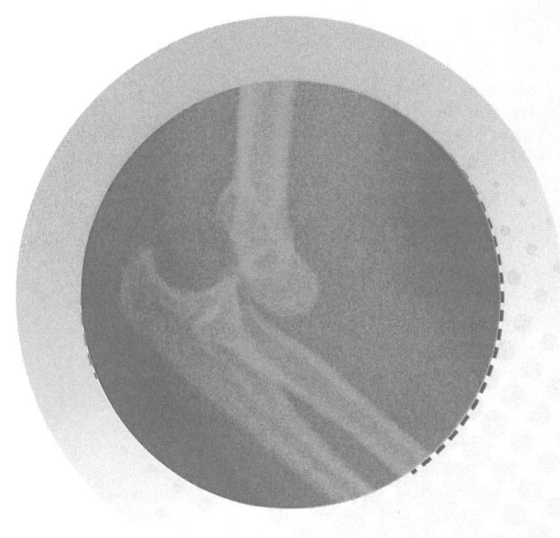

·第六章·

肘关节疾病康复运动处方

第一节　肘关节僵硬康复运动处方

肘关节疾病在临床上比较多见，患者在出现肘关节损伤之后，会导致明显的关节肿胀以及活动受限，部分患者可通过保守治疗来缓解症状，对于症状比较严重的患者，特别是出现肘关节僵硬功能障碍时，需要进行外科手术松解以及关节镜手术治疗。为促进肘关节功能尽快康复，需积极进行功能康复，本章制定针对肘关节僵硬和肘关节镜手术康复运动处方。

肘关节僵硬康复治疗目的是促进肘关节活动范围及负重功能恢复，肘关节是上肢中的重要关节，其生理功能主要是屈伸活动和旋转活动，屈伸活动在0°～140°，旋转活动范围在160°～180°。肘关节僵硬康复的原则是循序渐进、实施个性化康复计划，应根据围手术期、出院后、重返运动不同阶段的运动康复侧重点不同，制定不同阶段的运动处方，以促进肘关节僵硬患者术后尽早尽快恢复其运动功能。

一、肘关节僵硬围手术期运动处方

（一）康复教育

肘关节僵硬术前预康复与教育非常重要，告知患者肘关节解剖结构和手术松解的过程以及可能存在的神经、血管损伤的风险是有必要的，提醒患者康复活动中的注意事项。医护人员向患者及家属讲解术后康复训练的目的和方式，消除患者对早期康复的疑虑，术前根据患者的年龄、文化程度、生活环境等制订个性化康复计划。并通过有效沟通，增加患者对基本病情、治疗方法、术后康复锻炼等的认知，改善不良情绪和增强治疗信心，增加患者的依从性；术后可通过成功病例的宣讲，通过交流康复训练的经验进一步增强康复信心，带动积极乐观向上的康复氛围。

（二）运动处方制定[1]

围手术期主要分两个阶段，其中术前阶段（术前至手术当日）的重点是进行康复教育及预康复训练；术后早期阶段（术后0～2周）的重点是重获上肢肌肉收缩练习，消肿止痛并防治肘关节僵硬。

1. 术前阶段（术前至手术当日）

术前对每位患者行运动健康筛查及体适能测试，以指导术后运动处方制定。建议主动锻炼，主动锻炼要求患者练习手的抓握，比如空手握拳然后放松（图6-1-1，图6-1-2），之后主动屈曲肘关节，每天练习90～150次；分3组（早、中、晚），每组30～50次。如果有必要，还可以手持哑铃锻炼上肢肌肉，进行肱肌、肱二头肌、肱三头肌等长收肌肉力量训练。

2. 术后早期阶段（术后第0～2周）

术后早期通过适当超前镇痛，康复开始于术后当日，目标为2周内消肿止痛，控制关节内积血与组织水肿，减轻疼痛和炎症反应，防止肘关节僵硬。患者以主动训练为主，比如握拳屈伸肘关节活动在0°～140°，每次握拳最大限度屈伸肘关节保持10秒再放松，20～30次/组；3组/天（图6-1-3）；最大限度握拳旋转肘关节活动范围在160°～180°，20～30次/组，3组/天，早、中、晚分开训练；如果患者进行主动伸直的时候效果比较差，还可进行肘部的CPM仪功能锻炼（图6-1-4），每日分早、中、晚3组，每组30分钟。CPM仪功能锻炼开始时进行热敷，以软化周围的软组织，利于关节的功能锻炼，结束后立即冰敷，冰敷时间为15～20分钟，若肿胀疼痛明显，发热明显，增加冰敷时间，每隔2个小时冰敷1次。

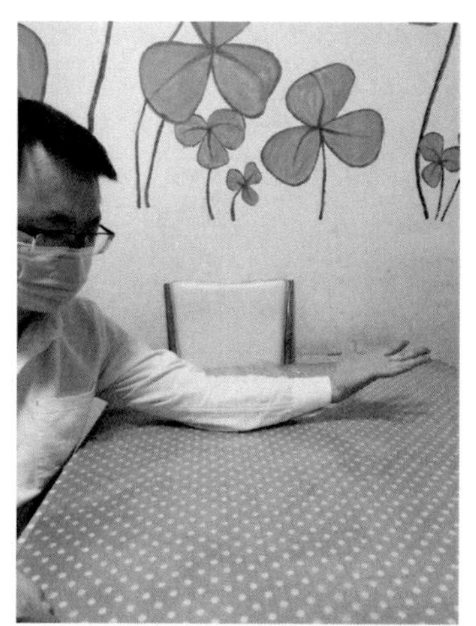

图 6-1-1　肘关节空手握拳伸直训练

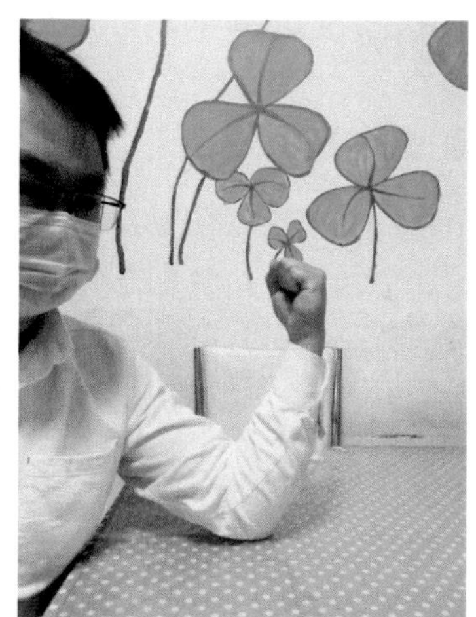

图 6-1-2　肘关节空手握拳屈曲训练

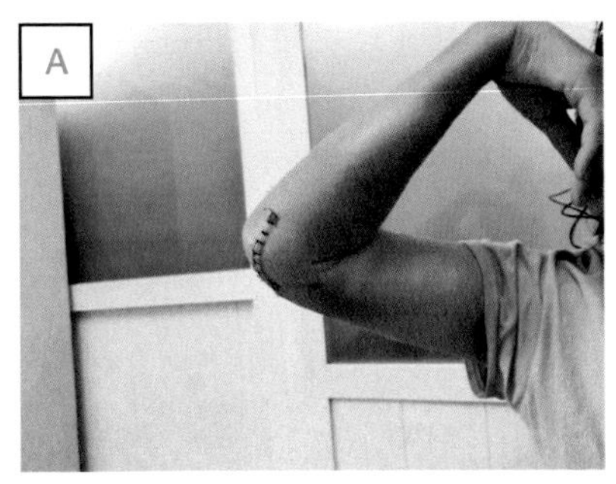

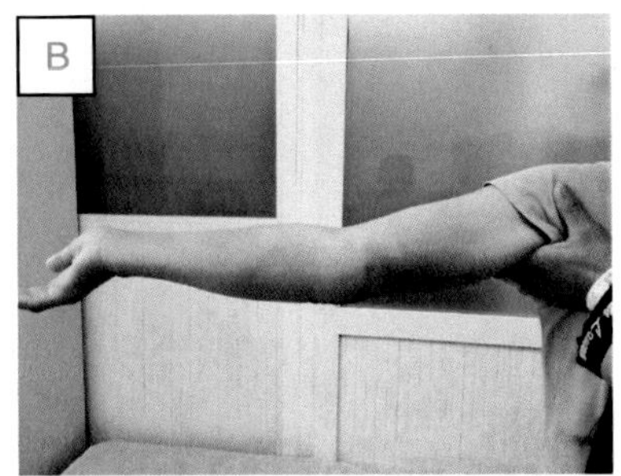

图 6-1-3　屈伸肘关节

A. 肘关节屈曲训练；B. 肘关节伸直训练

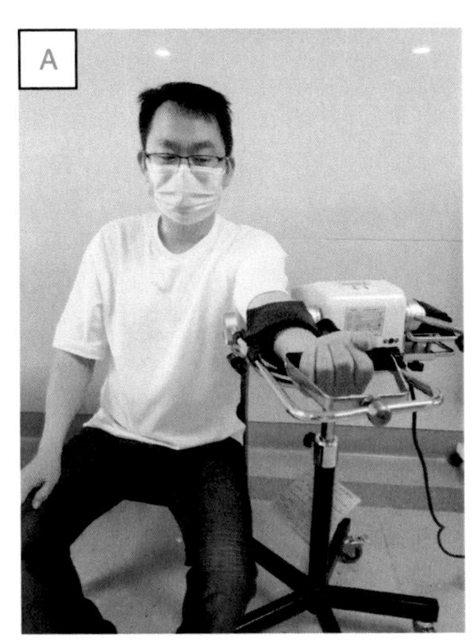

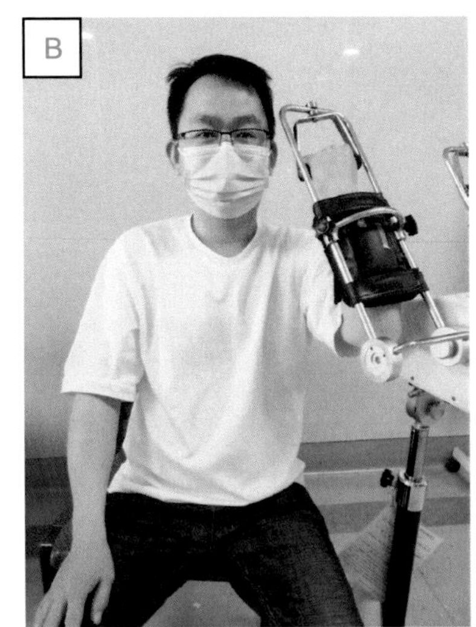

图 6-1-4　CPM 仪功能锻炼

A. 肘关节 CPM 伸直训练；B. 肘关节 CPM 屈曲训练

（三）注意事项

术前应对每位患者进行运动健康筛查和体适能测试，利于指导运动处方制定。术后早期通过适当超前镇痛及局部冰敷，利于消肿止痛，术后在无痛条件下尽早激活上肢肌肉收缩功能，能有效防止肌肉萎缩。若肘关节僵硬松解手术范围广泛，可应用支具或护具保护固定肘关节的稳定性，并在支具固定保护下行握拳腕关节及肩关节的主动练习，每天清醒时尽可能多做。一般情况下，术后14天可拆线，之后可开展局部物理治疗，如热敷、冰敷、电疗、超声波、局部按摩等。术后常规口服吲哚美辛药物，预防骨化性肌炎。

根据每位患者的运动健康筛查、体适能测试及术后恢复情况，制定其个性化运动处方（见表6-1-1）。

表 6-1-1 肘关节僵硬围手术期运动处方示例

基本信息：		2022 年5月24日	
姓 名：周××	性 别：男	年龄：25岁	电 话：135××××1669
运动（体力活动）水平	☐ 严重不足 ☑ 不足 ☐ 中等 ☐ 较高		
运动前健康筛查	身高170cm，体重65kg，BMI=22.5kg/m^2，体脂率50.07%		
	慢病史：☐ 高血压 ☐ 糖尿病 ☐ 心脏病 ☐ 肺脏疾病 ☐ 其他		
	血压：132/76mmHg，心率：62次/分钟		
体适能测试	心肺耐力： 良好 平衡能力：差 握力： 中等		
	柔韧性：中等 反应力： 良好		
诊 断	肘关节僵硬术后	诉求	重返运动
术前至手术当天	运动健康筛查及体适能测试，适当活动身体，空手握拳屈伸肘关节，每天练习90~150次，分3组（早、中、晚），每组30~50次，改善肘关节屈伸功能		
术后第1天	握拳训练		
术后第2天	握拳、屈伸肘关节训练，上肢关节活动训练		
术后第3天至2周	肘关节屈伸活动训练、肘关节CPM功能训练、腕关节、肩关节活动训练		
术后第2周运动处方	运动方式：☑ 屈肘关节训练 ☑ 上肢关节活动训练 ☐ 梳头 ☐洗脸 ☐手持重物 ☑ 哑铃康复操 ☐游泳 ☐乒乓球 ☐ 羽毛球 ☐其他		
	运动频率：3次/日		
	中等强度：前2周的运动强度为中等强度下限 达到目标：心率（脉搏）：100次/分钟		
	运动时间：30~45分钟		
	运动方法： 热身运动：关节活动或慢走5~10分钟。 康复运动：肘关节屈伸、肘关节哑铃操、肘关节CPM训练		
注意事项	（1）在支具固定保护下行握拳腕关节及肩关节的主动练习，之后可开展局部物理治疗：热敷、冰敷、电疗、超声波、局部按摩等。 （2）术后在无痛条件下尽早激活上肢肌肉收缩功能，能有效防止肌肉萎缩。 （3）若肘关节僵硬松解手术范围广泛，可应用支具或护具保护固定肘关节的稳定性，并在支具固定保护下行握拳腕关节及肩关节的主动练习，每天清醒时尽可能多做		
复 诊	4周后复诊，每月复诊1次，下次复诊时间为2022年6月24日，届时携带本处方		
运动处方师	签字：陈广超	时间：2022年5月24日	

二、肘关节僵硬手术出院后运动处方

（一）康复教育

该阶段患者已出院回家，主要居家自主完成运动康复训练，因此需向患者着重强调术后自主康复的重要性，避免再次出现肘关节僵硬。提醒患者康复活动中的注意事项，保证康复治疗过程中肘关节的稳定性。必要时可建议患者到专业的康复训练中心，并在康复师指导下自主康复训练。

（二）运动处方制定

1. 术后中期阶段（术后第3～4周）

①主动锻炼肘关节活动度：最大限度地达到肘关节屈伸活动在0°～140°，最大限度握拳旋转肘关节在160°～180°活动范围，20～30次/组，每天3组，于早、中、晚分开训练（图6–1–5）；②逐渐负重（手持1～3kg哑铃）屈伸、旋转运动，做顺时针和逆时针旋转手腕肘活动，20～30次/组，每天3组，同时做肘关节屈伸、旋转，肩关节上举、外展、内外旋活动（图6–1–6）。

2. 术后远期阶段（术后第5～12周）

本阶段主要是恢复全部肘关节活动度及负重持物功能，同时加强上肢肌力训练、本体感觉训练等。

（1）肘关节活动度。肘关节最大限度屈伸0°～140°活动范围，最大限度握拳旋转活动范围在160°～180°，肘关节活动度达到正常范围，保持无疼痛和无肿胀。若达不到肘关节屈伸正常活动范围，可以在康复师的辅导下开始被动伸屈活动练习（图6–1–7），患者也可以自行用健侧手握住患侧手腕，用力拉向自己进行锻炼。注意当出现明显疼痛时，应暂停，待组织适应、疼痛消失后，再加大力度训练肘关节屈伸、内外旋转活动。

（2）负重训练。逐渐增加负重（手持3～5kg哑铃）屈伸、旋转运动，做顺时针和逆时针旋转手腕肘活动，每组各20～30次，每天3组，同时做肘关节屈伸、旋转，肩关节上举、外展、内外旋活动。

（3）肌力训练。还可以手持哑铃锻炼上肢肌肉等长收缩肱肌、肱二头肌、肱三头肌等长收肌肉力量训练，同时锻炼肩关节及腕关节功能。要求患者做力所能及的日常生活活动训练，如洗脸、梳头、进餐、手持重物，适当参加上肢劳动等。

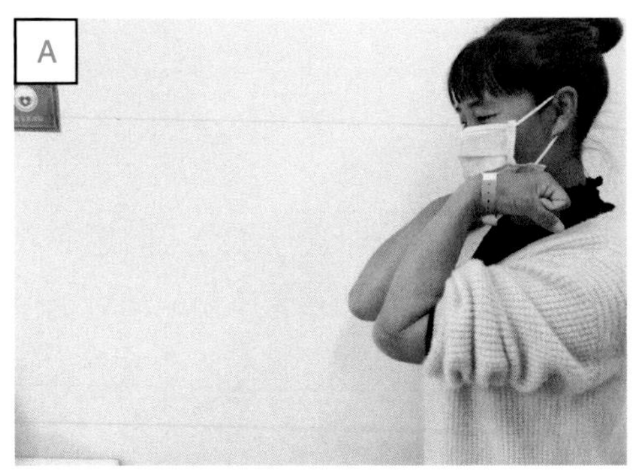

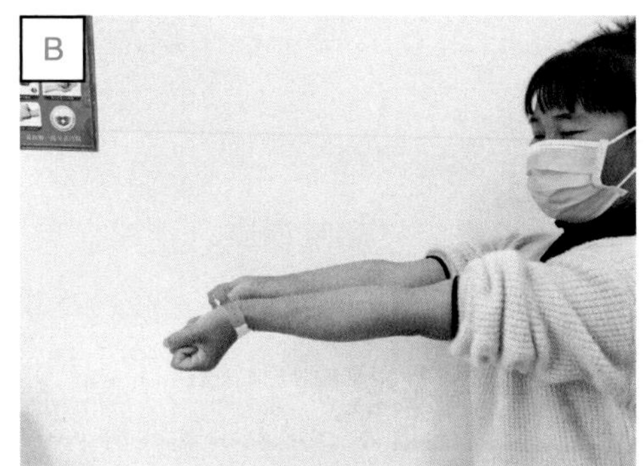

图 6-1-5　屈伸肘训练

A. 屈肘训练；B. 伸肘训练

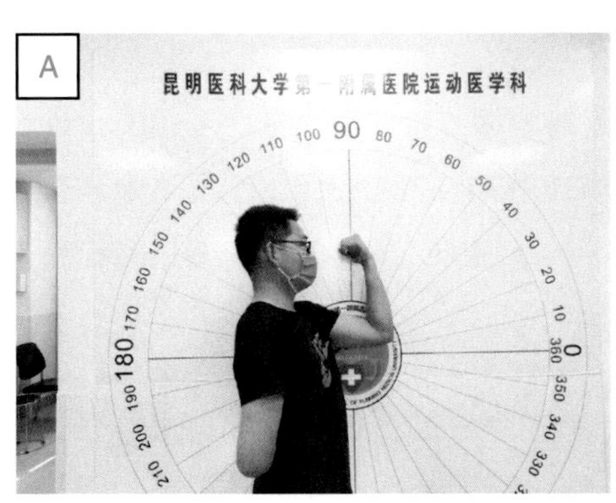

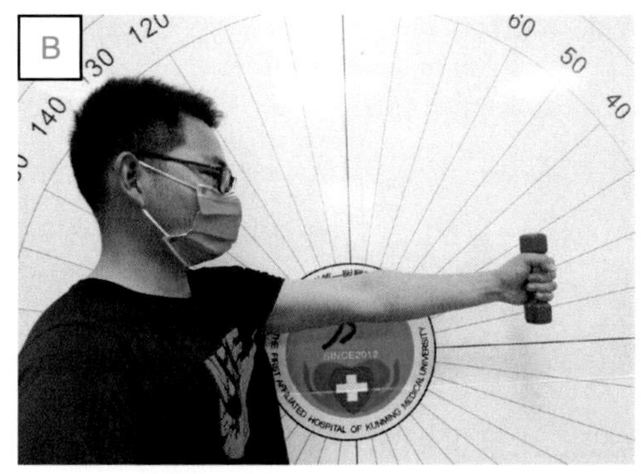

图 6-1-6　持哑铃屈伸肘训练

A. 持哑铃屈肘训练；B. 持哑铃伸肘训练

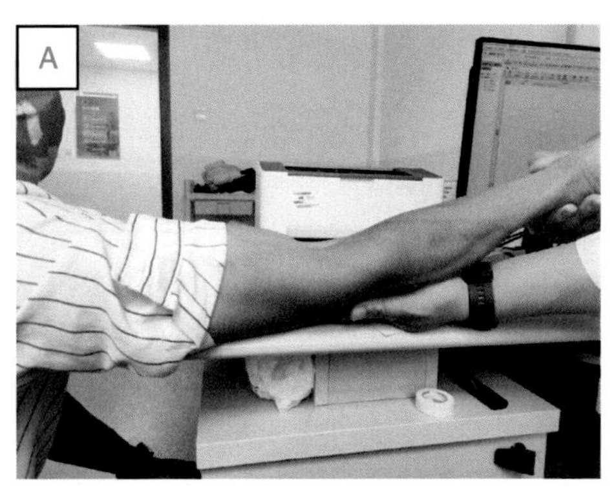

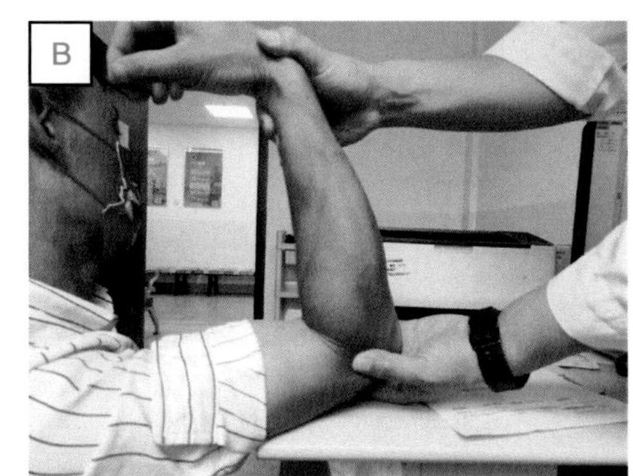

图 6-1-7　被动屈伸肘训练

A. 被动伸肘训练；B. 被动屈肘训练

（三）注意事项

术后远期功能锻炼必须积极坚持，可能有部分患者再次出现肘关节僵硬、疼痛、肿胀，锻炼前给予热敷，锻炼后给予冰敷，口服止痛药物吲哚美辛预防肘关节骨化性肌炎。根据每位患者的运动健康筛查、体适能测试及术后恢复情况，制定其个性化运动处方（见表6-1-2）。

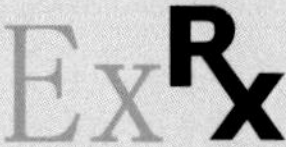

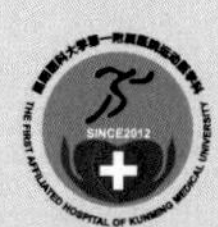

表 6-1-2　肘关节僵硬出院后运动处方示例

基本信息：	2022年5月24日		
姓 名：周××	性 别：男	年龄：25岁	电 话：135××××1669
运动（体力活动）水平	☐ 严重不足　☑ 不足　☐ 中等　☐ 较高		
运动前健康筛查	身高170cm，体重65kg，BMI=22.5kg/m^2，体脂率50.07%		
	慢病史：☐ 高血压　☐ 糖尿病　☐ 心脏病　☐ 肺脏疾病　☐ 其他		
	血压：132/76mmHg，心率：62次/分钟		
体适能测试	心肺耐力：良好　平衡能力：差　握力：中等		
	柔韧性：中等　反应力：良好		
诊 断	肘关节僵硬术后	诉求	重返运动训练
术后中期阶段3~4周	主动肘关节活动训练，逐渐负重肘关节活动训练。 肘关节活动度训练，上肢关节活动度训练，肌肉力量训练，负重训练		
术后远期阶段5~12周	运动方式：☑ 屈肘关节训练　☑ 上肢关节活动训练　☑ 梳头　☑ 洗脸　☑ 手持重物　☑ 哑铃康复操　☐游泳　☐乒乓球　☐ 羽毛球　☐其他		
	运动频率：3次/天		
	中等强度：中等强度训练 达到目标：心率（脉搏）：100次/分钟		
	运动时间：30~40分钟		
	运动方法： 热身运动：关节活动或慢走5~10分钟。 康复运动：肘关节屈伸、肘关节哑铃操、手持重物、洗脸、梳头等		
注意事项	（1）术后远期功能锻炼必须积极坚持，可能有部分患者再次出现肘关节僵硬、疼痛、肿胀，锻炼前给予热敷，锻炼后给予冰敷。 （2）口服止痛药物吲哚美辛预防肘关节骨化性肌炎		
复 诊	4周后复诊，每月复诊1次，下次复诊时间为2022年6月24日，届时携带本处方		
运动处方师	签字：陈广超　　时间：2022年5月24日		

三、肘关节僵硬术后重返运动处方

（一）康复教育

该阶段康复在确保肘关节稳定的前提下，加强功能训练，防止肌肉萎缩、肌腱挛缩、骨质疏松、关节骨化性肌炎，恢复日常生活活动，最终能重返运动。仍需向患者强调运动康复的重要性，提醒患者康复运动中的注意事项，同时鼓励患者积极主动康复。

（二）运动处方制定

1. 重返运动前阶段（术后第12周至6个月）

达到正常关节活动度，100%肘关节负重，恢复正常屈伸、旋转功能。加强肘关节协调性和肌肉力量强度及耐力训练，进行平衡性、反应性、协调性、整体训练的同时提倡个性化及专项运动训练，每天30～60分钟，每周3～5组，每组30～50次，肘关节功能逐渐恢复到损伤前水平。

2. 重返运动阶段（术后第6～12个月）

6个月后可进行剧烈、对抗性体育运动。在整个康复过程中以有氧运动、力量训练、拉伸训练相结合进行运动锻炼，应遵循FITT-VP原则，在肘关节肿胀及疼痛耐受的前提下逐渐增加活动量，制定具体实施方案。

（1）有氧运动。运动频率（frequency）：3～5天/周；运动强度（intensity）：可从中等强度（40%～59%最大心率HRR）向较大强度（≥60%HRR）过渡；运动时间（time）：从20～30分钟/天逐步增加至60分钟/天，每周总训练时间不少于150分钟，或进行75分钟较大强度运动；运动类型（type）：选择游泳、跑步、打乒乓球、羽毛球等肘关节负荷较小的运动。

（2）力量训练。运动频率（frequency）：5天/周，上臂肌群每周训练3次即可；运动强度（intensity）：即训练时的负荷，体能较差者可从10% 1-RM开始，一般中低强度为60% 1-RM重复12～15次/组，或高强度为80%1-RM重复6～8次/组；运动时间（time）：每个动作重复2～4组，每组5～15次，每次5～10秒，每天20～30分钟；运动类型（type）：①哑铃操训练：手持2～3kg哑铃；屈伸肘关节0°～140°，内外旋转肘关节0°～160°；②提重物训练（图6-1-8）：手持重物2～3kg，上肢关节垂直平抬至90°坚持10秒钟，再缓慢放下，重复20次为1组，每天3～5组。

（3）拉伸训练。运动频率（frequency）：每天对肘关节周围肌群及韧带进行拉伸；运动强度（intensity）：有紧绷感/拉伸感而没有疼痛，无痛或微痛情况下缓慢增加关节活动范围；运动时间（time）：动力性运动达到10次，静力性拉伸保持10～30秒，每次5～10分钟；运动类型（type）：上肢主要以关节的动力性和静力性拉伸相结合。常进行拉伸训练上臂前臂肌群（图6–1–9）。

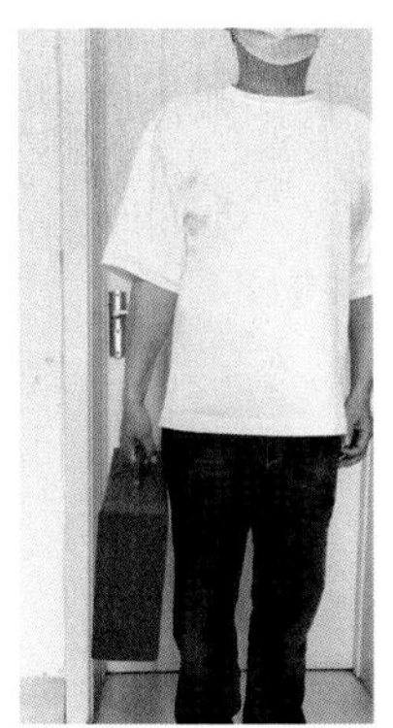
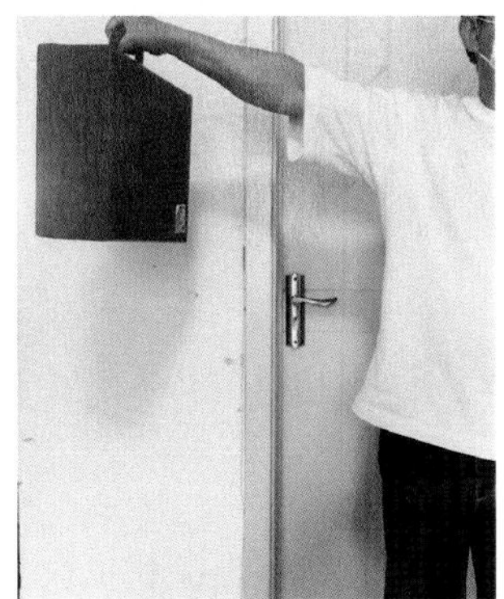

图 6–1–8　持物训练

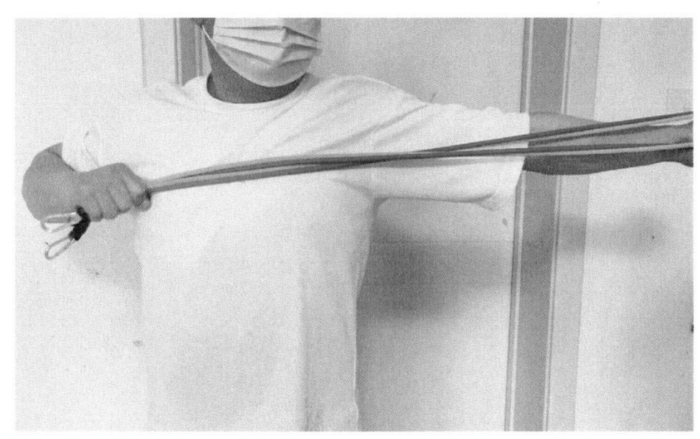
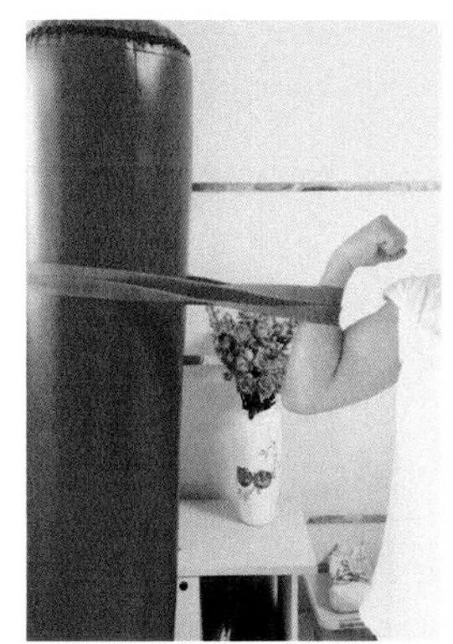

图 6–1–9　弹力带辅助肌力训练

（三）注意事项

准备活动和整理活动是缓解疼痛、避免运动损伤的关键；如果在运动中感觉肘关节疼痛，需及时终止运动，必要时与医生联系；有氧运动时注意监测心率、血压变化，避免运动过量或不足；抗阻训练过程中不能憋气，注意调整呼吸，发力时呼气，放松时吸气。拉伸训练时注意缓慢拉伸并在末端维持，不宜产生疼痛，以免肌肉拉伤。注意保持良好心态，保证足够的睡眠，合理膳食；定期随访，调整运动处方。根据每位患者的运动健康筛查、体适能测试及术后恢复情况，制定其个性化重返运动处方[2]（见表6–1–3）。

表 6-1-3 肘关节僵硬术后重返运动处方

基本信息：	2022 年5月24日		
姓 名：周××	性 别：男	年龄：25岁	电 话：135××××1669
运动（体力活动）水平	☐ 严重不足 ☑ 不足 ☐ 中等 ☐ 较高		
运动前健康筛查	身高170cm，体重65kg，BMI=22.5kg/m^2，体脂率50.07%		
	慢病史：☐ 高血压 ☐ 糖尿病 ☐ 心脏病 ☐ 肺脏疾病 ☐ 其他		
	血压：132/76mmHg，心率：62次/分钟		
体适能测试	心肺耐力： 良好 平衡能力：差 握力： 中等		
	柔韧性：中等 反应力： 良好		
诊 断	肘关节僵硬术后	诉求	重返运动训练
术后重返运动前阶段 第12周至6个月	抗阻训练、力量训练、屈肘关节训练、平衡训练、协调训练		
术后重返运动阶段 第6~12个月	运动方式：☑ 屈肘关节训练 ☑ 上肢关节活动训练 ☑ 梳头 ☑ 洗脸 ☑ 手持重物 ☑ 哑铃康复操 ☑ 游泳 ☑ 乒乓球 ☑ 羽毛球		
	运动频率：3~5次/周		
	中等强度：中等强度训练 达到目标：心率（脉搏）：100次/分钟		
	运动时间：30~40分钟		
	运动方法： 热身运动：关节活动或慢走5~10分钟。 康复运动：肘关节哑铃操、手持重物、乒乓球、羽毛球等		
注意事项	（1）准备活动和整理活动是缓解疼痛、避免运动损伤的关键；如果在运动中感觉肘关节疼痛，需及时终止运动，必要时与医生联系。 （2）有氧运动时注意监测心率、血压变化，避免运动过量或不足；抗阻训练过程中不能憋气，注意调整呼吸，发力时呼气，放松时吸气。拉伸训练时注意缓慢拉伸并在末端维持，不宜产生疼痛，以免肌肉拉伤		
复 诊	4周后复诊，每月复诊1次，下次复诊时间为2022年6月24日，届时携带本处方		
运动处方师	签字：陈广超 时间：2022年5月24日		

四、肘关节僵硬保守治疗运动处方

在人体关节中，肘关节容易发生僵硬。肘关节僵硬多数是由骨折脱位以及软组织损伤等外伤引起，如果患者出现肘关节僵硬，可行保守治疗，但需要积极进行功能锻炼。患者进行功能锻炼时，无论伸直还是屈曲，一定要缓慢进行锻炼，并锻炼到位，才能获得较好的效果；患者也可借助外界支具进行功能锻炼；如果患者自身锻炼达不到理想效果，可寻求康复师的帮助。制定运动处方目的是缓解疼痛，增强肌肉力量，提高心肺耐力，预防上肢骨质疏松，恢复肘关节的活动、负重、持物的功能。

（一）康复教育

让患者了解肘关节僵硬疾病的发病过程，改变生活习惯。大量的证据支持运动能给患者带来如下益处：①运动可减轻疼痛；②维持受累关节周围的肌肉力量；③减轻关节僵硬程度；④预防功能减退；⑤改善心理健康和生活质量。告知患者运动后有不适是正常的，提醒患者康复活动中的注意事项，保证康复治疗过程中的安全性，增强上肢肌肉力量，减轻肘关节僵硬活动受限程度，改善上肢功能，提高生活质量。

（二）运动处方制定

制定运动处方前应进行运动前健康筛查、运动风险评估及健康相关体适能测试，而后根据康复功能评定结果，适时地为患者调整制定运动处方。肘关节僵硬患者一般以有氧运动、力量训练、拉伸训练相结合进行运动锻炼，应遵循FITT-VP原则，在肘关节肿胀及疼痛耐受的前提下逐渐增加活动量。

（1）有氧运动。运动频率（frequency）：3～5天/周；运动强度（intensity）：可从中等强度（40%～59%最大心率HRR）向较大强度（≥60%HRR）过渡；运动时间（time）：从20～30分钟/天逐步增加至60 分钟/天，每周总训练时间不少于150分钟，或进行75分钟较大强度运动；运动类型（type）：选择游泳、跑步、打乒乓球、羽毛球等关节负荷较小的运动。

（2）力量训练。运动频率（frequency）：5天/周，上臂肌群每周训练3次即可；运动强度（intensity）：体能较差者可从10% 1-RM开始，一般中低强度为60% 1-RM重复12～15次/组，或高强度为80% 1-RM重复6～8次/组；运动时间（time）：每个动作重复2～4组，每组5～15次，每次5～10秒，每天20～30分钟；运动类型（type）：①哑铃操训练：手持2～3kg哑铃；屈伸肘关节0°～140°，内外旋转肘关节0°～160°；②提重物训练：手持重物2～3kg，上肢关节垂直平抬至90°坚持10秒，再缓慢放下，重复20次为1组，每天3～5组。

（3）拉伸训练。运动频率（frequency）：每天对肘关节周围肌群及韧带进行拉伸；运动强度（intensity）：有紧绷感/拉伸感而没有疼痛，无痛或微痛情况下缓慢增加关节活动范围；运动时间（time）：动力性拉伸达到10次，静力性拉伸保持10～30秒，每次5～10分钟；运动类型（type）：①被动拉伸训练方式（图6–1–10）：要求患者采取直立的方式，背靠墙壁，双上肢自然下垂之后，请患者的家属帮助患者被动地活动肘关节。如果伸直出现障碍，就要固定肘关节的上下两端，之后缓慢地向墙壁一侧进行按压，如果屈曲出现障碍，就要采取同样的方式练习关节的屈曲活动度；②主动拉伸训练方式（图6–1–11）：主动锻炼要求患者练习手的抓握，比如空手握拳然后放松，每天练习500次；③哑铃负重锻炼（手持1～3kg哑铃）屈伸、旋转运动，做顺时针和逆时针旋转手腕肘活动，各20～30次/组，每天3组，同时做肘关节屈伸、旋转，肩关节上举、外展、内外旋活动（图6–1–12，图6–1–13）。

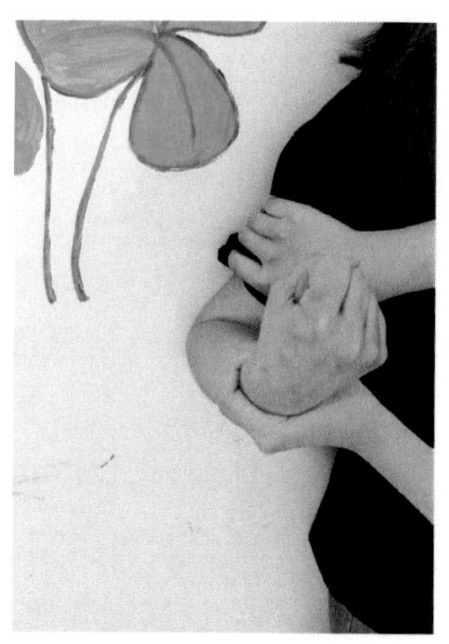
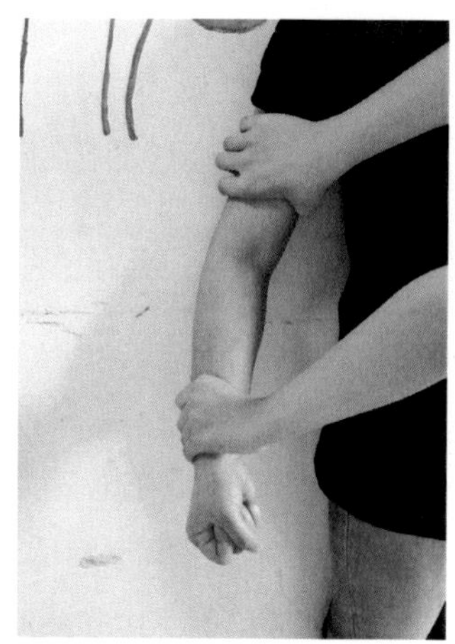

图 6–1–10　被动锻炼

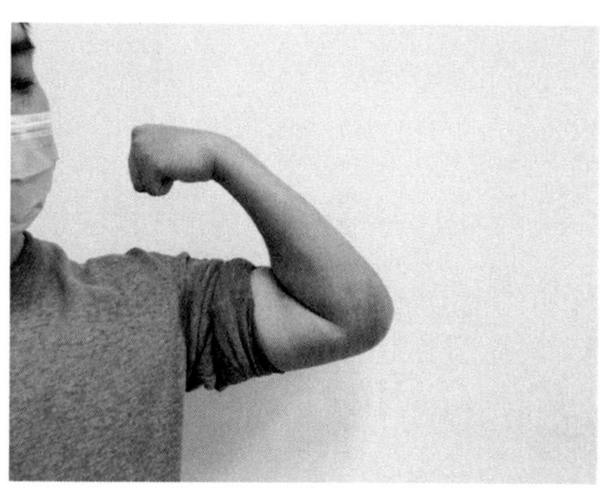
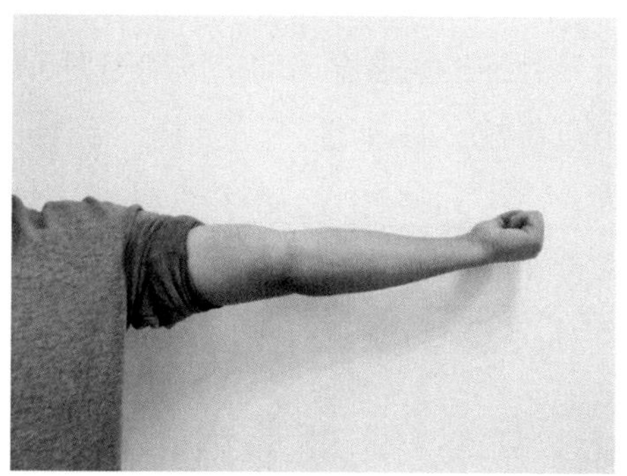

图 6–1–11　主动锻炼

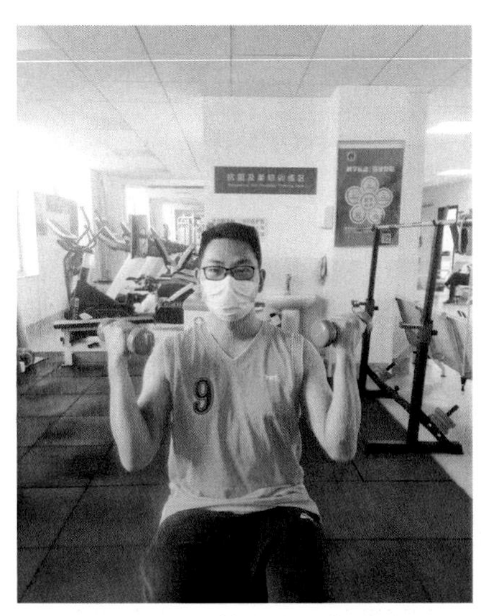

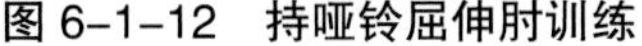

图 6-1-12　持哑铃屈伸肘训练

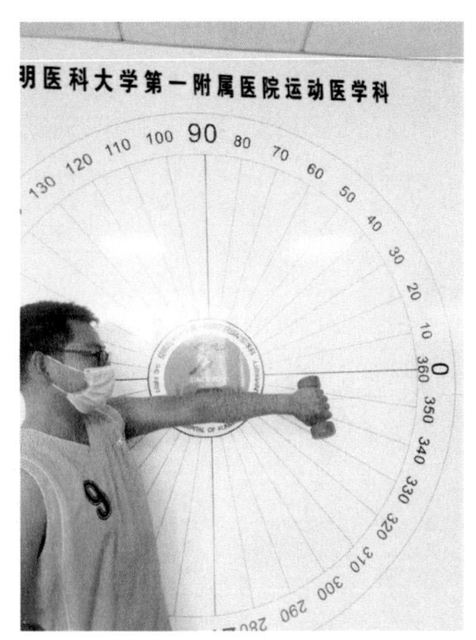

图 6-1-13　持哑铃旋转肘训练

（三）注意事项

准备活动和整理活动是缓解疼痛的关键，肘关节可佩戴护具；在急性期和炎症期避免剧烈运动；疼痛明显和功能受限可低于每周150分钟活动量，鼓励病人在止痛药发挥药效时运动；注意运动时是否有胸痛、胸闷、气急、心慌、眩晕、恶心等不适，如果存在请立即停止运动，如果在运动中感觉肘关节疼痛，需及时终止运动，必要时与医生联系；有氧运动时注意监测心率、血压变化，避免运动过量或不足；抗阻训练过程中不能憋气，注意呼吸调整，发力时呼气，放松时吸气。拉伸训练时注意缓慢拉伸并在末端维持，不宜产生疼痛，以免肌肉拉伤。注意保持良好心态，保证足够的睡眠，合理膳食；定期随访，调整运动处方。根据每位患者的运动健康筛查、体适能测试及术后恢复情况，制定其个性化运动处方（见表6-1-4）。

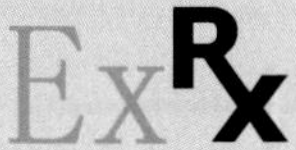

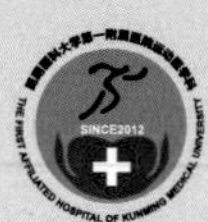

表 6-1-4　肘关节僵硬保守治疗运动处方示例

基本信息：　2022年5月24日			
姓 名：周××	性 别：男	年龄：25岁	电 话：135××××1669
运动（体力活动）水平	☐ 严重不足　☑ 不足　☐ 中等　☐ 较高		
运动前健康筛查	身高：170cm，体重：65kg，BMI=22.5kg/m^2，体脂率50.07%		
	慢病史：☐ 高血压　☐ 糖尿病　☐ 心脏病　☐ 肺脏疾病　☐ 其他		
	血压：132/76mmHg，心率：62次/分钟		
体适能测试	心肺耐力：良好　平衡能力：差　握力：中等		
	柔韧性：中等　反应力：良好		
诊 断	肘关节僵硬	诉求	重返运动
保守治疗运动处方	运动方式：☑ 屈肘关节训练　☑ 上肢关节活动训练　☑ 梳头　☑ 洗脸　☑ 手持重物　☑ 哑铃康复操　☑ 游泳　☑ 乒乓球　☑ 羽毛球　☐其他		
	运动频率：3~5次/周		
	中等强度：中等强度训练。 达到目标：心率（脉搏）：100次/分钟		
	运动时间：30~40分钟		
	运动方法： 热身运动：关节活动或慢走5~10分钟 康复运动：肘关节哑铃操、手持重物、乒乓球、羽毛球等		
注意事项	（1）准备活动和整理活动肘关节，佩戴护具。 （2）在急性期和炎症期避免剧烈运动。 （3）疼痛明显和功能受限可低于每周150分钟活动量，鼓励病人在止痛药发挥药效时运动。 （4）如果在运动中感觉肘关节疼痛，需及时终止运动，必要时与医生联系。 （5）拉伸训练时注意缓慢拉伸并在末端维持，不宜产生疼痛，以免肌肉拉伤；注意保持良好心态，保证足够的睡眠，合理膳食		
复 诊	4周后复诊，每月复诊1次，下次复诊时间为2022年6月24日，届时携带本处方		
运动处方师	签字：陈广超　时间：2022年5月24日		

第二节　肘关节镜手术康复运动处方

肘关节镜手术适用于原因不明的肘关节疼痛，经其他诊断手段不能确诊者，肘关节内游离体，肱骨小头剥脱性骨软骨炎，软骨碎片摘除及关节软骨修整，类风湿，结核急性滑膜炎行关节清理和滑膜部分切除；尺骨鹰嘴或鹰嘴窝内骨赘，关节镜下磨削，肘关节内小范围骨折可镜下闭合术者，肘关节粘连镜下松解术，化脓性关节炎，关节清理及尺骨鹰嘴滑囊炎，肘管综合征和网球肘等疾病的治疗[3]。为了促进患者在行肘关节镜手术术后快速康复，制定肘关节镜术后康复运动处方是非常有必要的，制定运动处方目的是缓解疼痛，增强肌肉力量，恢复肘关节的活动、负重、功能，避免肘关节僵硬。应根据围手术期、出院后、重返运动不同阶段的运动康复侧重点不同，制定不同阶段的运动处方，以促进肘关节关节镜手术患者术后尽早尽快恢复运动功能。

一、肘关节镜围手术期运动处方

（一）康复教育

肘关节镜围手术术前预康复与教育非常重要，决定术后康复的难易程度及恢复时间长短；告知患者肘关节解剖结构和手术过程以及可能存在的神经、血管损伤的风险是有必要的，提醒患者康复活动中的注意事项。医护人员向患者及家属讲解术后康复训练的目的和方式，消除患者对早期康复的疑虑，术前根据患者的年龄、文化程度、生活环境等制订个性化的护理康复计划。并通过有效的沟通，增加患者对基本病情、治疗方法、术后康复锻炼等的认知，改善不良情绪和增强治疗信心，增加患者的依从性；术后可通过成功病例的宣讲，通过交流肢体训练的经验进一步增强康复信心，带动积极乐观向上的康复氛围。

（二）运动处方制定

围手术期主要分两个阶段，其中术前阶段（术前至手术当日）的重点是进行康复教育及预康复训练；术后早期阶段（术后0～2周）的重点是重获肌肉收缩练习，消肿止痛与防止关节僵硬。

1. 术前阶段（术前至手术当日）

主动锻炼的方式，主动锻炼要求患者练习手的抓握，比如空手握拳然后放松，每天练习150次；分3组（早、中、晚），每组30～50次，之后主动屈曲肘关节。如果有必要，还可手持哑铃锻炼上肢肌肉，肱肌、肱二头肌、肱三头肌等长收肌肉力量训练，同时主动活动腕关节、肩关节[4]。

2. 术后早期阶段（术后0～2周）

术后早期通过适当的超前镇痛，康复开始于术后第1日。目标为2周内消肿止痛，控制关节内积血与组织水肿，减轻疼痛和炎症反应，防治关节僵硬；术后当天内减少肘关节活动，可应用支具或护具固定肘关节，让患肢充分休息，减少出血，减少疼痛，减轻肿胀，也有利于疾病康复。由于损伤、手术出血会造成组织明显肿胀，而肿胀会造成瘢痕的形成和粘连，此时应给患者进行加压冷敷，抬高患肢，术后第1日口服止痛药，可行以下训练方式：

（1）主动训练为主（图6-2-1）。①握拳屈伸肘关节在0°～140°范围，每次握拳最大限度屈伸肘关节保持10秒再放松，每组20～30次，每天3组；②最大限度握拳旋转肘关节活动在160°～180°范围，每20～30次，每天3组，早、中、晚分开训练。

（2）被动训练为辅（图6-2-2）。如果患者进行主动伸直的时候效果比较差，还可行肘部CPM仪功能锻炼，每日3次，每次30分钟，分早、中、晚训练，CPM仪功能锻炼开始时进行热敷，以软化肘关节周围软组织，以利于关节的功能锻炼[5]。结束后应立即冰敷，冰敷时间为15～20分钟，若肿胀疼痛明显，发热明显，增加冰敷时间，每隔2个小时冰敷1次。

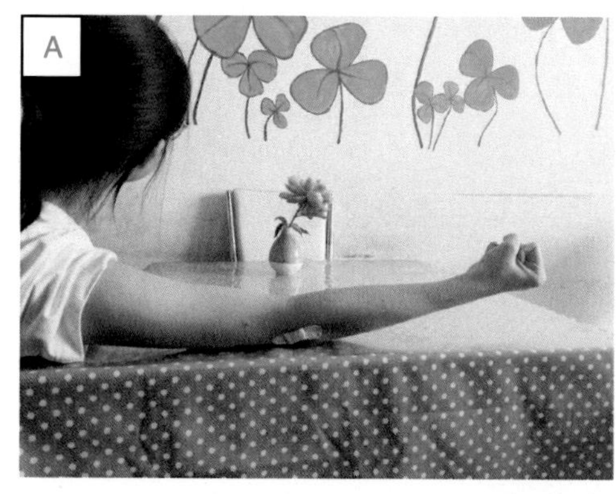

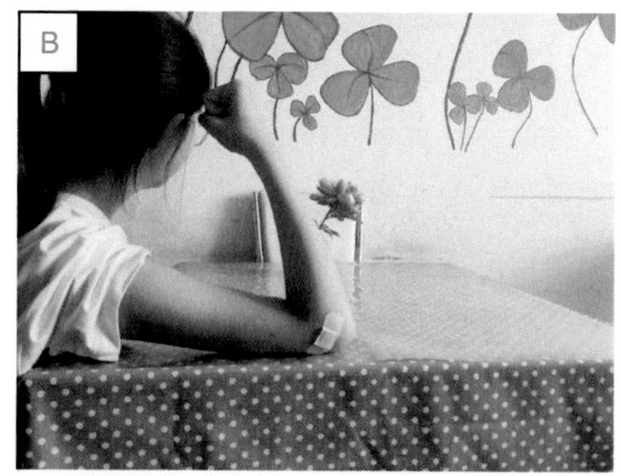

图 6-2-1 主动训练

A. 主动伸肘训练；B. 主动屈肘训练

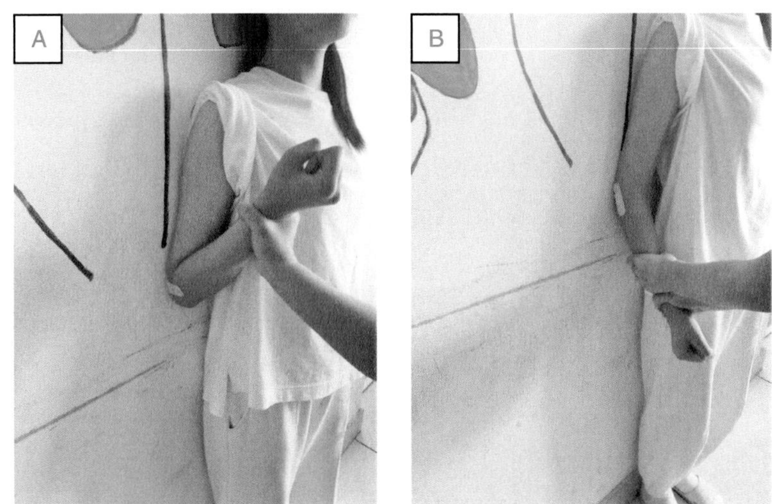

图 6-2-2　被动屈伸肘训练

A. 被动屈肘训练；B. 被动伸肘训练

（三）注意事项

术前对每位患者进行运动健康筛查及尽可能体适能测试，利于指导运动处方制定，术后早期通过适当的超前镇痛及局部冰敷，利于消肿止痛，每天清醒时尽可能多做。一般情况下，术后14天可拆线，之后可开展局部物理治疗：热敷、冰敷、电疗、超声波、局部按摩等。术后在无痛条件下尽早激活上肢肌肉收缩功能，能有效防止肌肉萎缩，若肘关节关节镜手术范围广泛，可应用支具或护具保护固定肘关节的稳定性，同时积极锻炼腕关节及肩关节活动范围。根据每位患者的运动健康筛查、体适能测试及术后恢复情况，制定其个性化运动处方（见表6-2-1）。

表 6-2-1　肘关节镜围手术期运动处方示例

基本信息：	2022年5月24日		
姓 名：周××	性 别：男	年龄：25岁	电 话：135××××1669
运动（体力活动）水平	□严重不足　☑不足　□中等　□较高		
运动前健康筛查	身高170cm，体重65kg，BMI=22.5kg/m^2，体脂率50.07% 慢病史：□高血压　□糖尿病　□心脏病　□肺脏疾病　□其他 血压：132/76mmHg，心率：62次/分钟		
体适能测试	心肺耐力：良好　平衡能力：差　握力：中等 柔韧性：　中等　反应力：　良好		
诊 断	肘关节镜术后	诉求	重返运动
术前至手术当天	运动健康筛查及体适能测试，适当活动身体，空手握拳屈伸肘关节，每天练习90~150次，分3组（早、中、晚），每组30~50次，改善肘关节功能，同时活动腕关节、肩关节		
术后第1天	握拳训练，活动上肢关节		
术后第2天	握拳、屈伸肘关节训练，上肢关节活动训练		
术后第3天至2周	肘关节屈伸活动训练、腕关节、肩关节活动训练		
术后第2周运动处方	运动方式：☑屈肘关节训练　☑上肢关节活动训练　☑梳头　☑洗脸　□手持重物　☑哑铃康复操　□游泳　□乒乓球　□羽毛球　□其他 运动频率：3次/天 中等强度：前2周的运动强度为中等强度下限。 达到目标：心率（脉搏）：100次/分钟 运动时间：30~45分钟 运动方法： 热身运动：关节活动或慢走5~10分钟。 康复运动：肘关节屈伸、肘关节哑铃操、肘关节CPM训练		
注意事项	（1）术后早期通过适当的超前镇痛及局部冰敷，利于消肿止痛，每天清醒时尽可能多做。 （2）在支具固定保护下行握拳腕关节及肩关节的主动练习，之后可开展局部物理治疗：热敷、冰敷、电疗、超声波、局部按摩等。 （3）请按主诊医师处方按时服药。请妥善保管本处方，复诊时携带		
复 诊	4周后复诊，每月复诊1次，下次复诊时间：2022年6月24日，届时携带本处方		
运动处方师	签字：陈广超　时间：2022年5月24日		

二、肘关节镜手术出院后运动处方

（一）健康教育

该阶段患者居家自主完成运动康复训练，因此需向患者着重强调术后自主康复的重要性，提醒患者康复活动中的注意事项，保证康复治疗过程中肘关节的稳定性。必要时可建议患者到专业的康复训练中心，在康复师指导下自主康复训练[4]。

（二）运动处方制定

1. 术后中期阶段（术后第3～4周）

①屈伸活动度训练：最大限度屈伸肘关节活动度达到0°～140°，每次握拳最大限度屈伸肘关节保持10秒再放松，每组20～30次；每天3组；②旋转活动度训练：握拳旋转肘关节活动范围在160°～180°，逐渐负重（手持1～2kg哑铃）屈伸、旋转运动，做顺时针和逆时针旋转手腕肘活动，每组20～30次，每天3组。同时做肘关节屈伸、旋转，肩关节外展、内外旋活动。

2. 术后远期阶段（术后第5～12周）

本阶段主要是恢复全部肘关节活动度及负重持物功能，同时加强上肢肌力训练、本体感觉训练等。

（1）肘关节活动度。最大限度地达到肘关节屈伸肘关节活动在0°～140°，肘关节活动范围在160°～180°，肘关节活动度达到正常范围，保持无疼痛和无肿胀。

（2）负重训练（图6-2-3）。增加负重（手持3～5kg哑铃）、屈伸、旋转运动，做顺时针和逆时针旋转手腕肘活动，每组20～30次，每天3组。同时做肘关节屈伸、旋转，肩关节上举、外展、内外旋活动。

（3）肌力训练。还可手持哑铃锻炼上肢肌肉等长收缩，肱肌、肱二头肌、肱三头肌等长收缩训练，同时锻炼肩关节及腕关节功能。要求患者做力所能及的日常生活训练，如洗脸、梳头、进餐、手持重物、适当参加上肢劳动等（图6-2-4）。

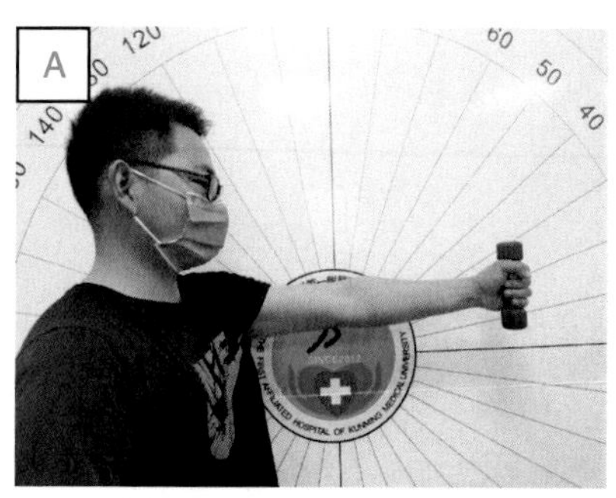

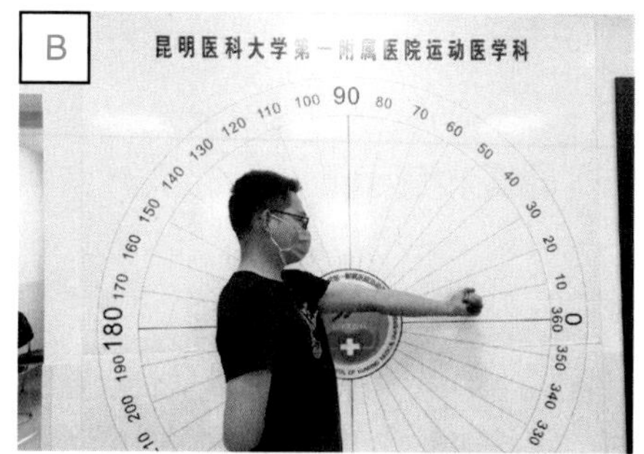

图 6-2-3　负重训练

A. 持哑铃屈肘锻炼；B. 持哑铃伸肘锻炼

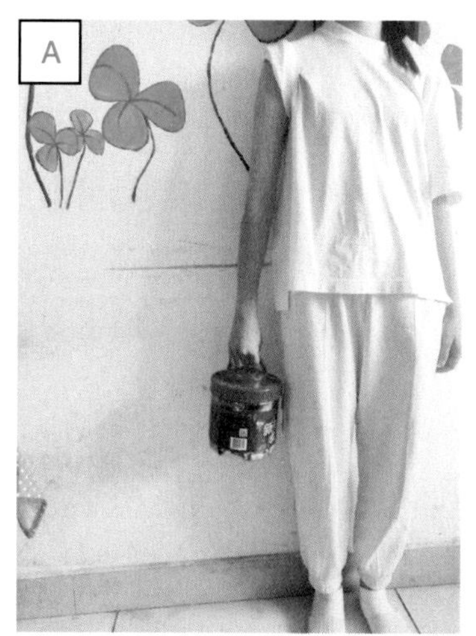

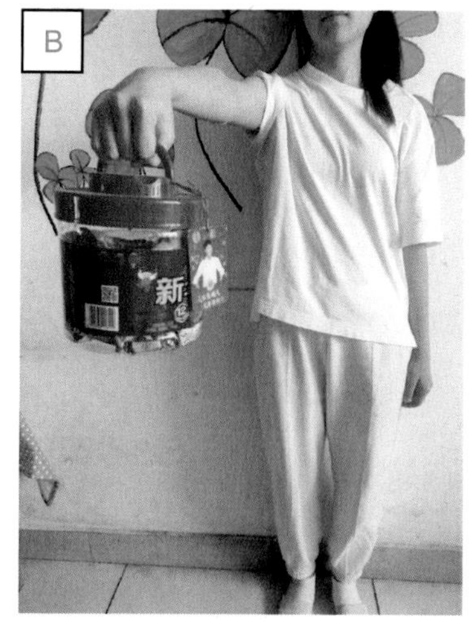

图 6-2-4　肌力训练

A. 提重物屈肘锻炼；B. 提重物伸肘锻炼

（三）注意事项

术后远期功能锻炼必须坚持按循序渐进的方式，不可操之过急，注意肘关节佩戴护具，注意预防、治疗原发疾病，锻炼前给予热敷，锻炼后给予冰敷，必要时口服止痛药物。根据每位患者的运动健康筛查、体适能测试及术后恢复情况，制定其个性化运动处方（见表6-2-2）。

表 6-2-2　肘关节镜手术出院后运动处方示例

<table>
<tr><td colspan="4">基本信息　　　　2022 年 5 月 24 日</td></tr>
<tr><td>姓 名：周××</td><td>性 别：男</td><td>年 龄：25岁</td><td>电 话：135××××1669</td></tr>
<tr><td>运动（体力活动）水平</td><td colspan="3">□ 严重不足 ☑不足 □ 中等 □ 较高</td></tr>
<tr><td rowspan="3">运动前健康筛查</td><td colspan="3">身高170cm，体重65kg，BMI= 22.5kg/m²，体脂率50.07%</td></tr>
<tr><td colspan="3">慢病史：□ 高血压 □ 糖尿病 □ 心脏病 □ 肺脏疾病 □ 其他</td></tr>
<tr><td colspan="3">血压：132 / 76mmHg，心率：62次/分钟</td></tr>
<tr><td rowspan="2">体适能测试</td><td colspan="3">心肺耐力：良好　平衡能力：差　握力：中等</td></tr>
<tr><td colspan="3">柔韧性：中等　反应力：良好</td></tr>
<tr><td>诊 断</td><td>肘关节镜后</td><td>诉求</td><td>重返运动</td></tr>
<tr><td>术后中期阶段第3~4周</td><td colspan="3">主动肘关节屈伸、旋转活动训练，逐渐负重肘关节活动训练</td></tr>
<tr><td>术后远期阶段第5~12周</td><td colspan="3">肘关节活动度训练，肌肉力量训练，负重训练，上肢关节活动度训练</td></tr>
<tr><td rowspan="5">出院后运动处方</td><td colspan="3">运动方式：☑屈肘关节训练 ☑上肢关节活动训练 ☑梳头 ☑洗脸 ☑手持重物 ☑哑铃康复操 □游泳 □乒乓球 □ 羽毛球 □其他</td></tr>
<tr><td colspan="3">运动频率：3次/天</td></tr>
<tr><td colspan="3">中等强度：中等强度训练。
达到目标：心率（脉搏）：100次/分钟</td></tr>
<tr><td colspan="3">运动时间：30～40分钟</td></tr>
<tr><td colspan="3">运动方法：
热身运动：关节活动或慢走5～10分钟。
康复运动：肘关节屈伸、肘关节哑铃操、手持重物、洗脸、梳头等</td></tr>
<tr><td>注意事项</td><td colspan="3">（1）肘关节佩戴护具，注意预防、治疗原发疾病，锻炼前给予热敷，锻炼后给予冰敷，必要时口服止痛药物。
（2）术后远期功能锻炼必须积极坚持，可能有部分患者再次出现肘关节僵硬、疼痛、肿胀，锻炼前给以热敷，锻炼后给以冰敷</td></tr>
<tr><td>复 诊</td><td colspan="3">4周后复诊，每月复诊1次，下次复诊时间为2022年6月24日，届时携带本处方</td></tr>
<tr><td>运动处方师</td><td colspan="3">签字：陈广超　　　　时间：2022年5月24日</td></tr>
</table>

三、肘关节镜术后重返运动处方

（一）康复教育

该阶段康复在于确保肘关节稳定，肘关节是上肢中的重要负重关节，它的生理功能主要是屈伸活动和旋转活动，屈伸活动在0°~140°，旋转活动范围在160°~180°。若达到肘关节基本的功能活动范围，并且上肢肌肉力量恢复达到100%时不会出现疼痛症状，提醒患者康复运动中的注意事项，同时鼓励患者积极主动康复。

（二）运动处方制定

重返运动阶段（术后第12周至6个月）患者肘关节达到正常关节活动度，100%肘关节负重，恢复正常屈伸、旋转功能。加强肘关节协调性和肌肉力量强度及耐力训练[6]。在整个康复过程中以有氧运动、力量训练、拉伸训练相结合进行运动锻炼，应遵循FITT-VP原则，在肘关节肿胀及疼痛耐受的前提下逐渐增加活动量，制定具体实施方案。

（1）有氧运动。运动频率（frequency）：3~5天/周；运动强度（intensity）：可从中等强度（40%~59%最大心率HRR）向较大强度（≥60%HRR）过渡；运动时间（time）：从20~30分钟/天逐步增加至60分钟/天，每周总训练时间不少于150分钟，或进行75分钟较大强度运动；运动类型（type）：选择跑步、游泳、打乒乓球、羽毛球等，可参加日常体育运动（图6-2-5）。

（2）力量训练。运动频率（frequency）：5天/周，上臂肌群每周训练3次即可；运动强度（intensity）：即训练时的负荷，体能较差者可从10% 1-RM开始，一般中低强度为60% 1-RM重复12~15次/组，或高强度为80%1-RM重复6~8次/组；运动时间（time）：每个动作重复2~4组，每组5~15次，每次5~10秒，每天20~30分钟；运动类型（type）：①哑铃操训练：手持3kg哑铃；屈伸肘关节，0°~140°，内外旋转肘关节0°~160°。②提重物训练：手持重物3kg，上肢关节垂直平抬至90°坚持10秒，再缓慢放下，重复20次为1组，每天3~5组（图6-2-6）。

（3）拉伸训练。运动频率（frequency）：每天对肘关节周围肌群及韧带进行拉伸；运动强度（intensity）：有紧绷感/拉伸感而没有疼痛，无痛或微痛情况下缓慢增加关节活动范围；运动时间（time）：动力性运动达到10次，静力性拉伸保持10~30秒，每次5~10分钟；运动类型（type）：①肌肉力量训练：逐渐手持重物（手持3kg哑铃）屈伸、旋转运动，做顺时针和逆时针旋转手腕肘活动，每组20~30次，每天3组，同时做肘关节屈伸、旋转，肩关节外展、内外旋活动。②灵活性训练：每日托肘屈伸肘关节120次，匀速屈伸运动，早、中、晚各1组，每组30～40次。

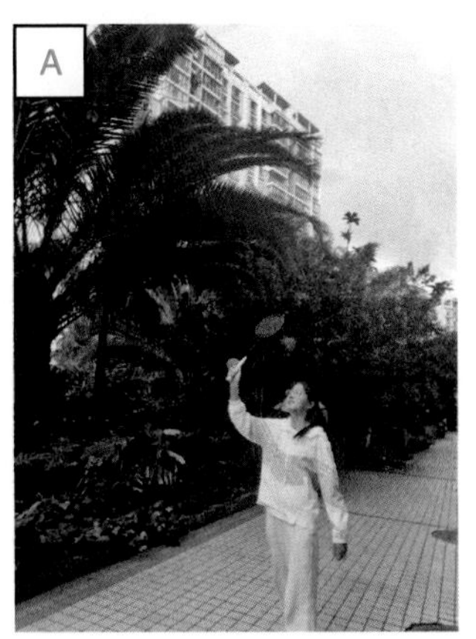

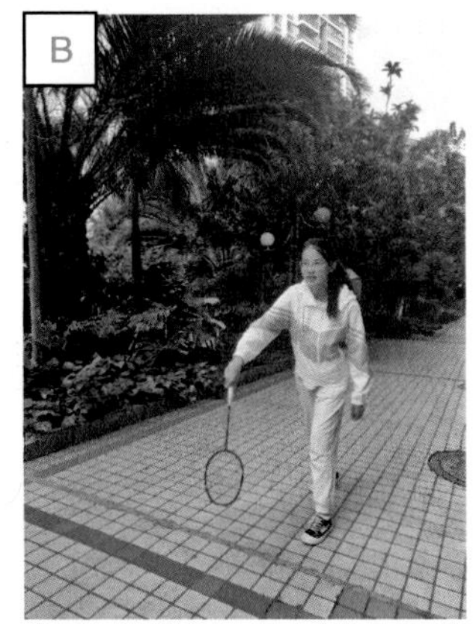

图 6-2-5　日常体育运动

A. 上肢挥拍运动；B. 上肢挥拍运动

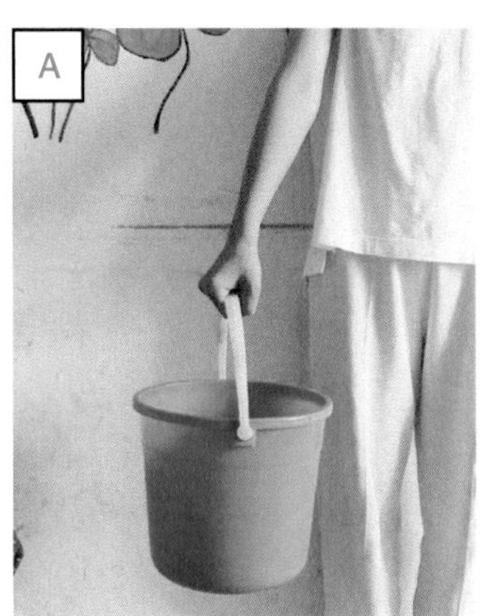

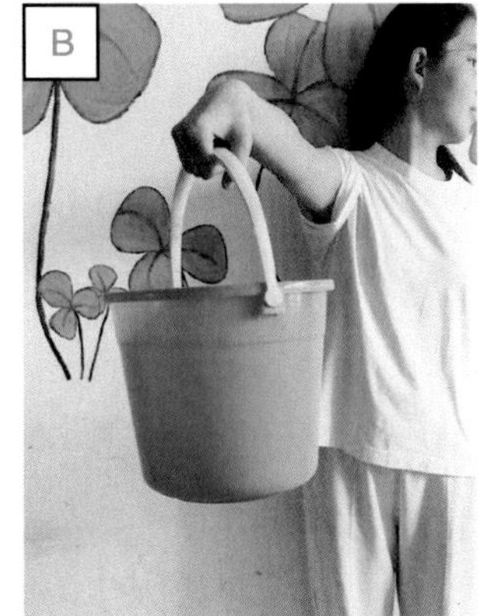

图 6-2-6　力量训练

A. 提重物训练；B. 提重物训练

（三）注意事项

准备活动和整理活动是缓解疼痛、避免运动损伤的关键；如果在运动中感觉肘关节疼痛，需及时终止运动，必要时与医生联系；有氧运动时注意监测心率、血压变化，避免运动过量或不足；抗阻训练过程中不能憋气，注意调整呼吸，发力时呼气，放松时吸气。拉伸训练时注意缓慢拉伸并在末端维持，不宜产生疼痛，以免肌肉拉伤。注意保持良好心态，保证足够的睡眠，合理膳食；定期随访，调整运动处方[7, 8]。

根据每位患者的运动健康筛查、体适能测试及术后恢复情况，制定其个性化运动处方（见表6-2-3）。

表 6-2-3　肘关节镜术后重返运动处方示例

基本信息：	2022年5月24日		
姓 名：周××	性 别：男	年龄：25岁	电 话：135××××1669
运动（体力活动）水平	□ 严重不足　☑ 不足　□ 中等　□ 较高		
运动前健康筛查	身高170cm，体重65kg，BMI=22.5kg/m^2，体脂率50.07% 慢病史：□ 高血压　□ 糖尿病　□ 心脏病　□ 肺脏疾病　□ 其他 血压：132/76mmHg，心率：62次/分钟		
体适能测试	心肺耐力：良好　平衡能力：差　握力：中等 柔韧性：中等　反应力：良好		
诊 断	肘关节镜术后	诉求	重返运动
重返运动前阶段	抗阻训练、力量训练、屈肘关节训练、平衡训练、协调训练、有氧运动、拉伸训练		
重返运动处方 （术后第12周至6个月）	运动方式：☑ 屈肘关节训练　☑ 上肢关节活动训练　☑ 梳头　☑ 洗脸　☑ 手持重物　☑ 哑铃康复操　☑ 游泳　☑ 乒乓球　羽毛球　□其他 运动频率：3~5次/周 中等强度：中等强度训练。 达到目标：心率（脉搏）：120次/分钟 运动时间：40~60分钟 运动方法： 热身运动：关节活动或快走5~10分钟。 康复运动：肘关节哑铃操、手持重物、乒乓球、羽毛球等		
注意事项	（1）进行准备活动和整理活动；有氧运动时注意监测心率、血压变化，避免运动过量或不足。 （2）抗阻训练过程中不能憋气，注意调整呼吸，发力时呼气，放松时吸气。 （3）拉伸训练时注意缓慢拉伸并在末端维持，不宜产生疼痛，以免肌肉拉伤		
复 诊	4周后复诊，每月复诊1次，下次复诊时间为2022年6月24日，届时携带本处方		
运动处方师	签字：陈广超　时间：2022年5月24日		

参考文献

[1] 北京大学第三医院康复医学中心. 肘关节康复锻炼通用图表.

[2] 张鑫, 刘波, 刘辉, 等. 持续静态牵伸训练配合关节松动技术在肘关节僵硬康复治疗中的临床疗效 [J]. 中华物理医学与康复杂志, 2016, 38(03): 231−233.

[3] 于共荣, 凌云霞. 关节镜治疗肘关节疾病22例的术后康复研究 [C]. 第十一届全军骨科学术大会, 2010.

[4] 纪宇波. 肘关节外伤后功能障碍的康复治疗 [J]. 中国基层医药, 2010(16): 2276−2277.

[5] 何建勇, 青红梅. CPM机在肘关节僵硬松解术后功能锻炼中疗效的观察 [J]. 母婴世界, 2017.

[6] 崔光辉. 综合康复疗法治疗上肢骨折术后肘关节功能障碍的临床效果 [J]. 中国现代医药杂志, 2017, 19(03): 66−68.

[7] Schwank A, Blazey P, Asker M, et al. 2022 Bern Consensus Statement on Shoulder Injury Prevention, Rehabilitation, and Return to Sport for Athletes at All Participation Levels [J]. J Orthop Sports Phys Ther, 2022, 52(1): 11−28. .

[8] Kim SH, Ha KI, Jung MW, et al. Accelerated rehabilitation after arthroscopic Bankart repair for selected cases: a prospective randomized clinical study [J]. Arthroscopy, 2003, 19(7): 722−731.

陈广超 董开颜

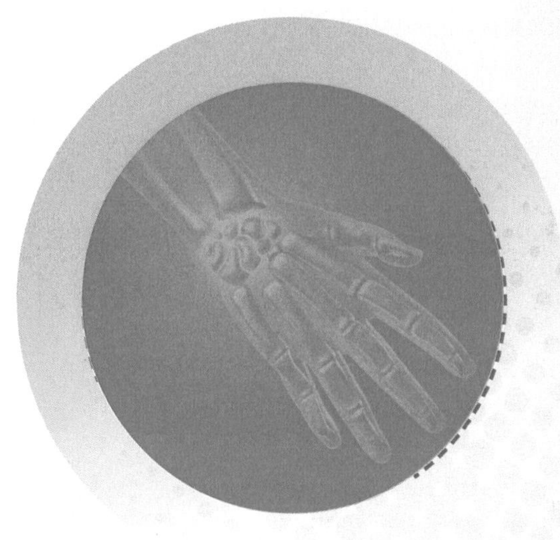

·第七章·

腕关节疾病康复运动处方

第一节　腕管综合征康复运动处方

腕管综合征（carpal tunnel syndrome，CTS）是指手腕部腕管内正中神经受到卡压，如腕横韧带增厚、腕管内囊肿压迫、腕部骨骼畸形引起腕管容积减小，引起正中神经支配区的手指麻木、活动不灵的症状。CTS由于引起手麻及手部动作不灵活，给患者造成了极大的生活困扰。腕管综合征的手术虽有切开、内窥镜下松解减压之分，且术式繁多，但最终的疗效及并发症均相同，不同的只是并发症的重与轻、康复期的长与短。手术切口短的患者，组织创伤小、瘢痕轻、疼痛消失快、康复期短，也可适当加强锻炼强度，加速腕关节的功能恢复[1]。运动康复的原则是在不影响伤口愈合的前提下，早期锻炼，预防神经粘连，避免形成新的卡压，预防患肢肌肉萎缩、骨质疏松及关节僵硬等。应根据围手术期、出院后、重返运动不同阶段的运动康复侧重点不同，制定不同阶段的运动处方，以促进腕管综合征术后尽早尽快恢复患者运动功能[2]。

一、腕管综合征围手术期运动处方

（一）健康教育[3]

在手术前系统地向患者讲解有关腕管综合征的发病因素、预防措施、康复训练技巧等，同时也要提醒患者若不坚持治疗与康复训练，会引发严重的手功能障碍，给个人生活、工作以及家庭、社会带来重大影响，以促进患者建立顽强的康复信念。医护人员要向患者介绍成功治疗的案例，必要时还可请案例当事人现身说法，介绍成功的经验，以促动腕管综合征患者的治疗与康复的积极性。当康复效果不明显或者没有达到患者的预期时，就需要患者不断地自我肯定来支撑康复信念。因而，护理人员在强化认知教育时，要指导患者学习自我肯定的技巧与方法，同时，要对患者家人进行健康认知教育，在家庭中不断支持、鼓励、肯定、督促患者。

（二）运动处方制定[4]

围手术期主要分两个阶段，其中术前阶段（术前至手术当日）的重点是进行康复教育及预康复训练；术后早期阶段（术后0～1周）的重点是恢复肌肉收缩及关节活动练习，消肿止痛和预防关节僵硬。

1. 术前阶段（术前至手术当日）

在术前及术后3天内限制腕关节活动，可应用支具或护具固定腕关节，限制腕关节的平拉位活动，让患肢充分休息，也有利于疾病康复。术后24小时行上肢肌肉等长收缩、肱二头肌、肱三头肌等长收缩（图7–1–1）。医护人员对患侧手进行向心性按摩10～15分钟/次，3次/天。

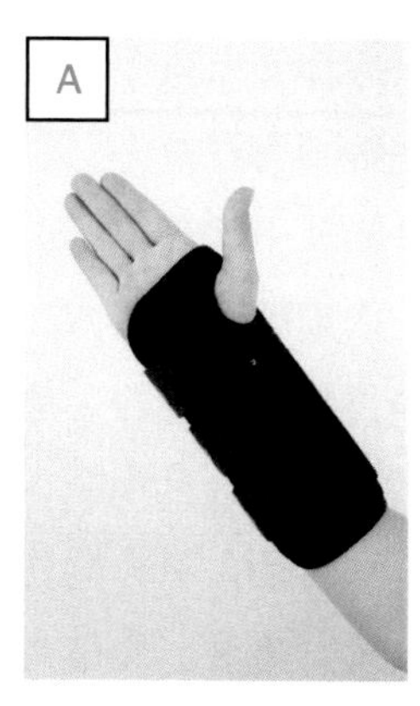

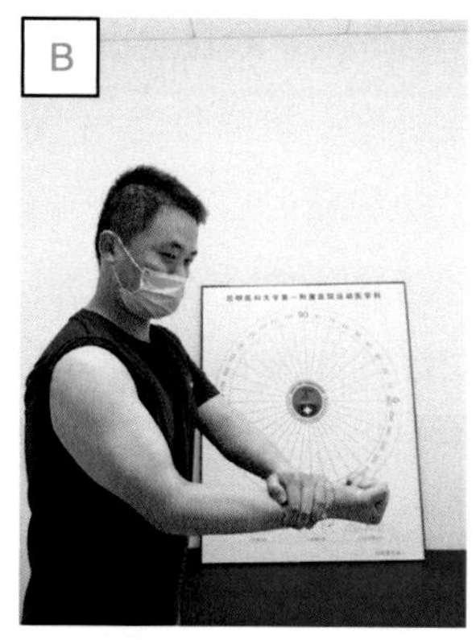

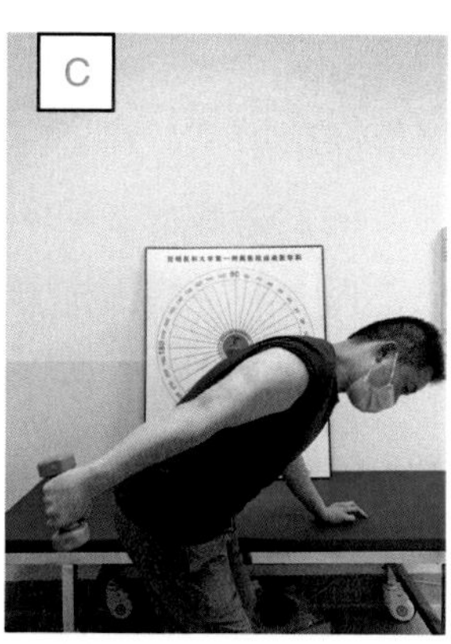

图 7–1–1　术前阶段

A. 支具固定腕关节；B. 肱二头肌等长收缩；C. 肱三头肌等长收缩

2. 术后早期阶段（术后第0～1周）

（1）握空拳运动。术后1～3天患者用力握空拳，想象掌中有一个小瓶子，再次放松手指，15～30次/组，3组/天（图7–1–2）；腕关节屈伸训练：用力握拳，反复做腕关节掌屈和背伸运动，15～30次/组，3组/天（图7–1–3）。

（2）手指算术法运动。术后4～7天打开手掌，从拇指到小指依次用力合上手指，3组/天。再从小指到拇指依次伸直手指，15～30次/组，3组/天（图7–1–4）。拇对指运动：拇指指腹依次对食指、中指、环指、小指指腹进行运动，再依次从小指到食指相反方向对指运动，注意稍用力，15～30次/组，3组/天（图7–1–5）。

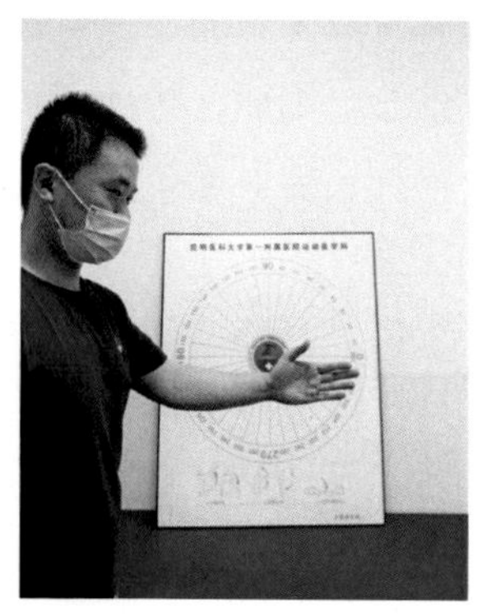
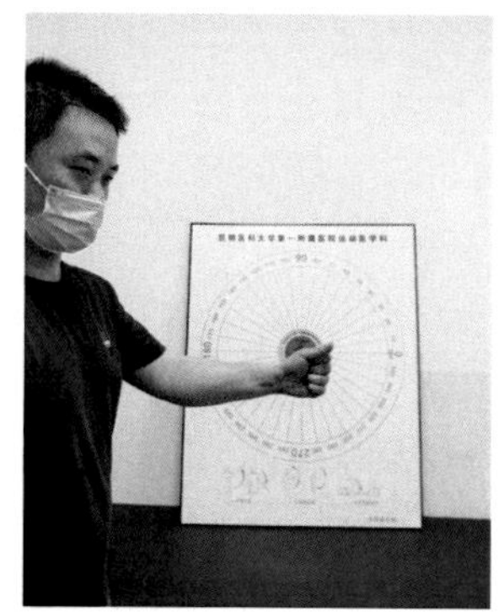
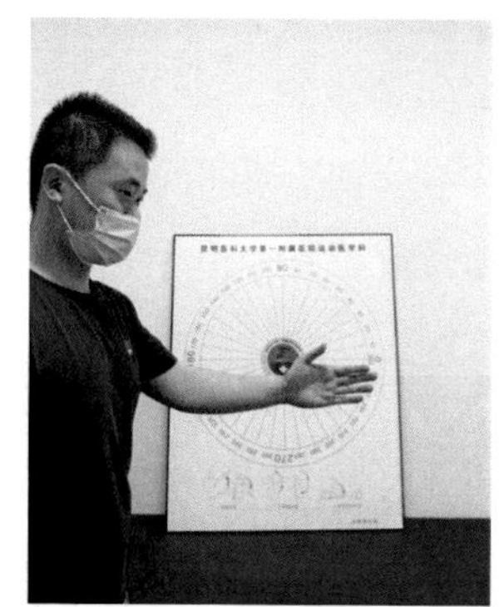

图 7–1–2　握空拳运动：用力握空拳，想象掌中有一个小瓶子，再次放松手指

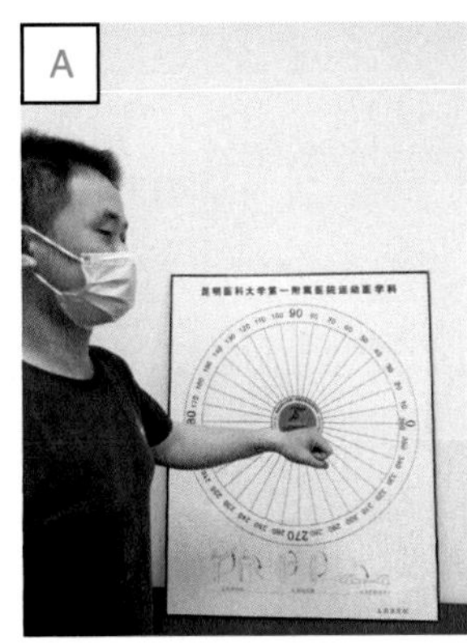

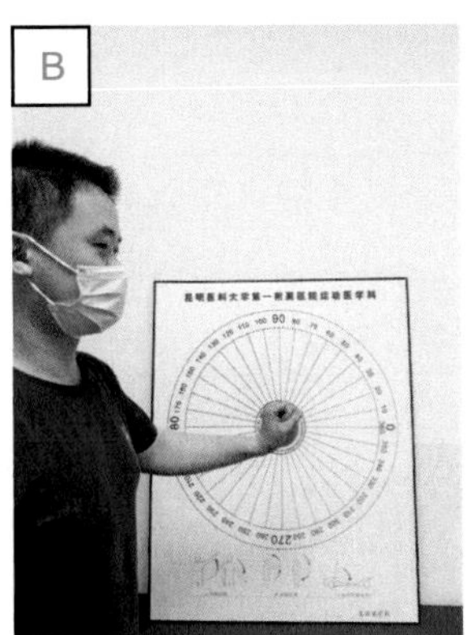

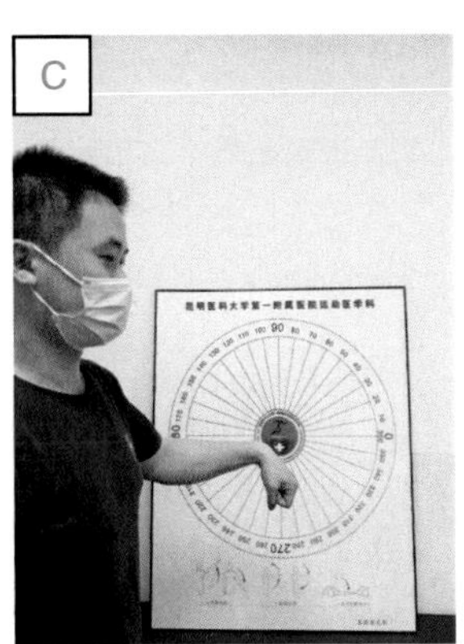

图 7-1-3　腕关节屈伸训练

A. 中立位，用力握拳；B. 腕关节背伸；C. 腕关节屈曲

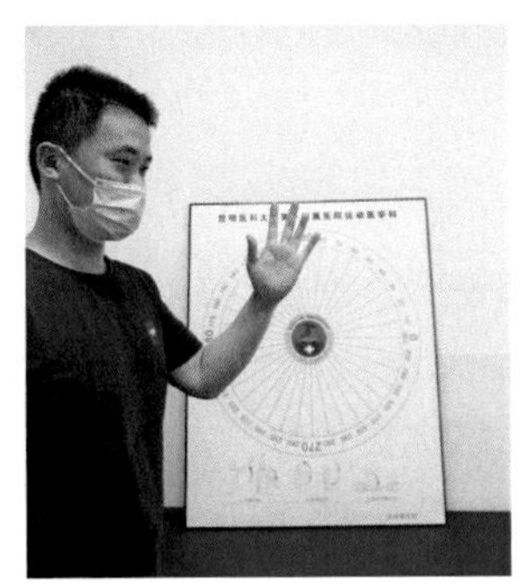
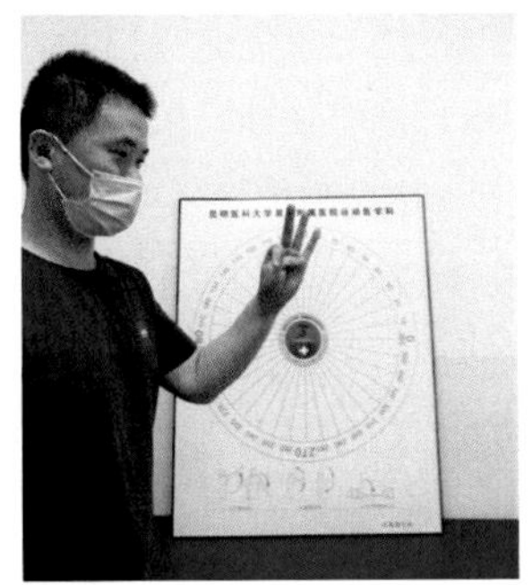

图 7-1-4　手指算术法运动

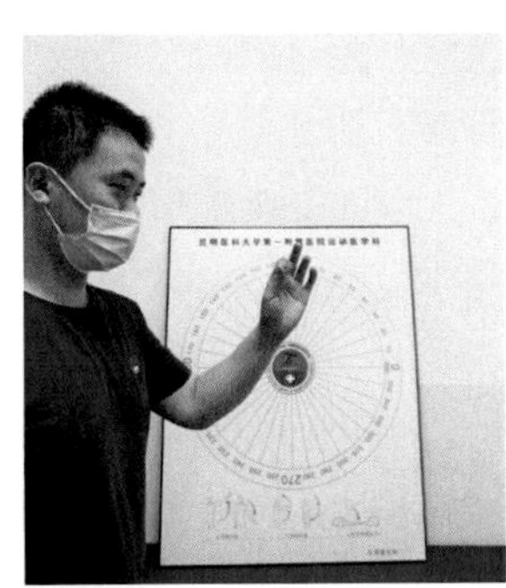
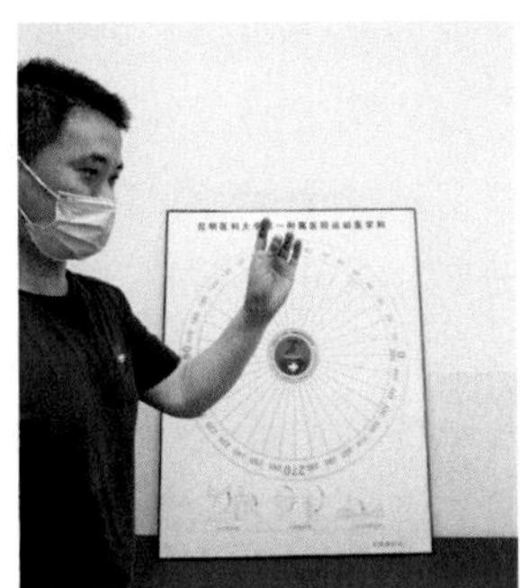
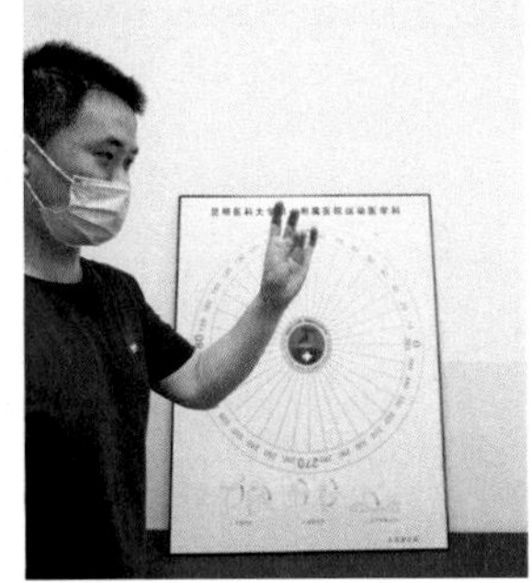

图 7-1-5　拇对指运动

（三）注意事项

术前全面了解患者基础疾病、职业（是否存在职业病），术前超前镇痛，术后局部冰敷，利于消肿止痛。患者术后在无痛条件下尽早开始腕部功能锻炼，预防腕关节僵硬，肌肉萎缩，神经周围粘连，形成新的卡压，导致神经功能恢复较慢，甚至不缓解。

根据每位患者的运动健康筛查、体适能测试及术后恢复情况，制定其个性化运动处方（见表7-1-1）。

表 7-1-1　腕管综合征围手术期运动处方示例

基本信息：	2022年2月25日		
姓名：李××	性别：女	年龄：35岁	电话：158××××9775
运动（体力活动）水平	☐ 严重不足　☐ 不足　☑ 中等　☐ 较高		
运动前健康筛查	身高155cm，体重56kg，BMI=23.3kg/m^2，体脂率26%		
	慢病史：☑ 高血压　☐ 糖尿病　☐ 心脏病　☐ 肺脏疾病　☐ 其他		
	血压：121/73mmHg，心率：85次/分钟		
体适能测试	心肺耐力：良好　平衡能力：中等　握力：中等		
	柔韧性：中等　反应力：良好		
诊断	腕管综合征	诉求	缓解疼痛及感觉异常，恢复手指活动
有氧运动	运动方式：☑ 快步行走　☐ 慢跑　☐ 椭圆机　☐ 室内功率自行车　☐ 跑步机　☐ 游泳　☐ 跳绳　☐其他		
	运动强度：心率125次/分钟，Borg评分15		
	运动频率：至少5~6次/周，最好每天运动，形成运动习惯		
	运动阶段	热身阶段：慢走、拉伸、活动各关节，时间为5~10分钟	
		运动阶段：逐步增加运动强度达到最佳心率，持续5分钟	
		恢复阶段：四肢进行柔韧拉伸伴深呼吸，恢复至平静状态	
抗阻运动	运动方式	自重训练	
	运动肌群	☑ 上肢　☐胸部　☐腰背部　☐下肢　☐腹部	
	运动强度	术前及术后1~3天：上肢肌肉等长收缩，肱二头肌、肱三头肌等长收缩；手掌向心性按摩：10~15分钟/次，3次/天。 握空拳运动：患者用力握空拳，想象掌中有一个小瓶子，再次放松手指，15~30次/组，3组/天；腕关节屈伸法：用力握拳，反复做腕关节掌屈和背伸运动，15~30次/组，3组/天。 手指算术法运动（术后4~7天）：打开手掌，从拇指到小指依次用力合上手指，3组/天。再从小指到拇指依次伸直手指，15~30次/组，3组/天。拇对指运动：拇指指腹依次对食指、中指、环指、小指指腹进行运动，再依次从小指到食指相反方向对指运动，注意稍用力，15~30次/组，3组/天	
	运动频率	每个肌群按照以上处方进行训练	
注意事项	（1）术前超前镇痛，术后局部冰敷，利于消肿止痛。 （2）患者术后在无痛条件下尽早开始腕部功能锻炼，预防腕关节僵硬，肌肉萎缩，神经周围粘连，形成新的卡压，导致神经功能恢复较慢，甚至不缓解		
复诊	2周后复诊，下次复诊时间为2022年3月10日，届时携带本处方		
运动处方师	签字：王均　时间：2022年2月25日		

二、腕管综合征手术出院后运动处方

（一）康复教育[5]

患者出院后1个月、2个月及3个月需返院复查，以便观察患肢腕关节功能情况及疼痛等情况。该阶段需患者自主完成运动康复训练，因此需向患者着重强调术后自主康复的重要性，提醒患者康复活动中的注意事项，保证康复训练适量、规律，保证伤口完全愈合。告知患者院外继续腕关节运动康复的注意事项及重要性，以及返院复查的时间和腕关节康复的要求。

（二）运动处方制定[5-6]

1. 术后中期阶段（术后第1～2周）

指导患者手腕不负重旋转运动，做顺时针和逆时针旋转手腕活动，各20～30次/组，3组/天（图7-1-6）；同时做肘关节屈伸、旋转，肩关节外展、内外旋活动（图7-1-7）。要求患者做力所能及的日常生活活动训练，如洗脸、梳头、穿脱衣服、进餐、如厕等。

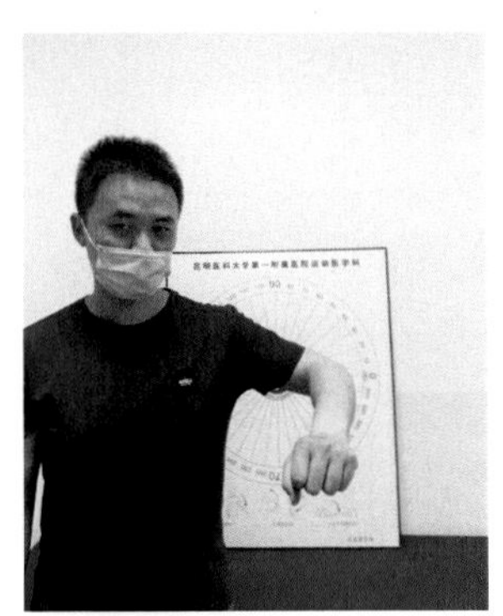
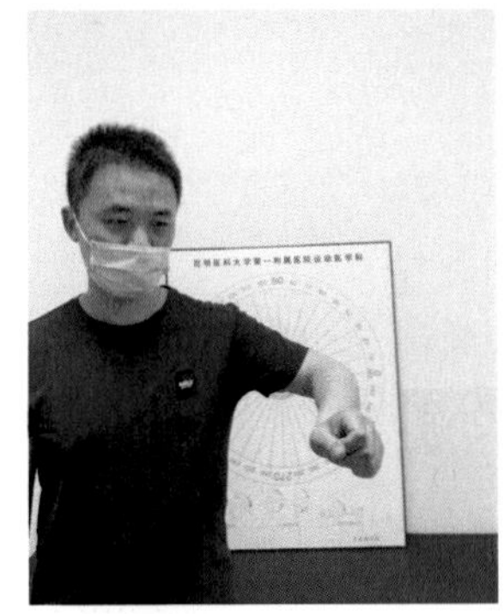
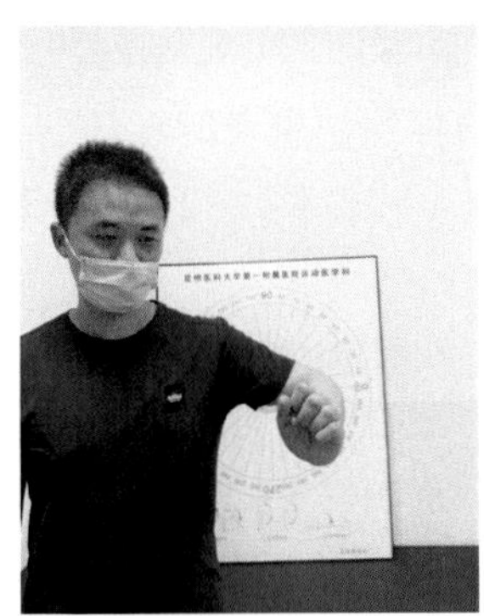
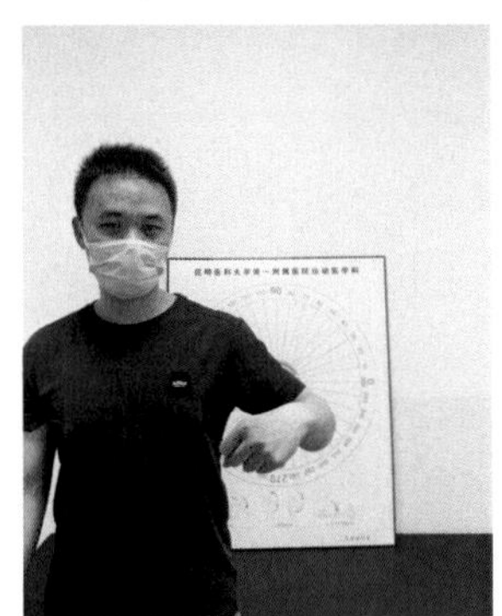
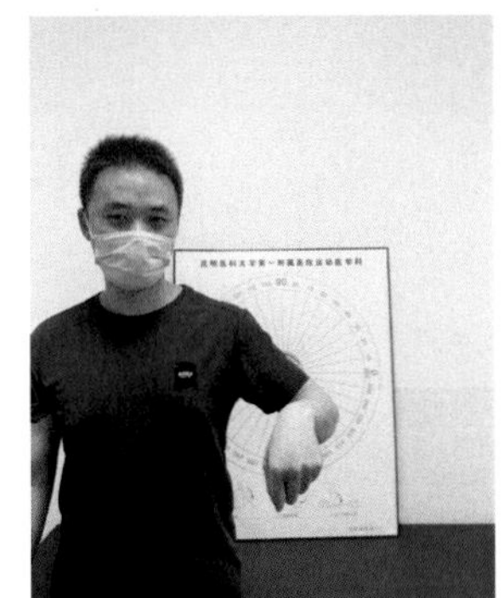
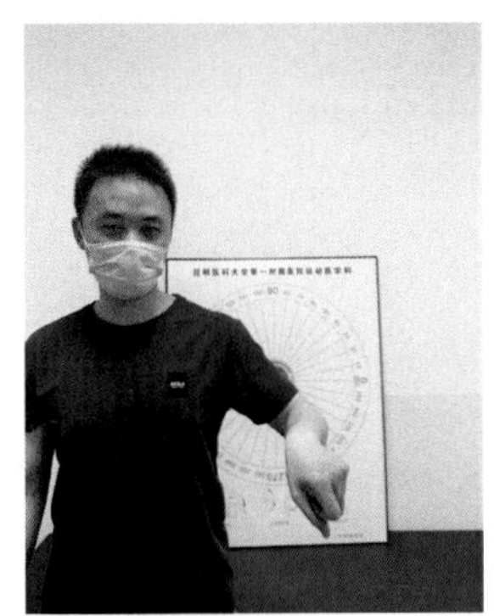

图 7-1-6　顺时针和逆时针旋转手腕活动

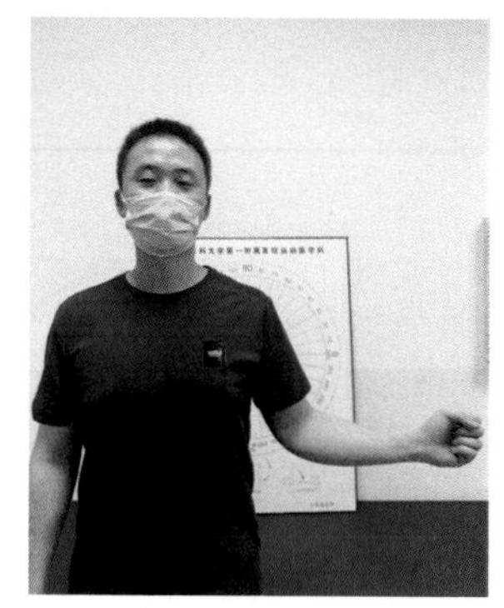
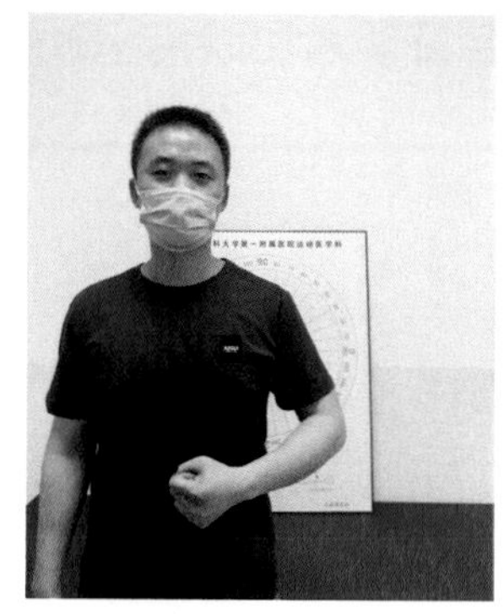

图 7-1-7　肩外展、内旋活动

2. 术后远期阶段（术后第2～3周）

在术后中期阶段训练的基础上，加强有氧运动，增强患者身体机能，提高心肺耐力。运动时间为30分钟/天，运动频率为3～5次/周，运动强度以中等强度为主。运动方式：可以慢跑、健步走、交替走等避免腕部用力的运动方式。

（三）注意事项

建议在护腕保护下运动，如果在运动中感觉腕关节疼痛，或者出现胸闷、心慌等不适，需及时终止运动。

根据每位患者的运动健康筛查、体适能测试及术后恢复情况，制定其个性化运动处方（见7-1-2）。

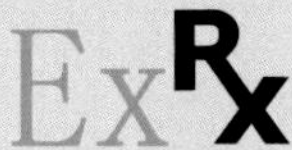

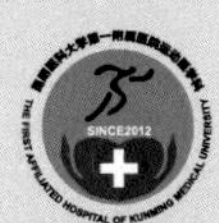

表 7-1-2　腕管综合征手术出院后运动处方示例

<table>
<tr><td colspan="5">基本信息：　　　　2022年3月10日</td></tr>
<tr><td>姓名：李××</td><td>性别：女</td><td colspan="2">年龄：35岁</td><td>电话：158××××9775</td></tr>
<tr><td>运动（体力活动）水平</td><td colspan="4">□ 严重不足　□ 不足　☑ 中等　□ 较高</td></tr>
<tr><td rowspan="3">运动前健康筛查</td><td colspan="4">身高155cm，体重56kg，BMI=23.3kg/m²，体脂率26%</td></tr>
<tr><td colspan="4">慢病史：☑ 高血压　□ 糖尿病　□ 心脏病　□ 肺脏疾病　□ 其他</td></tr>
<tr><td colspan="4">血压：115/68mmHg，心率：78次/分钟</td></tr>
<tr><td rowspan="2">体适能测试</td><td colspan="4">心肺耐力：良好　平衡能力：中等　握力：中等</td></tr>
<tr><td colspan="4">柔韧性：中等　反应力：良好</td></tr>
<tr><td>诊断</td><td>腕管综合征</td><td>诉求</td><td colspan="2">逐步恢复患肢活动功能</td></tr>
<tr><td rowspan="6">有氧运动</td><td colspan="4">运动方式：☑ 快步行走　☑ 慢跑　□ 椭圆机　□ 室内功率自行车
□ 跑步机　□ 游泳　□ 跳绳　□其他</td></tr>
<tr><td colspan="4">运动强度：心率125次/分钟，Borg评分15</td></tr>
<tr><td colspan="4">运动频率：至少5~6次/周，最好每天运动，形成运动习惯化</td></tr>
<tr><td rowspan="3">运动阶段</td><td colspan="3">热身阶段：慢走、拉伸、活动各关节，时间为5~10分钟</td></tr>
<tr><td colspan="3">运动阶段：逐步增加运动强度达到最佳心率，持续5分钟</td></tr>
<tr><td colspan="3">恢复阶段：四肢进行柔韧拉伸伴深呼吸，恢复至平静状态</td></tr>
<tr><td rowspan="4">抗阻运动</td><td>运动方式</td><td colspan="3">自重训练</td></tr>
<tr><td>运动肌群</td><td colspan="3">☑上肢　□胸部　□腰背部　□下肢　□腹部</td></tr>
<tr><td>运动强度：</td><td colspan="3">术后中期阶段训练（术后1~2周）：手腕不负重旋转运动：做顺时针和逆时针旋转手腕活动，各20~30次/组，3组/天，同时做肘关节屈伸、旋转，肩关节外展、内外旋活动。要求患者做力所能及的日常生活活动训练，如洗脸、梳头、穿脱衣服、进餐、如厕等。
术后远期阶段训练（术后2~3周）：在术后中期阶段训练的基础上，加强有氧运动，增强患者身体机能，提高心肺耐力。具体如下：运动时间：30分钟/天。运动频率：3~5次/周。运动强度：以中等强度为主。运动方式：肩肘关节的抗阻训练，慢跑、健步走、交替走等避免腕部用力的运动方式</td></tr>
<tr><td>运动频率：</td><td colspan="3">每个肌群按照以上处方进行训练</td></tr>
<tr><td>复诊</td><td colspan="4">2周后复诊，下次复诊时间为2022年3月25日，届时携带本处方</td></tr>
<tr><td>运动处方师</td><td colspan="4">签字：王均　　　　时间：2022年3月10日</td></tr>
</table>

三、腕管综合征术后重返运动处方

（一）健康教育

该阶段康复在确保伤口完全愈合的前提下，加强功能训练，防止神经粘连、肌肉萎缩、骨质疏松、关节僵硬，恢复日常生活活动，最终能重返运动。仍需向患者强调运动康复的重要性，提醒患者康复运动中的注意事项，同时鼓励患者积极主动康复，打消心理疑虑，减少对康复的畏惧感。

（二）运动处方制定[7，8]

重返运动主要分两个阶段，其中重返运动前阶段（术后3～4周）的重点是进行腕关节的康复训练；重返运动阶段（术后4～8周）的重点是以有氧运动、力量训练、拉伸训练相结合进行运动锻炼，应遵循FITT–VP原则。

1. 重返运动前阶段（术后第3～4周）

（1）腕关节轻度负重旋转运动。手握1kg哑铃，将手腕不负重旋转运动转换成轻度负重旋转运动（图7–1–8）。

（2）腕关节轻度负重屈伸运动。手握1kg哑铃，掌心朝上，手腕自然下垂，缓慢屈腕，同理掌心向下，手腕自然下垂，缓慢伸腕。各20～30次/组，3组/天（图7–1–9）；继续做日常生活活动训练，1个月后一般就能恢复工作，但注意要限制负重。

2. 重返运动阶段（术后第4～8周）

1～2个月后可进行正常的生活活动，可持物及提重物。在整个康复过程中以有氧运动、力量训练、拉伸训练相结合进行运动锻炼，应遵循FITT–VP原则，在腕关节肿胀及疼痛耐受的前提下逐渐增加活动量，具体制定实施方案：

（1）有氧运动。运动频率（frequency）：3～5天/周；运动强度（intensity）：可从中等强度（40%～59%最大心率HRR）向较大强度（≥60%HRR）过渡；运动时间（time）：从20～30分钟/天逐步增加至60分钟/天，每周总训练时间不少于150分钟，或进行75分钟较大强度运动；运动类型（type）：选择游泳、健步走、骑自行车、慢跑等对腕关节影响较小的运动。

（2）力量训练。运动频率（frequency）：3～5天/周；运动强度（intensity）：体能较差者可从10% 1–RM开始，一般中低强度为60% 1–RM重复12～15次/组，或高强度为80%1–RM重复6～8次/组；运动时间（time）：每天30～60分钟；运动类型（type）：术后4周：拆除腕关节支具，开始锻炼腕关节屈伸、旋前及旋后等活动。结合个人兴趣爱好，采用跑步、太极等腕关节影响较小的运动方式。

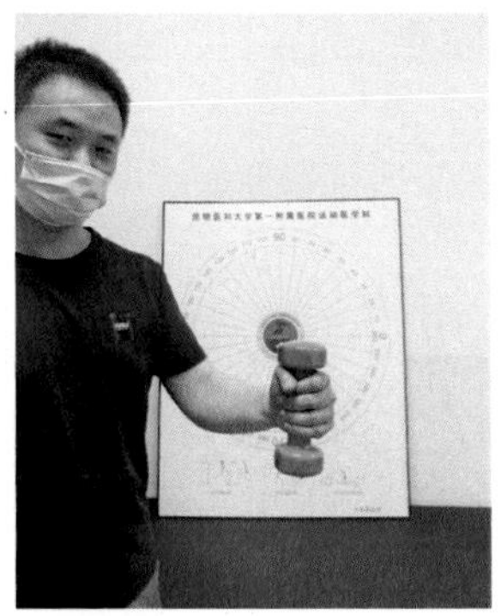
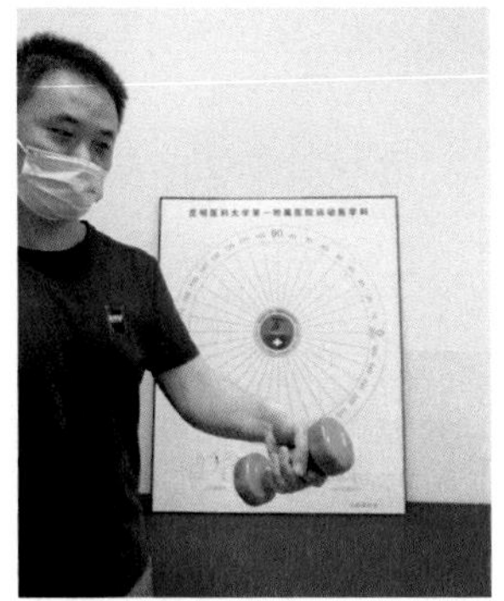
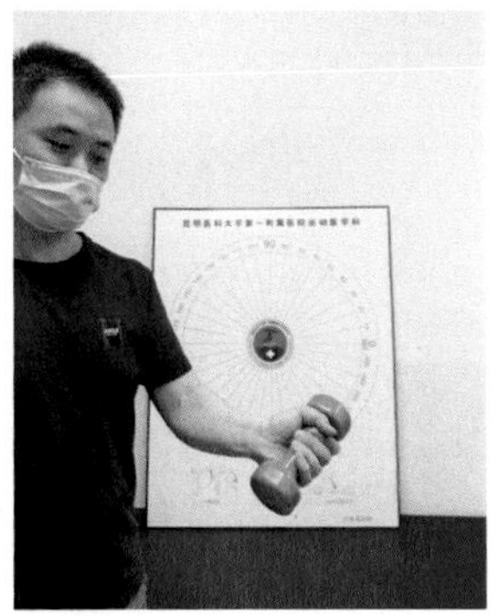

图 7-1-8　腕关节轻度负重旋转运动

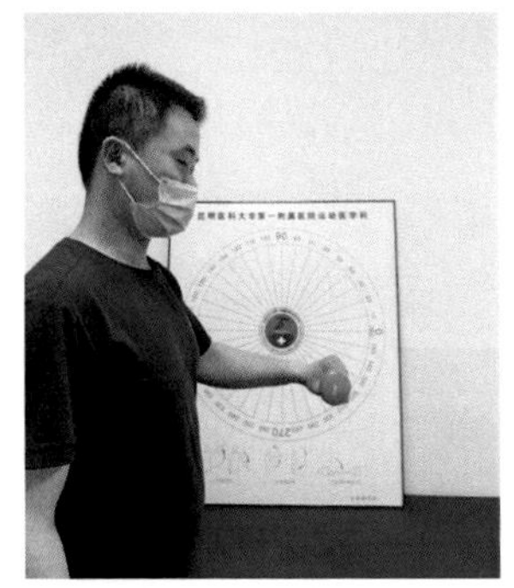
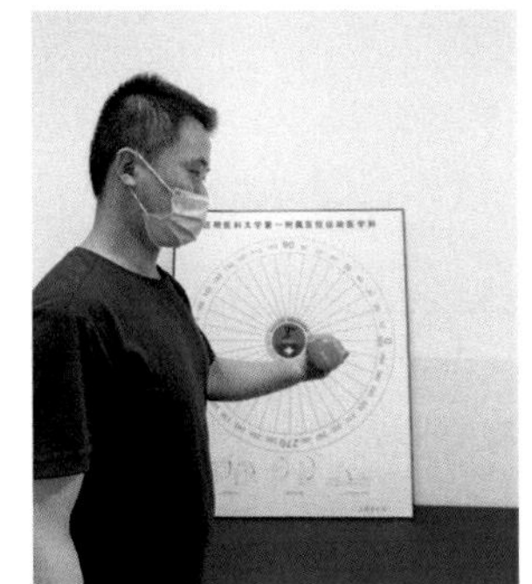
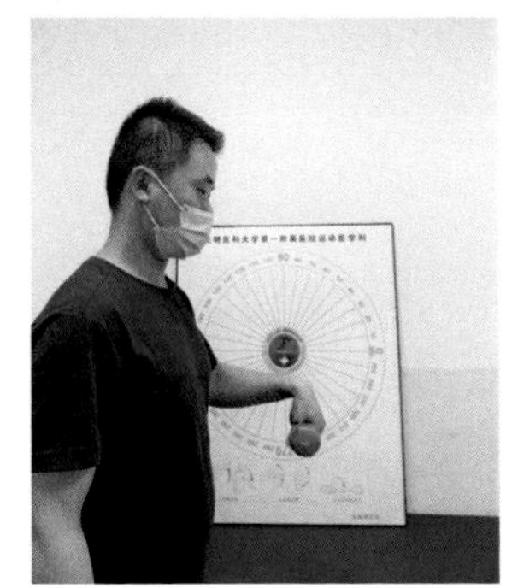

图 7-1-9　腕关节轻度负重屈伸运动

（3）拉伸训练。运动频率（frequency）：每天练习3次，每次10～15遍，每个动作维持10秒；运动强度（intensity）：有紧绷感/拉伸感而没有疼痛，无痛或微痛情况下缓慢增加关节活动范围；运动时间（time）：每天30～60分钟；运动类型（type）：以健侧手辅助受累的腕关节进行前伸、后屈的拉伸练习，可以缓解腕关节受压的状态，进而缓解症状。

（三）注意事项

准备活动和整理活动是缓解疼痛、避免运动损伤的关键；术后8周以上，患者可以进行腕关节正常活动的运动，如挥拍类运动，但是腕关节用力较大的运动需循序渐进进行，如拉单杠、举重等运动，甚至此类运动建议尽量避免。如果在运动中感觉腕关节疼痛，或者手指麻木，需及时终止运动，必要时与医生联系；有氧运动时注意监测心率、血压变化，避免运动过量或不足；拉伸训练时注意缓慢拉伸并在末端维持，不宜产生疼痛，以免肌肉拉伤。注意保持良好心态，保证足够的睡眠，合理膳食；定期随访，调整运动处方。

根据每位患者的运动健康筛查、体适能测试及术后恢复情况，制定其个性化重返运动处方（见表7-1-3）。

表 7-1-3 腕管综合征术后重返运动处方示例

<table>
<tr><td colspan="5">基本信息：　　2022年3月25日</td></tr>
<tr><td>姓名：李××</td><td>性别：女</td><td>年龄：35岁</td><td colspan="2">电话：158××××9775</td></tr>
<tr><td>运动（体力活动）水平</td><td colspan="4">☐ 严重不足 ☐ 不足 ☑ 中等 ☐ 较高</td></tr>
<tr><td rowspan="3">运动前健康筛查</td><td colspan="4">身高155cm，体重56kg，BMI=23.3kg/m²，体脂率26%</td></tr>
<tr><td colspan="4">慢病史：☑ 高血压 ☐ 糖尿病 ☐ 心脏病 ☐ 肺脏疾病 ☐ 其他</td></tr>
<tr><td colspan="4">血压：115/68mmHg，心率：78次/分钟</td></tr>
<tr><td rowspan="2">体适能测试</td><td colspan="4">心肺耐力：良好 平衡能力：中等 握力：中等</td></tr>
<tr><td colspan="4">柔韧性：中等 反应力：良好</td></tr>
<tr><td>诊断</td><td>腕管综合征术后</td><td>诉求</td><td colspan="2">重返运动</td></tr>
<tr><td rowspan="6">有氧运动</td><td colspan="4">运动方式：☑ 快步行走 ☑ 慢跑 ☐ 椭圆机 ☐ 室内功率自行车
☑ 跑步机 ☐ 游泳 ☐ 跳绳 ☐其他</td></tr>
<tr><td colspan="4">运动强度：心率125次/分钟，Borg评分15</td></tr>
<tr><td colspan="4">运动频率：至少5~6次/周，最好每天运动，形成运动习惯</td></tr>
<tr><td rowspan="3">运动阶段</td><td colspan="3">热身阶段：慢走、拉伸、活动各关节，时间为5~10分钟</td></tr>
<tr><td colspan="3">运动阶段：逐步增加运动强度达到最佳心率，持续5分钟</td></tr>
<tr><td colspan="3">恢复阶段：四肢进行柔韧拉伸伴深呼吸，恢复至平静状态</td></tr>
<tr><td rowspan="4">抗阻运动</td><td>运动方式：</td><td colspan="3">自重训练</td></tr>
<tr><td>运动肌群</td><td colspan="3">☑ 上肢 ☐胸部 ☐腰背部 ☐下肢 ☐腹部</td></tr>
<tr><td>运动强度</td><td colspan="3">重返运动前阶段（术后第3~4周）：腕关节轻度负重旋转运动、腕关节轻度负重屈伸运动，各20~30次/组，3组/天
重返运动阶段（术后第4~8周）：1~2个月后可进行正常的生活活动，可负重及提重物。在整个康复过程中以有氧运动、力量训练、拉伸训练相结合进行运动锻炼</td></tr>
<tr><td>运动频率</td><td colspan="3">每个肌群按照以上处方进行训练</td></tr>
<tr><td>注意事项</td><td colspan="4">（1）准备活动和整理活动是缓解疼痛、避免运动损伤的关键
（2）术后8周以上，患者可以进行腕关节正常活动的运动，如挥拍类运动
（3）腕关节用力较大的运动需循序渐进进行，如拉单杠、举重等运动，此类运动建议尽量避免
（4）如果在运动中感觉腕关节疼痛，或者手指麻木，需及时终止运动，必要时与医生联系</td></tr>
<tr><td>复诊</td><td colspan="4">4周后复诊，下次复诊时间为2022年4月25日，届时携带本处方</td></tr>
<tr><td>运动处方师</td><td colspan="4">签字：王均　　时间：2022年3月25日</td></tr>
</table>

四、腕管综合征保守治疗运动处方

腕管综合征分为轻、中、重度 3型，轻–中度患者适用非手术治疗，其非手术治疗方式包括腕部托板固定、腕管内注射及神经营养药物等。在日常生活中，可在医生的指导下进行手腕部的适当锻炼，制定个性化运动处方，可以减轻及防止正中神经和周围肌腱的粘连，从而减少对正中神经的压迫；此外，还可以改善局部血运，恢复神经营养，加速神经再生。此类的间歇性手腕主动活动、手指的屈曲及伸直可以减少腕管内的压力，从而改善腕管综合征的症状。

（一）康复教育[9]

告知患者腕管综合征的病因、危险因素、临床症状特征；告知患者避免手部重复同样的动作。不要打麻将、织毛衣、久骑自行车、洗衣物时不要用力拧，选择轻巧型的炊具等；若工作性质是手腕活动为主的患者，教育其重视手部休息，每工作半小时休息几分钟，不提倡连续工作，让双手得到放松，学会适当的休息，营造健康的工作环境。

（二）康复运动处方制定[10，11]

康复运动处方以有氧运动为主，力量训练为辅。

1．有氧运动

运动频率（frequency）：3 ~ 5天/周；运动强度（intensity）：可从中等强度（40% ~ 59%VO_2R或HRR）向较大强度（≥60%VO_2R或HRR）过渡；运动时间（time）：从5 ~ 10分钟/天逐步增加至20 ~ 30分钟/天，每周总训练时间不少于150分钟，或进行75分钟较大强度运动；运动类型（type）：选择健步走、慢跑等腕关节不参与的运动为主。

2．力量训练

可进行患肢及患肢以外的力量训练。具体如下：

第一步：活动度及拉伸康复训练，活动度练习：以缓慢的方式进行，包括前、后、左、右方向上的练习。以自己耐受的程度来回活动腕关节，可以改善腕关节活动度；拉伸练习：以健侧手辅助受累的腕关节进行前伸、后屈的拉伸练习，可以缓解腕关节受压的状态，进而缓解症状。每天练习3次，每次10 ~ 15遍，每个动作维持10秒（图7–1–10）。

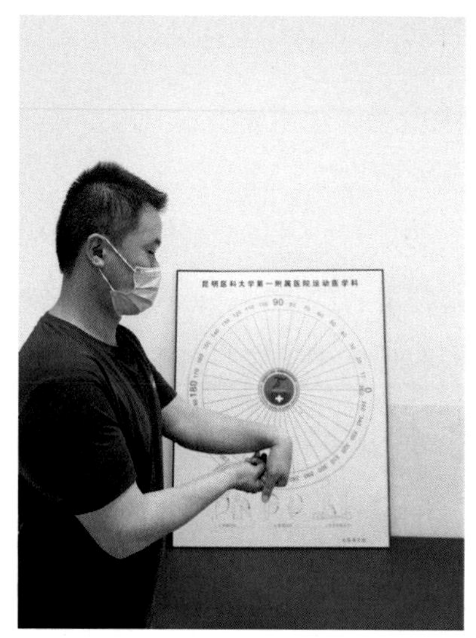
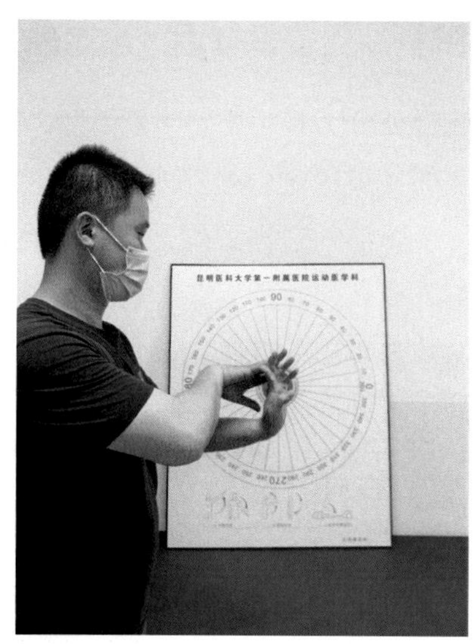

图 7-1-10　腕关节拉伸练习

第二步：神经-肌腱滑行练习。神经滑行练习（图7-1-11）：手腕处于中立位，伸指，然后轻握拳；伸指伸腕，手指并拢背伸状。肌腱滑行练习（图7-1-12）：手指伸直，指向天花板；手指弯曲成钩状，轻握拳。练习时以轻微的酸、胀、痛感为起效，每天练习3次，每次3遍，每个动作维持5秒。

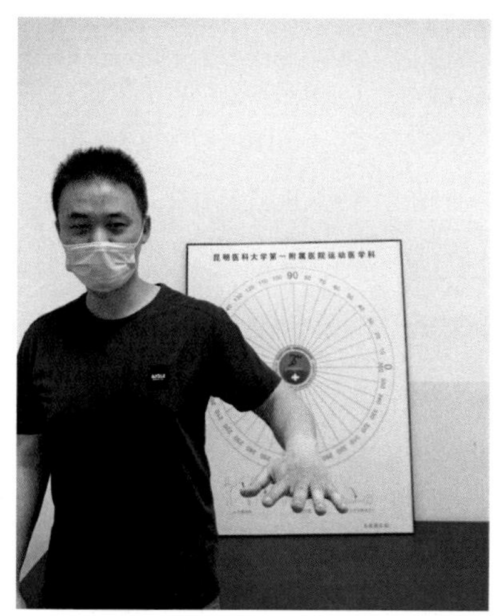
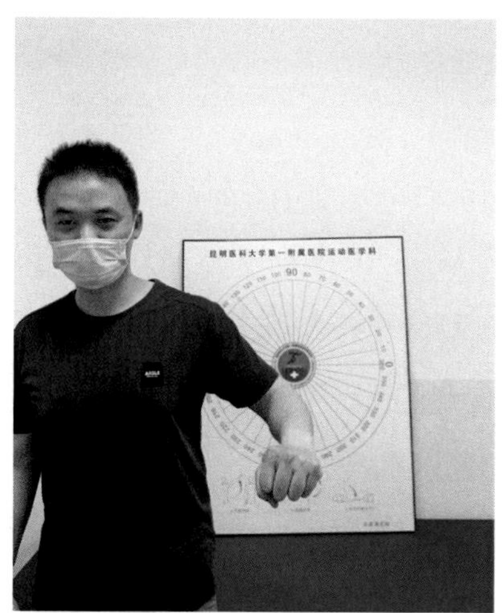

图 7-1-11　神经滑行练习

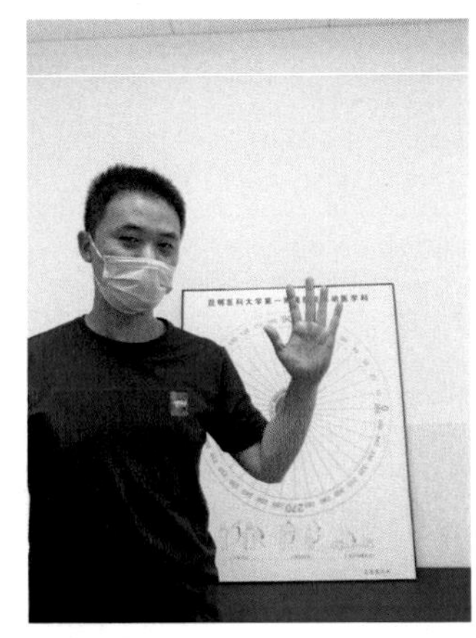
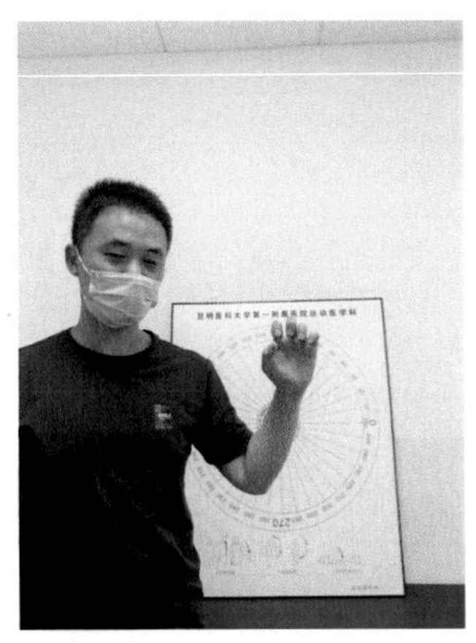
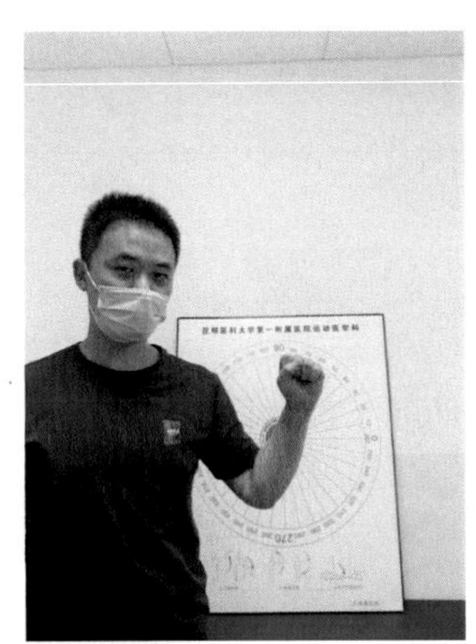

图 7-1-12　肌腱滑行练习

第三步：屈曲、背伸及握力康复训练。屈曲练习：一般在负重下进行腕关节的屈曲练习，比如在手腕处悬吊一小重物，然后进行腕关节屈曲，也可有效缓解手腕麻木、酸胀的感觉；背伸练习：将手掌面置于墙面上，腕关节呈90°进行锻炼，过程要循序渐进，以自己能耐受为宜，以免继发其他损伤；握力练习：可以做握拳动作或用力抓持物体动作，活动掌腕关节之间的软组织，尤其是韧带，可避免其持续卡压。每天练习3～5次，每次3遍，每个动作维持30秒。

（三）注意事项

在进行康复锻炼的同时，可以配合非甾体消炎镇痛药物及营养神经药物进行对症处理：口服维生素B_1 10mg，3次/天；弥可保片0.5mg，3次/天；依托考昔60mg，1～2次/天。通过系统保守治疗无效的人群，常需要手术治疗，比如腕管切开减压松解手术等。

根据每位患者的运动健康筛查、体适能测试情况，制定其个性化运动处方（见表7-1-4）。

表 7-1-4　腕管综合征保守治疗运动处方示例

基本信息：	2021年7月15日		
姓名：李××	性别：女	年龄：35岁	电话：158××××9775
运动（体力活动）水平	□ 严重不足　□ 不足　☑ 中等　□ 较高		
运动前健康筛查	身高155cm，体重56kg，BMI=23.3kg/m^2，体脂率26%		
	慢病史：☑ 高血压　□ 糖尿病　□ 心脏病　□ 肺脏疾病　□ 其他		
	血压：115/68mmHg，心率：78次/分钟		
体适能测试	心肺耐力：良好　平衡能力：中等　握力：中等		
	柔韧性：中等　反应力：良好		
诊断	腕管综合征	诉求	缓解疼痛，恢复日常功能
有氧运动	运动方式：☑ 快步行走、☑ 慢跑　□ 椭圆机　☑ 室内功率自行车　☑ 跑步机　□ 游泳　□ 跳绳　□其他		
	运动强度：心率125次/分钟，Borg评分15		
	运动频率：至少5~7次/周，最好每天运动，形成运动习惯		
	运动阶段	热身阶段：慢走、拉伸、活动各关节，时间为5~10分钟	
		运动阶段：逐步增加运动强度达到最佳心率，持续5~8分钟	
		恢复阶段：四肢进行柔韧拉伸伴深呼吸，恢复至平静状态	
抗阻运动	运动方式	自重训练	
	运动肌群	☑ 上肢　□胸部　□腰背部　□下肢　□腹部	
	运动强度	（1）关节活动度及拉伸康复训练，每天练习3次，每次10~15遍，每个动作维持10秒。 （2）神经-肌腱滑行练习进行康复训练，每天练习3次，每次3遍，每个动作维持5秒。 （3）屈曲、背伸及握力康复训练，每天练习3~5次，每次3遍，每个动作维持30秒	
	运动频率	每个肌群按照以上处方进行训练	
复诊	4周后复诊，下次复诊时间为2021年8月15日，届时携带本处方		
运动处方师	签字：王均　　时间：2021年7月15日		

王均　余鸿

第二节　三角纤维软骨复合体损伤康复运动处方

三角纤维软骨复合体（triangular fibrocartilage complex，TFCC）是位于腕关节尺骨远端的一个重要结构，TFCC是一组由软骨和韧带结构混合组成的复合体结构[12]，TFCC会参与腕关节屈伸及旋转活动，是腕关节比较容易损伤的结构。当TFCC结构紊乱或损伤时，将导致腕关节尺侧疼痛和腕关节功能障碍，是腕关节尺侧疼痛的主要原因之一。腕关节镜技术具有损伤小、恢复快、视野清晰等优点，可以通过腕关节镜多个入路进行TFCC详细观察并给予针对性的微创治疗，是诊治TFCC损伤的“金标准”[15]。腕关节镜手术通过微创的方式对损伤、撕裂的TFCC进行缝合修复。但患者要想恢复得好，手术成功只是一个方面，术后根据合理、科学的围手术期及重返运动前的运动处方进行康复指导，对恢复患者腕关节功能将起到至关重要的作用。运动康复的原则是循序渐进，防止腕关节僵硬、促进损伤修复、避免新的损伤发生。应根据围手术期、出院后、重返运动不同阶段的运动康复侧重点不同，制定不同阶段的运动处方，以促进TFCC术后尽早、尽快地恢复患者运动功能。

一、TFCC修复围手术期运动处方

（一）康复教育

术前应对患者进行健康强化认知：①系统地向患者讲解有关TFCC损伤的发病因素、预防措施、康复训练技巧等，同时也要提醒患者若不坚持治疗与康复训练，会引发严重的手功能障碍，给个人生活、工作以及家庭、社会带来重大影响，以促进患者建立顽强的康复信念。②医护人员要向患者介绍成功治疗的案例，必要时还可请案例当事人现身说法，介绍成功的经验，以促动TFCC损伤患者的治疗与康复的积极性。③当康复效果不明显或者没有达到患者的预期时，就需要患者不断地自我肯定来支撑康复信念。因而，护理人员在强化认知教育时，要指导患者学习自我肯定的技巧与方法，同时，要对患者家人进行健康认知教育，在家庭中不断支持、鼓励、肯定、督促患者。

（二）运动处方制定

围手术期主要分两个阶段，其中术前阶段（术前至手术当日）的重点是进行康复教育及预康复训练；术后早期阶段（术后0～2周）的重点是重获肌肉收缩练习，消肿止痛与预防手部肌腱粘连形成，利于增强患者身体机能，提高手术耐受性，防止手术并发症的发生。

1. 术前阶段（术前至手术当日）

术前应对每位患者进行术前的运动健康筛查及体适能测试，以指导运动处方制定。TFCC损伤后患者常因腕关节局部疼痛、肿胀及相关手部肌肉无力，使其对康复治疗产生畏惧或抵触心理，导致术后康复进展缓慢，腕关节普遍会存在功能障碍，比如腕关节僵硬、疼痛。术前应在无痛条件下适度增加腕关节活动度以利于防止术后腕关节发生粘连及手部肌肉萎缩；术前屈伸肘关节练习可有效预防上肢关节僵硬；术前握拳训练可预防术后出现肌肉萎缩，有利于术后早期、快速开展肌力、关节活动度等相关训练（图7–2–1）。为TFCC损伤患者开具手术前预康复的运动处方，运动时间为30分钟/天；运动频率为3～5次/周。运动强度以低至中等强度为主。运动方式可以慢跑、健步走、交替走等避免腕部用力的运动方式。

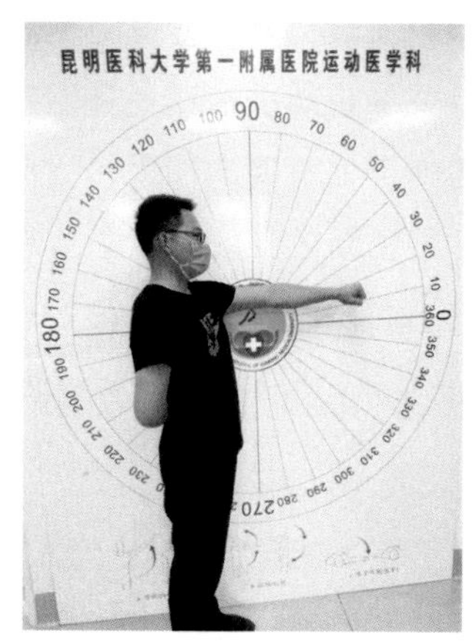

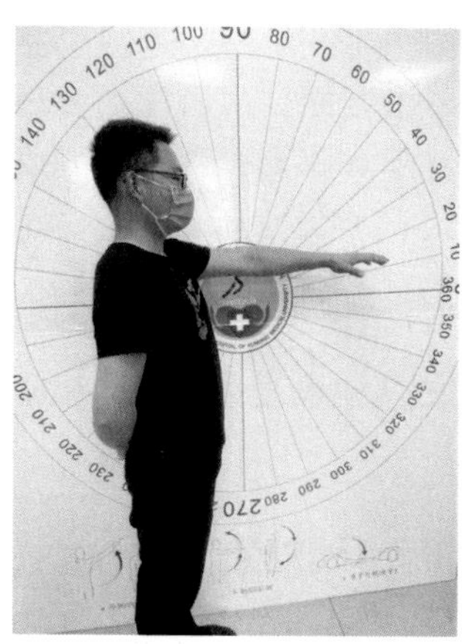
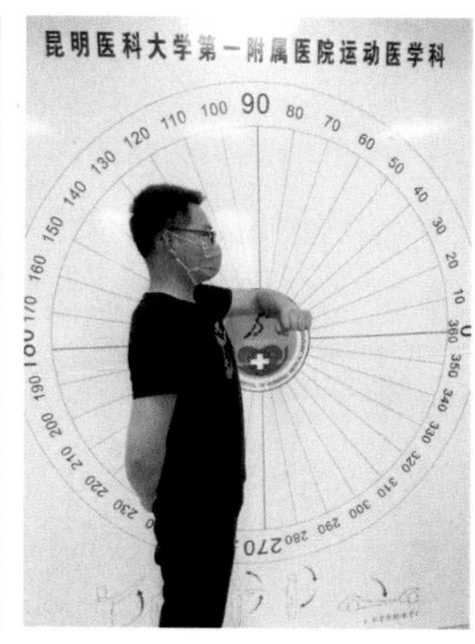

图 7–2–1　握拳屈肘练习

2. 术后早期阶段（术后第0～2周）

康复开始于术后当日，目标为2周内消肿止痛，控制关节内积血与组织水肿，减轻疼痛和炎症反应，防止上肢关节僵硬。运动时间为30分钟/天，运动频率为3～5次/周，运动强度以低强度为主。术后1～3天可开始下地行走，抬高患肢，进行握拳及屈伸肘活动；术后第4～7天开始快步走，同时兼顾患肢手指及肘关节屈伸功能训练。

（三）注意事项

术后患者需佩戴腕关节支具，应注意在支具保护下行上肢关节运动，如果在运动中感觉腕关节疼痛，或者出现胸闷、心慌等不适，需及时终止运动，避免运动量过大引起腕部出汗，导致伤口感染等风险。根据每位患者的运动健康筛查、体适能测试情况，制定其个性化运动处方（见表7–2–1）。

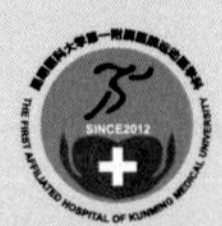

表 7-2-1　TFCC 修复围手术期运动处方示例

<table>
<tr><td colspan="4">基本信息：　　　　　　2021 年4月20日</td></tr>
<tr><td>姓名：张××</td><td>性别：男</td><td>年龄：30岁</td><td>电话：135××××0015</td></tr>
<tr><td>运动水平</td><td colspan="3">□ 严重不足　□ 不足　□ 中等　☑ 较高</td></tr>
<tr><td rowspan="4">运动前健康筛查</td><td colspan="3">身高177cm，体重80kg，BMI=25.5kg/m^2，体脂率27%</td></tr>
<tr><td colspan="3">慢病史：□ 高血压　□ 糖尿病　□ 心脏病　□ 肺脏疾病　□ 其他</td></tr>
<tr><td colspan="3">血液指标：空腹血糖5.4 mmol/L，总胆固醇2.2mmol/L</td></tr>
<tr><td colspan="3">血压：120/70mmHg，心率：80次/分钟</td></tr>
<tr><td rowspan="3">体适能测试</td><td colspan="3">心肺耐力：优秀</td></tr>
<tr><td colspan="3">肌肉力量、耐力、握力：中等　　柔韧性：中等</td></tr>
<tr><td colspan="3">平衡能力：优秀　　　　灵活性：优秀</td></tr>
<tr><td>诊断</td><td>右侧TFCC损伤</td><td colspan="2">诉求：重返运动训练</td></tr>
<tr><td rowspan="4">术前阶段运动处方
（术前至手术当日）</td><td colspan="3">运动方式：☑ 散步行走　☑快步行走　□游泳　☑慢跑　□自行车　□ 太极拳　□ 八段锦　□ 康复操　☑其他：无痛条件下进行腕关节活动，还可以进行握拳、屈伸肘关节活动以及上举肩关节活动，避免腕关节僵硬及腕关节周围肌肉萎缩</td></tr>
<tr><td colspan="3">运动频率：3~5次/周</td></tr>
<tr><td colspan="3">中等强度：运动强度为中等强度（40%~60% HRR），达到目标（靶）心率（脉搏）：110~130次/分钟</td></tr>
<tr><td colspan="3">运动时间：30分钟/天，逐步增至60分钟/天</td></tr>
<tr><td rowspan="5">术后2周
运动处方</td><td colspan="3">运动方式：☑ 散步行走　☑快步行走　□游泳　□慢跑　□自行车　□ 太极拳　□ 八段锦　□ 康复操　☑其他：术后1~3天可开始下地行走，抬高患肢，进行握拳及屈伸肘活动；术后第4~7天开始快步走，兼顾患肢手指及肘关节屈伸训练</td></tr>
<tr><td colspan="3">运动频率：3~5次/周</td></tr>
<tr><td colspan="3">中等强度：运动强度为低等强度开始，逐步过渡到中等强度（40%~60% HRR，能说话但不能唱歌），达到目标（靶）心率（脉搏）：110~130次/分钟</td></tr>
<tr><td colspan="3">运动时间：30分钟/天，逐步增至60分钟/天</td></tr>
<tr><td colspan="3">运动方法：①热身运动：慢走5~10分钟；②康复运动：快走、慢跑等20分钟；③整理运动：减速慢走5~10分钟，拉伸，恢复至平静呼吸和心率</td></tr>
<tr><td>注意事项</td><td colspan="3">（1）术后患者需佩戴腕关节支具，应注意在支具保护下行上肢关节运动。
（2）如果在运动中感觉腕关节疼痛，或者出现胸闷、心慌等不适，需及时终止运动，避免运动量过大引起腕部出汗，导致伤口感染等风险。
（3）应注意在支具保护下行上肢关节运动，运动时若腕关节有不适请立即停止运动</td></tr>
<tr><td>复诊</td><td colspan="3">术后2周后复诊，届时携带本处方</td></tr>
<tr><td>运动处方师</td><td colspan="3">签字：王坤　　　　时间：2021年4月20日</td></tr>
</table>

二、TFCC修复出院后运动处方

（一）康复教育

该阶段患者已出院回家，主要居家自主完成运动康复训练，因此需向患者着重强调术后自主康复的重要性，提醒患者康复活动中的注意事项，保证康复治疗过程中腕关节避免再次损伤的重要性。必要时可建议患者到专业的康复训练中心，在康复师指导下自主康复训练。患者出院后1～2个月需返院复查，以便观察患肢腕关节功能情况及疼痛等情况。告知患者院外继续腕关节运动康复的注意事项及重要性，以及返院复查的时间及腕关节康复的要求。

（二）运动处方制定

1. 术后中期阶段（术后第3～4周）

术后继续佩戴腕关节支具，可进行握拳活动，屈伸肘关节活动，促进腕部TFCC损伤组织的修复，防止肌肉萎缩。同时行健步走、跑步等有氧运动处方，运动时间为30分钟/天，运动频率为3～5次/周。运动强度以中等强度为主。运动方式可以慢跑、健步走、交替走等避免腕部用力的运动方式。

2. 术后远期阶段（术后第5～12周）

腕关节支具根据损伤情况术后佩戴4～6周。去除腕关节支具后开始腕关节屈腕及伸腕活动，逐步开始腕关节旋转活动，避免腕关节僵硬，同时继续肘关节、肩关节屈伸活动（图7-2-2）。同时可开始全身活动的其他运动锻炼，运动时间为30分钟/天，运动频率为3～5次/周。运动强度以中等强度为主，可以过渡至较高强度。运动方式：可以慢跑、健步走、交替走等避免腕部用力的运动方式。

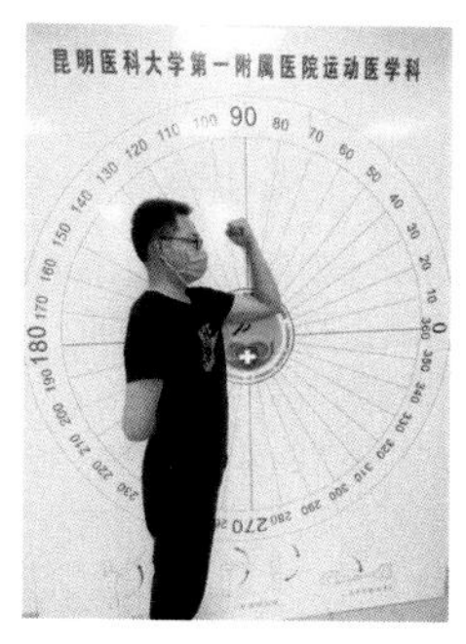

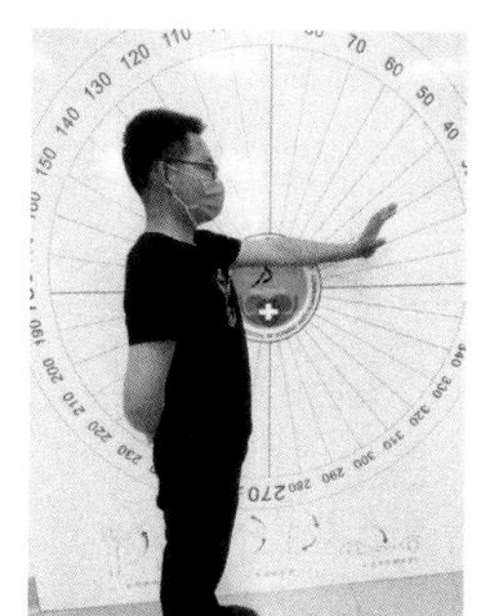
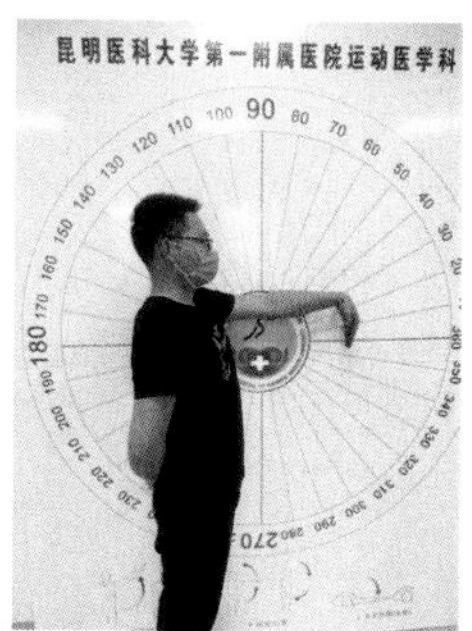

图 7-2-2　屈伸腕关节及肘关节练习

（三）注意事项

一般来说，许多患者刚去除腕关节支具时，往往会伴有轻度腕关节僵硬，此时需鼓励患者树立康复的信心。如果在运动中感觉腕关节疼痛，或者出现胸闷、心慌等不适，需及时终止运动。根据每位患者的运动健康筛查、体适能测试情况，制定其个性化运动处方（见表7-2-2）。

表 7-2-2 TFCC 修复出院后运动处方示例

基本信息：			2021年4月20日
姓名：张x	性别：男	年龄：30岁	电话：135××××0015
运动水平	☐严重不足 ☐不足 ☐中等 ☑较高		
运动前健康筛查	身高177cm，体重80kg，BMI=25.5kg/m^2，体脂率27%		
	慢病史：☐高血压 ☐糖尿病 ☐心脏病 ☐肺脏疾病 ☐其他		
	血液指标：空腹血糖5.4 mmol/L，总胆固醇2.2mmol/L		
	血压：120/70mmHg，心率：80次/分钟		
体适能测试	心肺耐力：优秀		
	肌肉力量、耐力、握力：中等 柔韧性：中等		
	平衡能力：优秀 灵活性：优秀		
诊断	右侧TFCC损伤	诉求：重返运动训练	
术后中期阶段（术后第3~4周）	运动方式：☑散步行走 ☑快步行走 ☐游泳 ☑慢跑 ☐自行车 ☐太极拳 ☐八段锦 ☐康复操 ☑其他：术后继续佩戴腕关节支具，可以进行握拳活动，屈伸肘关节活动，促进腕部TFCC损伤组织的修复，防止肌肉萎缩		
	运动频率：3~5次/周		
	中等强度：运动强度为中等强度（40%~60% HRR），达到目标（靶）心率（脉搏）：110~130次/分钟		
	运动时间：30分钟/天，逐步增至60分钟/天		
术后远期阶段（术后第5~12周）	运动方式：☑散步行走、☑快步行走 ☐游泳 ☐慢跑 ☐自行车 ☐太极拳 ☐八段锦 ☐康复操 ☑其他：腕关节支具根据损伤情况术后佩戴4~6周。去除腕关节支具开始腕关节屈伸活动及旋转活动，避免腕关节僵硬，同时继续肘关节、肩关节屈伸活动。同时结合全身性有氧运动：跑步、快步走等		
	运动频率：3~5次/周		
	中等强度：运动强度为低等强度开始，逐步过渡到中等强度（40%~60% HRR），达到目标（靶）心率（脉搏）：110~130次/分钟		
	运动时间：30分钟/天，逐步增至60分钟/天		
	运动方法：①热身运动：慢走5~10分钟；②康复运动：快走、慢跑等20分钟；③整理运动：减速慢走5~10分钟，拉伸，恢复至平静呼吸和心率		
注意事项	（1）一般来说，许多患者刚去除腕关节支具时，往往会伴有轻度的腕关节僵硬，此时需鼓励患者树立康复的信心。 （2）如果在运动中感觉腕关节疼痛，或者出现胸闷、心慌等不适，需及时终止运动		
复诊	术后2周后复诊，届时携带本处方		
运动处方师	签字：王坤 时间：2021年4月20日		

三、TFCC修复重返运动处方

（一）康复教育

该阶段康复在确保TFCC可靠修复的前提下，加强腕关节功能训练、防止肌肉萎缩、腕部骨质疏松、腕关节僵硬，恢复日常生活活动，最终能重返运动。仍需向患者强调运动康复的重要性，提醒患者康复运动中的注意事项，鼓励患者积极主动康复，打消担心康复再损伤TFCC等心理疑虑，减少对康复的畏惧感。同时避免再次发生TFCC损伤，比如避免举重等腕部过度用力的运动。

（二）运动处方制定

1. 重返运动前阶段（术后第12周至6个月）

去除腕关节支具，腕关节达正常关节活动度，包括部分负重腕关节屈伸活动、内外旋活动（图7–2–3）。可开始做家务活，可做避免腕部过度用力的工作。加强上肢各关节协调性和肌肉力量强度及耐力训练，进行手腕部反应性、协调性、整体训练的同时提倡个性化及专项运动训练，每天30～60分钟，每周3～5次，腕关节功能逐渐恢复到损伤前水平。同时可开展全身性运动，运动时间为30～60分钟/天，运动频率为3～5天/周。运动强度：中等强度为主，根据身体情况调整运动强度。运动方式：术后12周拆除腕关节支具，开始锻炼腕关节屈伸、旋前及旋后等活动。结合个人兴趣爱好，采用跑步、太极等腕关节影响较小的运动方式。术后12周以上，患者可以进行腕关节正常活动的运动并循序渐进，如挥拍类运动。

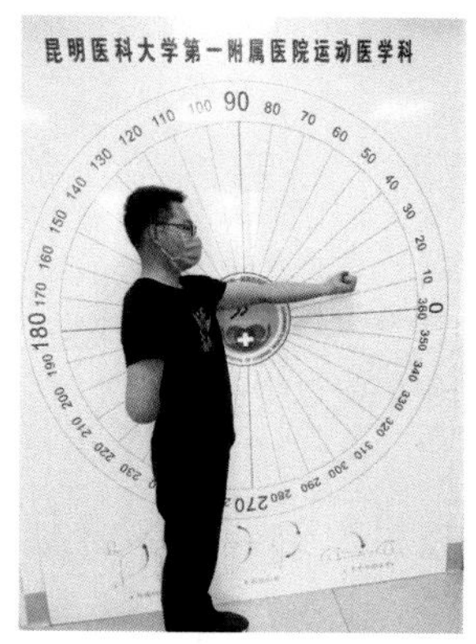

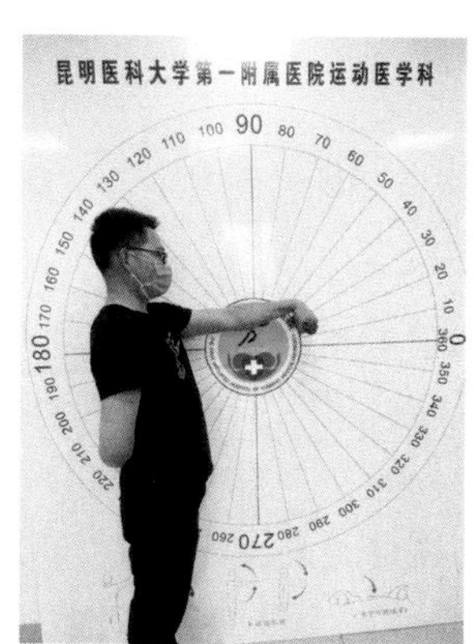

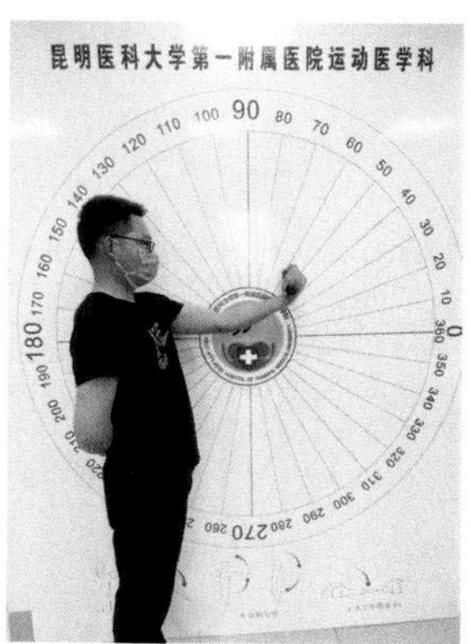

图 7–2–3　腕关节部分负重的屈伸、内外旋活动

2. 重返运动阶段（术后第6～12个月）

6个月后可进行剧烈、对抗性体育运动。在整个康复过程中以有氧运动、力量训练、拉伸训练相结合进行运动锻炼，应遵循FITT–VP原则，在腕关节肿胀及疼痛耐受的前提下逐渐增加活动量，制定具体实施方案：

（1）有氧运动。有氧运动可以增加心肺功能、提高心肺耐力、增强机体抵抗力，通过进行规律的有氧运动可以为患者重返比赛提供耐力支持。第一，有氧运动的运动方式最好根据自身的喜好与身体情况进行选择，比如跑步、太极拳、五禽戏、骑车、打乒乓球、健步走、游泳、篮球、排球等运动方式。第二，运动时间以每天30分钟至1小时为宜，避免运动时间小于30分钟或大于60分钟，因为运动时间小于30分钟时达不到锻炼效果，而大于1小时后运动效果累积不明显。第三，运动频率建议是3～5次/周，不过可以根据个人情况适当增加，比如对于职业运动员来说，每天都可以进行有氧运动，但是以第二天不感觉疲劳及腕关节无不适为前提。第四，在运动强度方面，建议以中等强度为主，不过可以根据个人身体情况适当地调整，比如对于专业运动员来说，可以进行高强度训练，而中老年人则可以将运动强度适当降低，但是均以避免腕关节再次损伤为前提。

（2）力量训练。手腕的力量训练可以提高上肢力量，促使患腕能早日进入正常运动阶段，甚至可以提高比赛成绩。但是，手腕的力量训练需遵循逐渐加力、避免暴力训练的原则。第一，通过空手抓握的方式增强手的肌肉力量。方法是：空手握拳练习50下，握拳时间为10秒，然后放松3秒，再握拳10秒，再放松3秒。每3组为1次，每天早、中、晚锻炼3组。第二，通过提重物的方式，锻炼手腕力量。在提重物的时候，避免一次提重物过重引起腕关节再次损伤，可以从提1～2kg重物开始，逐步过渡到5～10kg，甚至20kg等重量。第三，通过俯卧撑的形式进行锻炼。在进行撑平地俯卧撑前，可以将手掌放于桌上做背伸动作，逐渐身体下压，感受腕关节有无不适，逐渐过渡到将手掌放于斜坡上进行俯卧撑，直至在平地上练习俯卧撑。如果平地俯卧撑时手腕也没有疼痛，可以做指握撑，就是用十个手指头着力的方法做俯卧撑，指握撑对锻炼手指的握力及腕力具有非常积极的作用。第四，可以通过握力球或者握力器的方式进行锻炼。根据自身情况，每次握10次为1组，每天练3组。第五，可以通过握小哑铃的锻炼方式来进行锻炼手腕部的力量，哑铃的重量建议从1kg开始，可以通过伸腕与屈腕、内旋、外旋等运动来进行锻炼（图7–2–3）。

（3）拉伸训练。腕关节的TFCC损伤后，难免会出现手腕部的肌腱和韧带的粘连，这时候通过手腕的拉伸活动可以促进肌腱的滑移功能恢复。腕关节的拉伸活动可以通过屈腕和伸腕两个动作来实现，而且手腕的拉伸训练还可以影响到前臂肌群的活动。首先，伸腕的动作要领是手臂向前水平伸出，手掌向前，指尖向上，另一手握住第2～5指，进行向后拉伸，保持约30秒，然后休息10秒为1次，每组共拉伸30～50次。其次，做屈腕练习时，前臂向前水平伸出，手掌向后，指尖朝下，用另一手握住屈腕手指，向后拉伸，保持约30秒，然后休息10秒为1次，每组共拉伸30～50次。锻炼屈伸腕关节时，避免腕关节疼痛等不适为宜。

（三）注意事项

建议尽量避免腕关节用力较大的运动，如拉单杠、举重等运动，如果在运动中感觉腕关节疼痛，或者出现胸闷、心慌等不适，需及时终止运动。根据每位患者的运动健康筛查、体适能测试情况，制定其个性化运动处方（见表7–2–3）。

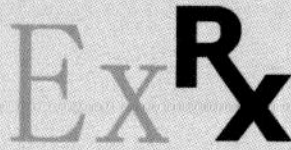

运动处方

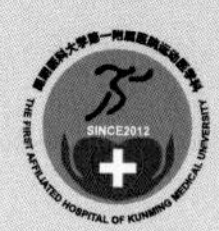

表 7-2-3 TFCC 修复重返运动处方示例

<table>
<tr><td colspan="4">基本信息：　　　　　　2021 年4月20日</td></tr>
<tr><td>姓名：张××</td><td>性别：男</td><td>年龄：30岁</td><td>电话：135××××0015</td></tr>
<tr><td>运动（体力活动）水平</td><td colspan="3">□ 严重不足　□ 不足　□ 中等　☑ 较高</td></tr>
<tr><td rowspan="4">运动前健康筛查</td><td colspan="3">身高177cm，体重80kg，BMI=25.5kg/m²，体脂率27%</td></tr>
<tr><td colspan="3">慢病史：□ 高血压　□ 糖尿病　□ 心脏病　□ 肺脏疾病　□ 其他</td></tr>
<tr><td colspan="3">血液指标：空腹血糖 5.4 mmol/L，总胆固醇2.2mmol/L</td></tr>
<tr><td colspan="3">血压：120/70mmHg，心率：80次/分钟</td></tr>
<tr><td rowspan="3">体适能测试</td><td colspan="3">心肺耐力：优秀</td></tr>
<tr><td colspan="3">肌肉力量、耐力、握力：中等　柔韧性：中等</td></tr>
<tr><td colspan="3">平衡能力：优秀　灵活性：优秀</td></tr>
<tr><td>诊断</td><td>右侧TFCC损伤术后</td><td colspan="2">诉求：重返运动训练</td></tr>
<tr><td rowspan="5">重返运动前阶段（术后第12周至12个月）</td><td colspan="3">运动方式：□ 散步行走　☑快步行走　☑游泳　☑慢跑　☑自行车　☑ 太极拳　□ 八段锦　□ 康复操　☑其他：去除腕关节支具，要求腕关节达到正常关节活动度，包括部分负重腕关节屈伸活动、内外旋活动。可以开始做家务活，可以做腕部避免过度用力的工作。加强上肢各关节协调性和肌肉力量强度及耐力训练，进行手腕部反应性、协调性、整体训练，同时提倡个性化及专项运动训练，每天30~60分钟，每周3~5次，腕关节功能逐渐恢复到损伤前水平。结合个人兴趣爱好，采用跑步、太极等腕关节影响较小的运动方式。术后12周以上，患者可以进行腕关节正常活动的运动并循序渐进，如挥拍类运动</td></tr>
<tr><td colspan="3">运动频率：3~5次/周</td></tr>
<tr><td colspan="3">中等强度：运动强度以中等强度为主。
达到目标（靶）心率（脉搏）：110~130次/分钟</td></tr>
<tr><td colspan="3">运动时间：30分钟/天，逐步增至60分钟/天</td></tr>
<tr><td colspan="3">运动方法：①热身运动：慢走5~10分钟；②康复运动：快走、慢跑等20分钟；③整理运动：减速慢走5~10分钟，拉伸，恢复至平静呼吸和心率</td></tr>
<tr><td>注意事项</td><td colspan="3">（1）建议尽量避免腕关节用力较大的运动，如拉单杠、举重等运动，如果在运动中感觉腕关节疼痛，或者出现胸闷、心慌等不适，需及时终止运动。
（2）运动时若腕关节有不适请立即停止运动</td></tr>
<tr><td>复诊</td><td colspan="3">1个月后复诊，届时携带本处方</td></tr>
<tr><td>运动处方师</td><td colspan="3">签字：王坤　　时间：2021年4月20日</td></tr>
</table>

四、TFCC损伤保守治疗运动处方

（一）康复教育

告知患者TFCC损伤后保守治疗期间的注意事项及保守治疗失败后的进一步治疗方案。告知患者TFCC损伤的病因、危险因素、临床症状特征；告知患者腕部支具固定的时间及康复注意事项。注意腕关节的休息，避免过早拆除支具及腕部活动。

（二）康复运动处方制定

在可耐受的情况下尽早下地活动，根据TFCC损伤的程度及患者的症状，腕部支具固定的时间一般在6～8周，可进行非腕关节的其他关节活动锻炼，拆除支具后需进一步加强腕关节活动，避免腕关节僵硬及手部肌力下降。

（1）有氧运动。运动频率（frequency）：3～5天/周；运动强度（intensity）：可从中等强度（40%～59%VO_2R或HRR）向较大强度（≥60%VO_2R或HRR）过渡；运动时间（time）：从10～20分钟/天逐步增加至30～60 分钟/天，每周总训练时间不少于150分钟，或进行75分钟较大强度运动；运动类型（type）：选择健步走、慢跑等腕关节不参与的运动为主。

（2）力量训练。可以进行患肢以外的力量训练。但以有氧运动为主。具体方法如下：

第Ⅰ阶段（伤后第0～4周）：佩戴腕关节支具，进行腕关节握拳功能锻炼。结合个人兴趣爱好，采用跑步、太极等腕关节影响较小的运动方式。每天运动时间：30～60分钟。每周运动频率：3～5天。运动强度：以中等强度为主，根据身体情况调整运动强度。

第Ⅱ阶段（伤后第4 ～ 8周）：根据TFCC损伤程度及患者腕部症状决定是否拆除腕关节支具，开始锻炼腕关节屈伸、旋前及旋后等活动。结合个人兴趣爱好，采用跑步、太极等腕关节影响较小的运动方式。每天运动时间：30～60分钟。每周运动频率：3～5天。运动强度：中等强度为主，根据身体情况调整运动强度。

第Ⅲ阶段（伤后第8～12周）：患者可以进行腕关节正常活动的运动，如挥拍类运动，结合个人兴趣爱好，采用跑步、太极等腕关节影响较小的运动方式。每天运动时间：30～60分钟。每周运动频率：3～5天。运动强度：以中等强度为主，根据身体情况调整运动强度。

第Ⅳ阶段（伤后第3～6月）：继续增加上肢肌力，开始恢复特定运动的训练，避免运动后关节肿胀和疼痛，受限制地恢复体育运动，继续增强肌力，训练本体感觉，增强式训练、灵敏能力训练或个性化训练。每天30～60分钟，每周3～5次，并逐步重返运动赛场。

（三）注意事项

根据身体情况调整运动强度并循序渐进，尽量避免腕关节用力较大的运动，如拉单杠、俯卧撑、举重等运动。如果在运动中感觉腕关节疼痛，或者出现胸闷、心慌等不适，需及时终止运动。根据每位患者的运动健康筛查、体适能测试情况，制定其个性化运动处方（见表7–2–4）。

表 7-2-4　TFCC 损伤保守治疗运动处方示例

基本信息：	2021 年4月20日		
姓名：张××	性别：男	年龄：30岁	电话：135××××0015
运动（体力活动）水平	□严重不足　□不足　□中等　☑较高		
运动前健康筛查	身高177cm，体重80kg，BMI=25.5kg/m^2，体脂率27%		
	慢病史：□高血压　□糖尿病　□心脏病　□肺脏疾病　□其他		
	血液指标：空腹血糖5.4 mmol/L，总胆固醇2.2mmol/L		
	血压：120/70mmHg，心率：80次/分钟		
体适能测试	心肺耐力：优秀		
	肌肉力量、耐力、握力：中等　柔韧性：中等		
	平衡能力：优秀　灵活性：优秀		
诊断	右腕关节TFCC损伤	诉求：重返运动训练	
保守治疗运动处方			
伤后第1~2周	握拳练习、腕关节抬高、屈伸肘练习，腕关节支具保护，根据腕关节情况开始进行有氧运动，如健步走、慢跑等		
伤后第2~4周	握拳练习、屈伸肘关节练习，术后第4周时开始屈伸腕关节练习；结合有氧运动，如健步走、慢跑等		
伤后第4~8周	握拳练习、屈伸肘关节练习，术后第6周时逐步开始内外旋腕关节练习，避免出现剧烈运动为宜；结合有氧运动，如健步走、慢跑等		
伤后第8~12周	去除腕关节支具，握拳练习、屈伸肘关节练习，术后第8周时逐步开始腕关节负荷屈伸练习，以0.5kg负重开始为宜；结合有氧运动，如健步走、慢跑等，第12周后可开始伴有腕关节的有氧运动，如太极拳、八段锦、骑车等		
伤后第3~6个月	运动方式：☑散步行走　☑快步行走　□游泳　☑慢跑　☑自行车　☑太极拳　□八段锦　□康复操　□其他		
	运动频率：3~5次/周		
	中等强度：运动强度为中等强度（40%~60% HRR）。		
	达到目标（靶）心率（脉搏）：110~130次/分钟		
	运动时间：30分钟/天，逐步增至60分钟/天		
	运动方法：①热身运动：慢走5~10分钟；②康复运动：快走、慢跑等20分钟；③整理运动：减速慢走5~10分钟，拉伸，恢复至平静呼吸和心率		
注意事项	（1）根据身体情况调整运动强度并循序渐进，尽量避免腕关节用力较大的运动：如拉单杠、俯卧撑、举重等运动。 （2）如果在运动中感觉腕关节疼痛，或者出现胸闷、心慌等不适，需及时终止运动		
复诊	有任何不适均可复查，届时携带本处方		
运动处方师	签字：王坤　时间：2021年4月20日		

王坤　余鸿

第三节　腕关节镜术后运动处方

腕关节镜是一种用于诊断和微创治疗腕关节损伤与疾患的新技术。腕关节镜手术具有创口小、术中出血少、术后恢复快及患者满意度高等优点，是目前治疗TFCC损伤、舟骨骨折、舟骨骨折不愈合、桡骨远端骨折、尺骨撞击综合征、舟骨缺血性坏死、腱鞘囊肿、腕关节游离体、腕关节滑膜炎等的主要手术方式。手术切口小而美观，一般只需0.5cm的迷你小切口就可导入关节镜或操作器械进行治疗。因此，对适宜采用腕关节镜技术进行诊治的疾患，除了可以避免常规切开手术在显露过程中对腕关节周围韧带/关节囊等组织造成的破坏，还可以避免传统切开手术留下明显手术疤痕的风险。而且，腕关节镜手术术后切口疼痛少，住院时间和术后固定、康复的时间往往都可缩短。此外，由于手术对关节囊和韧带的损伤与干扰小，术后形成的瘢痕粘连就小，从而有利于关节功能获得理想的康复。为腕关节镜手术患者开具围手术期及重返运动前运动处方，使患者早日恢复腕关节功能并重返工作岗位。运动康复的原则是：循序渐进、个性化、防止腕关节僵硬及周围肌肉萎缩。应根据围手术期、出院后、重返运动不同阶段的运动康复侧重点不同，制定不同阶段的运动处方，以促进腕关节镜术后尽早、尽快恢复患者运动功能。

一、腕关节镜围手术期运动处方

（一）康复教育

术前加强患者对此次腕部疾病健康认知。系统地向患者讲解有关此次手术腕部损伤的发病因素、预防措施、康复训练技巧等，同时也要提醒患者若不坚持治疗与康复训练，会引发严重的手功能障碍，给个人生活、工作以及家庭、社会带来重大影响，以促进患者建立顽强的康复信念。同时告知患者腕关节镜的微创性，术后几乎无痛，打消患者对手术的过度疑虑，以促动腕部损伤患者的治疗与康复的积极性。当康复效果不明显或者没有达到患者的预期时，就需要患者不断地自我肯定来支撑康复信念。同时向患者讲述术后效果所带来的益处，比如腕关节游离体取出或痛风石清理后，患者往往会取得满意的手术效果。因而，医护理人员在强化认知教育时，要指导患者学习自我肯定的技巧与方法。同时，要对患者家人进行健康认知教育，在家庭中不断支持、鼓励、肯定、督促患者。

（二）运动处方制定

围手术期主要分两个阶段，其中术前阶段（术前至手术当日）的重点是进行康复教育及预康复训练；术后早期阶段（术后第0～2周）的重点是重获肌肉收缩练习，消肿止痛与预防手、腕部肌腱粘连形成。

1. 术前阶段（术前至手术当日）

术前应对每位患者进行运动健康筛查及体适能测试，以指导运动处方制定。腕关节损伤后患者常因腕关节局部疼痛、肿胀及相关手部肌肉无力，使其对康复治疗产生畏惧或抵触心理，导致术后康复进展缓慢，腕关节普遍会存在功能障碍，比如腕关节僵硬、疼痛。术前应在无痛条件下适度增加腕关节活动度，有利于防止术后腕关节发生粘连及手部肌肉萎缩；术前屈伸肘关节练习可有效预防关节僵硬；术前握拳训练可预防术后出现肌肉萎缩，有利于术后早期、快速开展肌力、关节活动度等相关训练。同时可以根据患者腕关节疾病的不同，采取不同的康复方式。比如腕关节游离体取出术，则术前由于无外伤困扰，在避免腕关节过度训练前提下可以进行正常的生活及运动。如尺骨撞击综合征，患者可以参加一般的训练，避免腕部过度训练即可。为腕关节损伤患者开具手术前围手术期的运动处方，有利于增强患者身体机能，提高手术耐受性，防止手术并发症的发生。运动时间为30分钟/天，运动频率为3～5次/周，运动强度以低至中等强度为主。运动方式：可以慢跑、健步走、交替走等避免腕部用力的运动方式。

2. 术后早期阶段（术后第0～2周）

术后患者需根据手术的具体方式佩戴腕关节支具，甚至可以不用佩戴支具（比如，腕关节镜下游离体取出术及腕关节镜下滑膜清理术），康复开始于术后当日。腕关节镜下术后早期康复的目标为2周内消肿止痛，控制关节内积血与组织水肿，减轻疼痛和炎症反应，防止关节僵硬。运动时间为30分钟/天，运动频率为3～5次/周，运动强度以低强度为主。运动方式：术后前3天可下地行走，抬高患肢，进行握拳及屈伸肘活动；术后第4～7天开始慢跑，同时兼顾患肢手指屈伸及肘关节屈伸功能训练（图7-3-1）。

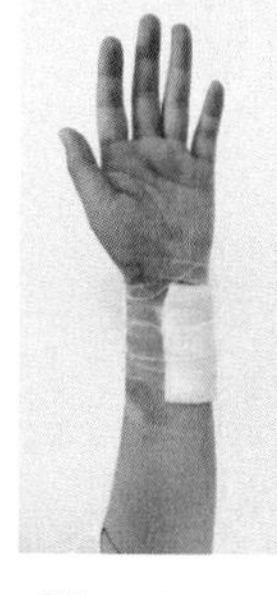
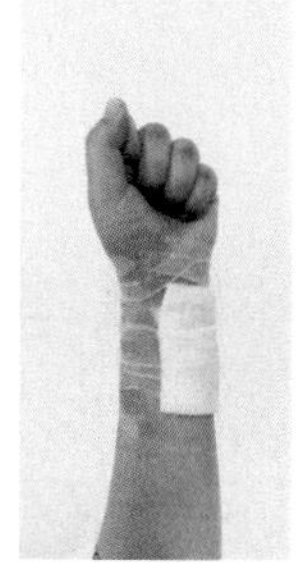

图 7-3-1　患肢手指的屈伸及握拳活动

（三）注意事项

腕关节镜术后可尽快进行腕关节康复运动（TFCC修复除外），如果在运动中感觉腕关节疼痛，或者出现胸闷、心慌等不适，需及时终止运动。避免运动量过大引起腕部出汗，导致伤口感染等风险。根据每位患者的运动健康筛查、体适能测试情况，制定其个性化运动处方（见表7-3-1）。

表 7-3-1　腕关节镜围手术期运动处方示例

基本信息：	2021 年4月20日		
姓名：张××	性别：男	年龄：30岁	电话：135××××0015
运动水平	☐ 严重不足　☐ 不足　☐ 中等　☑ 较高		
运动前健康筛查	身高177cm，体重80kg，BMI=25.5kg/m^2，体脂率27%		
	慢病史：☐ 高血压　☐ 糖尿病　☐ 心脏病　☐ 肺脏疾病　☐ 其他		
	血液指标：空腹血糖5.4mmol/L，总胆固醇2.2mmol/L		
	血压：120/70mmHg，心率：80次/分钟		
体适能测试	心肺耐力：优秀		
	肌肉力量、耐力、握力：中等　柔韧性：中等		
	平衡能力：优秀　灵活性：优秀		
诊断	右腕关节游离体	诉求：重返运动训练	
术前阶段运动处方：（术前至手术当日）	运动方式：☑ 散步行走　☑ 快步行走　☐游泳　☑ 慢跑　☐自行车　☐ 太极拳　☐ 八段锦　☐ 康复操　☑ 其他：可以进行握拳、屈伸肘关节活动，避免腕关节过度运动，防治腕关节内软骨损伤形成创伤性骨关节炎		
	运动频率：3~5次/周		
	中等强度：运动强度为中等强度（40%~60% HRR），达到目标（靶）心率（脉搏）：110~130次/分钟		
	运动时间：30分钟/天，逐步增至60分钟/天		
术后早期阶段（术后第0~2周）	运动方式：☑ 散步行走　☑ 快步行走　☐游泳　☐慢跑　☐自行车　☐ 太极拳　☐ 八段锦　☐ 康复操　☑ 其他：术后1~3天可开始下地行走，抬高患肢，进行握拳及屈伸肘活动；术后第4~7天开始快步走，兼顾患肢手指及肘关节屈伸训练。术后2周拆线后可以进行正常腕关节活动		
	运动频率：3~5次/周		
	中等强度：运动强度为低等强度开始，逐步过渡到中等强度（40%~60% HRR），达到目标（靶）心率（脉搏）：110~130次/分钟		
	运动时间：30分钟/天，逐步增至60分钟/天		
	运动方法：①热身运动：慢走5~10分钟；②康复运动：快走、慢跑等20分钟；③整理运动：减速慢走5~10分钟，拉伸，恢复至平静呼吸和心率		
注意事项	（1）腕关节镜术后可尽快进行腕关节康复运动。 （2）避免运动量过大引起腕部出汗，导致伤口感染等风险。 （3）不用佩戴腕关节支具，运动时若腕关节有不适请立即停止运动		
复诊	术后2周后复诊，届时携带本处方		
运动处方师	签字：王坤　时间：2021年4月20日		

二、腕关节镜手术出院后运动处方

（一）康复教育

该阶段患者已出院回家，主要居家自主完成运动康复训练，因此需向患者着重强调术后自主康复的重要性，提醒患者康复活动中的注意事项，保证康复治疗过程中避免腕部再发生新损伤的重要性。必要时可建议患者到专业的康复训练中心，在康复医生指导下自主康复训练。告知患者院外继续腕关节运动康复的注意事项及重要性，以及返院复查的时间及腕关节康复的要求。

（二）运动处方制定

1. 术后中期阶段（术后第3～4周）

术后根据腕关节镜手术中的情况继续佩戴腕关节支具或拆除腕关节支具。可以进行握拳等腕关节活动，屈伸肘关节活动，防止腕关节僵硬及肌肉萎缩。同时可以进行健步走、跑步等有氧运动，运动时间为30分钟/天，运动频率为3～5次/周，运动强度以中等强度为主。运动方式：可以慢跑、健步走、交替走等避免腕部用力的运动方式。

2. 术后远期阶段（术后第5～12周）

腕关节支具根据损伤情况术后佩戴4～6周或拆除支具，一般来说，腕关节镜下缝合组织的手术，腕关节支具佩戴时间为4～6周；如果仅仅行腕关节镜清理术，原则上可佩戴支具保护2周或不用佩戴支具。去除腕关节支具后开始腕关节屈腕及伸腕活动，逐步开始腕关节旋转活动，避免腕关节僵硬。同时可开始全身其他运动锻炼，运动时间为30分钟/天，运动频率为3～5次/周，运动强度以中等强度为主，可以过渡至较高强度。运动方式：可以慢跑、健步走、交替走等避免腕部用力的运动方式。

（三）注意事项

一般来说，许多患者刚去除腕关节支具时，往往会伴有轻度腕关节僵硬，此时需给患者树立康复的信心。如果在运动中感觉腕关节疼痛，或者出现胸闷、心慌等不适，需及时终止运动。根据每位患者的运动健康筛查、体适能测试情况，制定其个性化运动处方（见表7–3–2）。

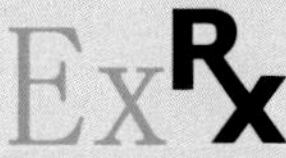

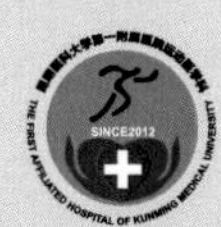

表 7-3-2　腕关节镜手术出院后运动处方示例

<table>
<tr><td colspan="4">基本信息：　　　　　　　　2021 年4月20日</td></tr>
<tr><td>姓名：张××</td><td>性别：男</td><td>年龄：30岁</td><td>电话：135××××0015</td></tr>
<tr><td>运动水平</td><td colspan="3">☐ 严重不足　☐ 不足　☐ 中等　☑较高</td></tr>
<tr><td rowspan="4">运动前健康筛查</td><td colspan="3">身高177cm，体重80kg，BMI=25.5kg/m^2，体脂率27%</td></tr>
<tr><td colspan="3">慢病史：☐ 高血压　☐ 糖尿病　☐ 心脏病　☐ 肺脏疾病　☐ 其他</td></tr>
<tr><td colspan="3">血液指标：空腹血糖 5.4 mmol/L，总胆固醇2.2mmol/L</td></tr>
<tr><td colspan="3">血压：120/70mmHg，心率：80次/分钟</td></tr>
<tr><td rowspan="3">体适能测试</td><td colspan="3">心肺耐力：优秀</td></tr>
<tr><td colspan="3">肌肉力量、耐力、握力：中等　　柔韧性：中等</td></tr>
<tr><td colspan="3">平衡能力：优秀　　　　灵活性：优秀</td></tr>
<tr><td>诊断</td><td>右侧腕关节游离体关节镜术后</td><td colspan="2">诉求：重返运动训练</td></tr>
<tr><td rowspan="4">术后中期阶段
（术后第3~4周）</td><td colspan="3">运动方式：☑ 散步行走　☑ 快步行走　☐游泳　☑ 慢跑　☐自行车　☐ 太极拳　☐ 八段锦　☐ 康复操　☑ 其他：可以进行握拳活动、屈伸肘关节活动、一般负荷的腕关节活动，比如家务活</td></tr>
<tr><td colspan="3">运动频率：3~5次/周</td></tr>
<tr><td colspan="3">中等强度：运动强度为中等强度（40%~60% HRR），达到目标（靶）心率（脉搏）：110~130次/分钟</td></tr>
<tr><td colspan="3">运动时间：30分钟/天，逐步增至60分钟/天</td></tr>
<tr><td rowspan="5">术后远期阶段
（术后第5~12周）</td><td colspan="3">运动方式：☑ 散步行走、☑ 快步行走　☐游泳　☐慢跑　☐自行车　☐ 太极拳　☐ 八段锦　☐ 康复操、☑ 其他：适当增加腕关节负重，可以从1kg的哑铃操开始，避免腕关节疼痛，同时继续肘关节、肩关节屈伸活动</td></tr>
<tr><td colspan="3">运动频率：3~5次/周</td></tr>
<tr><td colspan="3">中等强度：运动强度为低等强度开始，逐步过渡到中等强度（40%~60% HRR），达到目标（靶）心率（脉搏）：110~130次/分钟</td></tr>
<tr><td colspan="3">运动时间：30分钟/天，逐步增至60分钟/天</td></tr>
<tr><td colspan="3">运动方法：①热身运动：慢走5~10分钟；②康复运动：快走、慢跑等20分钟；③整理运动：减速慢走5~10分钟，拉伸，恢复至平静呼吸和心率</td></tr>
<tr><td>注意事项</td><td colspan="3">（1）许多患者刚去除腕关节支具时，往往会伴有轻度的腕关节僵硬，此时需给患者树立康复的信心。
（2）如果在运动中感觉腕关节疼痛，或者出现胸闷、心慌等不适，需及时终止运动</td></tr>
<tr><td>复诊</td><td colspan="3">术后2周后复诊，届时携带本处方</td></tr>
<tr><td>运动处方师</td><td colspan="3">签字：王坤　　　　时间：2021年4月20日</td></tr>
</table>

三、腕关节镜术后重返运动处方

（一）康复教育

该阶段康复根据腕关节镜具体手术方式的前提下，加强功能训练，防止肌肉萎缩、腕部骨质疏松、腕关节僵硬，恢复日常生活活动，最终能重返运动。仍需向患者强调运动康复的重要性，提醒患者康复运动中的注意事项，同时鼓励患者积极主动康复，打消担心康复再损伤腕部组织等心理疑虑，减少对康复的畏惧感。同时避免再次发生腕部组织新的损伤，比如避免举重等腕部过度用力的运动。如果是腕关节游离体取出，可适当增加腕部负荷，如果是进行腕部骨折的关节镜下辅助手术，则需通过复查腕部X片等决定是否可以重返运动。

（二）运动处方制定

1. 重返运动前阶段（术后第12周至6个月）

根据腕关节镜手术方式的不同而决定腕关节的运动负荷。该阶段要求腕关节达到正常关节活动度，包括腕关节屈伸活动、内外旋活动，可以开始做家务活，可以做腕部避免过度用力的工作。可开始腕关节部分负重状态下的屈伸、旋转腕关节活动，但是需从小剂量的负重开始，比如1kg的手腕部哑铃操，但需避免发生新的损伤，以腕关节无痛为宜（图7–3–2）。加强上肢各关节协调性和肌肉力量强度及耐力训练，进行手腕部反应性、协调性、整体训练的同时提倡个性化及专项运动训练，每天30～60分钟，每周3～5次，腕关节功能逐渐恢复到损伤前水平。同时可进行全身性运动，运动时间为30～60分钟/天，运动频率为3～5天/周，运动强度以中等强度为主，根据身体情况调整运动强度。运动方式：术后12周拆除腕关节支具，开始锻炼腕关节屈伸、旋前及选后等活动。结合个人兴趣爱好，采用跑步、太极等腕关节影响较小的运动方式。术后12周以上，患者可以进行腕关节正常活动的运动，如挥拍类运动，但是腕关节用力较大的运动需循序渐进进行。

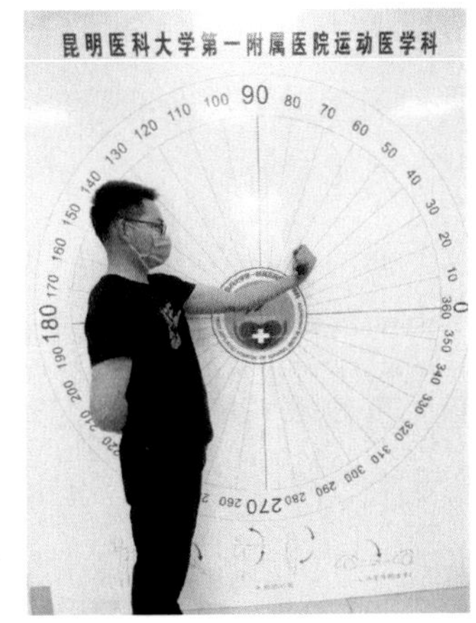

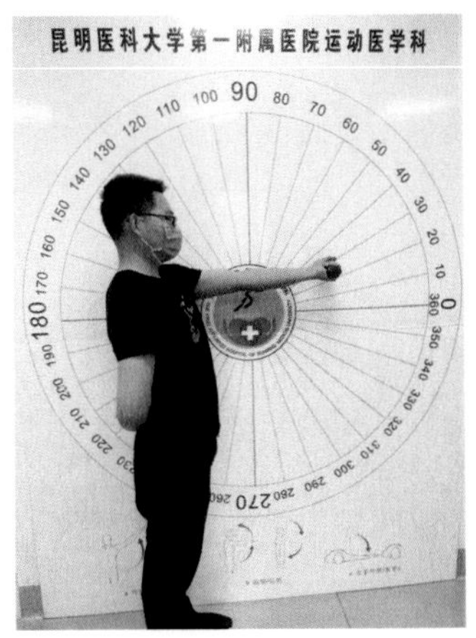

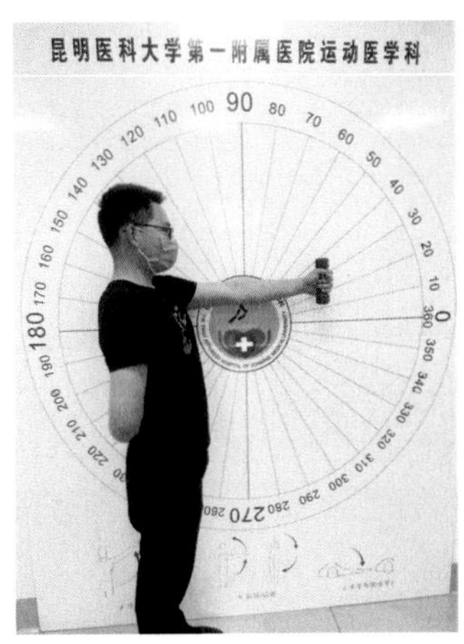

图 7-3-2　腕关节部分负重的哑铃操训练

2. 重返运动阶段（术后第12周至6个月）

6个月后可进行剧烈、对抗性体育运动。在整个康复过程中以有氧运动、力量训练、拉伸训练相结合进行运动锻炼，应遵循FITT-VP原则，在腕关节肿胀及疼痛耐受的前提下逐渐增加活动量，具体制定实施方案。

（1）有氧运动。术后需根据腕关节镜手术的具体方式与患腕所患疾病来选择有氧运动方式。一般来说，有氧运动可以增加心肺功能、提高心肺耐力、增强机体抵抗力，通过进行规律的有氧运动可以为患者重返比赛提供耐力支持，进而提高比赛能力。第一，有氧运动的运动方式最好根据自身的喜好与身体情况（尤其是腕关节情况）进行选择，比如腕关节镜术后患者均可进行健步走、跑步、游泳、骑车等运动，而比如腕关节尺骨撞击综合征行尺骨截骨短缩术的患者，则避免行腕关节过度用力的运动，避免摔倒引起尺骨再次骨折，甚至钢板断裂等风险。而对于如腕关节镜下滑膜炎清理术或游离体取出术的患者，则没有运动方式的禁忌，所有涉及腕关节的运动均可开展，甚至包括打篮球、打排球等腕部用力的运动。第二，运动时间以每天30分钟至1小时为宜，避免运动时间小于30分钟或大于60分钟，因为运动时间小于30分钟时达不到锻炼效果，而大于1小时后运动效果累积不明显。第三，运动频率建议是3～5次/周，不过可以根据个人情况适当增加，比如对于职业运动员来说，每天都可以进行有氧运动，但是以第二天不感觉疲劳及腕关节无不适为前提。第四，在运动强度方面，建议以中等强度为主，不过可以根据个人身体情况适当调整。比如对于专业运动员来说，可以进行高强度训练，而中老年人则可以将运动强度适当降低，但是均以避免腕关节再次损伤为前提。

（2）力量训练。手腕的力量训练可以提高上肢力量，促使患腕能早日进入正常运动阶段，甚至可以提高比赛成绩。但是，手腕的力量训练需遵循逐渐加力、避免暴力训练的原则。对于开展如腕关节镜下滑膜清理术、腕关节镜下腱鞘囊肿切除术及腕关节镜下游离体取出术的患者来说，此阶段腕关节可以正常开展力量训练，而不用过于担心手腕受到影响的情况。而对于手腕部手术较大，比如TFCC重建术与尺骨截骨短缩术的患者来说，力量训练需要循序渐进，避免腕部新的损伤发生。可以通过以下运动方式进行力量训练。第一，通过空手抓握的方式增强手的肌肉力量。第二，通过提重物的方式，锻炼手腕力量。第三，通过俯卧撑的形式进行锻炼。第四，可以通过握力球或者握力器的方式进行锻炼。第五，可以通过握小哑铃的锻炼方式来进行锻炼手腕部的力量。但是，每种运动方式均需要根据腕关节镜的手术方式来进行抉择，以避免腕部再次损伤为前提。

（3）拉伸训练。腕关节镜术后，有的患者难免会出现手腕部的肌腱和韧带的粘连，这时候通过手腕的拉伸活动可以促进肌腱的滑移功能恢复。腕关节的粘连常见于腕关节镜术后长期的支具固定，而术后没有腕关节支具固定的腕关节粘连通常较轻。腕关节的拉伸活动主要通过屈腕和伸腕两个动作来实现，甚至可以结合腕关节的旋转活动来促进粘连症状的减轻。首先，伸腕的动作要领是手臂向前水平伸出，手掌向前，指尖向上，另一手握住第2～5指，进行向后拉伸，保持约30秒，然后休息10秒为1次，每组共拉伸30～50次。其次，做屈腕练习时，前臂向前水平伸出，手掌向后，指尖朝下，用另一手握住屈腕手指，向后拉伸，保持约30秒，然后休息10秒为1次，每组共拉伸30～50次。锻炼屈伸腕关节时，以避免腕关节疼痛等不适为宜。最后，腕关节可以通过旋前与旋后锻炼来促进腕关节活动功能恢复。具体来说，可将患手握拳进行旋前与旋后的锻炼，需要动作缓慢并做最大的旋前或旋后动作，以避免引起腕关节疼痛为宜。

（三）注意事项

尽量避免拉单杠、举重等腕关节负重大的运动，如果在运动中感觉腕关节疼痛，或者出现胸闷、心慌等不适，需及时终止运动。根据每位患者的运动健康筛查、体适能测试情况，制定其个性化运动处方（见表7-3-3）。

表 7-3-3　腕关节镜术后重返后运动处方示例

基本信息：	2021 年4月20日		
姓名：张××	性别：男	年龄：30岁	电话：135××××0015
运动（体力活动）水平	□严重不足　□不足　□中等　☑较高		
运动前健康筛查	身高177cm，体重80kg，BMI=25.5kg/m^2，体脂率27%		
	慢病史：□高血压　□糖尿病　□心脏病　□肺脏疾病　□其他		
	血液指标：空腹血糖 5.4 mmol/L，总胆固醇2.2mmol/L		
	血压：120/70mmHg，心率：80次/分钟		
体适能测试	心肺耐力：优秀		
	肌肉力量、耐力、握力：中等　柔韧性：中等		
	平衡能力：优秀　灵活性：优秀		
诊断	右侧腕关节游离体关节镜术后	诉求：重返运动训练	
重返运动阶段（术后12周至12个月）	运动方式：□散步行走　☑快步行走　☑游泳　☑慢跑　☑自行车、☑太极拳　□八段锦　□康复操　☑其他：该阶段要求腕关节达到正常关节活动度，包括腕关节屈伸活动、内外旋活动。可以开始做家务活，可以做腕部避免过度用力的工作，可开始腕关节部分负重状态下的屈伸、旋转腕关节活动，逐步增加腕关节负荷，并恢复腕关节正常功能训练，但是需循序渐进，以无痛为原则		
	运动频率：3~5次/周		
	中等强度：运动强度中等强度为主。 达到目标（靶）心率（脉搏）：110~130次/分钟		
	运动时间：30分钟/天，逐步增至60分钟/天		
	运动方法：①热身运动：慢走5~10分钟；②康复运动：快走、慢跑等20分钟；③整理运动：减速慢走5~10分钟，拉伸，恢复至平静呼吸和心率		
注意事项	（1）尽量避免拉单杠、举重等腕关节负重大的运动，运动时若腕关节有不适请立即停止运动。 （2）如果在运动中感觉腕关节疼痛，或者出现胸闷、心慌等不适，需及时终止运动		
复诊	1个月后复诊，届时携带本处方		
运动处方师	签字：王坤　时间：2021年4月20日		

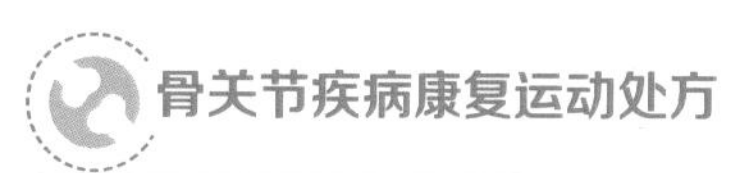

参考文献

[1] 李宗光, 韩竹, 吉光荣. 腕管综合征的研究进展［J］. 临床外科杂志, 2013, 21(5): 394-396.

[2] 蒋红, 项翼, 宋红云. 神经松动术联合甲钴胺治疗轻中度腕管综合征的临床疗效及电生理观察［J］. 中华物理医学与康复杂志, 2014, 36(7): 3.

[3] 吴鹏, 杨剑云, 陈琳, 等. 甲钴铵对轻中度腕管综合征治疗的有效性研究［J］. 中华手外科杂志, 2013, 29(1): 3.

[4] 顾玉东. 重视对腕管综合征的诊治［J］. 中国矫形外科杂志, 2005, 13(5): 2.

[5] 吴佳怡, 王钢, 余斌, 等. 腕管综合征的治疗方法选择与疗效评价［J］. 中华创伤骨科杂志, 2010(9): 4.

[6] Leow M Q H, Lim R Q R, Tay S C. Clinical assessment and diagnostics of patients with hand disorders: a case study approach［J］. Orthopaedic Nursing, 2017, 36(3): 186-191.

[7] 马余鸿, 裴建. 腕管综合征的治疗进展［J］. 实用手外科杂志, 2017, 31(3): 368-369.

[8] Mandias R J, Dengah H M. Hubungan intensitas penggunaan internet dengan carpal tunnel syndrome［J］. Klabat Journal of Nursing, 2019, 1(2): 27.

[9] Akalin E, Ei O, Peker O, et al. Treatment of carpal tunnel syndrome with nerve and tendon gliding exercises［J］. AmJ Phys Med Rehabil, 2002, 81(2): 108-113.

[10] Durham C O, Vanravenstein K. It's all in the wrist: diagnosis and management of carpal tunnel syndrome［J］. Orthopaedic Nursing, 2017, 36(5): 323-327.

[11] 顾玉东. 腕管综合征与肘管综合征诊治中的有关问题［J］. 中华手外科杂志, 2010(6): 3.

[12] Palmer AK, Werner FW. The triangular fibrocartilage complex of the wrist--anatomy and function［J］. J Hand Surg Am, 1981, 6(2): 153-162.

[13] Weiss AP, Akelman E, Lambiase R. Comparison of the findings of triple-injection cinearthrography of the wrist with those of arthroscopy［J］. J Bone Joint Surg Am, 1996, 78(3): 348-356.

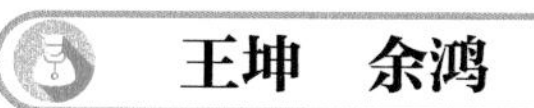

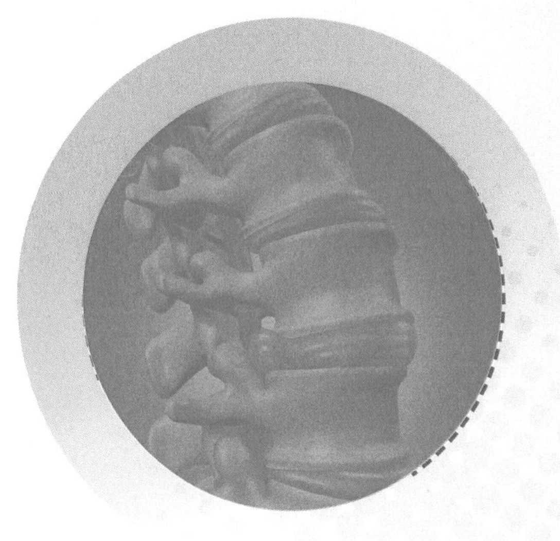

·第八章·

脊柱疾病康复运动处方

第一节　脊柱内镜手术康复运动处方

腰椎间盘突出症是导致腰腿痛最常见的原因之一。它是因腰椎间盘变性、纤维环破裂、髓核组织突出压迫和刺激腰骶神经根、马尾神经所引起的一种综合征[1]。伴随着经皮脊柱内镜技术的发展和器械的改进，经皮腰椎内镜手术逐步成为治疗腰椎间盘突出症和腰椎管狭窄症的主要微创术式[2-3]。脊柱内镜手术的康复治疗目的是恢复术后患者日常腰部屈伸活动，改善下肢疼痛、麻木及感觉减退，加强核心肌力、维持脊柱正常形态，降低术后腰椎间盘突出复发。康复的原则是根据患者年龄、身体基础情况及腰椎间盘突出严重程度，个性化进行早期康复，运动过程应循序渐进，以患者不感腰部或下肢症状加重为度，运动量根据患者情况酌情递增。

一、脊柱内镜围手术期运动处方

（一）康复教育

健康教育对于椎间孔镜手术患者极为重要，术前根据患者的年龄、文化程度、生活环境等制订个性化的护理康复计划，需要告知患者椎间孔镜手术前注意事项，充分与患者及家属沟通，告知麻醉方式、手术方案、术中术后可能发生的并发症、术后疼痛控制和术前功能锻炼目的及方法，消除患者对早期康复的疑虑。提醒患者围手术期康复活动中的注意事项，告知支具的选择和穿戴方式，增加患者对基本病情、治疗方法、术后康复锻炼等的认知，消除不良情绪和增强治疗信心，增加患者的依从性。术后可通过成功病例的宣讲，通过交流肢体训练的经验进一步增强康复信心，营造一个积极乐观向上的康复氛围。

（二）运动处方制定[4-5]

围手术期主要分两个阶段，其中术前阶段（术前至手术当日）的重点是进行康复教育及预康复训练；术后早期阶段（术后0～2周）的重点是重获肌肉收缩练习，消肿止痛与预防深静脉血栓形成。制定运动处方前应进行运动前健康筛查、运动风险评估及健康相关体适能测试，而后根据康复功能评定结果，适时地为患者调整制定运动处方。

1. 术前阶段（术前至手术当日）

围手术期康复前，应当评估包括姿势和身体力学、活动范围。医师需要找到引起患者症状的活动方式和姿势，并提出指导性建议以减轻或消除患者症状。腰椎间盘突出患者常因腰背及下肢疼痛、麻木及部分区域感觉异常，使其对康复治疗产生畏惧或抵触情绪，在围手术期以不引起明显不适为前提进行下肢及核心肌力的训练，可促进患者了解自己的主要问题及康复重点，掌握基本康复方法，提高术后运动功能恢复；术前下肢肌力训练可预防术后出现肌肉萎缩，有利于术后早期、快速开展肌力、关节活动度和本体感觉等相关训练。值得注意的是，腰痛或下肢神经根受压的急性期，不宜刻意进行相关康复，卧床休息是最安全和重要的治疗措施[6]。

2. 术后早期阶段（术后第0～2周）

为康复的第Ⅰ阶段，康复重点是早期下地，行下肢肌肉收缩练习以减少术后深静脉血栓形成及肺部感染等呼吸道相关并发症，进行踝泵锻炼，股四头肌静力性力量练习，负荷量为10秒/次，30次×5组（图8-1-1）；仰卧交替直腿抬高，20次×3组，组间休息1～2分钟（图8-1-2）。术后第二天佩戴腰部护具下地步行，慢走10～20分钟，2～3次/天。

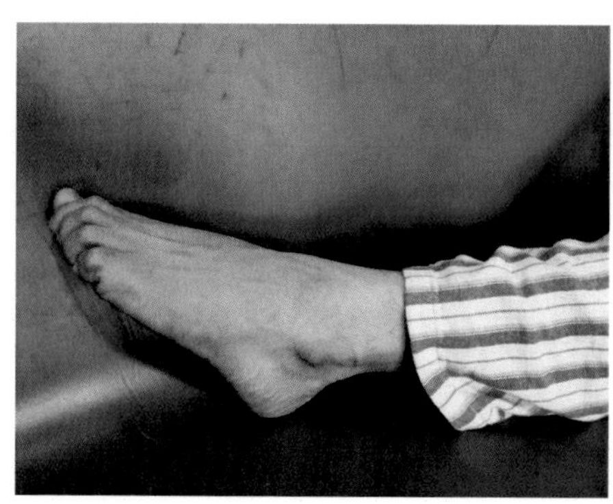
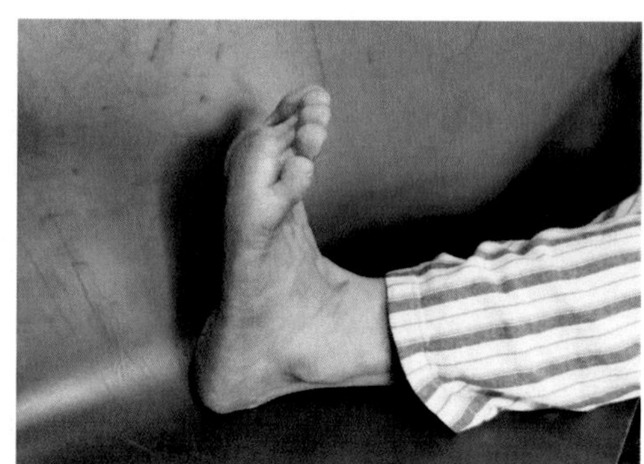

图 8-1-1　踝泵练习

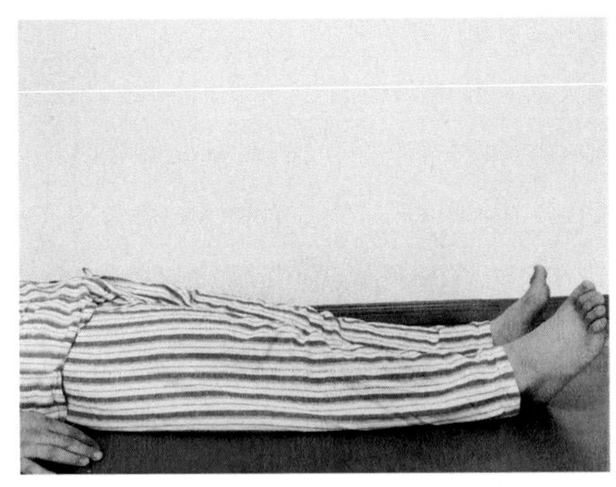
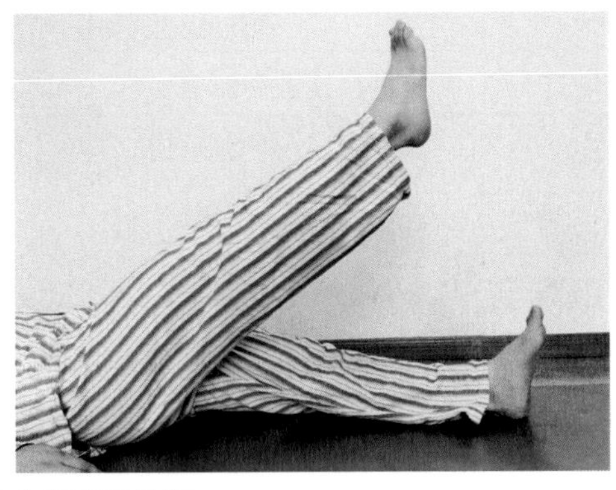

图 8-1-2　仰卧交替直腿抬高

（三）注意事项

第一阶段遇到的最大制约因素是疼痛和恐惧。大多数术后疼痛均会随着时间、抗炎药物的应用以及缓慢恢复正常活动而缓解。有些症状严重或持续不缓解的患者需要接受超声波、经皮电神经刺激等治疗。疼痛症状仍然不缓解的患者应进一步检查。另一个障碍就是患者的恐惧，患者在腰椎间盘切除术后开始康复训练时可能对活动非常恐惧，一些患者术前可能长时间都不能正常活动。因此，这些患者不愿意再做之前可引起疼痛的动作。应当让患者知道这些运动在安全的范围内开展，对患者的愈合过程非常有益。因此，关于姿势矫正和身体活动方法的宣教十分重要。

根据每位患者术前的运动健康筛查、体适能测试及术后恢复情况，制定其个性化出院后运动处方（见表8-1-1）。

表 8-1-1 脊柱内镜围手术期运动处方示例

<table>
<tr><td colspan="4">基本信息：　　　　2022年06月01日</td></tr>
<tr><td>姓名：李××</td><td>性别：男</td><td>年龄：45岁</td><td>电话：187××××1001</td></tr>
<tr><td>运动（体力活动）水平</td><td colspan="3">☐ 严重不足　☐ 不足　☑ 中等　☐ 较高</td></tr>
<tr><td rowspan="4">运动前健康筛查</td><td colspan="3">身高170cm，体重75kg，BMI=26.0kg/m^2，体脂率24%</td></tr>
<tr><td colspan="3">慢病史：☐ 高血压　☐ 糖尿病　☐ 心脏病　☐ 肺脏疾病　☐ 其他</td></tr>
<tr><td colspan="3">血液指标：空腹血糖 6.1mmol/L，总胆固醇2.4mmol/L</td></tr>
<tr><td colspan="3">血压：102/80mmHg，心率：78次/分钟</td></tr>
<tr><td rowspan="3">体适能测试</td><td colspan="3">心肺耐力：良好</td></tr>
<tr><td colspan="3">肌肉力量、耐力、握力：良好　　柔韧性：良好</td></tr>
<tr><td colspan="3">平衡能力：良好　　灵活性：良好</td></tr>
<tr><td>诊断</td><td>腰椎间盘突出症</td><td colspan="2">诉求：重返运动</td></tr>
<tr><td>术前至手术当日</td><td colspan="3">疼痛期身体姿势评估及建议，康复动作指导、支具佩带、日常健康用腰知识培训</td></tr>
<tr><td>术后第1~2天</td><td colspan="3">低强度训练，以预防深静脉血栓形成，减少术后疼痛为目的：踝泵锻炼，股四头肌静力性力量练习，术后第二天佩带腰部护具下地步行</td></tr>
<tr><td rowspan="5">术后第3天至2周</td><td colspan="3">运动方式：☑ 散步行走　☑ 快步行走　☐ 游泳　☐ 慢跑
☐ 自行车　☐ 太极拳　☐ 八段锦　☐ 康复操　☐其他</td></tr>
<tr><td colspan="3">运动频率：3~5次/天，30~60分钟/次</td></tr>
<tr><td colspan="3">中强度训练：前两周的运动强度为中等强度（40%~60% HRR）
达到目标（靶）心率（脉搏）：105次/分钟</td></tr>
<tr><td colspan="3">运动时间：30分钟/天</td></tr>
<tr><td colspan="3">运动方法：①热身运动：关节活动或慢走5~10分钟；②康复运动：快走、慢走，双腿交替抬高；③整理运动：慢速走5~10分钟，恢复至平静心率</td></tr>
<tr><td>注意事项</td><td colspan="3">（1）有些症状严重或持续不缓解的患者，需接受超声波、经皮电神经刺激等治疗
（2）应当让患者知道这些运动在安全的范围内开展，对患者的愈合过程非常有益。因此，关于姿势矫正和身体活动方法的宣教十分重要</td></tr>
<tr><td>运动处方师</td><td colspan="3">签字：宋恩　　时间：2022年6月1日</td></tr>
</table>

二、脊柱内镜手术出院后运动处方

（一）康复教育

告知患者出院后，不正确坐姿、久坐、错误负重姿势都是导致年轻腰椎间盘突出复发的重要诱因。因此，教导患者纠正生活工作中的不良习惯，规范合理地进行康复锻炼，加强核心力量对于防止复发、防止加重、缓解症状都具有积极作用。

（二）运动处方制定

1. 术后中期阶段

术后第2～4周为康复的第二阶段：在第一阶段训练基础上逐步增加运动强度及频率，逐步增加腰部核心肌群功能锻炼，以恢复日常生活为重点，为第三阶段锻炼奠定基础。踝泵锻炼每组30～50次，每天3～5组；仰卧交替直抬腿锻炼每组20～30次，每天3～5组，以上两组锻炼当肌肉收缩至顶点时需维持收缩状态2～3秒，3～5次/周。佩戴腰部护具慢走或快走20～30分钟，2～3次/周。

2. 术后远期阶段

术后5～8周可进一步加强腰背肌、腹肌等肌群力量及柔韧性锻炼，以增加腰椎的稳定性、延缓腰椎退变为重点，进行仰卧交替直抬腿练习每组30～50次，每天3组，3～5次/周。跪式平板支撑，行跪式平板支撑期间需维持上肢、背部及腹部核心肌群发力收紧，手肘与地面呈90°，每组35～70秒，每天3组，组间休息10～20秒（图8-1-3）。由于训练量要求有所提高，该阶段应当循序渐进，每天逐渐增加锻炼量。如锻炼后次日感到腰部酸痛、不适、发僵等，应适当地减少锻炼的强度和频度，或停止锻炼，以免加重症状，待不适缓解，重新评估运动强度。

术后第8～12周，此阶段由四肢肌力锻炼逐步转移为增加全身肌群及平衡性、协调性训练，增强核心肌力锻炼，加强脊柱稳定性。该阶段应当循序渐进，每天可逐渐增加锻炼量。如锻炼后次日感到腰部酸痛、不适、发僵等，应适当减少锻炼的强度和频率，或停止锻炼，以免加重症状。平板支撑训练，该动作训练强度在跪式平板支撑基础上伸直髋、膝关节，仅以双肘及双足前半部分作为支撑，其间需保持双臂、背部、大腿前后方及腹部核心维持发力状态，训练强度及四肢协调性强度进一步提升，每组40～120秒，每天3组（组间休息10～20秒）（图8-1-4）；十字挺身训练，每组5次，每天10组（左腿和右臂同时向上抬起，感受下背部的收缩拉紧，当肌肉收缩至顶峰时，维持坚持1～2秒）（图8-1-5）；佩戴腰部护具慢走，步行时间控制在1小时内。

上述训练需坚持进行3～5次/周，锻炼强度增加需循序渐进，锻炼后若出现背部明显不适，需暂停训练，重新评估训练方式及强度。

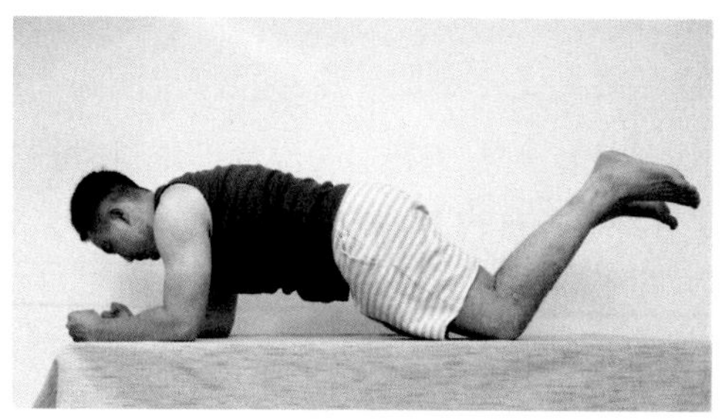

图 8-1-3　跪式平板支撑锻炼

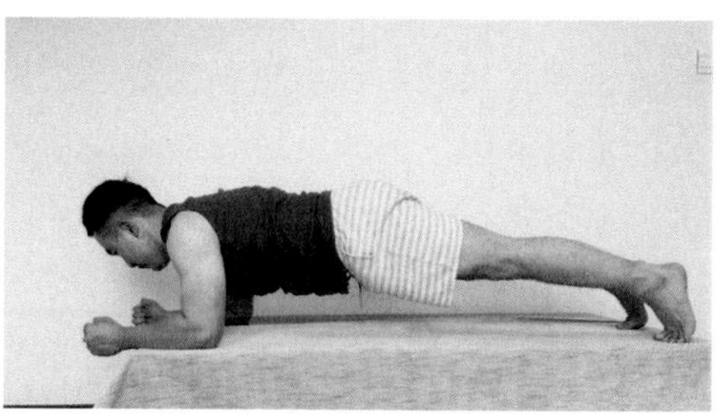

图 8-1-4　平板支撑锻炼

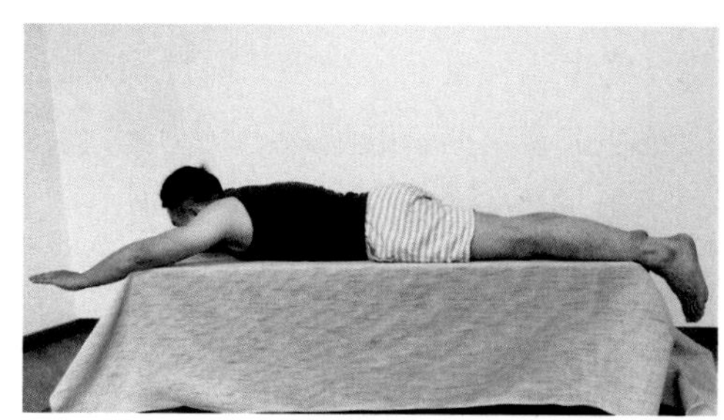

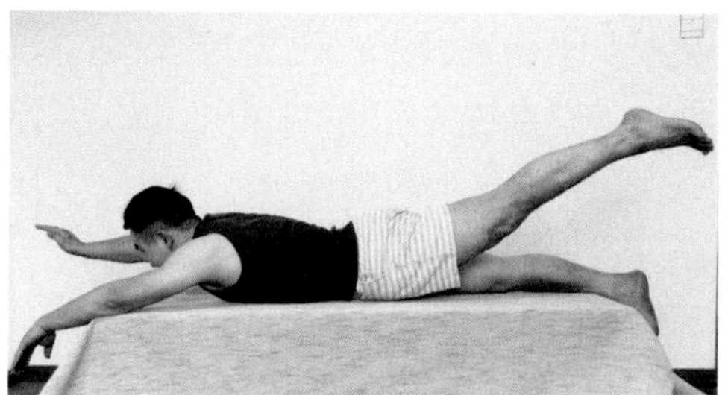

图 8-1-5　十字挺身锻炼

（三）注意事项

该阶段患者腰部疼痛逐步消失、畏惧感减轻、腰椎活动范围增加，以及腰椎节段控制增强。随着患者在日常生活中信心不断增强，对身体运动控制不当可能带来更多腰痛。因此，本阶段务必反复强调正确地控制身体运动，避免在家或体育馆内运动进展过激。由于软组织紧张和术后瘢痕形成，在此期间开始腰椎活动范围练习时也可能导致腰痛。在开始腰椎活动范围练习前，湿热敷和/或超声波可用于增加软组织的延展性。另一个可能的刺激因素是神经牵拉。如果此期间内神经根症状明显或加重，应该减少神经牵拉锻炼的频度和/或每次锻炼的重复次数，在此阶段，患者需要恢复正确蹲坐姿势。

根据每位患者术前的运动健康筛查、体适能测试及术后恢复情况，制定其个性化出院后运动处方（见表8-1-2）。

表 8-1-2　脊柱内镜手术出院后运动处方示例

基本信息：	2022 年06月01日
姓名：李××	性别：男　年龄：33岁　电话：187××××1001
运动（体力活动）水平	☐ 严重不足　☐ 不足　☑ 中等　☐ 较高
运动前健康筛查	身高170cm，体重75kg，BMI=26.0kg/m^2，体脂率17% 慢病史：☐ 高血压　☐ 糖尿病　☐ 心脏病　☐ 肺脏疾病　☐ 其他 血液指标：空腹血糖 6.1 mmol/L，总胆固醇2.4 mmol/L 血压：102/80mmHg，心率：78次/分钟
体适能测试	心肺耐力：良好 肌肉力量、耐力、握力：良好　柔韧性：良好 平衡能力：良好　灵活性：良好
诊断	腰椎间盘突出症术后　诉求：重返运动
术后第2~4周	踝泵锻炼、仰卧交替直腿抬高锻炼、慢走或快走
术后第5~8周	仰卧交替直腿抬高锻炼、跪式平板支撑锻炼、慢走
术后第8~12周运动处方	平板支撑练习、十字挺身练习、慢走 运动方式：☐ 散步行走　☑ 快步行走　☑游泳　☑慢跑 ☐ 自行车　☐ 太极拳　☐ 八段锦　☑ 康复操　☐其他 运动频率：3~5次/周 中等强度：运动强度为中等强度下限（40%~60% HRR，能说话但不能唱歌）。 达到目标（靶）心率（脉搏）：110次/分钟 运动时间：30分钟/天，逐步增至60分钟/天 运动方法：①热身运动：关节屈伸活动或慢走5~10分钟；②康复运动：平板支撑练习、“小燕飞”动作练习、十字挺身练习、慢跑、快走、游泳等20分钟；③整理运动：减速慢走5~10分钟，拉伸，恢复至平静呼吸和心率
注意事项	（1）如果在运动中感觉腰部疼痛、无力及或下肢疼痛，需及时终止运动，必要时与医生联系。 （2）术后2个月内，严禁久坐久站，弯腰提重物，负重训练；术后2个月根据复查结果，行进一步指导运动锻炼。 （3）请按主诊医生处方按时服药。 （4）请妥善保管本处方，复诊时携带
复诊	每月复诊1次，届时携带本处方
运动处方师	签字：宋恩　时间：2022年6月1日

三、脊柱内镜术后重返运动处方

此阶段的目的是恢复下肢正常力量和灵活性，在此阶段内患者从静态活动过渡到动态活动，包括负荷和非负荷两种活动。在做动态稳定训练时，脊柱处于中立位，训练负荷量的增加取决于患者的忍耐力和治疗目的。相对于那些只需重新开始日常生活的患者、需重返体育运动的患者应接受更多的动态稳定训练。由于动态稳定训练需要较高的活动水平，在开始这一阶段之前务必恢复正常的下肢肌力，动态稳定训练应在缓慢、可控条件下进行。

（一）康复教育

为让患者达到恢复体育运动的目的，应告知患者此阶段训练的速度、速率、进度及躯干肌肉的要求需提高，因此患者需要进展到仰卧、俯卧和手膝支撑位的动态稳定训练。进展应体现在增加重复次数、延长坚持时间、在不稳定平面上运动以及增加负荷。在动态稳定训练中可进一步开展有氧运动。在进行有氧运动时，患者应遵循交叉训练的概念，尽量减少再损伤的发生。

（二）运动处方制定

1. 重返运动阶段（术后第12周至12个月）

该阶段康复训练过程中以有氧运动、力量训练、拉伸训练相结合进行运动锻炼，最大限度地恢复患者运动功能，达到重返运动的目的，运动过程应遵循FITT–VP原则，腰背部肌在下肢运动时无诱发明显疼痛，或未造成局部不适加重且在耐受的前提下，逐渐增加活动量，具体制定实施方案：

（1）力量训练。运动频率（frequency）：3～5天/周，同一肌群每周训练2～3次即可；运动强度（intensity）：体能较差者可从10% 1–RM开始，一般中低强度为60% 1–RM重复12～15次/组，或高强度为80%1–RM重复6～8次/组；运动时间（time）：每个动作重复2～4组，每组5～15次，每次5～10秒，每天20～30分钟；运动类型（type）：“小燕飞”、平板支撑、拱桥式训练。

“小燕飞”（图8–1–6）。取俯卧位，可在上腹部放置一个枕头增强支撑，双手自然放置于身体两侧，以腹部为支撑点，以背部发力缓慢抬高头颈、胸、双腿，维持脊柱后伸，抬起的姿势维持5～10秒，然后缓慢放下四肢及头部，放松背部肌肉。

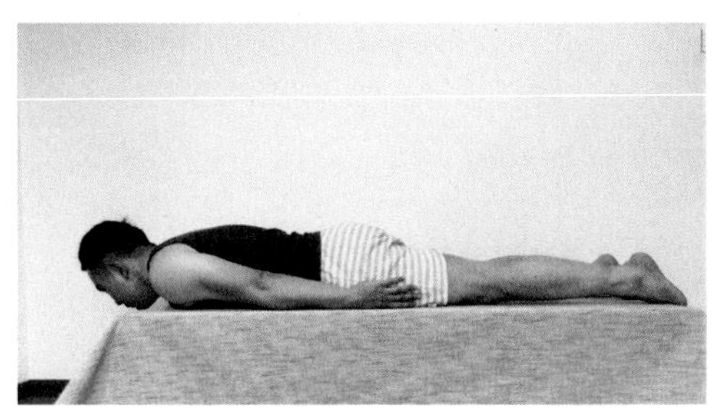
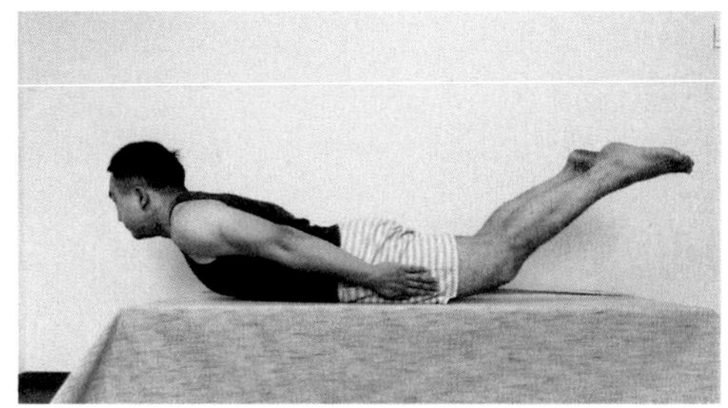

图 8-1-6　“小燕飞”训练

平板支撑（图8-1-4）。俯卧，双肘屈曲90°支撑地面，双脚踩地，背部、腹肌及盆底肌收紧发力，使身体离开地面，眼睛看向地面，保持躯干伸直，头部、肩部、胯部和踝部保持在同一平面，保持均匀呼吸。每次保持20～120秒，每天训练3～5组，组间间歇不超过20秒。

拱桥式训练（图8-1-7）。仰卧位，双腿屈曲，以双足、双肘和后头部为支点（五点支撑）用力将臀部抬高，每次维持5～10秒，然后缓慢放下，重复10～20次为1组，每天3～5组。

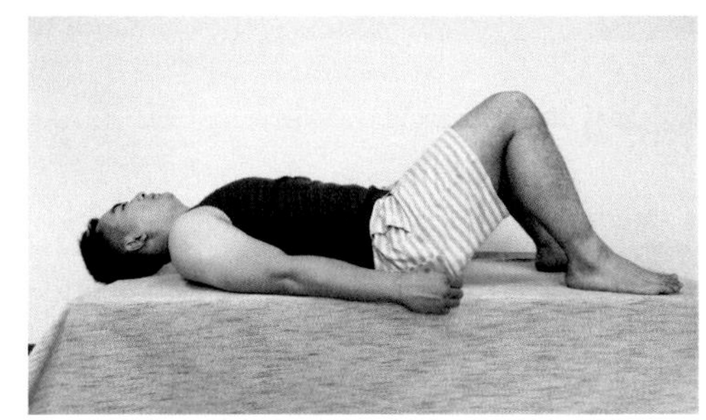
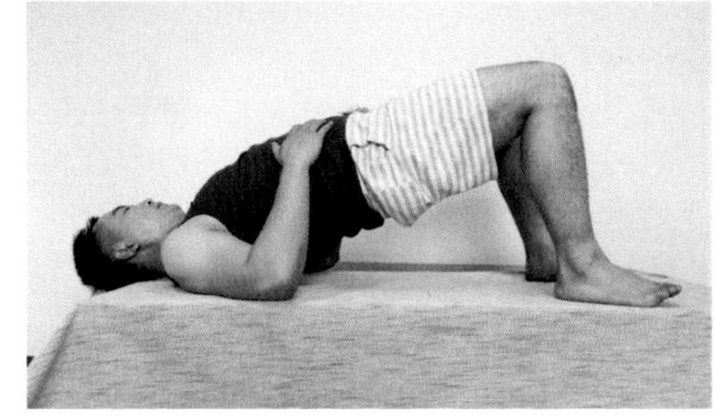

图 8-1-7　拱桥式训练

（2）拉伸训练。运动频率（frequency）：3～5天/周，对腰背部肌周围肌群及韧带进行拉伸；运动强度（intensity）：有紧绷感/拉伸感而无明显疼痛，在无痛或微痛情况下缓慢增加关节活动范围；运动时间（time）：动力性运动达到10次，静力性拉伸保持10～30秒，每次5～10分钟；运动类型（type）：起身运动、单膝抱膝拉伸。

起身运动（图8-1-8）：取俯卧位，以上肢发力支撑抬起躯干，过程中需保持髋关节紧贴地面，同时保持下腰部及臀部放松，静力性拉伸保持10～30秒，放松10秒后再进行重复拉伸，每次5～10分钟。

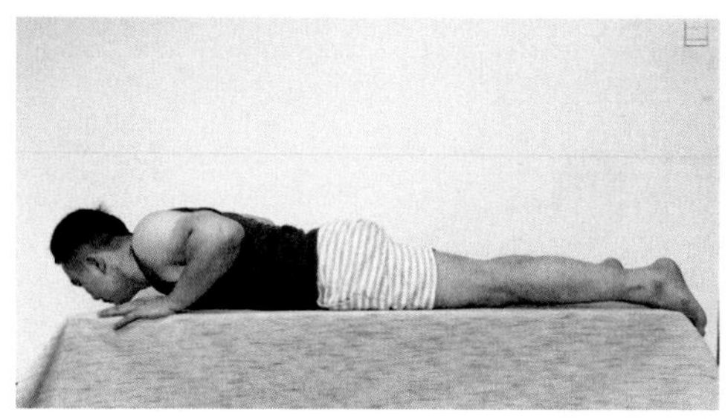
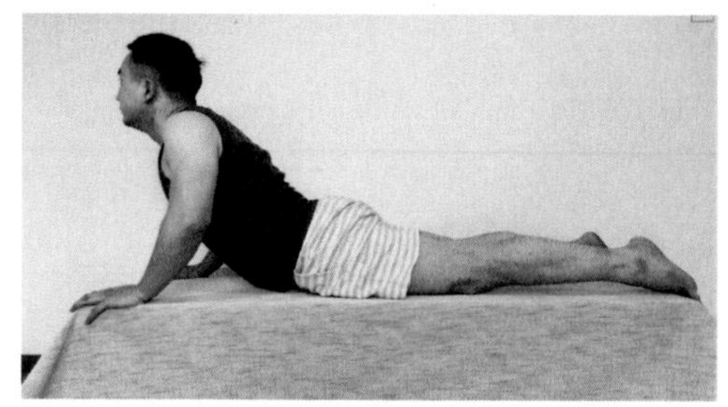

图 8-1-8　起身运动

单膝抱膝拉伸（图8-1-9）：俯卧位，双膝屈曲，臀部用力夹紧，收缩腹部，再双手抱单膝靠近胸部，静力性拉伸保持10～30秒，然后恢复至原来位置，每次拉伸5～10分钟，换另一侧膝部。

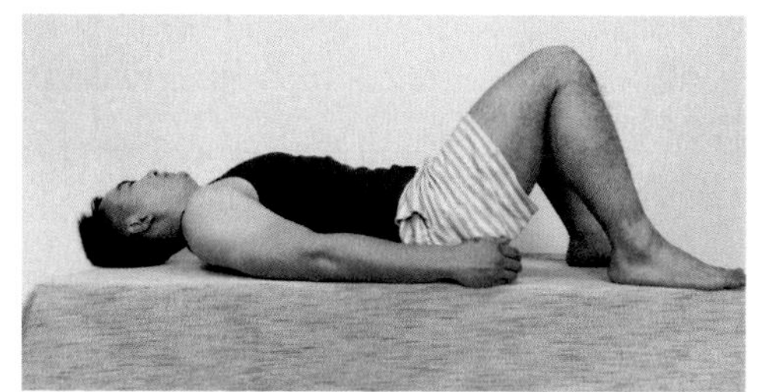
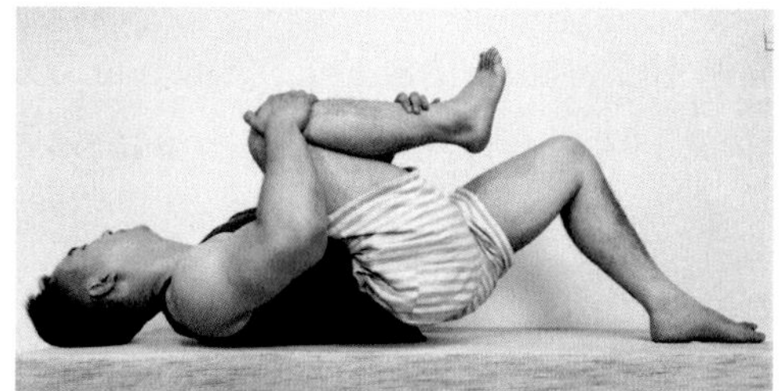

图 8-1-9　单膝抱膝拉伸

（3）有氧运动。以增加全身肌群及平衡性、协调性为训练目的。运动频率（frequency）：3～5天/周；运动强度（intensity）：可从中等强度（40%～59%最大心率HRR）向较大强度（≥60%HRR）过渡；运动时间（time）：从20～30分钟/天，逐步增加至60分钟/天；运动类型（type）：根据患者术后腰部疼痛症状的缓解程度及复查后的结果，作为可以运动强度中等且可以长期坚持的运动锻炼方式：太极拳、八段锦、慢跑、游泳[7, 8]。

（三）注意事项

该阶段的目的是确保进行动态稳定训练时躯干保持中立位稳定。动态稳定训练时躯干也随着活动是对动态稳定概念的错误理解。在此过程中的工作是帮助患者尽量锻炼下肢力量，增强躯干的强度。在进入更强锻炼阶段之前，应反复反馈确保正确地完成运动，强调继续在家开展手膝支撑和仰卧位中立稳定训练的重要性，应注意，在患者能够完成训练目标之前，不应在家庭训练中增加动态稳定练习。根据每位患者术前的运动健康筛查、体适能测试及术后恢复情况，制定其个性化运动处方（见表8-1-3）。

表 8-1-3 脊柱内镜术后重返运动处方示例

<table>
<tr><td colspan="4">基本信息：　　2022 年06月01日</td></tr>
<tr><td>姓名：李× ×</td><td>性别：男</td><td>年龄：33岁</td><td>电话：187× × × ×1001</td></tr>
<tr><td>运动（体力活动）水平</td><td colspan="3">☐ 严重不足　☐ 不足　☑ 中等　☐ 较高</td></tr>
<tr><td rowspan="4">运动前健康筛查</td><td colspan="3">身高170cm，体重75kg，BMI=26.0kg/m^2，体脂率17%</td></tr>
<tr><td colspan="3">慢病史：☐ 高血压　☐ 糖尿病　☐ 心脏病　☐ 肺脏疾病　☐ 其他</td></tr>
<tr><td colspan="3">血液指标：空腹血糖 6.1 mmol/L，总胆固醇2.4 mmol/L</td></tr>
<tr><td colspan="3">血压：102/80mmHg，心率：78次/分钟</td></tr>
<tr><td rowspan="3">体适能测试</td><td colspan="3">心肺耐力：良好</td></tr>
<tr><td colspan="3">肌肉力量、耐力、握力：良好　柔韧性：良好</td></tr>
<tr><td colspan="3">平衡能力：良好　灵活性：良好</td></tr>
<tr><td>诊断</td><td>腰椎间盘突出术后</td><td colspan="2">诉求：重返运动</td></tr>
<tr><td>术后3个月</td><td colspan="3">抗阻力量训练、拉伸训练</td></tr>
<tr><td rowspan="5">重返运动处方</td><td colspan="3">运动方式：☐ 散步行走　☐ 快步行走　☑ 游泳　☑ 慢跑
☑ 自行车　☑ 太极拳　☑ 八段锦　☐ 康复操　☐其他</td></tr>
<tr><td colspan="3">运动频率：3~5次/周</td></tr>
<tr><td colspan="3">中等强度：运动强度为中等强度下限（40%~60% HRR，能说话但不能唱歌）
达到目标（靶）心率（脉搏）：110次/分钟</td></tr>
<tr><td colspan="3">运动时间：60分钟/天</td></tr>
<tr><td colspan="3">运动方法：
热身运动：关节屈伸活动或慢走5~10分钟
康复运动：平板支撑、“小燕飞”、拱桥式训练、起身训练、单膝抱膝拉伸，综合训练包括：游泳、慢跑、太极拳、八段锦、游泳等40分钟
整理运动：减速慢走5~10分钟，拉伸，恢复至平静呼吸和心率</td></tr>
<tr><td>注意事项</td><td colspan="3">（1）如果在运动中感觉腰部疼痛、无力或下肢疼痛，需及时终止运动，必要时与医生联系。
（2）严禁久坐久站，弯腰提重物，负重训练</td></tr>
<tr><td>复诊</td><td colspan="3">每半年复诊1次，届时携带本处方</td></tr>
<tr><td>运动处方师</td><td colspan="3">签字：宋恩　时间：2022年6月1日</td></tr>
</table>

参考文献

[1] Deyo Richard A, Mirza Sohail K, CLINICAL PRACTICE. Herniated Lumbar Intervertebral Disk [J]. N Engl J Med, 2016, 374: 1763-72.

[2] Ruetten S, Komp M, Godolias G. A New full- endoscopic technique for the interlaminar operation of lumbar disc herniations using 6mm endoscopes: prospective 2-year results of 331 patients [J]. Minim Invasive Neurosurg, 2006, 49(2): 80-87.

[3] Hoogland T, Schubert M, Miklitz B, et al. Transforaminal posterolateral endoscopic discectomy with or without the combination of a low-dose chymopapain: a prospective randomized study in 280 consecutive cases [J]. Spine [Phila Pa 1976], 2006, 31(24): E890-E897.

[4] Choi G, Raiturker PP, Kim MJ, et al. The effect of early isolated lumbar extension exercise program for patients with herniated disc undergoing lumbar discectomy [J]. Neurosurgery, 2005, 57(4): 764-772.

[5] Oosterhuis T, Ostelo RW, van Dongen JM, et al. Early rehabilitation after lumbar disc surgery is not effective or cost-effective compared to no referral: a randomised trial and economic evaluation [J]. J Physiother, 2017, 63(3): 144-153.

[6] 周谋望, 岳寿伟, 何成奇, 等. “腰椎间盘突出症的康复治疗”中国专家共识 [J]. 中国康复医学杂志, 2017, 32(2) : 129-135.

[7] Oosterhuis T, Costa LO, Maher CG, et al. Rehabilitation after lumbar disc surgery [J]. Cochrane Database Syst Rev, 2014(3): CD003007.

[8] Hebert JJ, Fritz JM, Thackeray A, et al. Early multimodal rehabilitation following lumbar disc surgery: a randomised clinical trial comparing the effects of two exercise programmes on clinical outcome and lumbar multifidus muscle function [J]. Br J Sports Med, 2015, 49(2): 100-106.

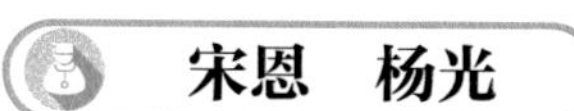

宋恩　杨光

第二节　PKP/PVP术后康复运动处方

经皮椎体成形术（percutaneous vertibroplasty，PVP）/经皮椎体后凸成形术（percutaneous kyphoplasty，PKP）是脊柱外科的微创技术，能迅速稳定骨折，缓解疼痛，缩短住院时间，促使患者早期下床活动。同时具有创伤小、手术时间短、操作简单微创、术后恢复快等特点，已成为椎体压缩骨折的有效治疗手段。

PKP/PVP手术的康复治疗是不可或缺的部分。综合考虑到患者的年龄、骨质疏松水平、骨折的程度、骨折分型等复杂性，对于脊柱活动训练的时间、运动幅度难以把握，通常由患者、医生和运动康复师多人共同权衡后制定最佳的个性化康复方案。PKP/PVP手术的康复运动处方是通过一系列标准化的、循证康复护理措施，尽早指导患者下床活动及早期康复锻炼，最大限度地降低手术患者生理和心理创伤，降低患者围手术期的应激水平，减少并发症，从而达到快速康复的目的。康复运动处方的目的是促进骨折的复位和骨折的愈合，促进脊柱的稳定，防止背部肌肉僵硬、萎缩及慢性腰背疼痛，改善骨密度。

一、PKP/PVP围手术期运动处方

（一）康复教育[1]

告知患者PKP/PVP手术前后脊柱负荷注意事项，术前健康宣教，充分与患者及家属沟通，告知麻醉方式、手术方案、术中术后可能发生的并发症、术后疼痛控制和早期功能锻炼方法，提醒患者围手术期康复活动中的注意事项。同时，PKP/PVP手术患者通常为骨质疏松性椎体压缩骨折（osteoporotic vertebral compressive fractures，OVCFs），围手术期的康复教育还应包括指导患者手术前、手术后及出院后长期合理利用药物以改善骨代谢，有效增加骨质，提升骨强度，减少再骨折的发生率，最终改善患者生存质量。

（二）运动处方的制定[1-3]

根据手术方法、患者的年龄、一般情况、手术耐受等采用不同的训练计划，保证手术安全，促进围手术期康复及术后康复的顺利进行。分术前阶段（术前至手术当日）和术后早期阶段（术后第0～1周）进行，其中术前阶段（术前至手术当日）的重点是进行康复教育及预康复训练；术后早期阶段（术后第0～1周）重点是重获腰背肌肌肉练习，同时兼顾预防深静脉血栓形成，术后早期阶段又可分为术后第1天、术后第2天及术后第3～7天，分阶段地由易到难、循序渐进。

1. 术前阶段（术前至手术当日）

（1）手术体位耐受训练。PKP / PVP手术患者多为老年人，且合并多种心肺功能疾病，往往不能耐受长时间的俯卧位，术前俯卧位的耐受训练非常重要。训练坚持循序渐进的原则，从10分钟开始，逐渐增加到1小时。

（2）心肺功能训练及排痰练习。对于合并心肺功能疾病的老年病患者，术前教会患者腹式呼吸、呼吸肌的训练、缩唇样呼吸训练、咳嗽训练、放松训练等，为术后康复营造良好的机体条件。

（3）术后给予去枕平卧。心电监护24小时，持续低流量吸氧，对症治疗等。密切观察生命体征、切口及双下肢感觉、运动情况。

2. 术后早期阶段（术后第1天）

由康复师在床旁指导患者进行双下肢肌力训练。包括踝背屈、趾屈、膝关节屈伸训练、直腿抬高、髋关节内收、外展、内旋、外旋、后伸训练。坚持由易到难、循序渐进的原则，先在水平面上运动，再在抗重力体位下运动，视患者的疲劳程度逐渐增加每组动作的训练次数。

3. 术后早期阶段（术后第2天）

鼓励患者在腰围的保护下尝试性离床下地行走。该过程由康复师指导、陪同，必要时给予协助。对于长期卧床的患者要先行电动起立床站立训练，30°开始逐渐增加，以调整机体心肺功能，待体位性低血压纠正后再扶助行器行走，逐步过渡到使用手杖、他人陪护行走和独立行走。先在室内行走，再到室外，行走距离由近到远，避免患者疲劳。

4. 术后早期阶段（术后第3～7天）

指导患者腰背肌训练（图8-2-1）。桥式运动：仰卧位，双腿屈曲，足踏床，足跟尽可能接近臀部，慢慢抬起臀部，维持一段时间后放下。一组练习10次，每天至少重复6组。若能较好地完成后，可做一腿单腿支撑，即一侧下肢置于另一侧屈曲下肢的膝上，然后做单腿支撑下的“半桥”运动练习，最后进行侧方支撑式练习。练习时应有家人或医护人员监护（尤其是闭目平衡训练），预防跌倒及其他意外发生。在做所有训练时保持正常自然呼吸，不憋气，每次间隔时间＜5秒，每组间隔时间＜30秒，训练强度最高心率不超过120次/分钟，同时注意训练以次日患者无明显疲劳感为宜。每次训练持续时间为30～40分钟。训练强度由小到大，循序渐进。

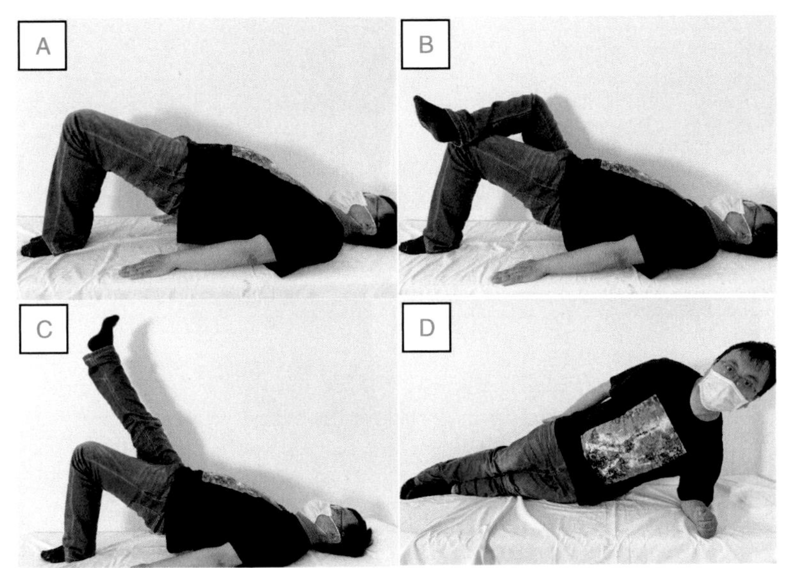

图8-2-1　腰背肌训练

A. 桥式运动；B. “半桥”运动；C. 单腿支撑式；D. 侧方支撑式

（三）注意事项

术前应对每位患者进行运动健康筛查及尽可能体适能测试，利于指导运动处方制定。术后早期结合适当的、正确的、非负重的康复运动处方，以达到改善患者的活动和平衡能力，提高患者生活质量的目的。术后早期辅助恰当的抗骨质疏松治疗以改善骨代谢，提升骨强度，同时利于止痛，提高患者的生活质量。

根据每位患者术前的运动健康筛查、体适能测试及术后恢复情况，制定其个性化围手术期运动处方（见表8-2-1）。

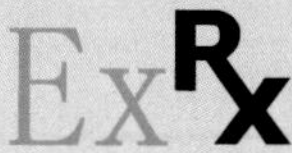

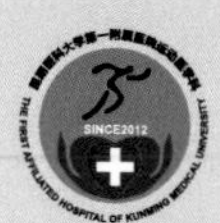

表 8-2-1 PKP/PVP 围手术期运动处方示例

基本信息：	2022年3月22日		
姓名：张××	性别：男	年龄：75岁	电话：135××××7643
运动（体力活动）水平	□严重不足 □不足 ☑中等 □较高		
运动前健康筛查	身高175cm，体重60kg，BMI=19.6kg/m^2，体脂率24%		
	慢病史：☑高血压 □糖尿病 □心脏病 □肺脏疾病 □其他		
	血液指标：空腹血糖 mmol/L，总胆固醇 mmol/L		
	血压：145/75mmHg，心率：80次/分钟		
体适能测试	心肺耐力：中等		
	肌肉力量、耐力、握力：中等 柔韧性：差		
	平衡能力：差 灵活性：差		
诊断	PKP术后	诉求：重返生活	
术前至手术当日	手术体位耐受训练、心肺功能训练、排痰练习、踝背屈、趾屈、膝关节屈伸训练		
术后第1天	踝背屈、趾屈、膝关节屈伸训练、直腿抬高、髋关节内收、外展、内旋、外旋、后伸训练		
术后第2天	站立训练、行走训练		
术后第3~7天	桥式/半桥式腰背肌训练		
运动要素	运动频率：3~5次/天		
	运动强度：中等。 达到目标（靶）心率（脉搏）：120次/分钟		
	运动时间：60分钟/天，逐步增至120分钟/天		
注意事项	（1）请注意运动时是否有胸痛、胸闷、气急、心慌、眩晕、恶心、腹痛、便血、黑便等不适，如果存在请立即停止运动，必要时与医生联系。 （2）运动时若关节有不适请立即停止运动。 （3）术后早期辅助恰当的抗骨质疏松治疗以改善骨代谢，提升骨强度，同时利于止痛，提高患者的生活质量。 （3）请按主诊医生处方按时服药。 （4）请妥善保管本处方，复诊时携带		
复诊	术后1周复诊/评估，复诊/评估时间为2022年7月7日，届时携带本处方		
运动处方师	签字：王少云 时间：2022年6月7日		

二、PKP/PVP手术出院后运动处方

（一）康复教育

该阶段患者已出院回家，主要居家自主完成运动康复训练，因此需向患者着重强调术后自主康复的重要性，提醒患者康复活动中的注意事项，告知患者脊柱解剖结构和修复的过程及脊柱负荷的调整过程，提醒术后康复活动中的注意事项，保证康复治疗过程中骨水泥及骨接触界面的安全，避免损伤。同时需反复告知抗骨质疏松治疗的重要性和必要性，提高患者对骨质疏松的认知，避免临近椎体/部位再骨折的发生，同时降低肌少症的发生，改善患者的生活质量。

（二）运动处方制定[1~3]

主要分三个阶段，其中术后中期阶段（术后第1～2周）的重点是逐步恢复脊柱活动度，下肢及背部肌肉练习；术后中远期阶段（术后第2～6周）以提高背部肌力，恢复日常生活为重点；术后远期阶段（术后第6～12周）背部肌肉力量恢复达既往80%以上，逐步恢复背部旋转、屈伸等活动，逐步恢复脊柱负重。具体如下：

1. 术后中期阶段（术后第1～2周）

在围手术期运动疗法的基础上增加：①俯卧位，身体交叉后伸上抬训练背部肌力，右上肢与左下肢伸直缓慢抬离床面，同时尽量使右肩及左髋抬离床面，维持5～10秒，缓慢放下后换对侧肢体，双侧练完为1次，每组10次，重复3～5组。②仰卧位，双上肢伸直置于身体两侧，双下肢屈髋屈膝悬空，上半身和头部不离开床面，行腾空蹬自行车动作，动作要缓慢而有节奏，每组10次，重复3～5组。

2. 术后中远期阶段（术后第2～6周）

患者全身情况改善后，鼓励患者在床上做腰部过伸和翻身练习。翻身时腰部维持伸展位，肩与骨盆同时翻转，翻身后进行俯卧位的过伸练习；指导并严格督促患者循序渐进地采用飞燕点水式、三点式及五点式等方法行腰背肌功能锻炼（图8-2-2）。

（1）飞燕点水式（图8-2-2A）。俯卧位下抬头挺胸、双臂后伸使胸部离开床面，两腿并拢、后伸并向上翘起离开床面，头、胸及下肢同时离开床面，仅腹部与床面接触。

（2）三点式（图8-2-2B）。患者仰卧硬板床上，用头部、双肘、足跟五点支撑起全身，使脊柱过伸，腰背部尽力腾空，伸腰挺腹，不用双肘部支撑为“三点支撑式”使用双肘支撑为“五点支撑式”（图8-2-2C）。三种方法交替练习，每组反复20

次，每天3组，逐渐增加次数和幅度，以患者次日不感到疲劳为度，使患者2周内能充分挺腹和达到最大限度的腰过伸；出院至术后6周内禁止负重。

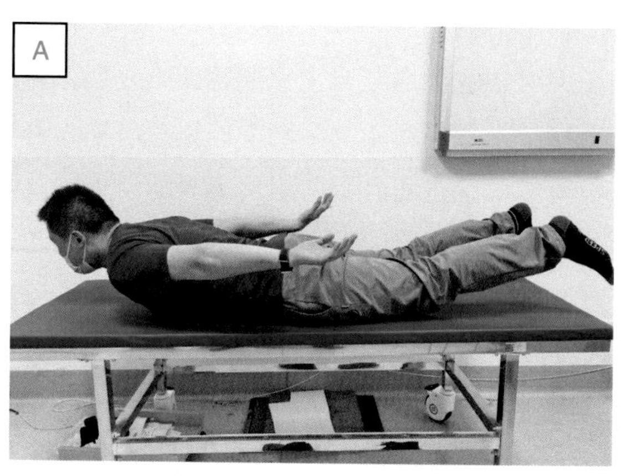

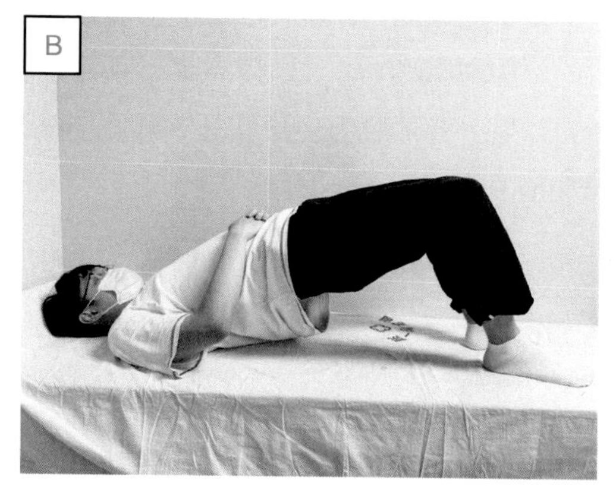

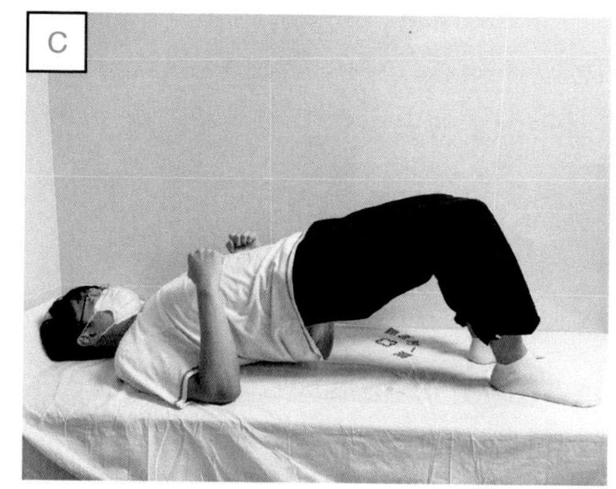

图 8-2-2　腰背肌功能锻炼

A. 飞燕点水式；B. 三点式锻炼；C. 五点式锻炼

3. 术后远期阶段（术后第6～12周）

6周后站立位进行脊柱后伸，侧弯及旋转练习，逐步开始脊柱负重，避免过度弯腰。

（三）注意事项

在术后中期阶段及中远期阶段仍需避免负重，患者需佩戴支具保护以避免损伤，在术后远期阶段可逐步开始脊柱负重，避免过度弯腰。在此期间，适宜的康复运动处方能恢复腰椎原有的力学平衡，使脊柱力学载荷分布趋于正常，提高腰部周围核心肌群肌力和耐力及平衡协调能力而增加脊椎稳定性。同时仍需结合正确的抗骨质疏松治疗以改善骨代谢，提升骨强度。根据每位患者术前的运动健康筛查、体适能测试及术后恢复情况，制定其个性化运动处方（见表8-2-2）。

表 8-2-2　PKP/PVP 手术出院后运动处方示例

基本信息：	2022年4月20日		
姓名：张××	性别：男	年龄：75岁	电话：135××××7643
运动（体力活动）水平	☐严重不足　☐不足　☑中等　☐较高		
运动前健康筛查	身高175cm，体重65kg，BMI=21.2kg/m^2，体脂率24%		
	慢病史：☑高血压　☐糖尿病　☐心脏病　☐肺脏疾病　☐其他		
	血液指标：空腹血糖　mmol/L，总胆固醇　mmol/L		
	血压：145/73mmHg，心率：86次/分钟		
体适能测试	心肺耐力：中等		
	肌肉力量、耐力、握力：中等	柔韧性：差	
	平衡能力：优秀	灵活性：差	
诊断	PKP术后	诉求：重返生活	
术后第1~2周	踝背屈、趾屈、膝关节屈伸训练、直腿抬高、髋关节内收、外展、内旋、外旋、后伸训练、行走训练、加强腰背肌训练、俯卧/仰卧位背部肌力训练		
术后第2~6周	强化腰背肌训练：五点支撑式、三点支撑式、飞燕式		
术后第6~12周	强化腰背肌训练、脊柱后伸，侧弯及旋转练习、脊柱负重训练		
运动要素	运动频率：3~6次/天		
	运动强度：中等。 达到目标（靶）心率（脉搏）：120次/分钟		
	运动时间：80分钟/天，逐步增至120分钟/天		
注意事项	（1）在术后中期阶段及中远期阶段仍需避免负重，患者需佩戴支具保护以避免损伤，在术后远期阶段可逐步开始脊柱负重，避免过度弯腰。 （2）在此期间，适宜的康复运动处方能恢复腰椎原有的力学平衡，使脊柱力学载荷分布趋于正常，提高腰部周围核心肌群肌力和耐力及平衡协调能力而增加脊椎稳定性。 （3）同时仍需结合正确的抗骨质疏松治疗以改善骨代谢，提升骨强度		
复诊	每月复诊，下次复诊时间为2022年6月7日，届时携带本处方		
运动处方师	签字：王少云	时间：2022年5月3日	

三、PKP/PVP术后重返运动处方

（一）康复教育

告知患者运动锻炼联合抗骨质疏松治疗有利于增强局部应力负荷，促进钙、磷沉聚，改善骨密度，改善骨质量，防止继发性骨质疏松。同时能有效预防背部肌肉萎缩，恢复椎后小关节的功能，有效提高患者的生活质量，帮助患者开展正常的日常活动，重返正常的生活。

（二）运动处方制定[1-3]

在整个康复过程中以有氧运动、力量训练相结合进行运动锻炼，负重踏板操、单足站立、低强度抗阻训练（弹力带、小哑铃)、快走、慢跑、自行车、羽毛球、网球、有氧舞蹈及太极、八段锦、五禽戏、太极柔力球等选择一项运动项目，每周4天，每次30～50 分钟。每周6天，每天总运动时间控制在40～80分钟，心率控制在65%～85%最大心率。长期坚持以下运动锻炼，包括：①握力锻炼：用握力器每日坚持握力训练30分钟以上；②耐力运动：以慢跑为主要方式，1000～2000米/隔日；③俯卧撑运动：每日1次，尽量多做，每次所做数目不得少于前一次；④伸展或等长运动：上肢外展等长收缩，每日1～2次，每次30分钟；下肢后伸等长运动，每日1次，每次30分钟；飞燕式运动，每周2～3次，每次10～20分钟；⑤太极拳：每日1次，连续1年。

（三）注意事项

运动前适当的准备活动和整理活动是避免再次损伤的关键；注意运动时是否有腰痛、胸痛、胸闷、气急、心慌、眩晕、恶心等不适，如果存在请立即停止运动。同时在此阶段还应保证足够的睡眠，合理膳食；定期随访，调整运动处方。适宜的重返运动康复处方和正确的抗骨质疏松治疗能促进腰椎体骨结构的整体再分布，改善整体身体素质，降低骨与软组织并发症及再骨折的风险，提高患者远期生活质量。应根据每位患者的运动健康筛查、体适能测试及术后恢复情况，制定其个性化重返运动处方（见表8-2-3）。

表 8-2-3　PKP/PVP 术后重返运动处方示例

基本信息：	2022年6月15日		
姓名：张××	性别：男	年龄：75岁	电话：135××××7643
运动（体力活动）水平	☐ 严重不足　☑ 不足　☐ 中等　☐ 较高		
运动前健康筛查	身高175cm，体重65kg，BMI=21.2kg/m²，体脂率24%		
	慢病史：☑ 高血压　☐ 糖尿病　☐ 心脏病　☐ 肺脏疾病　☐ 其他		
	血液指标：空腹血糖　mmol/L，总胆固醇　mmol/L		
	血压：153/76mmHg，心率：80次/分钟		
体适能测试	心肺耐力：中等		
	肌肉力量、耐力、握力：中等　柔韧性：差		
	平衡能力：差　灵活性：差		
诊断	PKP术后	诉求：重返运动	
术后12周至1年运动处方	运动方式：☑ 散步行走　☐快步行走　☑ 游泳　☑ 慢跑 ☐自行车　☐ 握力训练　☑ 伸展或等长运动　☑ 腰背肌锻炼 ☑ 太极拳　☐其他		
	运动频率：3~5次/周		
	运动强度：中等 达到目标（靶）心率（脉搏）：110次/分钟		
	运动时间：30分钟/天，逐步增至60分钟/天		
	运动方法： 热身运动：关节屈伸活动或慢走5~10分钟。 康复运动：行走、游泳、慢跑、腰背肌锻、太极拳等30~60分钟。 整理运动：减速慢走5~10分钟，拉伸，恢复至平静呼吸和心率		
注意事项	（1）请注意运动时是否有胸痛、胸闷、气急、心慌、眩晕、恶心、腹痛、便血、黑便等不适，如果存在请立即停止运动。 （2）适宜的重返运动康复处方和正确的抗骨质疏松治疗能促进腰椎体骨结构的整体再分布，改善整体身体素质，降低骨与软组织并发症及再骨折的风险，提高患者远期生活质量。运动时若关节有不适请立即停止运动		
复诊	4周后复诊，每月复诊1次，下次复诊时间2022年7月8日，届时携带本处方		
运动处方师	签字：王少云　时间：2022年6月7日		

参考文献

[1] Vcelák J, Tóth L, Slégl M, et al. Vertebroplasty and kyphoplasty- treatment of osteoporotic vertebral fractures [J]. Acta Chir Orthop Traumatol Cech, 2009, 76(1): 54-59.

[2] Gibbs JC, MacIntyre NJ, Ponzano M, et al. Exercise for improving outcomes after osteoporotic vertebral fracture [J]. Cochrane Database Syst Rev, 2019, 7(7): CD008618.

[3] Evstigneeva L, Lesnyak O, Bultink IE, et al. Effect of twelve month physical exercise program on patients with osteoporotic vertebral fractures: a randomized, controlled trial [J]. Osteoporos Int, 2016, 27(8): 2515-2524.

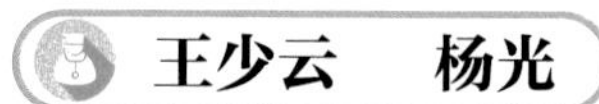
王少云　杨光

第三节　颈肩痛运动处方

颈肩痛泛指颈肩部区域的疼痛不适，是成年人慢性病中最常见的健康问题之一，随着社会节奏的加快和生活工作环境的改变，颈痛病例呈逐年增多的趋势，发病率高达71%[1]。颈肩痛康复的运动处方目的是通过颈肩部肌力训练、综合运动训练、牵伸训练等恢复或改善关节周围软组织的伸展性、提高关节活动范围，从而缓解急慢性颈肩部疼痛，同时还能预防一些颈肩问题。运动康复的原则是循序渐进，根据年龄、疼痛性质、生活习惯等选择适合自己的运动方式。

（一）康复教育

不良的生活作息习惯是导致颈肩痛的重要原因，意识并纠正该类问题可有效减少颈肩部压力，降低颈肩痛发生。常见的不良习惯及纠正策略：①如久坐、瘫靠在椅子上、跷二郎腿习惯者需要使用正确的坐姿，并在工作1小时后适当站立放松4~5分钟；②观看电脑屏幕时身体过于前倾者多因为显示器高度不适合，建议将显示器调整到屏幕上端水平线与眼睛保持在同一水平面，上下浮动不宜超过15度；③电脑键盘如果偏低，而手肘又没有支撑点的话就会造成斜方肌劳损和肥大，应更换一张带扶手的椅子，并将键盘放到“手肘撑住扶手，而手刚好能打字”的高度；④过高或过低的枕头常导致颈部不适，需使用支撑性较好的枕头，则可在睡觉时充分放松颈部肌肉恢复颈椎生理曲度。

（二）康复运动处方制定

制定康复运动处方前应进行运动前健康筛查、运动风险评估及健康相关体适能测试，而后根据康复功能评定结果，适时地为患者调整制定运动处方。颈肩痛患者一般进行拉伸训练、有氧运动、力量训练相结合进行运动锻炼，应遵循FITT-VP原则。不同类型的颈肩痛患者在训练的侧重点上有所不同，但都应该在疼痛耐受或不加重疼痛的前提下长期坚持训练，并逐步增加活动量。

1. 拉伸训练

拉伸训练可放松拉伸颈肩部肌肉，是预防和治疗慢性颈痛的常用治疗方式之一[2]。运动频率（frequency）：颈肩部不适即可对该区域进行拉伸，3～7天/周；运动强度（intensity）：不引起拉伸区域明显疼痛，有明显拉伸紧绷感，从小范围开始在无痛或微痛情况下逐步增加拉伸力度及范围；运动时间（time）：动力性运动达到5～15次，静力性拉伸保持10～30秒，每次5～10分钟；运动类型（type）：颈肩部拉伸采取动力性和静力性拉伸相结合的方式。常进行如下训练：

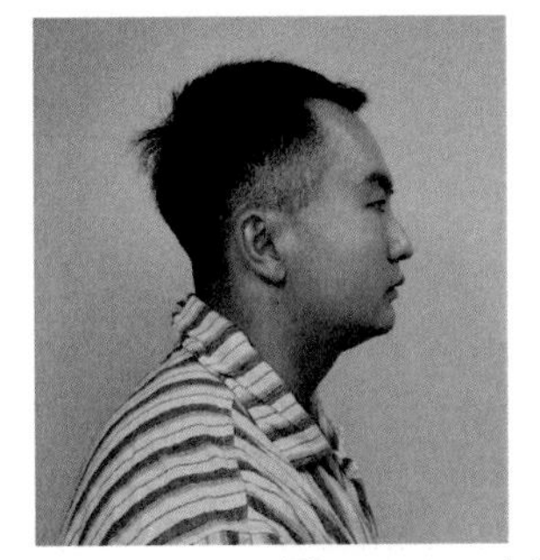
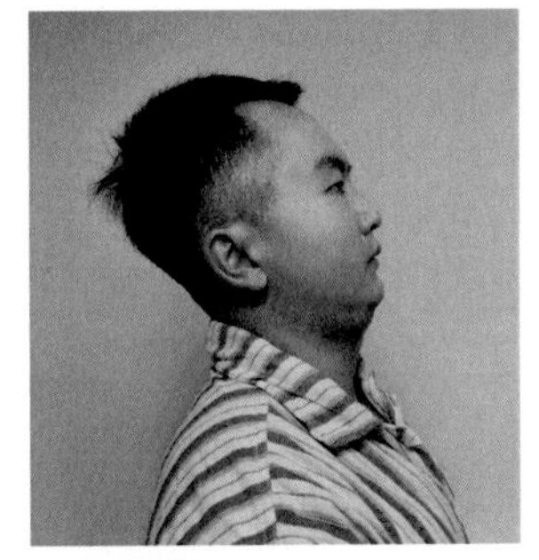

图 8-3-1　坐位头部回缩运动

（1）坐位头部回缩运动（图8-3-1）。缓慢且平衡地向后移动头部，直到不能再向后为止维持5～10秒。完成动作时一直平视前方，不要将下巴翘起。该运动每组6～10次，每天1～6组。

（2）坐位颈部伸展运动（图8-3-2）。保持头部回缩的姿势，抬起下巴，头部尽量后仰，同时不断将头部向稍向左右缓慢转动进行颈部肌肉拉伸。该运动每组6～10次，每天1～3组。

（3）仰卧位头部回缩运动（图8-3-3）。取仰卧位不使用枕头，充分放松头部和肩膀，在收缩下颌的同时使用颈背部力量尽量将头向床垫方向压，保持这一姿势5～10秒，头颈部会自然恢复到开始的姿势。该运动每组6～10次，每天1～6组。

（4）仰卧位颈部伸展运动（图8-3-4）。取仰卧位，用一只手支撑住头部，慢慢移动，使头、脖子和肩膀露在床沿外。使用一只手支撑住头部的同时，缓慢将头后仰，然后逐步把手移开，并尽可能向下看地板，将头部的动作幅度做到最大。保持这一姿势5～10秒，将头部稍稍左右转动。颈部充分伸展，保持这个姿势放松5～10秒，然后缓慢回到后仰中立位。该运动每组6～10次，每天1～3组。

（5）颈部侧屈运动（图8-3-5）。取中立坐位头部回缩姿势，将颈部向一侧弯曲拉伸5～10秒，然后继续向感到疼痛的一侧弯曲头部拉伸5～10秒，每组6～10次，每天1～3组。

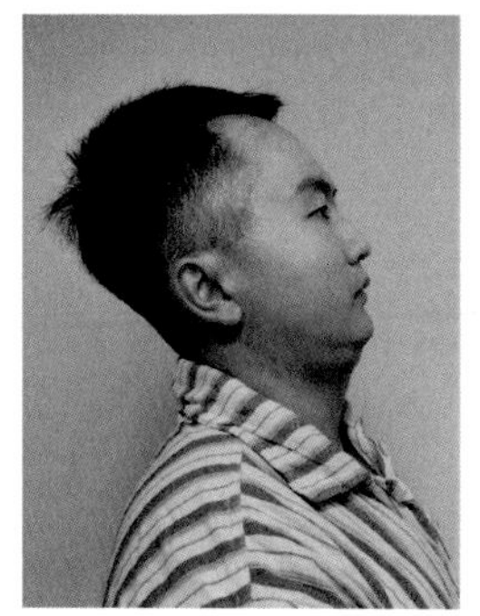
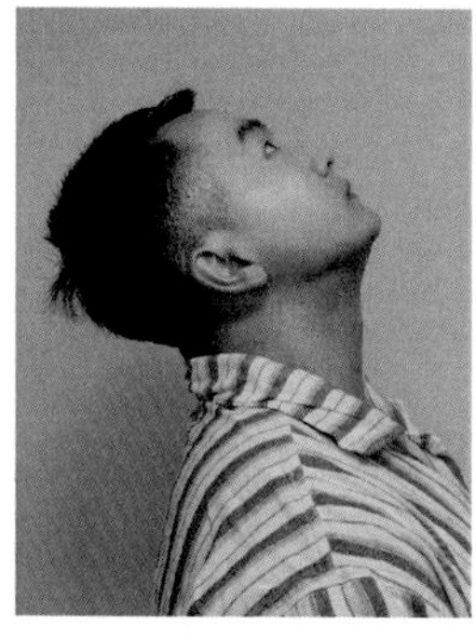
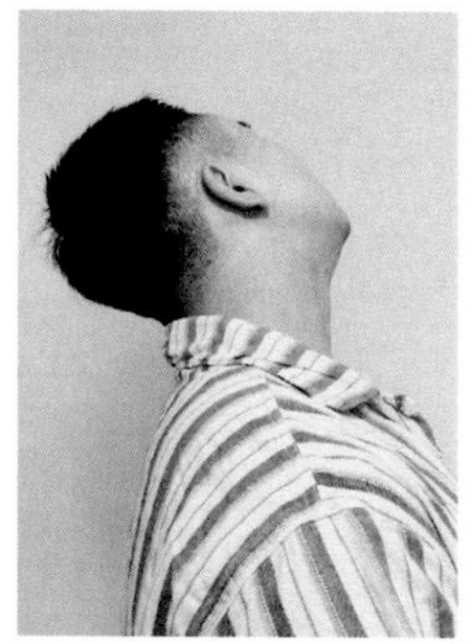
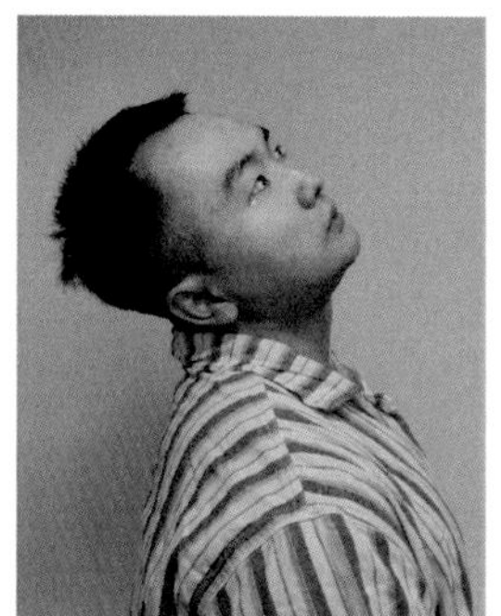

图 8-3-2　坐位颈部伸展运动

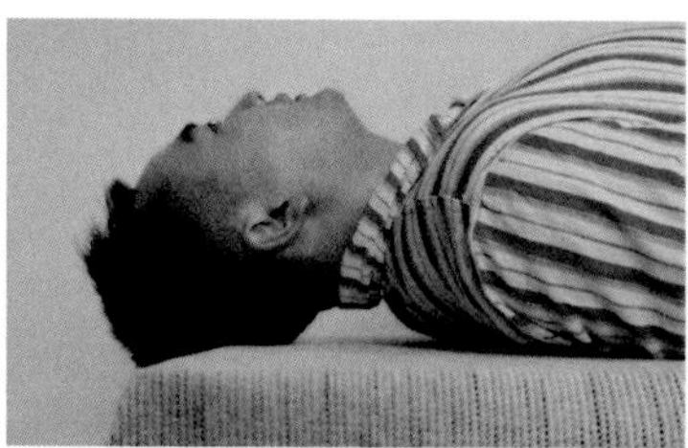
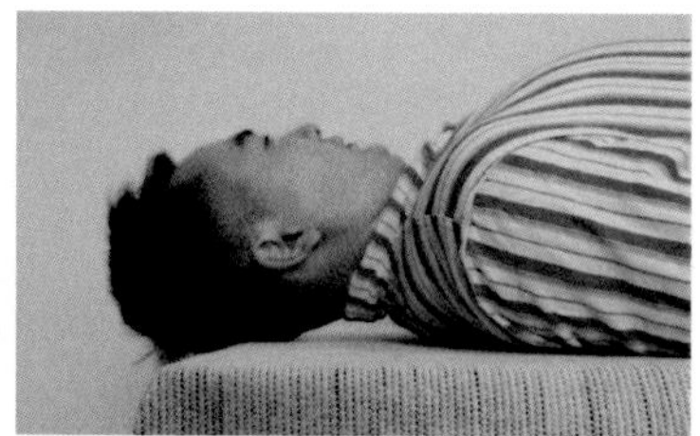

图 8-3-3　仰卧位头部回缩运动

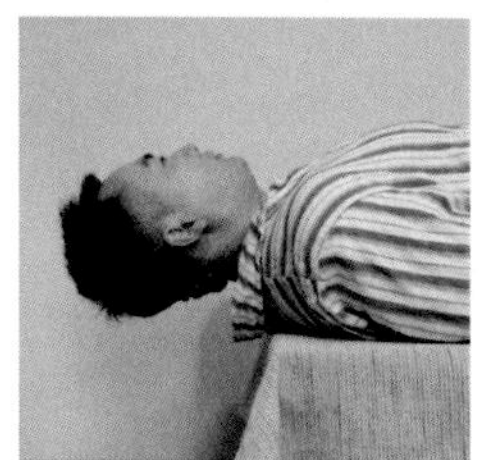
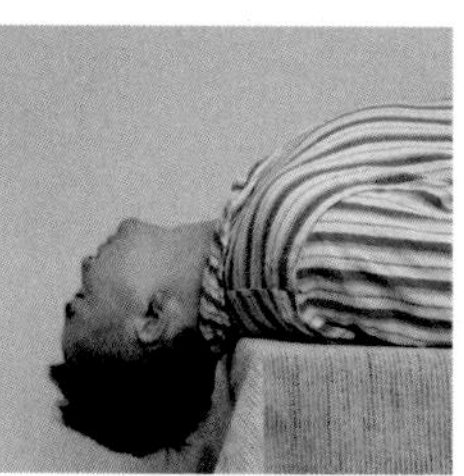
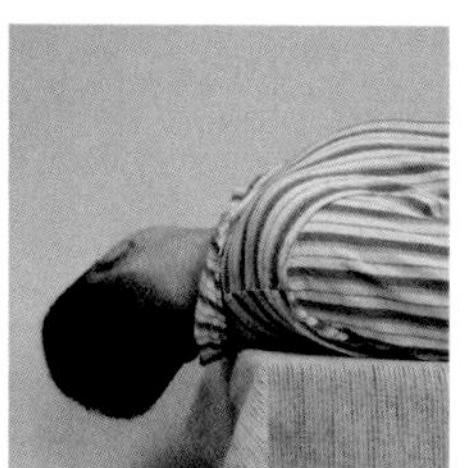
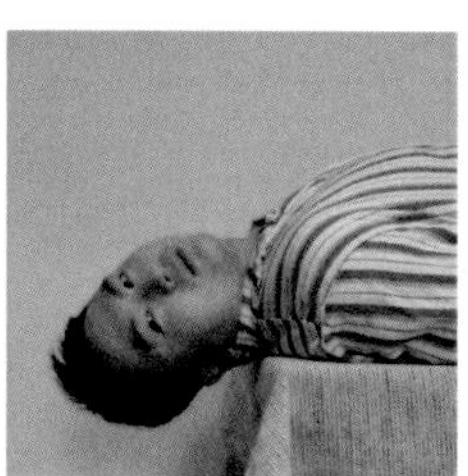

图 8-3-4　仰卧位颈部伸展运动

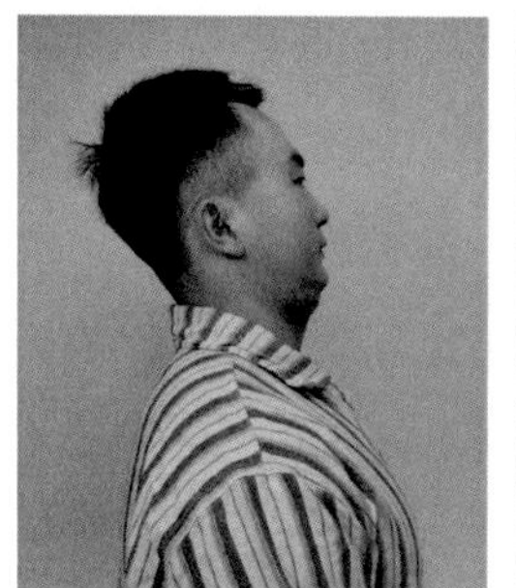
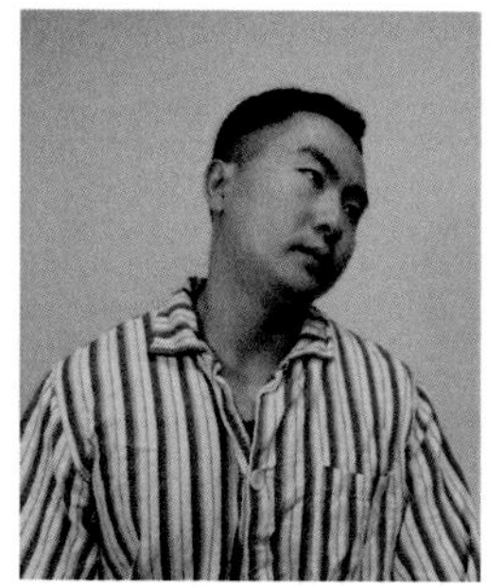

图 8-3-5　颈部侧屈运动

2. 有氧运动

运动频率（frequency）：3～5天/周；运动强度（intensity）：可从中等强度（40%～59%VO_2R或HRR）向较大强度（60%～90%VO_2R或HRR）过渡；运动时间（time）：从10～20分钟/天逐步增加至20～40 分钟/天，每周总训练时间不少于150分钟，或进行75分钟较大强度运动；运动类型（type）：选择游泳、健步走、骑自行车、慢跑等交替有氧运动。

3. 力量训练

慢性颈痛患者不只是颈部周围肌肉存在失衡，肩关节周围肌肉也同样存在失衡，因此肩颈部肌力训练可有效治疗慢性颈痛[3-4]。运动频率（frequency）：2～5天/周，使用颈部肌肉的复合性力量训练；运动强度（intensity）：即训练时的负荷，体能较差者可从10% 1-RM开始，一般中低强度为60% 1-RM重复12～15次/组，或高强度为80%1-RM重复6～8次/组；运动时间（time）：每个动作重复2～4组，每组5～15次，每次5～10秒，每天20～30分钟；运动类型（type）有以下训练：

（1）过头推举（图8-3-6）。坐立位，双前臂上举，肩关节外展90°，肘关节屈曲90°，为启动姿势，用力将哑铃向上举，尽可能伸直肩及肘关节。坚持2秒钟，然后持续维持肌力恢复至启动姿势，重复上述动作。重复5～20次为1组，每天3～5组。

（2）负重耸肩（图8-3-7）。自然站立，两手背向前，持哑铃，下垂在腿两侧。两肩同时向上耸起，使肩峰尽量触及耳朵，然后在这个顶点位置上慢慢地使两肩向后转，再慢慢由后向下转至两臂下垂的原位，重复上述动作。在耸肩过程中，不要屈肘。重复5～20次为1组，每天3～5组。

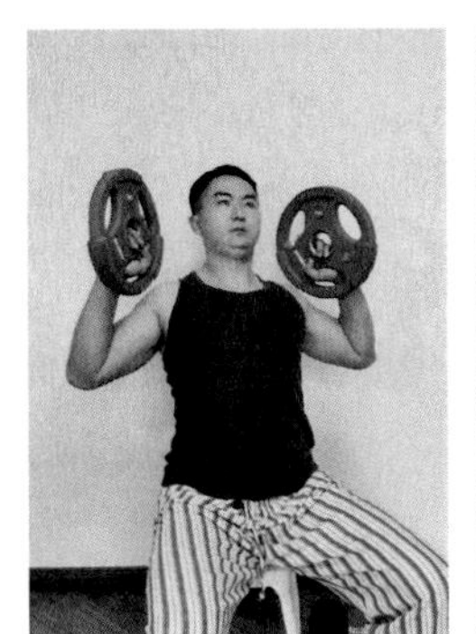
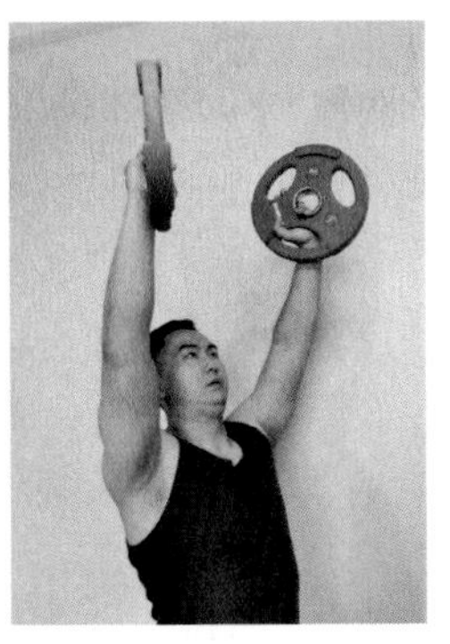

图 8-3-6　过头推举

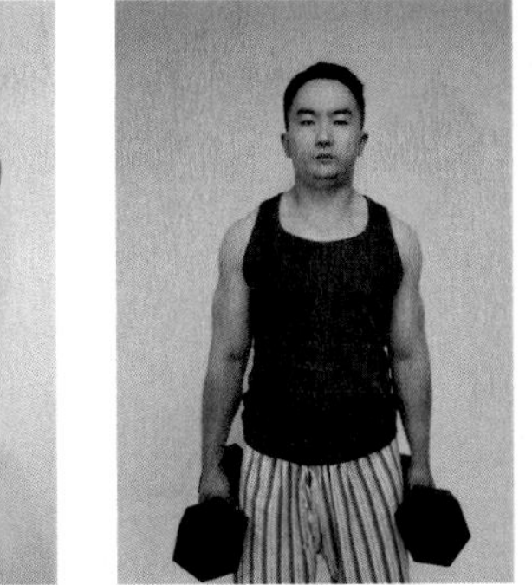
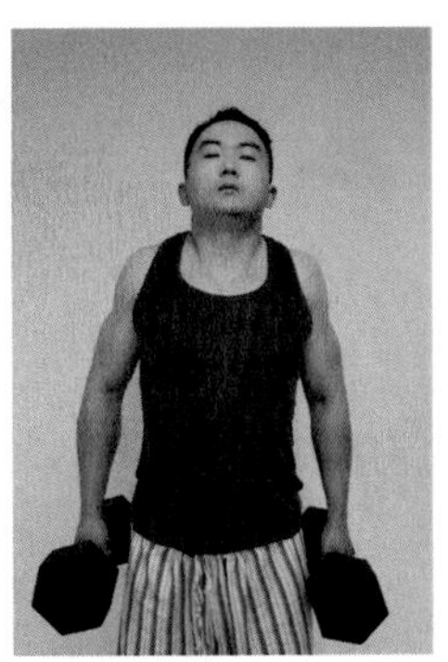

图 8-3-7　负重耸肩

总体来说，综合运动训练缓解颈肩疼痛的效果优于单一的运动疗法[5-6]。此外，快走或慢跑可通过有节奏的肌肉交替收缩和舒张，锻炼脊柱关节的平衡和协调能力，提高肌肉耐力，运动过程中要求上肢及肩胛部位幅度要大，以达到锻炼颈肩部肌肉韧带的目的。每次30～60分钟，每周3～5次。此外，中国传统康复运动方法也是慢性颈痛的重要组成部分，包括太极拳[7]、八段锦[8]，其动作难度较低，强度较小，尤其适合于慢性病患者长期训练，每次30～60分钟，每周3～5次。

（三）注意事项

颈肩痛需排除特异性颈痛，如椎间盘突出、颈椎骨折、颈椎术后疼痛、强直性脊柱炎、先天性斜颈、肿瘤、颈椎脱位等疾患致颈痛。以上疾病需在专科医师指导下进行运动，及时评估是否需进一步药物及手术治疗，以免耽误治疗。动作要缓慢、控制下运动，不要忽然用力；在自己能控制的范围内运动，不要追求过大的活动范围，一点一点进步；如在训练过程中出现不适，请及时停止。应根据每位患者的运动健康筛查、体适能测试及术后恢复情况，制定其个性化运动处方（见表8-3-1）。

参考文献

[1] Cohen S P, Hooten W M. Advances in the diagnosis and management of neck pain [J]. BMJ, 2017, 358: j3221.

[2] Kay T M, Gross A, Goldsmith C H, et al. Exercises for mechanical neck disorders [J]. Cochrane Database Syst Rev, 2012, (8): CD004250.

[3] Lin I H, Chang K H, Liou T H, et al. Progressive shoulder-neck exercise on cervical muscle functions in middle-aged and senior patients with chronic neck pain [J]. Eur J Phys Rehabil Med, 2018, 54(1): 13-21.

[4] Franke H, Fryer G, Ostelo R W, et al. Muscle energy technique for non-specific low-back pain [J]. Cochrane Database Syst Rev, 2015, 2: CD009852.

[5] Kuijper B, Tans J T, Beelen A, et al. Cervical collar or physiotherapy versus wait and see policy for recent onset cervical radiculopathy: Randomised trial [J]. BMJ, 2009, 32(2): b3883.

[6] Gross A, Kay T M, Paquin J P, et al. Exercises for mechanical neck disorders [J]. Cochrane Database Syst Rev, 2015, 1: CD004250.

[7] Huston P, Mcfarlane B. Health benefits of Tai Chi: What is the evidence? [J] Can Fam Physician, 2016, 62(11): 881-890.

[8] Zou L, Yeung A, Quan X, et al. A systematic review and meta-analysis of mindfulness-based (Ba Duan Jin) exercise for alleviating musculoskeletal pain and improving sleep quality in people with chronic diseases [J]. Int J Environ Res Public Health, 2018, 15(2): E206.

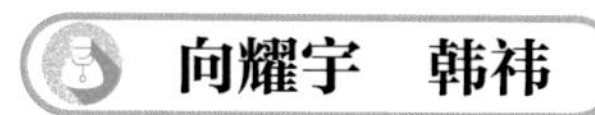

向耀宇　韩祎

表 8-3-1　颈肩痛运动处方示例

基本信息：		2022年3月17日	
姓 名：李×	性 别：男	年龄：35岁	电 话：130××××0619
运动（体力活动）水平	□ 严重不足　□ 不足　☑ 中等　□ 较高		
运动前健康筛查	身高171cm，体重78kg，BMI=26.7kg/m^2，体脂率23%		
	慢病史：□ 高血压　□ 糖尿病　□ 心脏病　□ 肺脏疾病　□ 其他		
	血压：137/72mmHg，心率：74次/分钟		
体适能测试	心肺耐力：中等　平衡能力：中等　握力：中等		
	柔韧性：差　反应力：中等		
诊 断	颈肩痛	诉求	改善颈肩部疼痛
有氧运动	运动方式：☑ 快步行走　☑ 慢跑　☑ 椭圆机　☑ 室内功率自行车　☑ 跑步机　☑ 游泳　☑ 跳绳　☑ 哑铃　□ 杠铃　☑ 拉伸训练　☑ 平衡训练　☑ 羽毛球　☑ 乒乓球　☑ 足球　☑ 太极拳　☑ 八段锦　☑ 瑜伽		
	运动强度：心率112次/分钟		
	运动频率：至少3~5次/周，最好每天运动，形成运动习惯		
	运动阶段	热身阶段：慢走、拉伸、活动各关节，时间为5~10分钟	
		运动阶段：逐步增加运动强度达到最佳心率，持续20~40分钟	
		恢复阶段：四肢进行柔韧拉伸伴深呼吸，恢复至平静状态	
急性及亚急性期肩颈痛运动处方	运动方式	坐位头部回缩运动、坐位颈部伸展运动、仰卧位头部回缩运动、仰卧位颈部伸展运动、颈部侧屈运动	
	运动肌群	☑ 上肢　☑ 肩部　☑ 颈部	
	运动强度	每个运动拉伸及屈伸位应在最大幅度维持2~3秒，每个动作重复6~10组，每组1~3次，组间间隔2分钟	
	运动频率	每个肌群每周进行一次训练	
注意事项	（1）前4周运动处方为改善颈肩部疼痛，以拉伸放松颈肩部肌肉为主，并适当辅助以有氧运动。 （2）运动过程中严格遵循循序渐进、长期坚持、安全第一的原则。 （3）如运动后症状没有明显改善、甚至出现加重的情况需立即复诊。 （4）运动过程中如出现胸闷、胸痛、气促、心慌、恶心、头晕等不适症状时，需立即停止运动，必要时与医生联系。 （5）肩颈痛需排除特异性颈痛，如椎间盘突出、颈椎骨折、颈椎术后疼痛、强直性脊柱炎、先天性斜颈、肿瘤、颈椎脱位等疾患致颈痛。以上疾病须在专科医师指导下进行运动，及时评估是否需进一步药物及手术治疗，以免耽误治疗。 （6）请妥善保管本处方，复诊时携带		
复 诊	4周后复诊，每月复诊1次，下次复诊时间为2022年7月7日，届时携带本处方		
运动处方师	签字：向耀宇	时间：2022年6月7日	

第四节　腰腿痛运动处方

慢性腰腿痛常见于中老年人，多数由于腰肌劳损、急性腰扭伤、腰椎间盘突出、脊柱钙化、变形及脊柱骨质增生压迫神经，造成腰部及下肢功能障碍等引起。通过制定腰腿疼运动处方，使人们在工作生活中维持脊柱稳定，从而更好地运动，提高生活质量。制定运动处方的目的是提高脊柱核心稳定[1, 2, 3]：①增强被动脊柱支撑系统的能力，如骨骼、韧带、筋膜等提供支撑能力；②提高主动肌肉收缩系统，如增强核心肌群收缩以维持腰椎稳定；③加强大脑对腰椎肌肉收缩的时间、顺序、强度等的精密控制，维持腰椎的动作和稳定。

一、康复教育

让患者了解腰腿痛的发病过程，明白通过科学、合理、健康的方法来改善慢性腰腿疼痛，树立信心，通过运动处方增强患者脊柱核心稳定，从而改善慢性腰腿痛患者的肌力、肌耐力、局部血流、运动知觉及功能，减轻疼痛，防止再次损伤[4, 5, 6]。

二、康复运动处方制定

制定运动处方前应进行运动前健康筛查、运动风险评估及健康相关体适能测试，而后根据康复功能评定结果，适时地为患者调整制定运动处方。腰腿痛的患者一般分阶段地进行有氧运动及力量训练，应遵循FITT-VP原则，在腰腿部疼痛耐受的前提下逐渐增加活动量。

（一）有氧运动

运动频率（frequency）：3～5天/周；运动强度（intensity）：可从中等强度（40%～59%VO_2R或HRR）向较大强度（≥60%VO_2R或HRR）过渡；运动时间（time）：从5～10分钟/天逐步增加至20～30 分钟/天，每周总训练时间不少于150分钟，或进行75分钟较大强度运动；运动类型（type）：选择游泳、健步走、骑自行车、慢跑等脊柱负荷较小的运动。使腰腿部的功能锻炼与全身锻炼相结合，以屈伸脊柱周围的肌肉和韧带，增强腹背肌耐力，从而使肌肉等长收缩，增强肌肉耐力、柔软度及平衡[7]。

（二）力量训练——第一阶段（3个月内）

该阶段应加强腹背肌肌力训练，达到减轻疼痛、纠正畸形的目的。腹背肌肌力训练时，练习强度以能引起局部轻度疲劳或轻微疼痛为宜。以主动运动为主，运动次数逐渐增加，时间由短到长，幅度由小到大，练习动作要协调，以引起轻微疼痛为宜。肌力训练主要以动力性练习为主，以达到牵拉肌肉和韧带、增强肌力为目的。运动频率（frequency）：2～3天/周，同一肌群每周训练3次即可；运动强度（intensity）：体能较差者可从10%1-RM开始，一般中低强度为60% 1-RM重复12～15次/组，或高强度为80%1-RM重复6～8次/组；运动时间（time）：每个动作重复2～4组，每组5～15次，每次5～10秒，每天20～30分钟；运动类型（type）应根据不同病变进行如下训练：

1. 慢性腰背损伤

在纠正体位的基础上，放松腰背部肌肉和韧带是关键，每组8～10次，完成所有动作为1组，每日5～8组。主要包括：①站立位、仰卧位等各种体位的扩胸运动；②仰卧位（图8-4-1），两手放于脑后（图8-4-1A），做仰卧起坐动作（图8-4-1B），坐起时两手触足尖，然后还原（图8-4-1C）；③俯卧位，屈肘，两手掌扶于床面，伸直肘关节以撑起身体，头后仰而保持骨盆不离开床面，然后还原（图8-4-2）；④俯卧位，轮流将伸直的下肢抬起、放下（图8-4-3）。

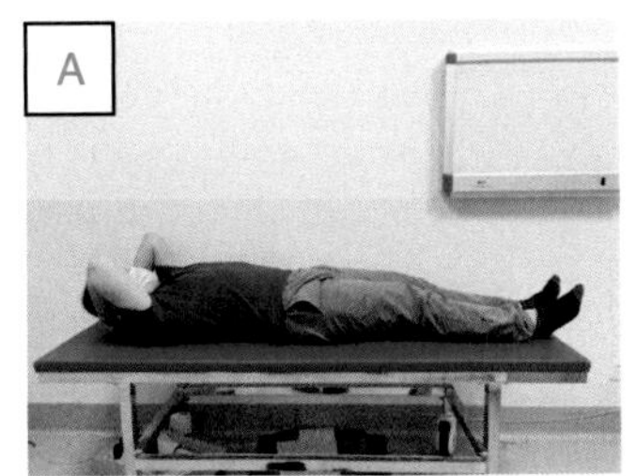

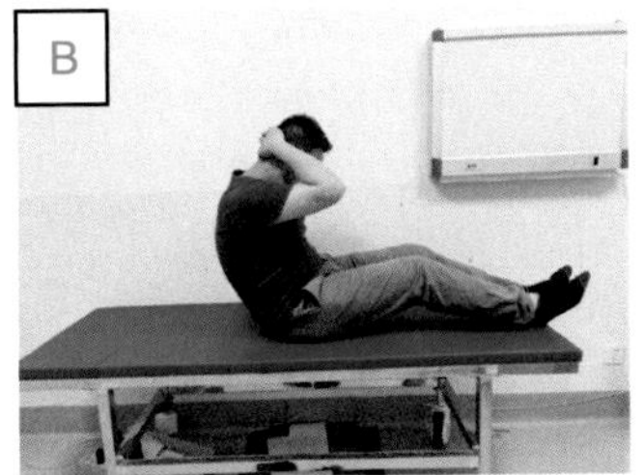

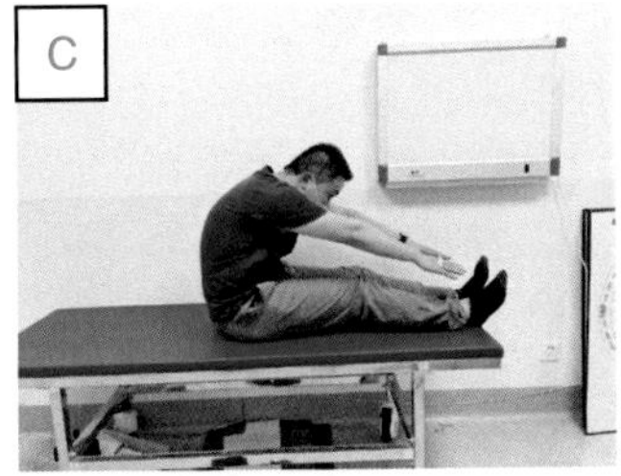

图 8-4-1　从仰卧位到坐位体前屈锻炼

A. 仰卧；B. 仰卧起坐；C. 双手触足尖

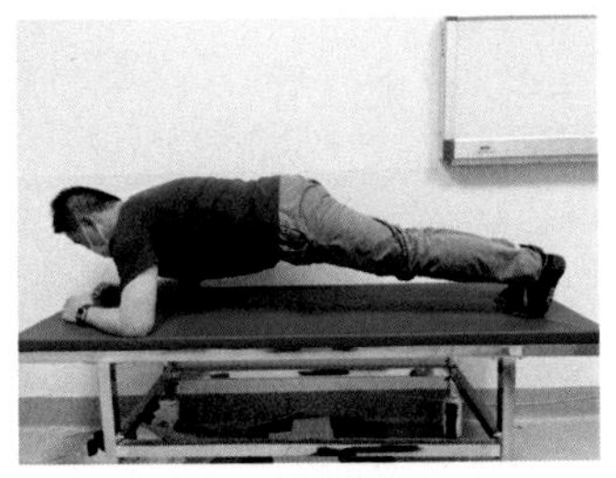
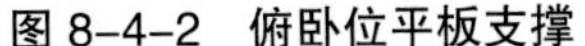

图 8-4-2　俯卧位平板支撑

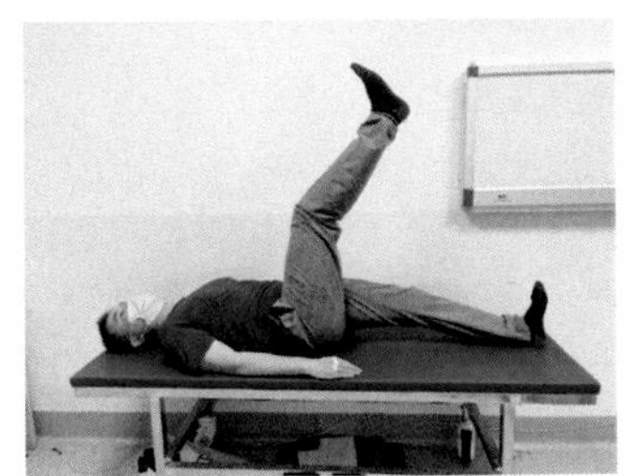

图 8-4-3　双下肢直腿交替抬高

2. 腰肌劳损

在纠正体位的基础上，放松腰背部肌肉和韧带是关键，每一个动作保持5～10秒，重复3～6次；完成所有动作为1组，每日5～8组。主要包括：①俯卧位，飞燕点水（图8-4-4），双手后伸，头颈尽量抬起，使胸部离开床面，保持数秒后还原；②仰卧位，屈膝，双手抱膝尽量靠近胸部，使腰背贴床，腰背肌肉放松，保持数秒，然后还原（图8-4-5）。③仰卧位，坐位体前屈，坐起手臂伸直以指尖碰触脚趾（图8-4-6）。

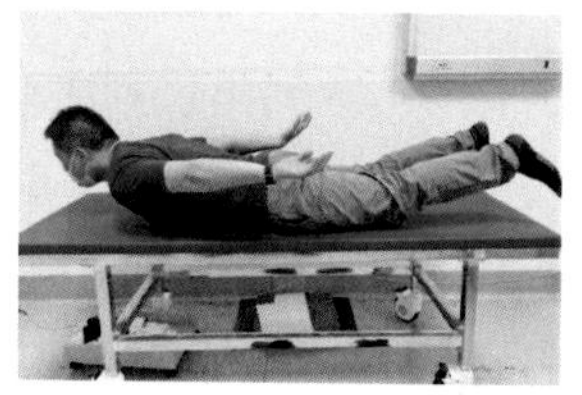

图 8-4-4　飞燕点水

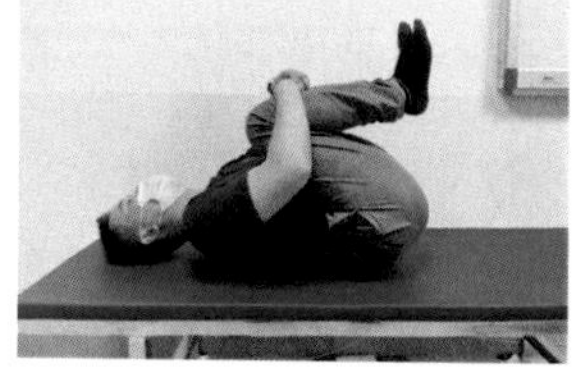

图 8-4-5　双手抱腿屈膝锻炼

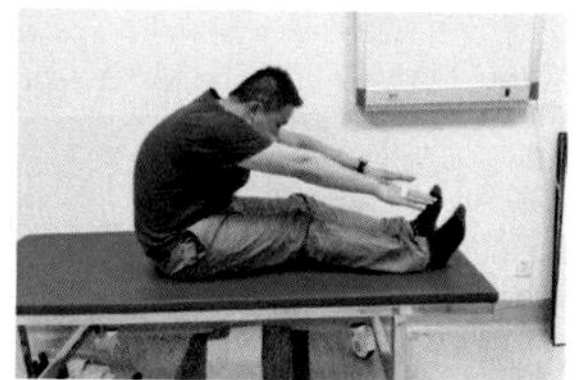

图 8-4-6　坐位体前屈

3. 腰椎间盘突出

在纠正体位的基础上，放松腰背部肌肉和韧带是关键，重复所有动作为1组，每日5～8组。主要包括：①仰卧位（图8-4-7），两臂平直上举过头（图8-4-7A），上体抬起（图8-4-7B），同时两臂抱左膝（图图8-4-7C），成半坐状态；还原仰卧位，两臂平直上举过头，上体抬起，同时两臂抱右膝（图8-4-7D），成半坐状态，还原仰卧位，两臂平直上举过头，上体抬起，同时两臂抱膝（图8-4-7E），成半坐状态，还原。②仰卧位（图8-4-8），左腿伸直，尽量抬高，还原（图8-4-8A）；仰卧位，右腿伸直，尽量抬高；还原（图8-4-8B）仰卧位，两腿同时伸直，尽量抬高，还原（图8-4-8C）。

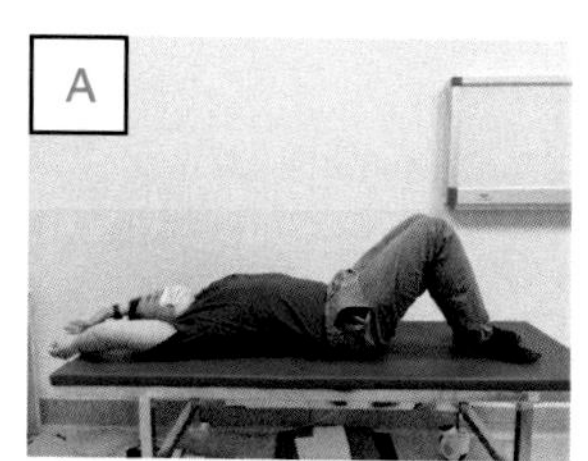

A

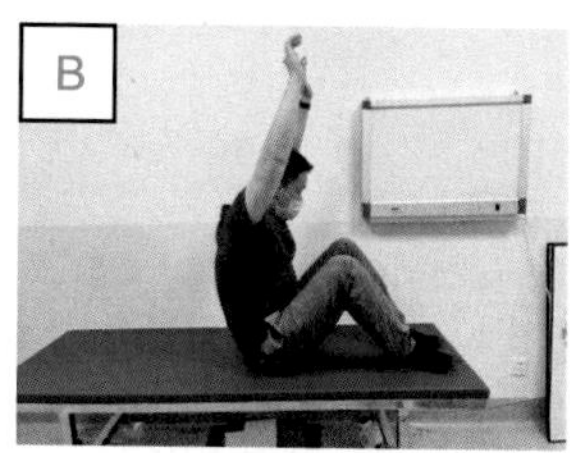

B

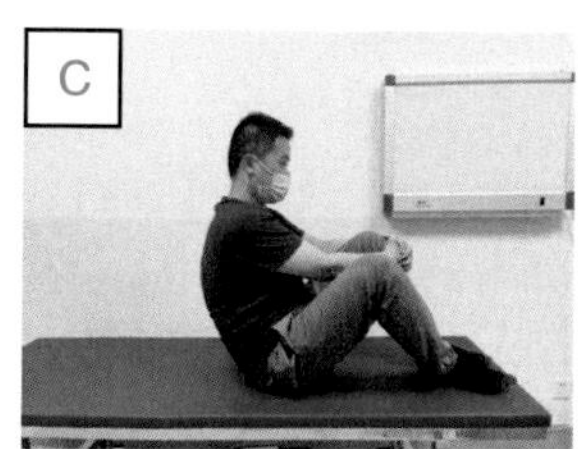

C

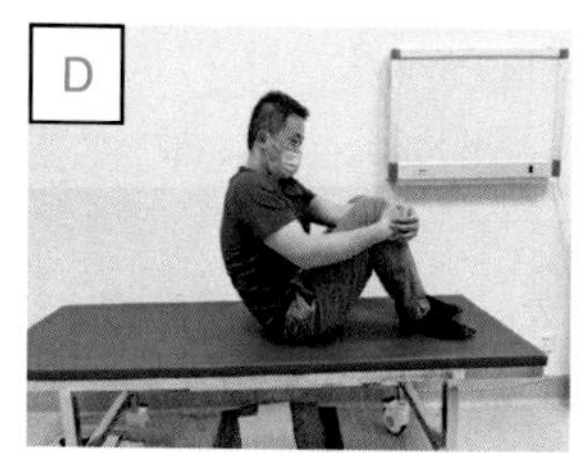

D

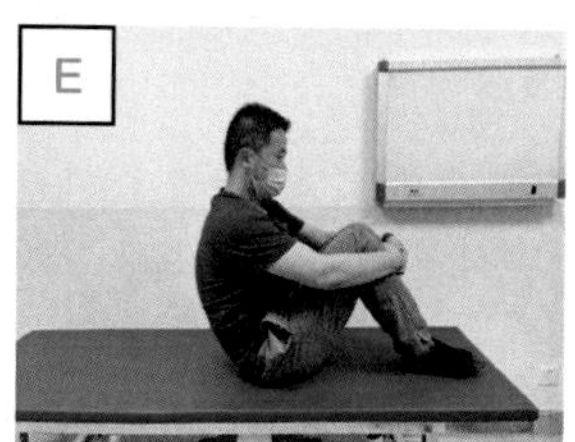

E

图 8-4-7　上肢伸直仰卧起坐并交替抱膝

A. 仰卧；B. 双臂平直上举；C. 双臂抱左膝；D. 双臂抱右膝；E. 双臂环抱双膝

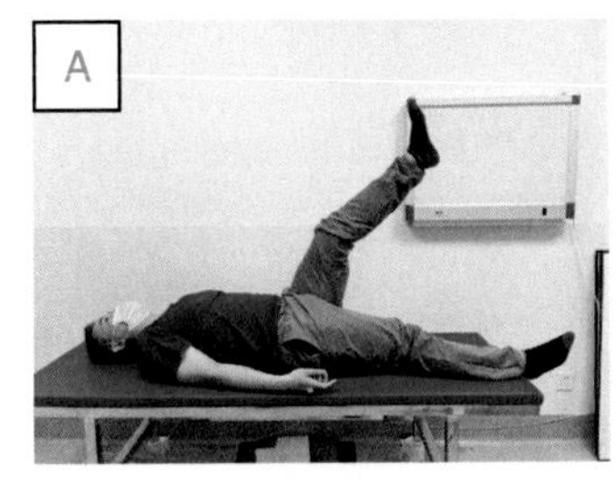
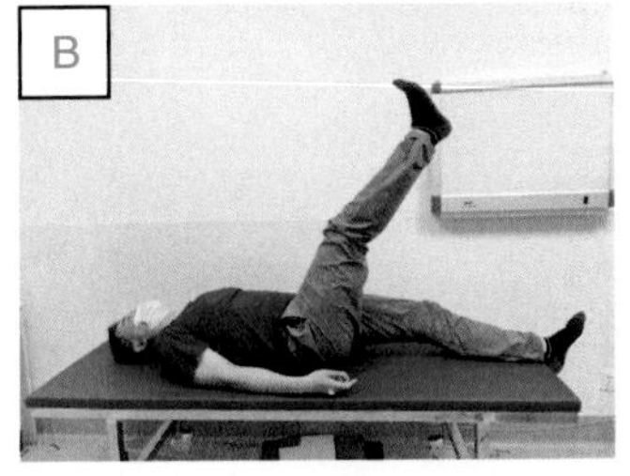
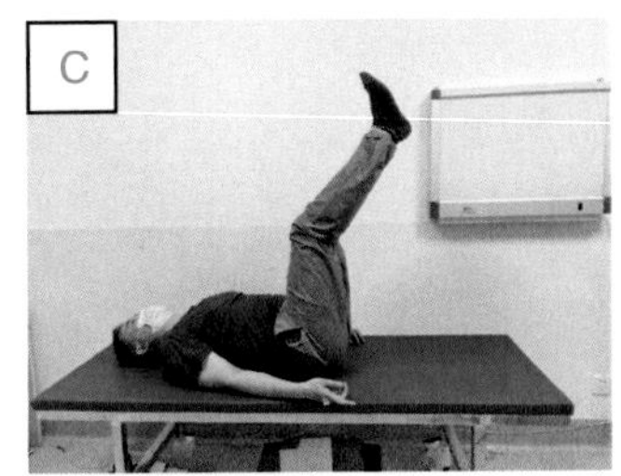

图 8-4-8　直腿交替抬高

A. 左腿伸直，尽量抬高；B. 右腿伸直，尽量抬高；C. 双腿伸直，尽量抬高

（三）力量训练——第二阶段（3个月后）

该阶段主要进行有氧训练和肌力训练，以巩固疗效，增强体力。腰部活动度及全身功能锻炼时，运动强度大小则以心率作为评判指标。一般来说在有效心率范围内，运动强度越高，效果越好。国内外科研成果表明，最适宜的锻炼强度在65%～75%，即心率在130～150次/分钟。仍以主动运动为主，逐渐加大运动强度、时间及幅度，动作要求协调一致。加大关节的活动范围，强调腰部功能和日常生活能力、工作能力最大限度地提高，并辅助有氧运动以增强患者的心血管系统、呼吸系统等的功能。

1. 腰腿痛的锻炼

（1）关节活动范围锻炼。顺时针、逆时针各完成 10 次为1组，共进行3～5组。主要包括：①双手扶膝旋转活动法（图8-4-9）：双腿并拢半蹲，双手扶膝（图8-4-9A），先向左做逆时针旋转10次（图8-4-9B），再向右顺时针旋转10次（图8-4-9C）。顺时针、逆时针各10次为1组，做3～5组。②弯腰活动法（图8-4-10）：两脚立正，两手手指交叉相握，掌心向下。腰前屈，双手尽量向地压。重复该动作6～8次。③腰部旋转活动法：直立位，两手叉腰，先做腰部逆时针旋转10次，再做顺时针旋转10次。

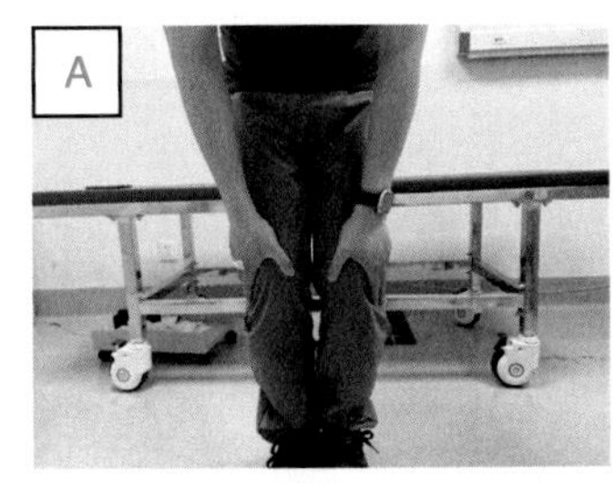
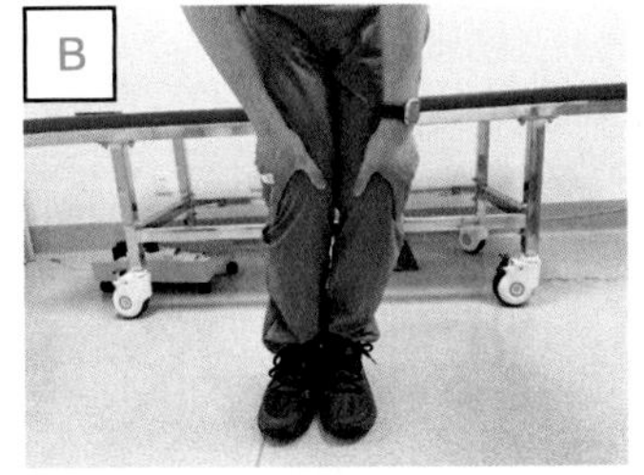
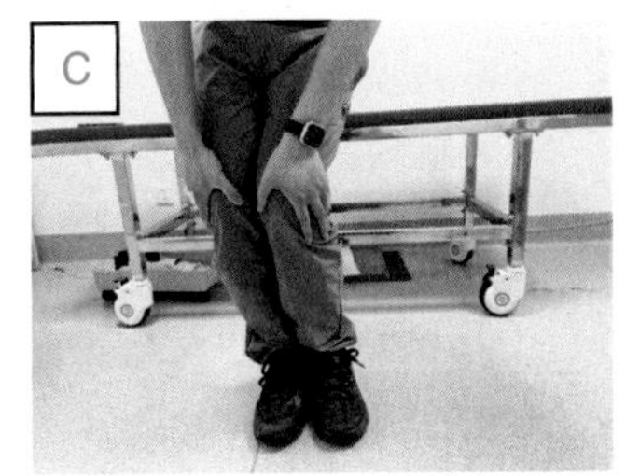

图 8-4-9　双手扶膝旋转活动法

A. 双腿并拢半蹲，双手扶膝；B. 双膝逆时针旋转；C. 双膝顺时针旋转

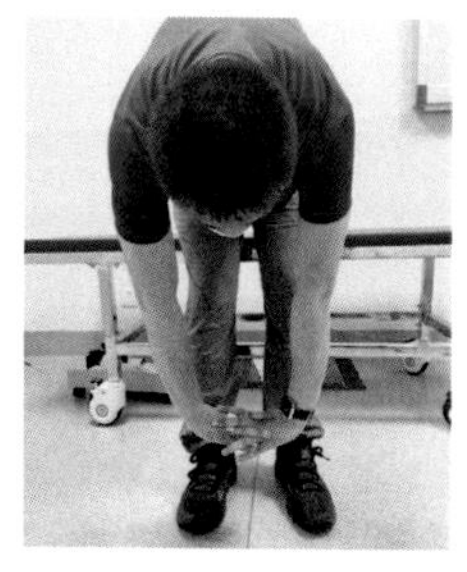

图 8-4-10　弯腰活动法

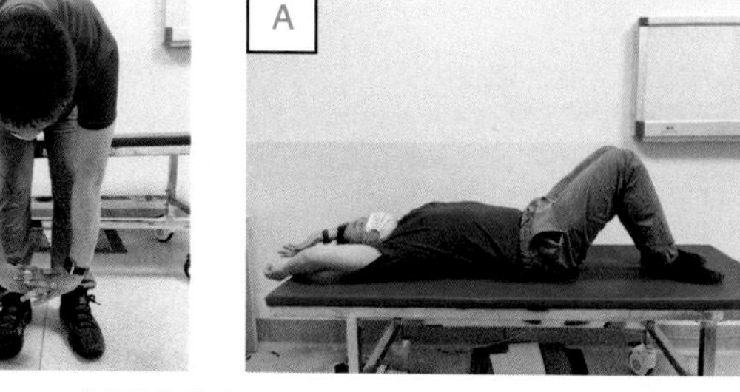
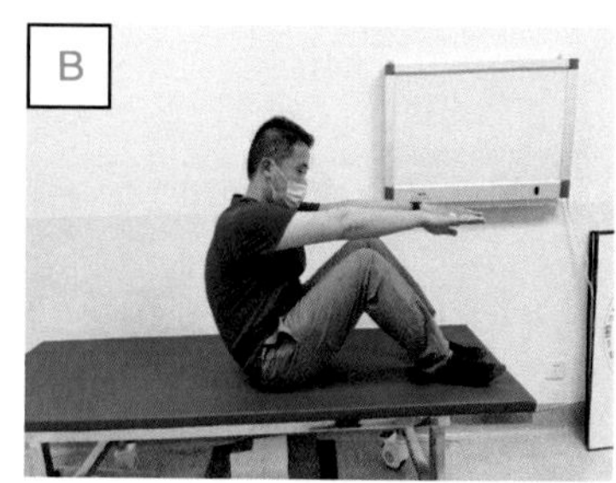

图 8-4-11　锻炼腹部肌肉

A. 仰卧，双手伸展；B. 收腹弯腰坐起

（2）腹背肌锻炼。①锻炼腹部肌肉（图8-4-11）：仰卧位，膝盖微屈，双手向斜上方伸展（图8-4-11A）。缓慢地收腹弯腰，抬起上半身，然后还原（图8-4-11B）。在体力允许的范围内做5～8次；②锻炼背部肌肉（图8-4-12）：仰卧位，屈曲髋关节和膝关节（图8-4-12A）。双手交叉抱膝，把大腿拉向胸部（图8-4-12B），做10次；③锻炼臀部肌肉（图8-4-13）：仰卧位，膝盖微屈，双手平放于腹部，缓慢使臀部向上抬起约10cm，反复5～8次。

（3）腰腿肌屈伸锻炼。①锻炼大腿屈肌（图8-4-14）：仰卧位，双手置于身体两侧，两腿伸直上举，尽可能至直角位，还原。左腿直腿上举至直角位，还原。右腿直腿上举至直角位，还原。三个直角上举为1组，共做3～5 组。②锻炼腰腿伸肌（图8-4-15）：站立位，手扶栏杆（栏杆高约1.20m），两脚与肩同宽。上身保持直立，右腿膝盖伸直后伸，连续做10次。然后换左腿也做10次。左右腿各完成10次为1组，重复3～5组。

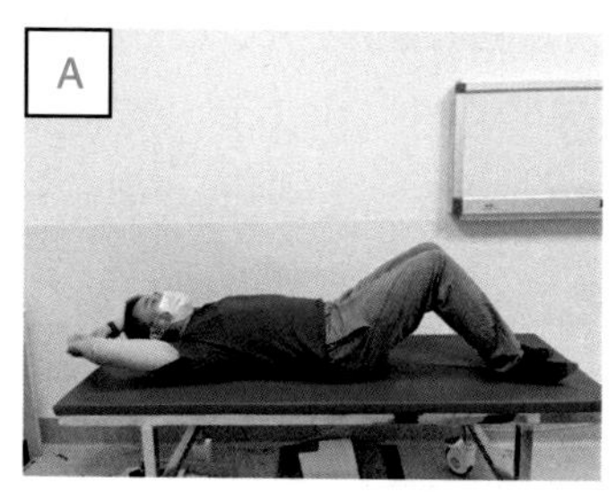
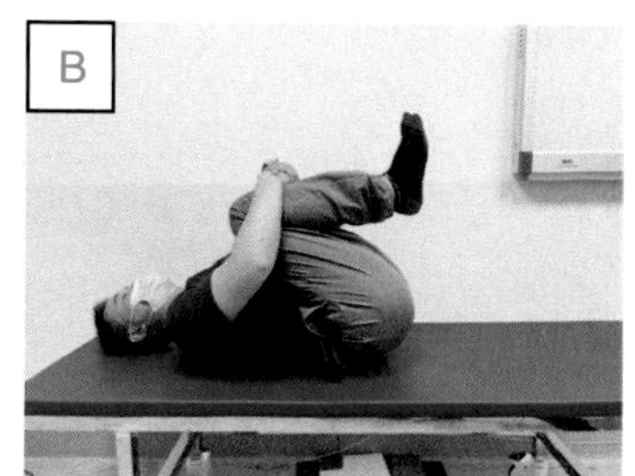

图 8-4-12　锻炼背部肌肉

A. 仰卧，屈髋屈膝；B. 双手交叉抱膝，拉向胸部

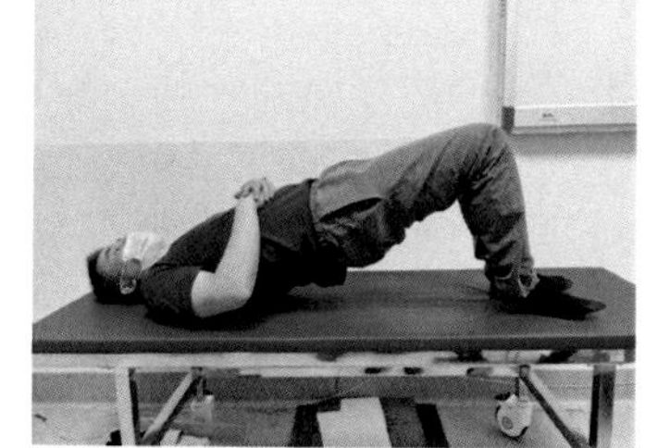

图 8-4-13　锻炼臀部肌肉

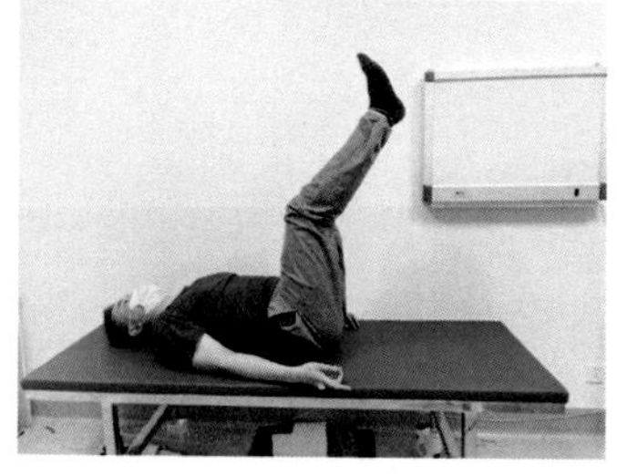
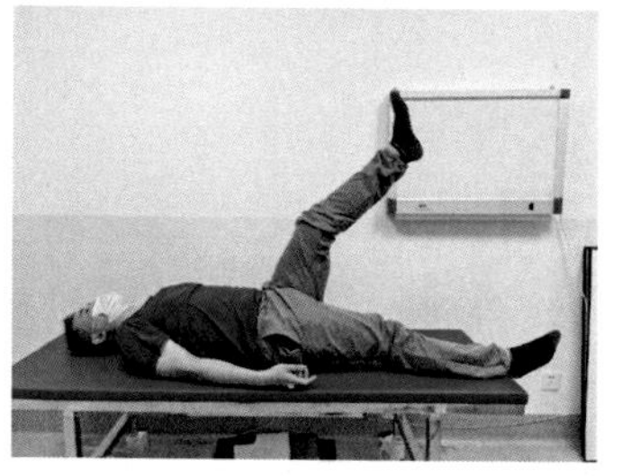
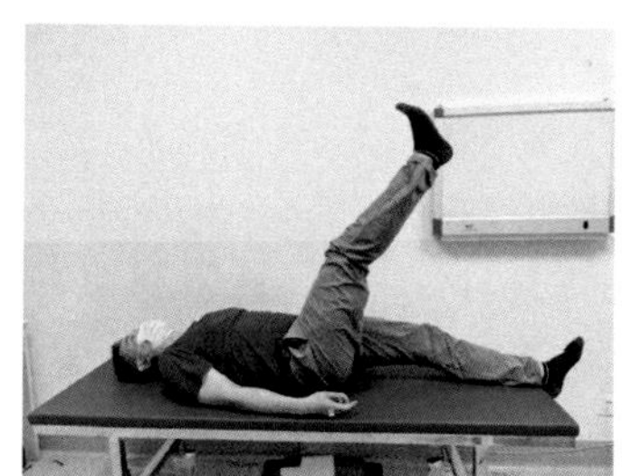

图 8-4-14　锻炼大腿屈肌

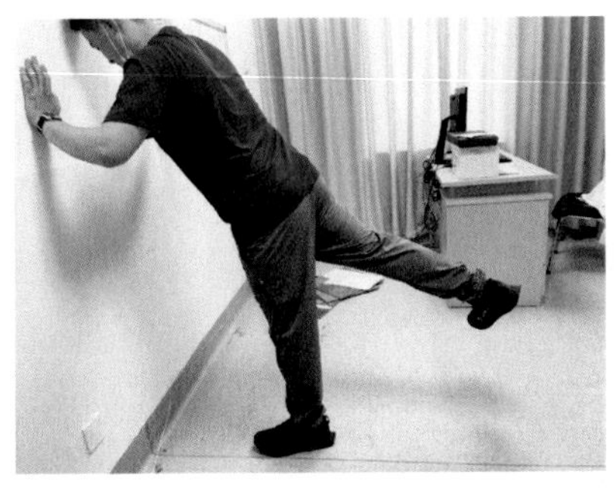
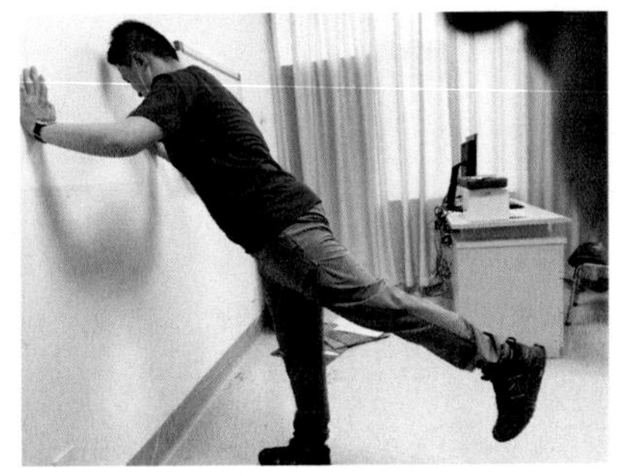

图 8-4-15　锻炼大腿伸肌

（4）有氧运动。慢跑、健步走每天大约20～30分钟，每周3～5天。还可进行如气功、太极拳、五禽戏、八段锦等训练。

2. 腰椎间盘突出症

运动强度以局部出现轻度疲劳和轻微疼痛为限。全身运动时心率要达到最大心率的65%～75%。锻炼方法：腰背及臀部肌肉锻炼。准备姿势：仰卧位，屈膝，腹式呼吸（要求鼻吸气，嘴呼气，吸气时腹部鼓起，呼气时腹部瘪下）。

（1）"飞燕点水"运动（图8-4-4）。俯卧位，两臂放于体侧，四肢及胸部同时上抬，离开床面，还原。

（2）伸展背肌（图8-4-12）。仰卧位，两腿分开屈膝，然后用手抱膝尽量向胸部靠拢，还原，做6～10次。

（3）臀部肌肉锻炼（图8-4-13）。增强臀部肌肉力量收腹，脊柱和腰部紧贴床面，两手置于腹部；骨盆向上运动，腰部略向上抬使骨盆向面部方向转动。

（4）蹬自行车运动（图8-4-16）。仰卧位，两手叉腰，两膝屈曲，两脚做蹬自行车动作。

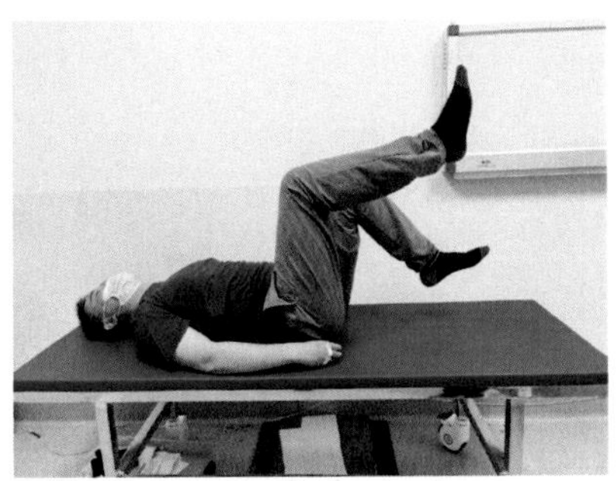
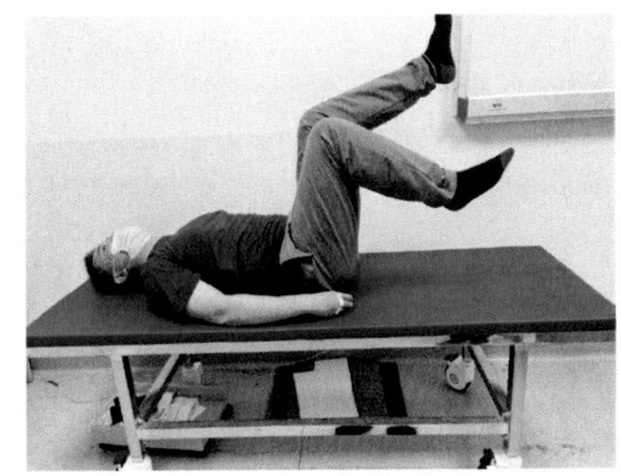

图 8-4-16　蹬自行车运动

三、注意事项

如果有急性腰腿痛的患者，应该卧床休息，睡硬板床，止痛对症治疗并佩戴腰部支具，避免剧烈运动，避免腰椎受到暴力冲击。行走时可以佩戴腰围，最大限度地减轻腰部压力，慢性腰腿痛的患者要经常提醒自己的活动姿势，防止腰部再次损伤。主要进行有氧训练和肌力训练，锻炼强度在65%～75%，即心率在130～150次/分钟。该阶段锻炼的目的是增加腰腿活动度，应以动力性练习为主。可达到提高日常生活活动能力和工作能力的目的。应根据每位患者的运动健康筛查、体适能测试及术后恢复情况，制定其个性化运动处方（图8-4-17）。

参考文献

[1] Traeger AC, Moseley GL, Hubscher M, et al. Pain education to prevent chronic low back pain: a study protocol for a randomised controlled trial [J]. BMJ Open. 2014, 4(6): e005505.

[2] Hall L, Tsao H, MacDonald D, et al. Immediate effects of co-contraction training on motor control of the trunk muscles in people with recurrent low back pain [J]. J Electromyogr Kinesiol. 2009, 19(5): 763-73.

[3] Ciriello VM, Shaw WS, Rivard AJ, et al. Dynamic training of the lumbar musculature to prevent recurrence of acute low back pain: a randomized controlled trial using a daily pain recall for 1 year [J]. Disabil Rehabil. 2012, 34(19): 1648-56.

[4] Stevens ML, Lin CW, Hancock MJ, et al. TOPS: Trial Of Prevention Strategies for low back pain in patients recently recovered from low back pain-study rationale and protocol [J]. BMJ Open. 2016, 6(5): e011492.

[5] Stevens ML, Lin CC, Hancock MJ, et al. A physiotherapist-led exercise and education program for preventing recurrence of low back pain: a randomised controlled pilot trial [J]. Physiotherapy. 2018, 104(2): 217-23.

[6] Ferreira GE, Lin CC, Stevens ML, et al. TOPS - a randomized controlled trial of exercise and education to prevent recurrence of low back pain: statistical analysis plan [J]. Braz J Phys Ther. 2020, 24(4): 373-80.

[7] 朱大梅. 慢性腰腿痛的运动处方 [J]. 中国临床康复, 2002, 6(6): 775-776+783.

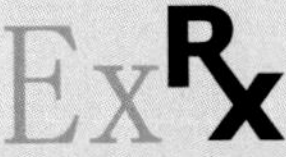

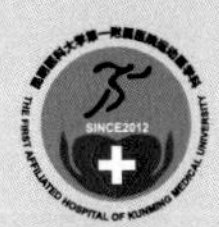

表 8-4-1 腰腿痛运动处方示例

基本信息：	2021年4月12日		
姓 名：李××	性 别：女	年龄：60岁	电 话：159××××9673
运动（体力活动）水平	□ 严重不足 ☑ 不足 □ 中等 □ 较高		
运动前健康筛查	身高155cm，体重48kg，BMI=20.0kg/m^2，体脂率27%		
	慢病史：□ 高血压 □ 糖尿病 □ 心脏病 □ 肺脏疾病 □ 其他		
	血压：125/75mmHg，心率80次/分钟		
体适能测试	心肺耐力： 中等 平衡能力：中等 握力：中等		
	柔韧性： 中等 反应力：中等		
诊 断	腰椎间盘突出	诉求	减轻腰疼
有氧运动	慢跑、健步走每天大约20~30分钟，每周3~5天，还可进行如气功、太极拳、五禽戏、八段锦等训练		
抗阻运动	（1）“飞燕点水”运动。 （2）伸展背肌。 （3）活动骨盆。 （4）蹬车运动。 每一动作保持5~10秒，重复6~10次；重复所有动作为1组，共完成5~8组		
注意事项	（1）加强的腹背肌肌力强化训练，达到减轻疼痛、纠正畸形的目的。 （2）腹背肌肌力训练时，练习强度以能引起局部轻度疲劳或轻微疼痛为宜。 （3）以主动运动为主，运动次数由少到多，时间由短到长，幅度由小到大，练习动作要协调，以引起轻微疼痛为宜。 （4）肌力训练主要以动力性练习为主，以达到牵拉肌肉和韧带、增强肌力为目的。 （5）腰椎间盘突出患者：禁忌弯腰动作。 （6）慢性腰腿痛病人由于长期卧床休息，缺乏运动，肌肉无力，此阶段主要以肌力训练为锻炼手段，锻炼强度以局部轻度疲劳和局部肌肉轻微疼痛为宜，不宜过大		
复 诊	4周后复诊，每月复诊1次，下次复诊时间为2021年5月12日，届时携带本处方		
运动处方师	签字：张理超	时间： 2021年4月12日	

张理超 韩祎

第五节　脊柱骨质疏松运动处方

骨质疏松是一种全身性骨量减少、骨组织微观结构退化、骨脆性增加、骨强度降低的骨代谢性疾病。它严重影响着患者的生活质量。在脊柱方面主要表现为：①疼痛：颈、肩、胸，特别是腰、背疼痛。疼痛通常在翻身时、起坐时及长时间行走后出现，可能伴有肌肉痉挛，甚至活动受限。初起时疼痛为间歇性疼痛，随着骨质疏松的发展加重为持续性疼痛，有昼轻夜重的特点。②脊柱变形：椎体压缩性骨折，身高变矮或驼背等脊柱畸形，多发性胸椎压缩性骨折可导致胸廓畸形，甚至影响心肺功能；严重的腰椎压缩性骨折可能会导致腹部脏器功能异常，引起便秘、腹痛、腹胀、食欲减低等不适。制定运动处方的目的在于通过全身的合理锻炼改善老年患者因骨质疏松引发的一系列症状，增加骨密度，预防骨质疏松性骨折[1-4]。

一、健康教育

应告知患者正确运动对维持骨的健康是必需的，合理活动可通过增加生长发育期的峰值骨量，减缓由老龄化引起的骨量流失，并通过增加肌肉力量和平衡减少跌倒危险，来降低骨质疏松性骨折的危险。正确合理的运动在预防骨质疏松中发挥着重要作用，同时运动其特殊、独特的疗效和方便经济、整体和安全性等优点在原发性骨质疏松症的预防、治疗和康复过程中发挥着积极主动的作用，因此建立科学合理的骨质疏松症运动处方显得尤为重要[5-7]。

二、康复运动处方制定

制定运动处方前应进行运动前健康筛查、运动风险评估及健康相关体适能测试，而后根据康复功能评定结果，适时地为患者调整制定运动处方。依据《美国运动医学会（ACSM）运动测试与运动处方指南》细化了骨质疏松的运动处方。在整个运动过程中应遵照FITT-VP原则：①运动频率（frequency），每周4～5天。②运动强度（intensity），中等强度运动量，心率达到最大心率的60%～80%（最大心率估算值：

207－0.7×年龄）。③运动时间（time），每天30～60分钟。④运动方式（type），包括有氧运动，可提高心肺耐力，是体质健康的核心要素；抗阻运动，即力量训练，可提高肌力及平衡能力；柔韧性训练，以静态牵拉为主，可提升关节的灵活性。⑤总运动量（volume），每周150～300分钟。⑥实施进展（progression），不同的人根据自身的运动能力，酌情调整运动强度。

骨质疏松运动康复是一个长期过程，锻炼以年为一周期，分为适应期（初级阶段）、提高期（中级阶段）、稳定期（高级阶段）的进阶，应遵循循序渐进的原则。其中初级阶段为第1～3个月，中级阶段为第4～9个月，高级阶段为第10～12个月。

根据运动处方报告检测5项指标：心肺耐力、力量适能、平衡适能、柔韧适能、反应能力。每一项又分为5个档次：优秀、良好、中等、稍差、差。将运动推荐强度分为：A（运动处方报告为中等—良好）、B（运动处方报告为稍差—中等）、C（运动处方报告为差—稍差）三类。其中，A类推荐项目（强度高）：步行、快走、骑自行车、有氧舞蹈等（图8-5-1，图8-5-2）、低强度力量训练及部分球类活动；B类（强度中）：踏板、单足站立、低强度抗阻训练（图8-5-3）；C类（强度低）：太极、五禽戏、八段锦等（图8-5-4）。根据运动处方评估制定运动方案（见表8-5-1）。

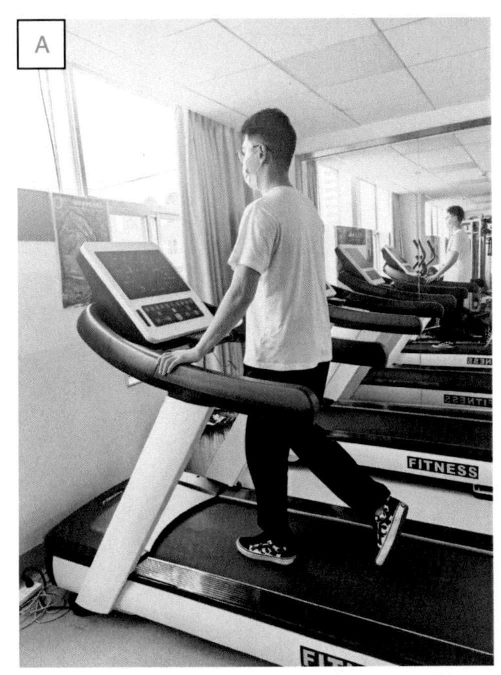

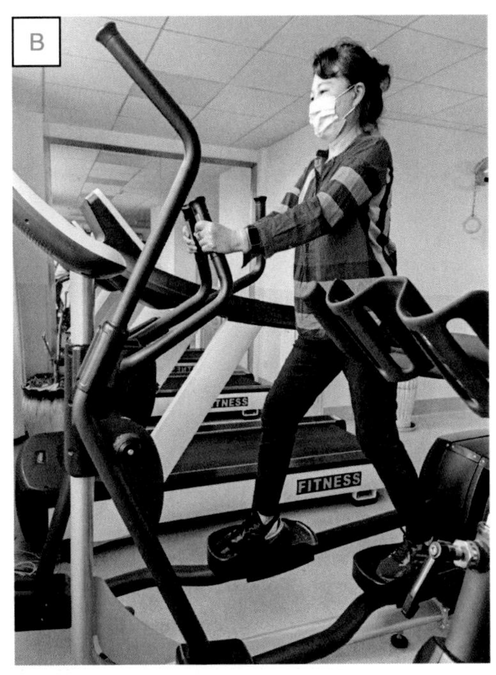

图 8-5-1　跑步

A. 室内跑步机；B. 如果关节疼痛可使用椭圆机（可以减少关节负重）

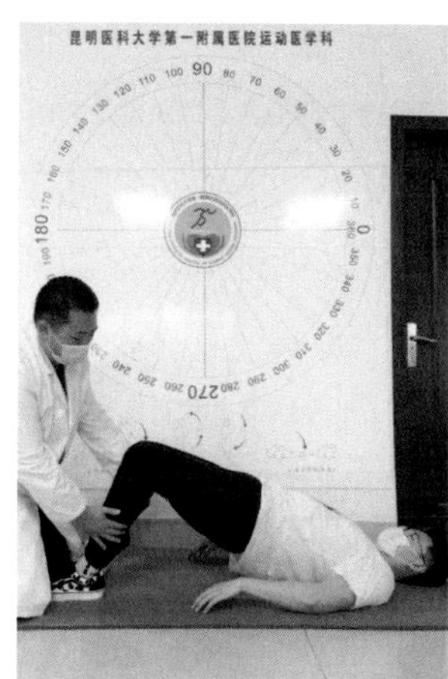

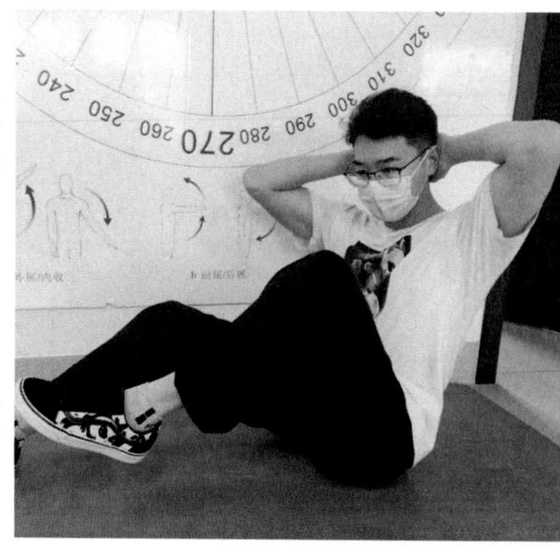
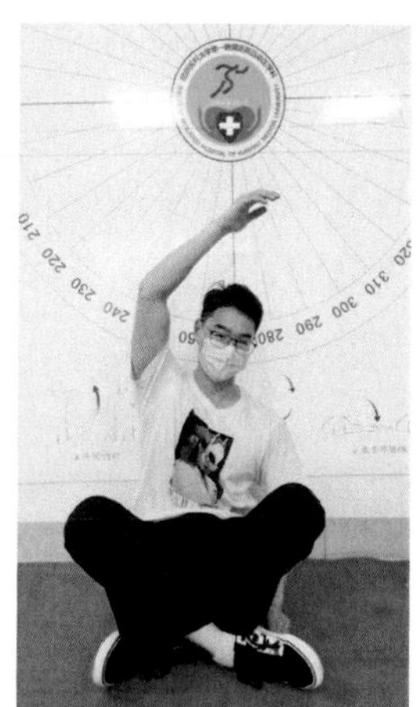

图 8-5-2　垫上运动（臀桥、收腹交替抬腿、坐姿拉伸——核心练习）

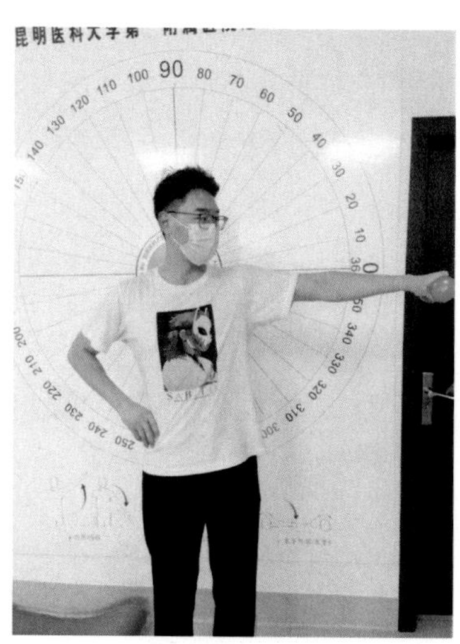
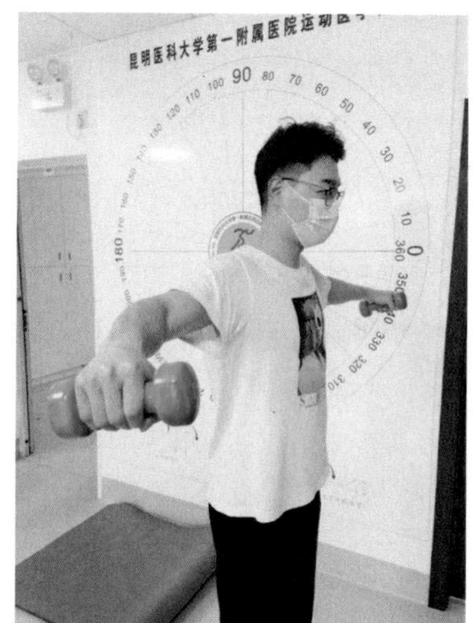
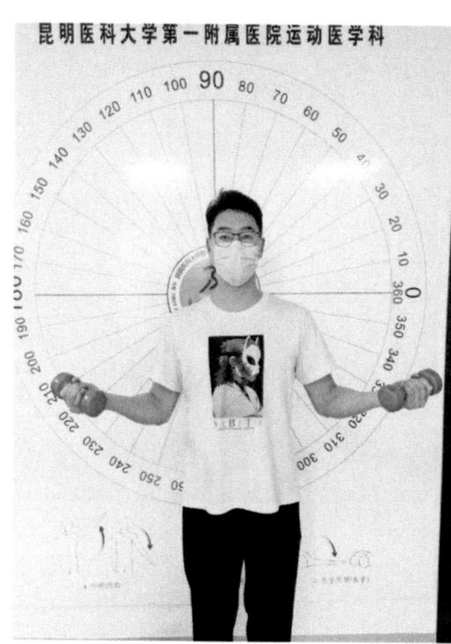

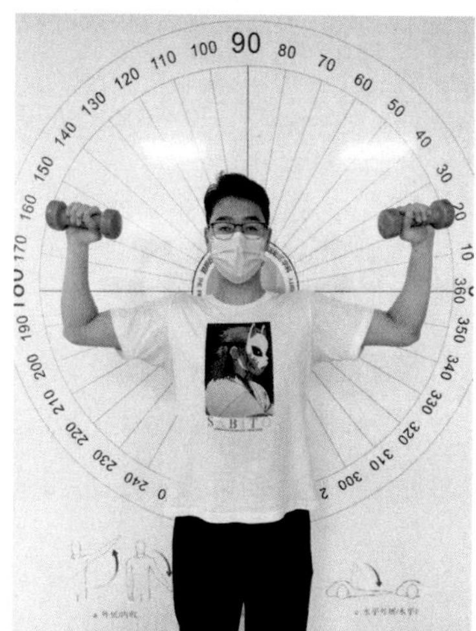

图 8–5–3　低强度力量训练——上肢（小哑铃 1kg 开始逐步加重）

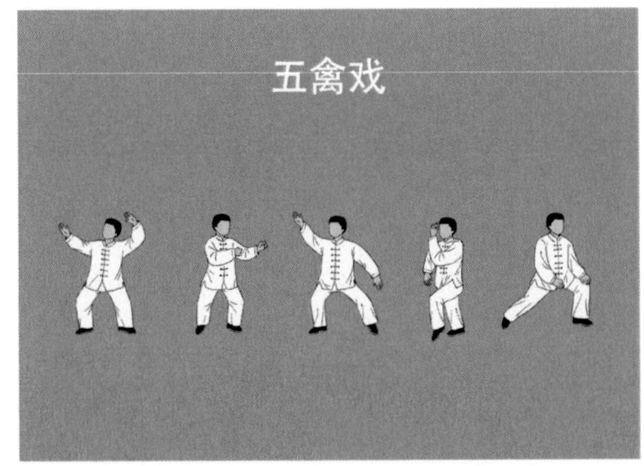

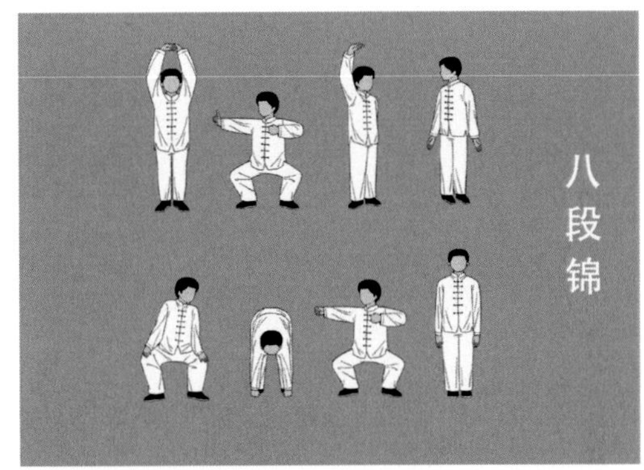

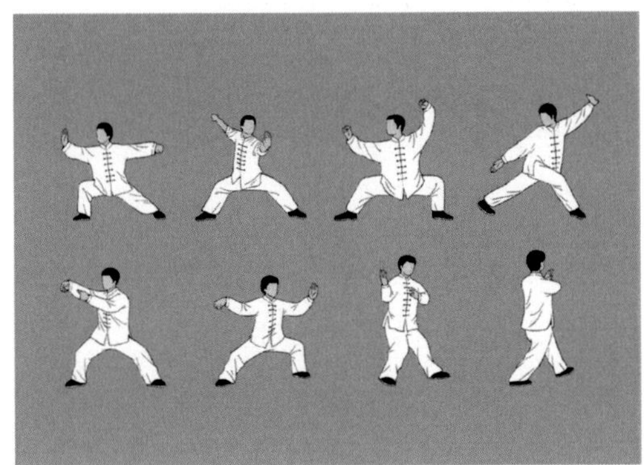

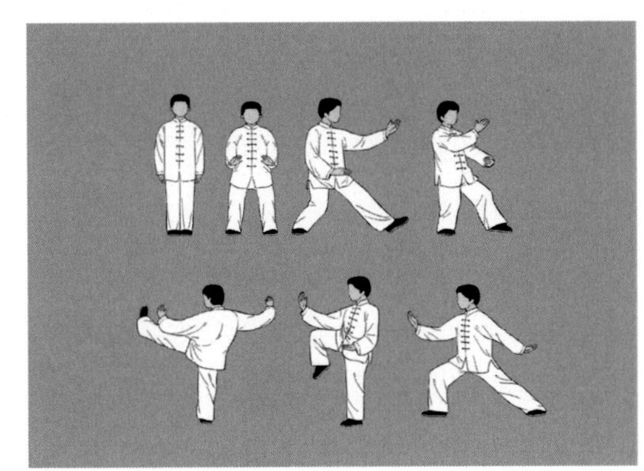

图 8-5-4 五禽戏、八段锦、太极等运动（综合练习）

表 8-5-1 骨质疏松的运动处方

阶段及对应人群	推荐项目	具体方案
初级阶段（适应期）（第1～3月） 初级阶段持续时间视个体情况而定	A类：步行、快走、骑自行车 B类：踏板操、单足站立、有氧舞蹈 C类：太极、八段锦、五禽戏	根据个人爱好选择以下两种方式之一（以下同）：①A、B类中的各选择一项运动项目，每周3天，每次20～40分钟。②C类每周4～6天，若配合A、B类运动时适当减少时间，每次运动总时间控制在30～60分钟，心率控制在55%～70%最大心率
中级阶段（提高期）（第4～9月） 完成初级阶段或有锻炼习惯的人群	A类：快走、慢跑、骑自行车、有氧舞蹈 B类：踏板操、单足站立、低强度抗阻训练（弹力带、小哑铃) C类：太极、八段锦、五禽戏、太极柔力球	①A、B类中的各选择一项运动项目，每周3天，每次30～45分钟；低强度抗阻训练主要使用弹力带进行髋部前屈、后伸、外收内展，使用小哑铃进行正握、反握弯举，每个动作3组，每组8~15次。②C类每周5~6天，若配合A、B类运动时适当减少时间，每天总运动时间控制在40～60分钟，心率控制在60%～75%最大心率

续表 8-5-1

阶段及对应人群	推荐项目	具体方案
高级阶段（稳定期）（第10～12月）完成中级阶段或有一定运动基础并体质良好的人群	A类：快走、慢跑、骑自行车、羽毛球、网球、有氧舞蹈 B类：负重踏板操、单足站立、低强度抗阻训练（弹力带、小哑铃）、跳绳 C类：太极、八段锦、五禽戏、太极柔力球	①A、B类中的各选择一项运动项目，每周4天，每次30～50分钟。②C类每周6天，若配合A、B类运动时适当减少时间，每天总运动时间控制在40～80分钟，心率控制在65%～85%最大心率

三、注意事项

（1）重点人群。防治骨质疏松的运动以中老年人为主，运动前须进行常规身体检查和运动功能试验，以确保安全，同时需要在保护下运动。

（2）运动强度.运动中应避免过多的爆发性、力量性练习和屏气动作，运动强度应从小逐渐加大，预防发生运动损伤[8]。

（3）营养指导。运动期间，要加强饮食营养，尤其注意维生素D及钙的补充，必要时应在医生的指导下适量补充相关抗骨质疏松药物。

（4）持之以恒。要想维持较高的骨量或延缓骨量丢失的中老年人，都必须持之以恒坚持锻炼，提高锻炼兴趣，养成锻炼习惯[9]。

（5）定期检查身体。根据检查结果和运动感觉随时进行调整，以保证可靠的运动效果。

（6）运动项目参考。快走（心肺练习）：室内跑步机，如果关节疼痛可使用椭圆机，可以减少关节负重。

应根据每位患者的运动健康筛查、体适能测试及术后恢复情况，制定其个性化运动处方（见表8-5-2）。

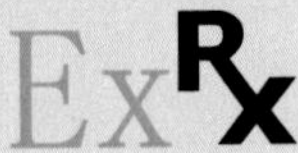

运动处方

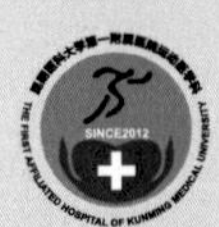

<table>
<tr><td colspan="2">基本信息：</td><td colspan="3">2022年5月1日</td></tr>
<tr><td>姓 名：黄××</td><td colspan="2">性 别：女</td><td>年龄：88岁</td><td>电 话：159××××1439</td></tr>
<tr><td>运动（体力活动）水平</td><td colspan="4">☑严重不足 □不足 □中等 □较高</td></tr>
<tr><td rowspan="3">运动前健康筛查</td><td colspan="4">身高158cm，体重48kg，BMI=19.2kg/m²，体脂率27%</td></tr>
<tr><td colspan="4">慢病史：☑高血压 ☑糖尿病 ☑心脏病 ☑肺脏疾病 □其他</td></tr>
<tr><td colspan="4">血压：110/65mmHg，心率：72次/分钟</td></tr>
<tr><td rowspan="2">体适能测试</td><td colspan="4">心肺耐力：27.3（差） 平衡能力：15（稍差） 握力：27（差）</td></tr>
<tr><td colspan="4">柔韧性：-5（差） 反应力：0.59（稍差）</td></tr>
<tr><td>诊 断</td><td colspan="2">原发性骨质疏松、高血压、糖尿病、冠心病</td><td>诉求</td><td>减少腰痛及各大关节疼痛，恢复一定的运动能力</td></tr>
<tr><td>推荐运动项目</td><td colspan="4">□A类 □B类 ☑C类</td></tr>
<tr><td rowspan="4">初级阶段
（第1~3个月）</td><td>运动方式</td><td colspan="3">太极、八段锦、五禽戏</td></tr>
<tr><td>运动肌群</td><td colspan="3">☑上肢 ☑下肢 ☑颈部 ☑胸部 ☑腰部</td></tr>
<tr><td>运动强度</td><td colspan="3">心率控制在55%~70%最大心率</td></tr>
<tr><td>运动频率</td><td colspan="3">每周4~6天，若配合A、B类运动时适当减少时间，每次运动总时间控制在30~60分钟</td></tr>
<tr><td rowspan="4">中级阶段
（第4~9个月）</td><td>运动方式</td><td colspan="3">太极、八段锦、五禽戏、太极柔力球</td></tr>
<tr><td>运动肌群</td><td colspan="3">☑上肢 ☑下肢 ☑颈部 ☑胸部 ☑腰部</td></tr>
<tr><td>运动强度</td><td colspan="3">心率控制在60%~75%最大心率</td></tr>
<tr><td>运动频率</td><td colspan="3">每周5~6天，若配合A、B类运动时适当减少时间，每天总运动时间控制在40~60分钟</td></tr>
<tr><td rowspan="4">高级阶段
（第10~12个月）</td><td>运动方式</td><td colspan="3">太极、八段锦、五禽戏、太极柔力球</td></tr>
<tr><td>运动肌群</td><td colspan="3">☑上肢 ☑下肢 ☑颈部 ☑胸部 ☑腰部</td></tr>
<tr><td>运动强度</td><td colspan="3">心率控制在65%~85%最大心率</td></tr>
<tr><td>运动频率</td><td colspan="3">每周6天，若配合A、B类运动时适当减少时间，每天总运动时间控制在40~80分钟</td></tr>
<tr><td>注意事项</td><td colspan="4">运动前须进行体检，确定是否适宜上述运动项目，每次运动以不产生疲劳或轻度疲劳为宜，每次运动前后各做10分钟的热身运动及放松运动。初级阶段由专业人士指导</td></tr>
<tr><td>复 诊</td><td colspan="4">第1个月建议每周复诊1次，根据各人情况调整运动方案；适应后1个月复诊1次。每次进行健康教育及评估，达标后可加入下一阶段的训练</td></tr>
<tr><td>运动处方师</td><td colspan="4">签字：李骅 时间： 2022年5月1日</td></tr>
</table>

图 8-5-5　脊柱骨质疏松的运动处方示例

参考文献

[1] 陈晶, 何成奇, 范景秀. 骨质疏松症的运动疗法［J］. 中国临床康复, 2004(09): 1717–1719.

[2] Stokes R, et al. Fitness the new Wave［M］. New York: Hunter Books, 1981.

[3] 李爽, 陈杨, 阿拉木斯. 原发性骨质疏松症健骨运动处方的研究［J］. 现代康复, 2001(02): 108–109.

[4] Dale B. Hahn, Wayne A. Payne. Focus on Health［M］. McGraw–Hill Higher Education, 2011: 73.

[5] 左藤哲也. 运动与骨质疏松症［J］国外医学: 物理医学与康复学分册, 1993, 14(4): 174.

[6] 叶鸣, 金其贯. 运动与骨密度的研究进展［J］. 西安体育学院学报, 2002(04): 38–42.

[7] 杨锡让, 付浩坚. 运动生理学进展—质疑与思考［M］. 北京: 北京体育大学出版社, 2000: 72.

[8] 秦岭, 胡声宇, 陈启明. 体育生物医学基础研究与进展［M］. 北京: 人民体育出版社, 2001: 85.

[9] 胡标伦, 魏合伟. 骨质疏松症防治［M］. 广州: 华南理工大学出版社, 2000: 86.

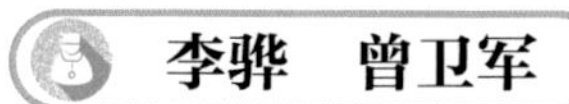
李骅　曾卫军